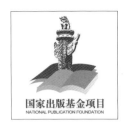
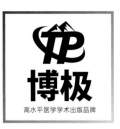

国家出版基金项目
NATIONAL PUBLICATION FOUNDATION

博极
高水平医学学术出版品牌

"十四五"国家重点出版物出版规划项目

COMPLEX DISEASES OF NERVOUS SYSTEM

神经系统复杂病

主　编　陈生弟　周海燕

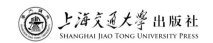

上海交通大学出版社
SHANGHAI JIAO TONG UNIVERSITY PRESS

内容提要

本书共分 8 个章节,包括脑血管病、帕金森病及其他运动障碍疾病、痴呆及相关认知障碍疾病、神经肌肉疾病、神经免疫疾病、神经遗传疾病、中枢神经系统感染和发作性疾病。每个章节精选 7～10 个病例,每个病例均提供详尽的病史、完善的辅助检查,包括丰富的影像学资料。更重要的是,每个病例均具备疑难和复杂的特点,需要仔细梳理疾病发展过程,抽丝剥茧,层层深入,最终揭示真相,而最终诊断常常与初步诊断不一致。本书有助于读者在学习每个病例的同时,建立正确的诊疗思路。

图书在版编目(CIP)数据

神经系统复杂病/陈生弟,周海燕主编. —上海:
上海交通大学出版社,2023.1
整合医学出版工程·复杂病系列
ISBN 978-7-313-27618-6

Ⅰ.①神…　Ⅱ.①陈…②周…　Ⅲ.①神经系统疾病
—诊疗　Ⅳ.①R741

中国版本图书馆 CIP 数据核字(2022)第 185794 号

神经系统复杂病

SHENJING XITONG FUZABING

主　　编:陈生弟　周海燕

出版发行:上海交通大学出版社　　　　　　　　地　　址:上海市番禺路 951 号
邮政编码:200030　　　　　　　　　　　　　　电　　话:021-64071208
印　　制:上海万卷印刷股份有限公司　　　　　经　　销:全国新华书店
开　　本:787mm×1092mm　1/16　　　　　　　印　　张:23.5
字　　数:567 千字
版　　次:2023 年 1 月第 1 版　　　　　　　　　印　　次:2023 年 1 月第 1 次印刷
书　　号:ISBN 978-7-313-27618-6
定　　价:138.00 元

《整合医学出版工程·复杂病系列》
丛书编委会

本书编委会

主　编　陈生弟　周海燕
副主编　谭玉燕　黄　沛
编　委（以姓氏笔画为序）

丁美萍　浙江大学医学院附属第二医院
丁素菊　海军军医大学附属长海医院
马建芳　上海交通大学医学院附属瑞金医院
王　刚　上海交通大学医学院附属瑞金医院
王　涛　华中科技大学同济医学院附属协和医院
王丽华　哈尔滨医科大学附属第二医院
王国平　中国科技大学附属第一医院
王佳伟　首都医科大学附属同仁医院
王学峰　重庆医科大学附属第一医院
邓钰蕾　上海交通大学医学院附属瑞金医院
任汝静　上海交通大学医学院附属瑞金医院
刘　军　上海交通大学医学院附属瑞金医院
刘建国　解放军总医院
刘建荣　上海交通大学医学院附属瑞金医院
刘新峰　东部战区总医院
江汉秋　首都医科大学附属同仁医院
汤荟冬　上海交通大学医学院附属瑞金医院
杨　弋　吉林大学第一医院
肖　波　中南大学湘雅医院
肖　勤　上海交通大学医学院附属瑞金医院
吴逸雯　上海交通大学医学院附属瑞金医院
沈　璐　中南大学湘雅医院
沈帆霞　上海交通大学医学院附属瑞金医院
张文宏　复旦大学附属华山医院
张欣欣　上海交通大学医学院附属瑞金医院
陈　晟　上海交通大学医学院附属瑞金医院

陈生弟　上海交通大学医学院附属瑞金医院

陈先文　安徽医科大学第一附属医院

陈向军　复旦大学附属华山医院

陈阳美　重庆医科大学附属第二医院

郁金泰　复旦大学附属华山医院

周　东　四川大学华西医院

周海燕　上海交通大学医学院附属瑞金医院

赵　强　上海交通大学医学院附属瑞金医院

赵忠新　海军军医大学附属长征医院

洪　桢　四川大学华西医院

袁　云　北京大学第一医院

徐保锋　吉林大学第一医院

唐　毅　首都医科大学宣武医院

黄　沛　上海交通大学医学院附属瑞金医院

黄啸君　上海交通大学医学院附属瑞金医院

曹　立　上海交通大学医学院附属第六人民医院

龚启明　上海交通大学医学院附属瑞金医院

傅　毅　上海交通大学医学院附属瑞金医院

曾丽莉　上海交通大学医学院附属瑞金医院

谭玉燕　上海交通大学医学院附属瑞金医院

潘　静　上海交通大学医学院附属瑞金医院

秘　书　黄　沛　上海交通大学医学院附属瑞金医院

总序

  21世纪以来,现代医学获得了极大的发展。人类从来没有像现在这样长寿,也从来没有像现在这样健康,但医学受到的质疑也从来没有像现在这样激烈,史无前例的发展瓶颈期扑面而来。其中,专业过度细化、专科过度细划和医学知识碎片化是现代医学发展和临床实践遇到的难题之一。要解决问题,需要新的思维方式和先进的科学技术。于是,整合医学便应运而生。

  何谓整合医学? 它是从人的整体出发,将各医学领域最先进的知识理论和各临床专科最有效的实践经验加以有机整合,并根据生物、心理、社会、环境的现实进行修整与调整,形成的更加符合、更加适合人体健康和疾病诊疗的新的医学体系。整合医学是实现医学模式转变的必由之路,更是全方位、全周期保障人类健康的新思维、新模式和新的医学观,是集认识、方法、发展、创新、融合的系统工程,需要在由院校基础教育、毕业后教育及继续教育构成的进阶式医学教育体系中得以体现和实践。

  长期以来,我国的医学教育基本上还是沿袭了20世纪的传统模式。在院校教育这一阶段,学生不得不面对不同课程间机械重复、相关内容条块分割、各课程间衔接不紧密的问题。医学生毕业后在临床工作中也形成了惯性思维,在处理临床病例时,往往以孤立、分割的思维诊治,从而出现了"只见树木,不见森林"的现象。因此,构建以器官系统整合为核心的教学体系,体现国内整合医学领域的最新学术成果,无疑可以让医学生和医生从器官系统的角度学习、梳理并掌握人体知识,使基础和临床结合、内外科诊治统一,更好地服务于患者。这是对医学教学的一大创新,也是临床实践的一大创新,既可以从根本上推动我国医学人才的培养和医疗改革工作的开展,又可以促进我国分级诊疗措施的实施和医学临床科研的发展,助力《"健康中国2030"规划纲要》的实施。

  为培养卓越医学创新人才,上海交通大学医学院长期致力于医学教改和医改实践,从20世纪90年代就开始尝试进行医学整合教育的探索。学校成立了医学院整合课程专家指导委员会,在试点了近10年的基础上,在全国率先实现了教学改革的"最后一公里",建立了临床医学专业整合课程体系,在所有医学专业中全面铺开系统整合式教学,打破传统的三段式教学模式,使基础与临床交错融合,加强文理并重的医学通识教育,实现医学教育的三个前移,即接触临床前移、医学问题前移、科研训练前移;三个结合,即人文通识教育与医学教育结合、临床和基础医学教育结合、科研训练和医学实践结合；四个不断线，即基础医学教育不断线、临床医学教育不断线、职业态度与人文教育不断线、科研训练和创新能力培养不断线。并于 2008 年率先组织编写并出版了国内第一套《器官系统整合教材》，引领了国内高水平医学院校的整合式教学改革。《整合医学出版工程·复杂病系列》，是在前述理论教材基础上的实践升华，是多年来整合医学在临床医学研究与应用方面的成果呈现，也是上海交通大学出版社对重大学术出版项目持续跟进、功到自然成的体现。

生命健康是关乎国计民生的大事，对于百姓来说，常见病、多发病皆能在社区医院或其他基层医院得到处理，真正困扰他们的是诊断难、治疗难的相对复杂的疾病。现阶段我国基层医疗单位处置复杂疾病的能力和设备有限的现状，直接导致了"看病难"等现象的发生。随着人民对健康需求的日益增长，这也成为影响当代中国的一个痛点。而医学科研的目的是为了临床应用，也就是解决临床诊疗中的各种问题。复杂性疾病亦是临床问题的焦点之一，全世界为此投入了巨大的人力和物力，所产生的科研成果也应用在临床具体病例的诊疗过程中。本套图书以上海交通大学医学院的临床专家为基础，邀请了协和、北大、复旦、华西等著名医学院校的一大批专家，主要抓住"复杂病"这一疾病中的主要矛盾，以人体器官系统为纲，选取了全国各大医院的典型病例，由全国著名的专家学者进行点评和解析，将医学相关领域最先进的理论知识和临床各专科最有效的实践经验加以整合，并根据患者个体的特点进行修正和调整，使之形成更加符合人体健康和疾病诊治的全新医学知识体系，是整合医学在临床研究和应用方面的具体探索，不仅可以帮助基层医师、住院医师对复杂病进行识别从而及时转诊，还可以帮助专科医师掌握诊治技能，从而提高诊治效率、服务于更多的患者，对于建立现代医疗体系、促进分级诊疗体系等也具有重大意义。

非常欣慰本套图书体现的改革传承。编者团队的权威、所选案例的典型、专家解析的深刻，给我留下了深刻印象，我相信，这种临床医学的大整合、大融合，必将为推进我国以"住院医师规范化培训""专科医师规范化培训"为核心的医学生毕业后教育的改革和发展做出重大的贡献。

中国工程院院士
上海交通大学副校长
上海交通大学医学院院长

范先群

2022 年 12 月 24 日

前言

神经系统疾病无论是诊断还是治疗都极具挑战性。其主要原因是神经系统本身的复杂性,它不仅体现在解剖的复杂性,还有其功能的复杂性,以及对损伤因子不同易感性的复杂性。神经系统损害的定位不但需要区分中枢神经系统、周围神经系统和骨骼肌系统,而且需要精准锁定各系统更具体的损害部位,因为某一特定疾病的损害部位往往具有一定的选择性。神经系统疾病还会涉及机体的其他系统,比如心血管系统、消化系统、泌尿系统、皮肤等,这进一步使得某些神经系统疾病变得扑朔迷离。鉴于此,建立正确的临床思维,掌握抽丝剥茧的技能,对于一名神经科医生而言极为重要。而这些能力的培养离不开一个个鲜活病例的实战演练。这也正是本书编写的目的——帮助医学生和临床医生建立正确的临床思维,学会从错综复杂的病史资料中去伪存真、抽丝剥茧、层层深入,最终找到致病的真凶。

本书所有病例均取自临床真实病例。根据疾病种类,分8个章节,共63个病例,囊括了脑血管病、帕金森病及其他运动障碍病、痴呆及相关认知障碍疾病、神经肌肉疾病、神经免疫疾病、神经遗传疾病、中枢神经系统感染和发作性疾病。为了让读者能有身临其境的实战体验,我们在写作上基本模拟临床实践的模式,即从问诊病史、体格检查、入院前辅助检查入手,首先得出初步诊断,随后进行初步诊疗,发现初步诊断的疑点后进行三级查房病例讨论,进一步确定下一步的诊疗方案,最后获得最终诊断。为了让读者对该疾病有更深层的认识,且不仅仅局限于对这一具体病例的认识,我们在文末还归纳总结整个疾病的诊疗过程,梳理思路,给予诊疗启迪,以避免诊疗中的误区。每个病例的最后由行业内专家进行点评,进一步提高对该病例的认识;主任点评拓展了对这一疾病的认识,包括最新的国内外进展。

本书绝大部分病例来自上海交通大学医学院附属瑞金医院,但在脑血管病、中枢神经系统感染和发作性疾病的章节中,我们邀请了该领域的同行专家参与病例的编写,同时也邀请了来自其他医学院校的教授作为病例的行业内点评专家,他们的加盟让本书变得更为精彩。在编排格式和文字写作上,我们努力做到文字简洁、规范,条理清晰,图文并茂。尽管我们力

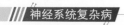
求写作格式和文字风格统一,但不同编者的写作风格难免有所差异,敬请读者谅解。

　　本书的编写得到参编专家和上海交通大学出版社的大力支持,是全体参编人员集体智慧和汗水的结晶。作为主编,在此要对各位参编专家和编辑同志为本书顺利出版付出的辛勤劳动表示衷心的感谢。因编者水平所限,难免存在纰漏之处,还望专家和读者诸君不吝赐教,以便进一步修订。

陈生弟、周海燕

2022 年 12 月于上海

目录

第一章

脑 血 管 病

病例1 阵发性枕后部疼痛1个月——脑干占位？

病史摘要

现病史：男性，29岁。入院前1个月在无明确诱因下出现头痛，以枕后部为主，呈阵发性胀痛，夜间明显，伴下腹胀痛、上楼梯时感四肢乏力，对日常生活无影响，大便次数减少，5天1次，小便困难，难以解出，尿量减少，约250 ml/d。入院前9天来我院就诊，颈椎正侧斜位摄片阴性，胸部、上腹部、盆腔CT平扫＋增强均阴性。入院前8天，枕后部头痛加重，呈绷紧感。再查头颅MRI平扫，提示右侧延髓后部小片状异常信号灶，双侧轻度筛窦炎。入院前1天查头颅MRI增强：延髓右后方小片状异常信号灶，考虑占位可能性大。2006年8月18日入院。发病以来，患者神清、精神可、胃纳、睡眠差、体重无明显减轻。

既往史：无肝炎、结核史，无药物过敏史，无放射性物质接触史，无高血压史。

个人史：上海市松江人，出生居住在原籍；无特殊不良嗜好；适龄结婚，配偶体健。

家族史：否认家族遗传病史。

入院体检

内科系统体格检查：T 36.5℃，P 77次/分，R 19次/分，BP 140/80 mmHg，心、肺、腹未见异常。

神经系统专科检查：神志清楚，对答切题，计算力、定向力正常。双侧瞳孔直径3 mm，对光反射存在，眼球运动可，无眼震，双侧额纹、鼻唇沟对称，伸舌居中。四肢肌张力正常，肌力5级。双侧肢体腱反射均（＋＋）。深浅感觉正常。病理征未引出。指鼻、跟膝胫试验稳准，Romberg征阴性。步态无明显异常。脑膜刺激征阴性。

辅助检查

2006 - 08 - 09，颈椎正侧斜位、胸部CT平扫＋增强、上腹部CT平扫＋增强、盆腔CT平扫＋增强：未见异常。

2006 - 08 - 10，头颅MRI平扫：右侧延髓后部小片状异常信号灶；双侧轻度筛窦炎（图1 - 1）。

2006-08-17，头颅 MRI 增强：延髓右后方小片状异常信号灶，首先考虑占位可能性大。

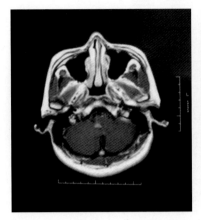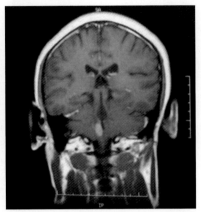

图 1-1　头颅 MRI：右侧延髓后部小片状异常信号灶

初步诊断

脑干占位，脱髓鞘疾病不能排除。

初步诊疗经过

入院后第 2 天体格检查：右侧面部感觉呈葱皮样改变，右下肢肌力 5-级，T₁₀ 以下针刺觉减退，提睾反射消失。即予甲泼尼龙［1 g，每日 1 次（qd）］、甘露醇［125 ml，每日 2 次（bid）］、丙种球蛋白（25 g，qd）治疗（静脉滴注丙种球蛋白第 3 瓶时主诉头晕、双脚趾麻木，故停用）；当晚出现尿潴留，给予留置导尿，导出 800 ml 尿液。半夜出现体温升高，至 38.3℃。

入院后第 3 天上午患者主诉四肢乏力伴麻木、头晕、胸闷。体格检查：呼吸尚平稳，右侧鼻唇沟浅，双眼水平相眼震，右上肢肌力 3 级，左手握力 3 级，右下肢肌力 3 级，左下肢肌力 2 级，双侧 Babinski 征（＋），双侧 T₂ 以下针刺觉减退，双下肢位置觉轻度减退。下午患者精神萎靡，呼之能应，右侧鼻唇沟浅，伴双眼水平相眼震，右上肢肌力 2 级，左上肢及双下肢肌力 0 级，双侧 Babinski 征（－），双侧 T₂ 以下针刺觉减退；开始出现呼吸表浅急促，予呼吸兴奋剂。晚间呼吸表浅进一步加重，并开始出现呼吸困难，遂予气管插管，辅助呼吸。体格检查：体温 39℃，右侧鼻唇沟较浅，右上肢肌力 3 级，左上肢肌力 3 级，右下肢肌力 2 级，左下肢肌力 0 级，左侧 Babinski 征（＋），双侧 T₂ 以下针刺觉减退。遂予以冰袋物理降温、盐酸氨溴索（90 mg，qd）、甘露醇［125 ml，每 6 小时 1 次（q6h）］、奥美拉唑（40 mg，qd）、甲泼尼龙（1 g，qd）、头孢曲松钠（2.0 g，bid）等对症处理。

入院后第 5 天一般情况稳定，生命体征无明显变化。体格检查：体温 38.3℃，右鼻唇沟稍浅，两肺呼吸音粗，未闻及干、湿啰音，四肢肌张力偏低，右上肢肌力 4 级，左上肢肌力 4-级，右下肢肌力 3 级，左下肢肌力 0 级，右侧 Babinski 征（±），左侧 Babinski 征（＋），双侧 T₂ 以下针刺觉减退，T₆ 以下针刺觉明显减退；入院后第 7 天行气管切开，呼吸机辅助呼吸治疗。

入院后第 8 天行头颅薄层 CT 及 CT 血管造影(CT angiography，CTA)检查示延髓前右侧血管畸形(图 1-2)，入院 11 天行数字减影血管造影(digital subtract angiography，DSA)检查，示硬脑膜动静脉瘘，引流静脉为髓周静脉(至 C_7)(图 1-3)。

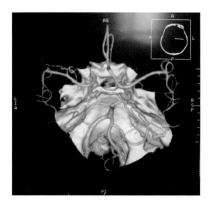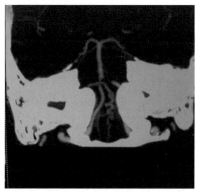

图 1-2 颈内动脉 CTA 显示延髓前右侧见血管畸形

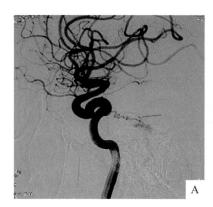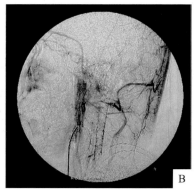

图 1-3 DSA 显示动脉供应为脑膜垂体干动脉(颈内动脉的分支)、脑膜中动脉(颈外动脉)(A 图，箭头标注)；DSA 显示引流静脉为髓周静脉(至 C_7)(B 图，箭头标注)

病例讨论

住院医师

病例特点为青年男性，亚急性起病，突然加重，快速进展。首发症状为枕后部疼痛 1 个月，加重 8 天，并伴四肢乏力、大小便障碍。入院后迅速出现四肢瘫痪、呼吸困难。疾病后期伴有呼吸道感染。入院前及当日查体神经系统体征(一)。但次日后出现：①右侧面部葱皮样感觉减退、鼻唇沟变浅和不完全的脊髓横贯性损害表现；②四肢不完全瘫痪及大小便功能障碍；③呼吸功能障碍。MRI 示右侧延髓后部小片状异常信号灶。

定位诊断：明确受累部位为延髓和脊髓(颈、胸段)。

定性诊断：①急性播散性脑脊髓炎。年轻患者，病情快速进展。累及脑干和脊髓，以脊髓受累为主，但该病多有疫苗接种史、感染等诱因，且本患者缺乏脑实质广泛损害的表现。②多发性硬化脊髓型。年轻患者，神经系统多灶性受累，以脊髓受累为主，但多累及视神经，

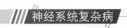

本患者没有这方面的表现。同时,本患者有空间和时间上的发展过程,需进一步做视觉、听觉、体感诱发电位、脑脊液检查及随访。③脱髓鞘炎性假瘤。年轻患者,神经系统多灶性受累,影像学表现似乎支持,但病灶通常多在大脑半球皮质下白质,极少出现在脑干。④其他系统疾病引起的免疫系统改变导致的中枢神经系统脱髓鞘改变,如系统性红斑狼疮、白塞综合征、多发性骨髓瘤等。但目前缺乏实验室证据。

主治医师

从病史考虑。

定位诊断:①脑干(下位延髓)。依据为面瘫不甚明确,右侧面部感觉呈葱皮样改变。②高位颈髓。依据为:a. 四肢肌力下降,Babinski 征提示双侧皮质脊髓束受累;b. 双 T_2 以下针刺觉下降提示双侧脊髓丘脑束受累;c. 后束受累可疑;d. 呼吸困难考虑膈神经麻痹、早期大小便障碍、颈部绷紧感(高颈段的神经根牵拉痛)。延髓和脊髓(颈、胸段),考虑髓外压迫可能性大。

定性诊断:首先考虑占位性病变急性加重可能:①脊髓血管畸形(硬膜下血管畸形)合并出血或缺血,进一步需要行 CTA、DSA 检查;②脑干肿瘤合并感染、脑卒中等。鉴别诊断需排除脱髓鞘性疾病,但是糖皮质激素治疗无缓解似乎不支持该项诊断,目前暂不考虑。

主任医师

青年男性,急性起病,病情急骤加重。以"阵发性枕后部头痛 1 个月,加重 8 天"入院,主要表现为右侧面部葱皮样感觉减退及鼻唇沟变浅和不完全的脊髓横贯性损害表现(T_{10}~T_2 逐渐上升性的感觉障碍平面);四肢不完全性瘫痪及大小便功能障碍;呼吸功能障碍;颈内动脉 CTA 显示延髓前右侧血管畸形,DSA 证实是硬脑膜动静脉瘘(dural arteriovenous fistula,DAVF)。DAVF 是发生于脑内硬膜及其附属结构上的异常动静脉短路,其病因尚无定论。大量临床研究发现,DAVF 与脑静脉窦的血栓形成密切相关,并与颅内肿瘤、静脉窦炎症、激素的改变等因素有关。

一般来说,成人 DAVF 属获得性病变。本病临床表现多样,主要与静脉引流方向、引流量的大小、瘘口所在部位相关,而与供血动脉关系不大。最常见临床表现为眼部症状、颅内血管性杂音、耳鸣、头痛,可继发颅内出血,出现中枢及脊髓的神经功能障碍。颅颈交界区病变常向脑干静脉和脊髓髓周静脉引流,其中脊髓髓周静脉引流型极其罕见,其临床症状和体征可迅速恶化,几天内就可出现四肢瘫痪和呼吸功能障碍,这可能与脊髓静脉血栓形成导致脊髓梗死或静脉充血后脊髓快速失代偿有关。

目前较为公认的 DAVF 分类方法为 Cognard(1995)分类:Ⅰ型,引流到硬脑膜静脉窦,血液为顺流,无明显症状;Ⅱ型,引流到硬脑膜静脉窦,如血液逆流为Ⅱa型,血液逆流到皮质静脉为Ⅱb型,二者同时存在为Ⅱa+Ⅱb型,20%发生颅内高压,10%发生颅内出血;Ⅲ型,直接引流到皮质静脉,无静脉扩张,颅内出血发生率40%;Ⅳ型,直接引流到皮质静脉,伴有静脉瘤样扩张,颅内出血发生率65%;Ⅴ型,引流入脊髓髓周静脉,50%出现脊髓症状。

同时需要与以下 2 种疾病鉴别。①脱髓鞘疾病:患者多为儿童和青壮年,急性起病,发病前 1 个月常有感冒、发热、感染、出疹、疫苗接种、受凉、分娩或手术史,神经查体往往能够在脊髓症状、体征外找到其他中枢神经系统受累的证据,脑脊液检查寡克隆区带阳性,电生理和 MRI 可发现脑内一些亚临床病灶,MRI 发现脑内白质异常信号。但是本患者无前驱感染,经激素治疗无缓解似乎不支持该项诊断,故暂不考虑。②脑干占位性病变:青年患者好发,虽症状可暂时缓解,但总的病情是进行性加重。但是本患者的影像学表现不完全符合,可通过 MRI 和 DSA 排除。

后续诊疗经过

入院后 11 天行 DSA 检查,提示硬脑膜动静脉瘘,给予天幕缘区 DAVF 栓塞术。入院后 17 天测体温 39.8℃,双上肢肌力 3～4 级,右下肢肌力 1 级,左下肢肌力 0 级。入院后 28 天体检:神清,双瞳孔直径 3 mm,光反应差,眼球垂直活动差,双侧眼球外展时露白 2～3 mm,伸舌困难,四肢肌张力低,肌力 0 级,病理征(一)。入院后 45 天呼吸机 CPAP 模式,正压支持。体检:神清,自主呼吸 20～22 次/分,体温 37～37.2℃,血压 123/70 mmHg,双侧眼轮匝肌力好,眼震(一),双侧鼻唇沟对称,伸舌居中,四肢肌张力低,右肱二头肌反射(+),左肱二头肌反射(±),右三角肌 2 级,右肱二头肌 3 级,右肱三头肌 3 级,左肱二头肌 1 级,左手握力 1 级,双下肢明显萎缩,肌力 0 级,病理征未引出,右侧 T_6 以下针刺觉消失,左侧 T_2 以下针刺觉消失。逐步脱机康复中。

患者随访半年余,一般情况可,能够自主呼吸,正在康复医院继续进行肢体训练。

最终诊断

硬脑膜动静脉瘘(V 型,表现出典型的脊髓症状)。

疾病诊疗过程总结

患者以"阵发性枕后部头痛 1 个月,加重 8 天"入院,入院后症状加重,尤其是出现呼吸困难,遂予气管插管,辅助呼吸。同时给予头颅 MRI、头颅薄层 CT 及 CTA 和 DSA 检查,提示硬脑膜动静脉瘘,给予天幕缘区 DAVF 栓塞术。以后症状和体征逐步改善,逐步脱机康复中。

诊疗启迪

(1) 近年来关于脑血管畸形的报道逐渐增多,但在临床工作中像这种以头痛为首发症状的罕见血管畸形还很少见。这提示我们,即使是单纯的暂时神经系统体征阴性的头痛也可能是潜在严重脑血管疾病的先兆。

(2) 硬脑膜动静脉瘘非常容易造成误诊,严重影响预后。归纳有以下几个原因:①由疾病本身的复杂性决定,给明确诊断带来困难;②相关科室对疾病了解不够,需要加强合作;③诊断所需要的各种检查结果不够完善,必须有 MRI 或者磁共振血管造影(magnetic resonance angiography,MRA)、CTA 的筛查做出初步诊断,再加上 DSA 的金标准才能明确诊断。对这类可疑脑血管畸形或动脉瘤,需要进行 DSA 检查,以早期发现病因,避免延误治疗。

专家点评

1. 行业内知名专家点评(丁素菊,教授,海军军医大学附属长海医院神经内科)

该患者青年男性,亚急性起病,以头痛为首发症状,病情突然加重,快速进展。后查头颅 MRI 增强提示延髓右后方小片状异常信号灶,按脱髓鞘疾病治疗予以甲泼尼龙和丙种球蛋白,但次日出现肌无力加重、尿潴留,以致呼吸机麻痹、行气管切开,后经 DSA 进一步明确为硬脑膜动静脉瘘,引流静脉为髓周静脉(至 C$_7$)。

硬脊膜动静脉瘘(spinal dural arteriovenous fistula,SDAVF)是脊髓血管畸形疾病中最常见的一种,占 70% 左右,是硬膜的供血动脉与硬膜下和脊髓表面静脉形成了直接交通的血管瘘,引起脊髓缺血、水肿、变性、坏死,是一种不明原因的疾病,可以是特发性的。Foix 和 Alajouanine 于 1926 年描述了 SDAVF 导致脊髓功能受损的病理晚期形态,并命名为 Foix-Alajouanine 综合征;Kendall 和 Logue 于 50 年后发现在椎间孔处供应硬脊膜的动脉和静脉之间出现微小的血管瘘口,并详细分析和描述了其所致的血管病理学改变。本病好发于男性,确诊时患者年龄多为 58～63 岁,30 岁以下患者比较罕见,最常见的病变部位为中胸段脊髓,通常表现为逐渐进展的脊髓功能障碍,早期症状隐匿,最常见的早期症状为步态障碍、感觉障碍和感觉异常,缺乏特异性,勃起功能障碍一般在较晚期出现。SDAVF 的临床症状不典型,易与椎间盘突出、脊髓炎、脱髓鞘疾病等混淆。SDAVF 向上引流或颅内引流常会造成蛛网膜下腔出血,静脉高压被认为是导致蛛网膜下腔出血的原因。本患者头颅 CT 未提示有蛛网膜下腔出血,可能因为出血量少,故头颅 CT 是阴性。此时应行腰穿进一步明确,或排查其他病因。当患者临床症状不典型时,MRI 增强提示占位信号异常,不要盲目按脱髓鞘疾病来治疗,根据患者突发起病,首先需排除血管疾病,行脊髓血管 MRA 或 CTA 甚至 DSA 排除血管畸形;其次行脊髓 MRI 增强检查排除肿瘤占位。排除以上可能性需做腰穿检查再排查脱髓鞘等其他病因。在诊断不清疑似脊髓脱髓鞘病变时,建议先用免疫球蛋白治疗,先不要轻易使用糖皮质激素,否则会导致 SDAVF 临床症状加重,本患者的经验教训即在于此。

2. 主任点评(傅毅,教授,上海交通大学医学院附属瑞金医院神经内科)

影像学 CT、MRI 平扫和增强对 DAVF 本身极少显影,只能显示出一些继发性改变。近几年的研究表明,综合分析 DAVF 患者头颈部 CTA 的直接和间接征象,有助于提高 CT 诊断 DAVF 的敏感性。而 DSA 是目前确诊本病唯一的可靠手段。DAVF 的治疗原则是永久性完全闭塞硬脑膜静脉窦壁上的瘘口。目前尚无理想的方法治疗所有的病变。临床常用的方法包括保守治疗、手术治疗、放射治疗和综合治疗。但目前随着介入放射血管内治疗技术的快速发展,血管内栓塞治疗逐渐成为主要的治疗手段,应用新型栓塞材料 Onyx 栓塞效果可达 70%～90%。

(上海交通大学医学院附属瑞金医院　傅毅)

参考文献

[1] 李昌华,张小军,王守森. 硬脑膜动静脉瘘发病机制的研究进展[J]. 中国临床神经外科杂志,2011,16(5):316-319.

[2] 石漾,赵卫,沈进. 硬脑膜动静脉瘘介入诊治新进展[J]. 当代医学,2011,17(14):109-111.

[3] 唐纯海,杨镇休. 硬脑膜动静脉瘘的临床治疗进展[J]. 实用心脑肺血管病杂志,2013,21(7):9-10.

［4］ BHATIA R，TRIPATHI M，SRIVASTAVA A，et al. Idiopathic hypertrophic cranial pachymeningitis and dural sinus occlusion：two patients with long-term follow up［J］. J Clin Neurosci，2009,16(7):937－942.

［5］ CHEN L，MAO Y，ZHOU LF. Local chronic hypoperfusion secondary to sinus high pressure seems to be mainly responsible for the formation of intracranial dural arteriovenous fistula ［J］. Neurosurgery，2009,64(5):973－983.

病例2 突发双侧肢体乏力伴言语不清1周——转移性脑肿瘤？

病史摘要

现病史：患者男性,59岁。于1周前(4月11日)在无明显诱因下突然出现双下肢无力伴麻木感,以左侧为甚,伴言语不清。持续2～3分钟后,下肢症状自行缓解,但仍觉口齿不清、言语模糊,其间无恶心、呕吐,无黑矇、晕厥,无发热、寒战,无饮水呛咳等其他不适主诉。遂至外院就诊,查头颅CT示:"左侧额叶血肿可能"。患者3天后出现左侧肢体活动不能,伴肢体麻木感。头颅MRI(图2-1、图2-2)示:"右侧额颞叶、岛叶急性梗死;左侧额叶出血;两侧半卵圆中心散在小缺血灶"。予以营养脑神经、改善脑循环等对症支持治疗。现患者为求进一步诊治至我科就诊。本次发病以来,神清,精神可,食欲尚可,二便正常,体重未见明显增减。

既往史：患者有高血压、糖尿病史数年,自服降压、降糖药控制(具体不详),有房颤史5年,未规范治疗。

个人史：吸烟40年,每天20支,无疫水接触史。

家族史：否认家族性遗传疾病史。

入院体检

内科系统体格检查：T 37.1℃,P 92次/分,R 18次/分,BP 163/91 mmHg,心、肺、腹(—)。

神经系统专科检查：神志清,精神萎,言语不清,查体欠合作。双侧瞳孔对称,直径3.0 mm,对光反应灵敏,双侧额纹对称,左侧鼻唇沟略浅,伸舌左偏,悬雍垂居中,双侧软腭对称,双侧咽反射迟钝。左侧上、下肢肌力0级,右侧上、下肢肌力4级。双侧肱二头肌、肱三头肌腱反射(＋)、桡骨膜反射、膝反射、踝反射均(＋),未引出阵挛,双侧Babinski征(＋),双侧Hoffmann征(—)。双侧针刺觉、触觉完成较差。

辅助检查

糖化血红蛋白6.8％,甘油三酯5.07 mmol/L,胆固醇6.66 mmol/L,高密度脂蛋白0.91 mmol/L,低密度脂蛋白4.73 mmol/L。余正常范围。2013-04-11头颅CT:左侧额叶血肿可能。2013-04-16头颅MRI(图2-1、图2-2)示:右侧额颞叶、岛叶急性梗死,左侧额叶出血,两侧半卵圆中心散在小缺血灶。

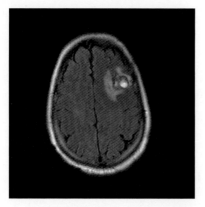 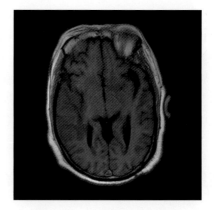

图 2-1　T2 液体衰减反转恢复序列（fluid attenuated inversion recovery，FLAIR）左侧额叶高信号

图 2-2　T$_1$ 右侧颞叶低信号

初步诊断

脑血管疾病。

初步诊疗经过

2013-04-25 复查头颅 MRI 平扫＋增强（图 2-3）示：左额叶、右侧枕叶、右侧侧脑室旁多发异常信号，结合病史考虑急性脑梗死伴出血可能较大。患者给予脑卒中规范治疗，积极控制高危因素，控制并发症，病情有所好转。

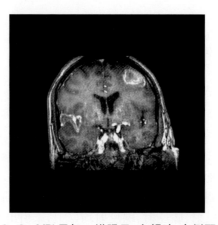

图 2-3　MRI 平扫＋增强示：左额叶、右侧颞叶多发异常信号，有环形强化，结合病史考虑急性脑梗死伴出血

病例讨论

住院医师

患者为老年男性，本次为突发神经功能缺失表现，呈进行性加重。

定位诊断：言语不清，左侧鼻唇沟略浅，伸舌左偏，左侧肢体肌力 0 级，右上肢及下肢肌力 4 级，双侧 Babinski 征（＋），定位于双侧皮质脊髓束（右侧为著）和右侧皮质核束。结合头颅 MRI，定位为右侧额颞叶、岛叶、左侧额叶。

定性诊断：患者为老年男性，有高血压和糖尿病史，并且控制不佳，有长期吸烟史。头颅 MRI 示：右侧额颞叶、岛叶急性梗死；左侧额叶出血；两侧半卵圆中心散在小缺血灶。故定性为脑血管疾病，但是患者不同部位、不同性质同时发病，这个比较少见，转移性占位和血管畸形不能排除。

主治医师

患者为老年男性，有较多的高危因素，突发神经功能缺失表现，呈进行性加重，头颅 MRI 也提示同时存在出血性和缺血性疾病。这种情况比较少见，所以要想到转移性占位和血管畸形。虽然老年患者发生血管畸形的可能性比较低，但是转移性病变的可能性还是存在的，所以，进一步的检查很有必要。

主任医师

混合性脑卒中是指脑内同一动脉供血区或不同动脉供血区同时发生或短时间内（＜72 h）相继发生的出血和梗死。混合性脑卒中是神经内科急症，其发病急骤，并随着年龄的增高呈增长趋势，部分病情呈进行性加重，病情凶险，致残率和致死率很高。

混合性脑卒中可发生于同一血管供应区或不同血管供应区，既往误诊率高；随着现代医学影像技术的发展，尤其是磁共振弥散加权成像（diffusion-weighted imaging，DWI）技术的临床应用，极大地提高了其诊断率。在脑卒中患者中，缺血性病变的 DWI 检出率＞95%。混合性脑卒中作为一独立疾病逐步得到认可。它不同于传统的脑出血或脑梗死，由于病变性质的不同、治疗上的矛盾和预后上的差别，对该病变早期认识具有非常大的临床价值。

发病机制：高血压动脉粥样硬化是混合性脑卒中的主要发病基础。病例大多数有原发性高血压、糖尿病等动脉粥样硬化及血脂异常的危险因素，在高血压和动脉粥样硬化的基础上，由于斑块的不稳定性，受累动脉弹性减低，脆性增加，其管腔可变狭窄甚至闭塞，也可通过压迫作用、血管痉挛、凝血功能障碍、局部血压急骤减低后使原有斑块的血管闭塞。在梗死性脑卒中血管闭塞后，由于血流重新分布，进入另一血管的血量急性增加，可以使原有动脉瘤或是有不稳定斑块的血管压力突然增加而致血管破裂。另外，许多医源性因素，如不能严格把握溶栓和抗凝的适应证，可导致凝血时间延长、血小板数量减少而引发梗死后出血。对脑出血患者过分脱水降颅压而忽视液体的补充，或过度降压、应用止血药物，都会使血黏度增加，也大大增加了脑出血继发梗死的机会。还有学者认为，脑出血短期内转化为混合性脑卒中的原因是：①脑出血后全脑小动脉早期处于痉挛状态，或因脑动脉过度收缩、扩张，使原有的动脉硬化斑脱落或血肿压迫阻碍微循环，导致并发脑梗死。②血流动力学改变：脑出血血压骤然降低导致低灌注，易使分水岭区侧支循环不良，发生分水岭脑梗死。其他如血黏度急剧增高、血管活性物质 5-羟色胺等释放增多引起小动脉痉挛收缩，均可导致脑梗死。③蛛网膜下腔出血梗死：其发病机制是大量新鲜血液流入蛛网膜下腔，导致全脑小动脉痉挛而诱发脑梗死，或破裂血管远端压力降低、血流量下降、局部缺血缺氧导致脑梗死的发生。由此可见，在脑卒中急性期，出血和梗死不能孤立地对待，二者在一定条件下可以互相转化，常先后出现或同时并存，临床医生务必给予足够的重视。

混合性脑卒中的诊断依据：①以急性脑血管病发病形式起病，既往有脑血管病的高危因素；②患者的症状和体征不能用出血或梗死单一病灶来解释，或在治疗过程中又出现新的症状、体征;③头颅 CT 检查发现不同血管供血区同时出现出血灶与梗死灶,但需注意 24 h 内梗死灶可能未显影,可疑病例在 72 h 内复查头颅 CT 可提高诊断率;④排除出血性梗死及蛛网膜下腔出血后脑血管痉挛所致的脑梗死。

混合性脑卒中的治疗:一直以来,中性疗法是混合性脑卒中治疗的主要方法。在采取中性疗法治疗的基础上,适当控制血压,必要时适当应用活血化瘀药物,对出血量大、占位效应明显的混合性脑卒中,则采用经皮穿刺血肿和外科清创血肿减压等其他疗法结合的治疗方案,兼顾多方面,进行辨证施治,严格掌握脱水剂、降压药等的使用方法,保护内环境稳定,常能取得较好的治疗效果。同时,需要注意以下几点:①降颅压脱水时要适度,防止过度而造成血液浓缩。应注意水、电解质平衡,防止肾功能损害。②血压控制要适度。高血压是混合性卒中的主要危险因素,血压过高可促进动脉硬化性微动脉瘤破裂出血,过低则可能加重全脑供血不足,加速脑梗死的发生。急性期收缩压在 180 mmHg(1 mmHg=0.1334 kPa,后同)以下时可先不用降压。③早期康复时,要防止并发症的发生,同时注重支持治疗。④坚持个体化原则,根据患者情况具体分析与治疗。

后续诊疗经过

给予脑卒中规范治疗,积极控制高危因素,控制并发症,患者的病情有所好转。出院时左侧肢体肌力 2 级,右上肢及下肢肌力 4 级,需要他人护理。

最终诊断

右侧额颞叶、岛叶、左侧额叶混合型脑卒中。

疾病诊疗过程总结

患者为 59 岁男性,因"突发双侧肢体乏力伴言语不清 1 周"入院。头颅 MRI 平扫:右侧额颞叶、岛叶急性梗死;左侧额叶出血。进一步完善头颅 MRI 增强:左额叶、右侧枕叶、右侧侧脑室旁多发异常信号,结合病史考虑急性脑梗死伴出血可能较大。给予脑卒中规范治疗,积极控制高危因素,控制并发症,患者的病情有所好转。出院时左侧肢体肌力 2 级,右上肢及下肢肌力 4 级。

诊疗启迪

老年患者,有多种高危因素,突发神经功能缺失表现。头颅 MRI 示:右侧额颞叶、岛叶急性梗死;左侧额叶出血;两侧半卵圆中心散在小缺血灶。这些病灶同时出现很容易让经验不足的医师误认为是转移性肿瘤,从而导致不同的治疗策略。

专家点评

1. 行业内知名专家点评(丁素菊,教授,海军军医大学附属长海医院神经内科)

老年患者,有多种高危因素,突发神经功能缺失表现,头颅 MRI 示颅内发右侧额颞叶、岛叶急性梗死。对于颅内多灶性病变,首先要考虑:①颅内转移瘤;②颅内结核;③颅内寄生虫感染;④脑小血管病;⑤心源性脑栓塞(房颤、卵圆孔未闭)等。左侧额叶出血,虽然为脑血管病常见临床表现,但仍需要完善辅助检查,排除占位性和血管畸形,可同时完善头颅 MRI SWI 序列以明确有无脑小血管病可能以及经颅多普勒超声 (transcranial Doppler,TCD)的发泡试验和经食管超声排除心脏卵圆孔未闭可能。

2. 主任点评(傅毅,教授,上海交通大学医学院附属瑞金医院神经内科)

老年患者,有多种高危因素,突发神经功能缺失表现。头颅 MRI 示:右侧额颞叶、岛叶急性梗死;左侧额叶出血;两侧半卵圆中心散在小缺血灶。这些都是脑血管病变常见的临床表现。但是,临床医生的思路不应该如此局限,因为不同部位、不同性质的血管性疾病同时发生的概率还是很低的,因此积极排除占位性和血管畸形很有必要。

(上海交通大学医学院附属瑞金医院 郭正良 傅毅)

参考文献

[1] ENGELTER ST,WETZEL SG,BONATI LH,et al. The clinical significance of diffusion-weighted MR imaging in stroke and TIA patients [J]. Swiss Med Wkly,2008,138(49 - 50):729 - 740.

[2] 黄如训,苏镇培. 脑卒中[M].北京:人民卫生出版社,2001:166.

[3] 胡维铭,王维治. 神经内科主治医师 900 问[M].北京:中国协和医科大学出版社,2007:617 - 618.

[4] 张永平,钟娥. 混合性脑卒中 69 例临床分析[J].新医学学刊,2008,5(11):1919.

[5] 张延军. 混合性脑卒中的临床诊断与治疗[J].临床和实验医学杂志,2007,6(6):112.

病例3 产后反复头痛 1 周余——血管性头痛?

病史摘要

现病史:患者,女性,28 岁。患者于 2013 年 9 月中旬分娩后 2 周起无明显诱因下渐现头痛,始为阵发性左额部钝痛,后演变到右额部及后枕部胀痛,反复发作,程度逐渐加重,打喷嚏和头部转动时疼痛明显。其间无发热、头晕、呕吐。头颅 CT 检查未见明显异常。多次就诊分别按血管性头痛或紧张性头痛给予血府逐瘀胶囊、乙哌立松等治疗,症状改善不明显。9 月 23 日患者自觉头痛明显加重,呈全脑胀痛,弯腰、转头、头低位时加重,伴视物模糊、复视、恶心、呕吐,呕吐物为胃内容物。入院前晚 8:00 左右就医途中突发晕厥一次,四肢抽搐、意识不清,无大小便失禁。就诊后急查头颅 CT 未见明显异常,弥散性血管内凝血(disseminated intravascular coagulation,DIC)、电解质正常,脑电图无明显异常,心电图提示窦性心动过速,给予甘露醇降颅压、醒脑静、β-七叶皂苷钠治疗后意识转清,头痛缓解,于 26 日收治入院。病程中,患者因头痛反复发作,食欲较差,夜眠可,二便无殊,体重无明显改变。

既往史:患者于发病前 2 周足月顺产一健康女婴。既往无高血压、糖尿病史。

个人史：生长于原籍，否认疫水、疫区接触史。

家族史：其祖母及父亲有高血压史。

入院体检

内科系统体格检查：T 36.8℃，P 80 次/分，R 20 次/分，BP 124/69 mmHg，心、肺、腹（一）。

神经系统专科检查：神志清楚，计算力、定向力正常。双眼各向活动自如，无眼震，双瞳等大圆形，直径 3 mm，直接和间接对光反应灵敏，两侧额纹对称，双侧鼻唇沟对称，伸舌居中，悬雍垂居中，双侧咽反射灵敏，腭弓上抬可，颈软，无抵抗。四肢肌张力正常，四肢肌力 5 级。四肢腱反射（＋＋）。全身针刺觉对称正常。病理征：未引出。指鼻、跟膝胫试验稳准，Romberg 征阴性。脑膜刺激征：阴性。

辅助检查

血常规：白细胞计数（white blood cell count，WBC）4.92×10^9/L，中性粒细胞（neutrophil，N）百分比（N％）61.2％，血红蛋白（hemoglobin，Hb）88 g/L↓，平均红细胞体积（mean corpuscular volume，MCV）74.4 fl↓，平均红细胞血红蛋白含量（mean corpuscular hemoglobin，MCH）22.1 pg↓，平均血红蛋白浓度（mean corpuscular hemoglobin concentration，MCHC）297 g/L↓，红细胞分布宽度 14.2％↑，血小板计数（platelet count，PLT）218×10^9/L。肝肾功能、电解质、血脂、凝血功能：未见明显异常。肿瘤指标：阴性。免疫球蛋白（immunoglobulin，Ig）、补体：IgG 1030 mg/dl，IgA 101 mg/dl，补体 C3 106 mg/dl，补体 C4 21 mg/dl，IgE 57.7 IU/ml，IgM 135 mg/dl，循环免疫复合物 0.012↓。免疫指标：抗心磷脂抗体（anti-cardiolipin antibody，ACA）、可提取的核抗原（extractable nuclear antigen，ENA）、抗核抗体（antinuclear antibody，ANA）均阴性。红细胞沉降率（erythrocyte sedimentation rate，ESR）16 mm/h↑。类风湿因子（rheumatoid factor，RF）<20 IU/ml。抗链球菌溶血素 O（antistreptolysin O，ASO）33 IU/ml。C-反应蛋白（C-reactive protein，CRP）0.28 mg/dl。特殊感染指标：人类免疫缺陷病毒（human immunodeficiency virus，HIV）、快速血浆反应素试验（rapid plasma regain，RPR）、梅毒螺旋体颗粒凝集试验（treponema pallidum particle assay，TPPA）均阴性。脑脊液：蛋白定量218.00 mg/L，氯化物 120.00 mmol/L，糖 3.00 mmol/L。血清及脑脊液中均见异常 IgG 寡克隆带。心电图、胸片、心脏超声、颈动脉椎动脉超声：未见明显异常。

初步诊断

血管性头痛（静脉窦血栓形成可能）。

初步诊疗经过

头颅 MRI 平扫＋增强（图 3-1）检查：左侧乙状窦窦腔内充盈缺损，拟静脉窦栓塞可能。头颅磁共振静脉造影（magnetic resonance venogram，MRV）检查（图 3-2）：左侧乙状窦腔内充盈缺损，拟静脉窦血栓改变。该患者明确诊断后予低分子肝素 4100 IU 皮下注射 qd，丹参活血化瘀，甘露醇脱水降颅压，头痛明显缓解，至 3 周出院时已无不适主诉。

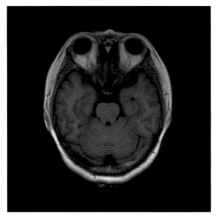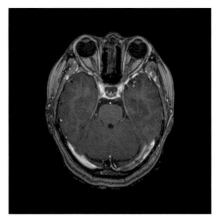

图 3-1 头颅 MRI

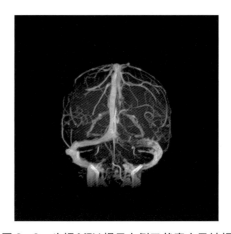

图 3-2 头颅 MRV 提示左侧乙状窦充盈缺损

病例讨论

住院医师

患者为产褥期青年女性,以头痛为主诉多次就诊,神经系统体格检查未发现阳性体征,按照血管性头痛及紧张性头痛的方案进行治疗,症状仍逐渐加重。因此,要重新考虑该患者的诊断。患者以头痛为主要表现,症状迁延,无明显脑膜刺激征,排除脑膜受累,且无神经系统定位体征,结合患者产褥期可能存在的高凝状态,考虑定位于大脑静脉系统,血栓形成性疾病待排。

主治医师

产褥期妇女往往存在高凝状态,易发生血栓性疾病。该患者比较具有迷惑性的地方在于其 DIC 指标在正常范围,D-二聚体并没有明显升高,不同于我们常见的静脉窦血栓形成患者。但患者的头痛症状较为持续,头颅 MRV 最终肯定了我们的推测。因此,即便 D-二聚体无明显增高,亦不可作为我们排除静脉窦血栓形成的依据。

主任医师

孕期及产褥期的妇女都是静脉窦血栓形成的高危人群。近年来,随着人们饮食结构的改变及运动的减少,这一疾病的发生确有增加趋势。因为患者主要为单侧乙状窦受累,故病情没有矢状窦、横窦血栓形成的凶险,头痛程度不十分剧烈。抗凝治疗是静脉窦血栓形成的首选治疗。低分子肝素皮下注射,4 100 IU/次,1～2 次/天。根据活化部分凝血活酶时间(activated partial thromboplastin time,APTT)调整剂量,维持整个急性期或至症状消失。

后续诊疗经过

患者出院后继用华法林口服,监测国际标准化比值(international normalized ratio,INR)。随访半年未再复发。

最终诊断

静脉窦血栓形成。

疾病诊疗过程总结

该患者明确诊断后予低分子肝素抗凝,序贯华法林口服,辅以丹参活血化瘀,甘露醇脱水降颅压,症状明显缓解,后续随访未再发。

诊疗启迪

(1) 孕期及产褥期的持续性头痛应考虑到静脉窦血栓的可能,部分患者可能并没有合并显著的高凝状态。

(2) 头痛通常是静脉窦血栓形成的首发症状。头痛的形式可以是多种多样的,包括肌紧张样痛、钝痛、霹雳样痛乃至头痛伴有先兆,部位亦不固定。

(3) 一旦明确诊断,应当及早给予抗凝治疗,以阻止疾病进一步加重。

专家点评

1. 行业内知名专家点评(丁素菊,教授,海军军医大学附属长海医院神经内科)

文献报道,89%的颅内静脉窦血栓形成(cerebral venous sinus thrombosis,CVST)会出现头痛。对于孤立性头痛患者,D-二聚体可能成为排除 CVST 的有用筛查工具,并可能有助于减少不必要的静脉造影。在存在 CVST 风险因素的情况下,如怀孕、产褥期、使用口服避孕药等,即使神经症状、头颅 CT 正常,仍有必要进行诊断随访。Meta分析显示,D-二聚体在排除 CVST 的孤立性头痛患者中具有很高的预测价值,但是灵敏度较低,临床还需做相关检查。对于低风险患者,如神经系统检查正常、标准头部 CT 正常、无妊娠或产褥期等危险因素的头痛患者,检查 D-二聚体可能会减少不必要的成像暴露风险,但仍然需要随访以排除 CVST 可能。本例患者为一产褥期女性,出现进行性加重头痛,故即使 D-二聚体阴性,也不能完全排除 CVST 可能,需要完善头颅 CTA/CT 静脉造影(CT venography,CTV)或 MRA/MRV。另外,对于产褥期妇女既往无头痛病史也无其他特殊病史,首发头痛,临床上不要轻易诊断为血管性头痛,需要注意排查导致头痛的其他病因。

2. 主任点评(傅毅,教授,上海交通大学医学院附属瑞金医院神经内科)

CVST 是一组以脑静脉回流受阻为发病核心环节的脑卒中特殊类型,可见于各个年龄组。国外流行病学研究提示,CVST 的年发病率为(2~4)/百万人,占所有脑卒中患者的 0.5%,其中女性发病率明显高于男性。

CVST 的病因包括感染性和非感染性两大类。感染性主要由鼻窦、乳突、颜面部、眼眶的感染引起。在发展中国家,感染性静脉窦血栓形成的发生率要高于发达国家,以细菌性感染最为常见。真菌、螺旋体、严重的病毒感染等均可导致 CVST。高凝状态是非感染性 CVST 最重要的危险因素。此外,颅内静脉系统结构变异也可促进 CVST 的发生。高凝状态可见于某些血液系统疾病(如血小板增多症、原发性红细胞增多症、高纤维蛋白原血症、白血病等)、恶性肿瘤、自身免疫病(白塞综合征、系统性红斑狼疮、甲状腺功能亢进)、肾病综合征、长期口服避孕药、妊娠期(尤其是妊娠后 3 个月)、产褥期(尤其是 2~3 周)等。本例年轻女性患者发病时恰值产后 2 周,乃产褥期静脉窦血栓的高发时期。高达 80% 的静脉窦血栓形成患者存在潜在危险因素。找出相应的危险因素并积极治疗对于缓解病情、预防再发具有重要意义。

1997 年,Lanska 及 Kryscio 的临床统计学研究提示,妊娠期和产褥期 CVST 的发生率高达 8.9/10 万人。在妊娠后期,母体为了适应分娩时的胎盘剥离,防止产后出血,凝血与抗凝血系统的制约平衡发生了微妙的变化,主要表现为凝血活力的增强和纤溶活力的削弱。凝血因子 II、V、VII、VIII、IX、X 表达上调。纤维蛋白原水平可较正常值增加 50%。纤溶酶原抑制物增加,抗凝蛋白 S 水平及活性下降,可降至正常水平的 40%~60%。针对围生期 CVST 危险因素的分析提示:妊娠高血压综合征(妊高征)及剖宫产增加了 CVST 的风险。妊高征可刺激小血管痉挛,损伤血管壁,促进内皮细胞释放组织因子,从而促进凝血。剖宫术造成的组织损伤触发凝血酶产生,大量消耗蛋白 C,从而增加了血栓倾向。产褥期脱水也将增加 CVST 风险。结合本例患者,妊娠期及产褥期出现的持续头痛应考虑到静脉窦血栓的可能性。

临床症状和体征的非特异性增加了 CVST 的诊断难度,使其易于被漏诊和误诊。头痛通常是首发症状,也是 CVST 最主要的症状,89% 的 CVST 患者可有头痛主诉。而头痛的形式则是多种多样的,可以为肌紧张样痛、钝痛、霹雳样痛乃至伴有先兆的搏动样头痛,部位亦无固定。除此以外,还可表现为视力障碍、视盘水肿、呕吐、外展神经麻痹、癫痫发作、局灶性神经功能缺失等。局灶性神经功能缺失多为轻偏瘫或单肢轻瘫,感觉障碍比较少见。上矢状窦血栓呈现双侧体征,左侧横窦血栓可致急性失语。癫痫可见于大约 40% 的患者,较动脉卒中更为多见,且约 10% 的静脉窦血栓患者可以癫痫为首发症状,对此我们在临床工作中应引起关注。

神经影像学检查是诊断 CVST 的重要依据。CVST 的典型头颅 CT 表现为致密三角征、空三角征以及直线征。所谓致密三角征,是指头颅 CT 平扫可见上矢状窦后部新鲜血凝块呈现高密度的三角形。空三角征,是指上矢状窦、直窦或 Galen 静脉血栓时,在增强的头颅 CT 上呈中间低信号周围高信号的三角形强化环。但发病 5 天内的患者的空三角征是阴性的。直线征是因为形成血栓的皮质静脉因血液回流受阻屈曲扩张,在增强头颅 CT 上呈高信号线条样变化。典型的头颅 CT 表现仅见于约 1/3 的 CVST

患者。在头颅 MRI 上,血栓信号表现随时间而变。3～5 天 T1 等信号,T2 低信号,5 天后 T1、T2 均为稍高信号,1 个月后 T1、T2 可能回归等信号。MRV 是 CVST 最敏感的影像学检查。一些研究认为,DSA 的诊断阳性率甚至低于头颅 MRV。该患者头颅 MRV 提示乙状窦充盈缺损,为最终确诊静脉窦血栓提供了有力的支持。

抗凝治疗是 CVST 的首选治疗方法。低分子肝素皮下注射,5 000 IU/次,1～2 次/天。根据 APTT 调整剂量,维持整个急性期或至症状消失。华法林的使用应当检测 INR,维持 INR 在 2.5～3.5,疗程 3～6 个月。高颅压患者应当酌情使用脱水剂。合并癫痫患者应给予抗癫痫治疗。

(上海交通大学医学院附属瑞金医院　辛晓瑜　傅毅)

参考文献

[1] 静脉和静脉窦血栓形成诊治的多中心专家共识组. 颅内静脉和静脉窦血栓形成诊治的中国专家共识[J]. 中华内科杂志,2013,52(12):1088 - 1091.

[2] FERRO JM, CANHÃO P. Cerebral venous sinus thrombosis: update on diagnosis and management [J]. Curr Cardiol Rep, 2014,16(9):523.

[3] HOVSEPIAN DA, SRIRAM N, KAMEL H, et al. Acute cerebrovascular disease occurring after hospital discharge for labor and delivery [J]. Stroke, 2014,45(7):1947 - 1950.

[4] KARADAS S, MILANLIOGLU A, GÖNÜLLÜ H, et al. Cerebral venous sinus thrombosis presentation in emergency department in Van, Turkey [J]. J Pak Med Assoc, 2014,64(4):370 - 374.

[5] MARTINELLI I, PASSAMONTI SM, BUCCIARELLI P. Thrombophilic states [J]. Handb Clin Neurol, 2014,120:1061 - 1071.

病例4　突发口角歪斜伴左侧肢体乏力 1 天——青年型卒中?

病史摘要

现病史:患者,女性,38 岁。于 2013 年 8 月 25 日早晨无明显诱因下突发口角向右侧歪斜、流涎、伸舌左偏,左侧肢体活动不利,伴言语不清,讲话音量低,渐加重,次日出现行走困难,无明显头痛、头晕,无视物模糊,无饮水呛咳,遂至我院急诊。查心电图示 T 波轻度变化,头 CT 示双侧基底节区、侧脑室旁及颞叶多发梗死灶,予丹参改善脑循环、硫酸氢氯吡格雷片(泰嘉)抗血小板等治疗,拟"脑梗死"收治入院。

追问病史,患者于 7 月上旬突发口角歪斜、流涎,伴言语不清,左侧肢体乏力,约 4 小时后好转,至外院就诊。7 月 10 日头部 MRI:左侧额叶皮质下及两侧半卵圆中心多发腔隙性脑梗,予补液治疗,基本恢复,后予胞磷胆碱、辛伐他汀、脉血康、阿司匹林口服,用药 2 周余出现面部皮疹,后停药 1 周,单用阿司匹林,患者停药 1 周后自行单用脉血康至今。

既往史：无特殊既往病史。

个人史：长期生活于原籍,否认疫水、疫区接触史,否认冶游史。无烟酒等不良嗜好。

家族史：否认家族遗传病史。

入院体检

内科系统体格检查：T 37.7℃，P 80 次/分，R 18 次/分，BP 130/80 mmHg，心、肺、腹（一）。

神经系统专科检查：神志清楚，计算力、定向力正常，反应较淡漠。双眼各向活动自如，无眼震，双瞳等大圆形，直径 3 mm，直接和间接对光反应灵敏。两侧额纹对称，左侧鼻唇沟浅，伸舌左偏，悬雍垂居中，双侧咽反射灵敏，腭弓上抬可，颈软，无抵抗。左下肢肌张力高；左上肢三角肌、肱二头肌、肱三头肌肌力 3 级、握力 4 级；左下肢髂腰肌、股四头肌、股后肌群肌力 4 级，胫前肌群、腓肠肌肌力 3 级；右侧肌力 5 级。四肢腱反射（＋＋）。双侧针刺痛觉正常对称。病理征未引出。左侧指鼻试验稍差、跟膝胫试验完成可。脑膜刺激征阴性。

辅助检查

血常规、肝肾功能、电解质、血脂、凝血功能未见明显异常。肿瘤指标阴性。免疫球蛋白、补体：IgG 1 350 mg/dl，IgA 197 mg/dl，补体 C3 86 mg/dl，补体 C4 26 mg/dl，IgE 9.6 IU/ml，IgM 146 mg/dl。免疫蛋白电泳、抗心磷脂抗体、ENA、ANA、核周型抗中性粒细胞胞质抗体（perinuclear anti-neutrophil cytoplasmic antibodies，p-ANCA）、胞质型抗中性粒细胞胞质抗体（cytoplasmic anti-neutrophil cytoplasmic antibodies，c-ANCA）：阴性。红细胞沉降率10 mm/h，类风湿因子<20 IU/ml，ASO 92 IU/ml，C 反应蛋白（高敏）（hsCRP）1.07 mg/L。HIV、RPR、TPPA、乙型肝炎病毒（HBV）、丙型肝炎病毒（HCV）均阴性。

甲状腺功能：游离三碘甲状腺原氨酸（free triiodothyronine，FT_3）5.74 pmol/L↑，三碘甲状腺原氨酸（triiodothyronine，T_3）2.40 nmol/L，游离甲状腺素（free thyroxine，FT_4）22.20 pmol/L↑，甲状腺素（thyroxine，T_4）115.47 nmol/L，促甲状腺激素（thyroid stimulating hormone，TSH）0.262 μIU/ml↓，抗甲状腺球蛋白抗体（anti-thyroglobulin antibodies，TGAb）0.96 IU/ml，反三碘甲状腺原氨酸（reverse triiodothyronine，rT_3）129.70 ng/dl↑，甲状腺球蛋白（thyroglobulin，TG）11.68 ng/ml，甲状腺过氧化物酶抗体（thyroid peroxidase antibody，TPOAb）0.14 IU/ml。

心电图、胸片、心脏超声、颈动脉椎动脉超声：未见明显异常。头颅 MRI（图 4-1）：右侧

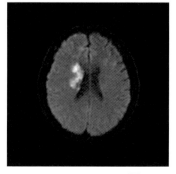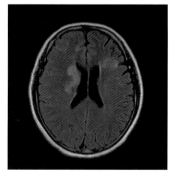

图 4-1 头颅 MRI

基底节、侧脑室体旁及双侧额叶亚急性期脑梗死,以右侧为主;右额叶局部脑回肿胀、脑沟变浅伴 FLAIR 高信号,需排除蛛网膜下腔出血可能;左侧额叶、侧脑室体旁及基底节区多发腔隙性脑梗死;老年性脑改变,双侧筛窦炎。

初步诊断

青年型卒中,甲状腺功能亢进(简称甲亢)。

初步诊疗经过

患者入院后予抗血小板及活血化瘀治疗,症状逐渐好转。脑血管造影(图 4-2)显示左侧大脑中动脉(middle cerebral artery,MCA)闭塞,双侧烟雾状血管形成。明确烟雾病诊断后转入神经外科进一步治疗。

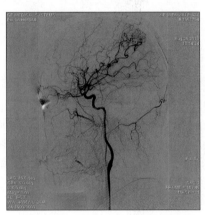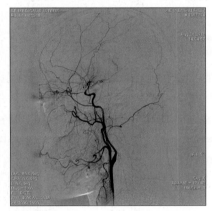

图 4-2　脑血管造影(DSA)

病例讨论

住院医师

患者为青年女性,急性起病。

定位诊断:主要表现为左侧中枢性面舌瘫及左侧肢体肌力下降,左侧中枢性面舌瘫,伴左侧肢体上运动神经元性瘫痪,考虑为右侧皮质脑干束和皮质脊髓束受累,推测定位于右侧内囊膝部及内囊后肢前 2/3。患者反应较淡漠,可能还有额叶的受累。

定性诊断:结合患者既往的短暂性脑缺血发作(transient ischemia attack,TIA)史,考虑为血管性。

主治医师

该患者年龄较轻,既往无高血压、糖尿病等脑血管病危险因素,不吸烟。反复发生脑部缺血性事件,应当进一步探寻潜在危险因素,包括进行颅内外血管评估,检查相关免疫指标、抗心磷脂抗体等。该患者双侧半球大脑前动脉、大脑中动脉血管均有受累,红细胞沉降率正常,血管炎相关指标检测阴性,烟雾病可能性更大。

主任医师

青年型卒中常见的病因包括室间隔缺损、抗心磷脂抗体综合征、血管炎、烟雾病等。对于反复发作的青年型卒中,非常有必要逐项排查。心源性的因素最好能行经食管超声。排除心源性栓子来源后非常有必要行脑血管 DSA。患者免疫血清检查提示 FT_3、FT_4 升高,TSH 降低,符合甲亢的诊断。甲亢的发生与免疫有关,烟雾病虽然发病机制不明,但可能也有免疫因素的参与,要注意二者之间的相关性。

后续诊疗经过

患者在神经外科行血管吻合术。术后随访 1 年,未再复发。

最终诊断

烟雾病,甲状腺功能亢进症。

疾病诊疗过程总结

患者入院后予抗血小板及活血化瘀治疗,症状好转。明确诊断后转入神经外科行吻合术。术后随访 1 年,病情平稳,未再复发。

诊疗启迪

(1)青年型卒中患者一定要进行潜在危险因素的全面排查,包括是否有心脏栓子来源,颅内外血管的评价,免疫因子的检测,出凝血指标的筛查,以及是否存在抗心磷脂抗体综合征的可能。

(2)当青年型卒中患者合并甲亢时,要考虑到烟雾病的可能,及早行脑血管造影,采取可能的干预措施,避免反复发作后加重残疾。

专家点评

1. 行业内知名专家点评(刘新峰,教授,东部战区总医院神经内科)

本病例是临床青年型卒中诊治方面一个非常好的病例。随着临床医生的重视及检测手段的不断发展,青年型卒中的病因学越来越受到临床医生的关注。该患者青年发病,2 次卒中发作,既往无明确的脑卒中高危因素,应当进一步探寻潜在危险因素。青年型卒中常见的病因包括心源性、血管炎、血管畸形、血管夹层、免疫相关疾病(抗心磷脂抗体综合征)、烟雾病等,还包括线粒体脑病的卒中样发作等。在临床上对于青年型卒中非常有必要逐项排查,尽可能得到病因学诊断。本例患者进行了相应的病因学排查,并进行了 DSA 检查,最后明确诊断烟雾病。当然,在排除心源性卒中病因时,能完善行经食管超声心脏超声、长时程动态心电图检查就更为全面。患者免疫血清检查提示 FT_3、FT_4 升高,TSH 降低,符合甲亢的诊断。甲亢的发生与免疫有关,烟雾病虽然发病机制不明,但目前认为有免疫炎症因素的参与,要注意二者之间的因果关系。该病例考虑烟雾病合并甲亢为临床诊断,依据比较充分。同时,我们也应该考虑甲亢导致血管炎性改变引起烟雾病的可能,因此建议在临床上遇到类似病例可以完善基因检测,排除遗传因素导致的烟雾病可能。在治疗方面,该病例在进行规范的甲亢治疗基础上,进行脑卒中二级预防也是值得考虑的治疗策略之一。

2. 主任点评(傅毅,教授,上海交通大学医学院附属瑞金医院神经内科)

烟雾病又称脑底异常血管网病,是一种以颈内动脉远端、大脑前动脉、大脑中动脉起始部狭窄乃至闭塞,脑底穿通动脉代偿性扩张,新生异常血管网形成为特征的慢性闭塞性脑血管病。因其在脑血管造影中呈现多处类似吸烟时喷出的烟雾,故称烟雾病。首先由日本学者 Takeuchi 和 Shimizu 于 1957 年提出。1967 年,Suzuki 与 Takaku 将该病命名为 Moyamoya 病。结合本例患者,对于多次发生脑血管意外的年轻患者应考虑到 Moyamoya 病的可能。

流行病学研究显示,烟雾病好发于黄种人,以日本的发病率最高,其次为中国、韩国以及其他一些东南亚国家。约 12% 的烟雾病患者有家族史,提示遗传机制在烟雾病的发病中具有重要意义。Mineharu 等发现,家族性烟雾病的遗传方式为外显不全的常染色体显性遗传。日本学者将家族性烟雾病的相关基因定位 3 号(3p24.2-26)、6 号(6q25)、8 号(8q23)、12 号(12p12)、17 号(17q25)染色体。并且,HLA-DRBI * 0405、HLA-DQBI * 0502、HLA-DQBI * 0401、HLA-B35 等位基因也被认为与烟雾病的发病显著相关。除遗传以外,烟雾病的发病还与自身免疫相关。烟雾病受累血管有大量巨噬细胞及 T 细胞浸润,白细胞介素(interleukin, IL)-1、IL-8 等炎症因子的释放增加。Kitaharal 等还在烟雾病患者的体内发现了双链脱氧核苷酸的自身抗体和抗自然 T 细胞抗体。许多自身免疫性疾病,如甲亢、系统性红斑狼疮、成人 Still 病、Wegener 肉芽肿病都可能并发烟雾病。因此对于烟雾病患者不要遗漏了甲状腺功能、免疫球蛋白、补体、双链 DNA(double-stranded DNA, dsDNA)等免疫相关检查,以及早发现潜在有关疾病,及早治疗。

目前对于甲亢合并烟雾病的具体机制还不明确,主要存在以下几种分析:①甲亢与烟雾病可能存在共同的遗传基础。②自身免疫异常及 T 细胞失调是甲亢和烟雾病的共同病理生理机制。Uktu 等报道甲亢患者联合糖皮质激素和血浆置换治疗后烟雾状血管改变逐渐改善,提示异常免疫调节所致的血管壁炎症可能是联系这两种疾病的关键。③甲亢患者激素分泌失调、代谢紊乱、血流动力学的改变促进了烟雾病的发生。甲状腺素毒性作用使血浆内皮素分泌增加,血管收缩。甲亢患者心房钠尿肽分泌减少,心搏出量下降,心律失常,易形成附壁血栓。Colleran 等证实血浆游离甲状腺素水平与高同型半胱氨酸水平呈正相关,而高同型半胱氨酸血症是缺血性卒中的重要危险因素。颈上交感神经节的交感神经恰分布于颈动脉分叉、脑底动脉等烟雾病主要病变部位,因此,甲状腺素刺激颈上交感神经节可能与颈动脉管腔狭窄、内膜纤维性增厚及弹力层扭曲等烟雾病的病理改变有关。

烟雾病的发病年龄有两个高峰,其一为 4~10 岁,其二为 35~45 岁。儿童与成人发病率之比为 5:2。本例患者的发病年龄恰属第 2 个发病高峰。成年患者以女性居多。其临床表现包括缺血性和出血性两类,儿童烟雾病以缺血性症状为主,包括短暂性脑缺血发作和缺血性卒中,可表现为肢体无力、感觉障碍、言语障碍、不自主运动等,反复头痛及癫痫发作亦不少见。儿童患者的反复发作可能影响智力。成人烟雾病以出血性症状为主,包括侧脑室出血、脑内血肿和蛛网膜下腔出血,以侧脑室出血最为常见。该例患者在缺血性病损的同时伴有微出血改变,在头颅 MRI 的 FLAIR 序列上有所反映。

而缺血性病灶与出血性病灶是许多烟雾病患者共有的重要特征性影像学表现。造成出血的原因主要为：①烟雾状血管网形成微小动脉瘤；②局部血流动力学的改变致脉络膜前动脉及其分支负荷增加，破裂出血；③异常增生的血管网长期压力过高，破裂出血。但甲亢合并烟雾病的患者却以缺血性事件多见，可能与其特殊的发病机制有关。

就诊断而言，头颅增强 MRI 上的"常春藤征(ivy sign)"对于烟雾病的诊断具有提示意义，表现为软脑膜上点状或细条状强化影，像爬在石头上的常春藤，由 Ohta 于1995 年命名，主要是由组成皮质软脑膜侧支吻合网的软脑膜动脉扩张所致。目前，国际上通用的是日本厚生省 Moyamoya 病研究委员会 1997 年制订的诊断标准。DSA 是烟雾病诊断的金标准，需满足：①颈内动脉末端及大脑中动脉/大脑前动脉起始段的狭窄或闭塞；②颅底动脉充盈相可见异常血管网。DSA 对烟雾病的铃木分期标准如下：Ⅰ期，双侧颈内动脉虹吸段狭窄，无烟雾状血管；Ⅱ期，烟雾状血管开始出现；Ⅲ期，烟雾状血管开始增加；Ⅳ期，烟雾状血管开始减少；Ⅴ期，烟雾状血管明显减少；Ⅵ期，烟雾状血管消失。

在治疗上，对于甲亢合并烟雾病的患者，首先应当控制甲亢。但作为一种进展性疾病，目前尚无治疗方法能够完全逆转烟雾病的自然进程。对于缺血型患者，可以使用抗血小板药、抗凝药、钙通道阻滞剂及改善脑代谢的药物，但其疗效并不确定。亦有报道认为，针对甲亢的治疗有助于改善神经功能。手术治疗对于能够耐受的缺血型烟雾病患者具有十分重要的意义，包括直接血管重建术和间接血管重建术。直接血管重建术是将颅外血管与颅内血管行无张力端-侧吻合，具有快速增加缺血区脑血流的特点，最常用的术式是颞浅动脉-大脑中动脉吻合术，但不适于儿童患者。间接血管重建术包括脑-颞肌贴敷术、脑-硬脑膜-动脉-肌肉-血管融合术、脑-硬脑膜-动脉贴敷术等。间接血管重建术具有适应证更为广泛、操作简便、手术风险较低的特点。出血型烟雾病的治疗原则上类似普通的脑出血，在出血量较小的情况下可以内科保守治疗，出血量较大时倾向于手术治疗，但治疗措施与再出血率无关。最终转归取决于患者的初发严重程度、治疗方式、手术时机等。该例患者 DSA 提示血管病损并不十分严重，予手术治疗效果相对满意，随访一年未再发作。

（上海交通大学医学院附属瑞金医院　辛晓瑜）

参考文献

[1] AHN IM, PARK DH, HANN HJ, et al. Incidence, prevalence, and survival of moyamoya disease in Korea: a nationwide, population-based study [J]. Stroke, 2014, 45(4):1090-1095.

[2] ARIAS EJ, DERDEYN CP, DACEY RG JR, et al. Advances and surgical considerations in the treatment of moyamoya disease [J]. Neurosurgery, 2014, 74 (Suppl 1):S116-125.

[3] KAMASAKI H, TAKEUCHI T, MIKAMI T, et al. A case of graves' disease diagnosed in the course of bilateral carotid artery stenoses (moyamoya disease): a case report and review of the literature [J]. Clin Pediatr Endocrinol, 2013, 22(3):39-44.

[4] ISHIGAMI A, TOYODA K, SUZUKI R, et al. Neurologic improvement without angiographic

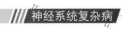
improvement after antithyroid therapy in a patient with Moyamoya syndrome [J]. J Stroke Cerebrovasc Dis，2014，23(5)：1256 - 1258.

［5］SRIVASTAVA T，SANNEGOWDA RB，SATIJA V，et al. Primary intraventricular hemorrhage：clinical features，risk factors，etiology，and yield of diagnostic cerebral angiography [J]. Neurol India，2014，62(2)：144 - 148.

病例5 左侧肢体无力2周——脑梗死?

病史摘要

现病史：患者，男性，34岁。2020年11月14日上午7:00晨起后出现左侧肢体无力，左手持物不稳，向上抬举不能，左下肢抬起困难，行走不稳，伴有头晕、视物模糊和重影，无天旋地转感，无头痛、恶心及呕吐，无声音嘶哑、吞咽困难，无二便失禁。在家人陪同下至当地县医院就诊，行头颅CT平扫排除脑出血，X线平片排除骨折可能，进一步行头颅MRI平扫提示右侧大脑脚新发脑梗死，遂住院给予抗血小板及营养神经治疗。患者症状无明显好转，现为进一步治疗就诊于我院，于2020 - 11 - 27拟以"脑梗死"收入我科。起病以来，神志清、精神可，饮食、睡眠可，体重未见明显改变。

既往史：患者于2005年(19岁)退伍后无明显诱因出现全身青紫斑，手足皮肤苍白、发紫尤为严重，寒冷及站立时加重，保暖及平卧可缓解，当地医院皮肤科诊断为雷诺综合征，未予系统治疗。2013年起家属发现患者行动、反应较前稍慢，未予重视。2013—2019年间患者反应迟钝逐渐加重，伴有记忆力下降，性格由开朗外向逐渐变为沉默少言，工作由雕刻师改为保安，后保安工作亦不能胜任，被辞退后回家，日常生活可自理。2019年5月就诊于当地医院，行头颅MRI示重度弥漫性脑萎缩，脑白质变性，左背侧丘脑小软化灶。行腰穿化验脑脊液示：β样淀粉蛋白15 pg/ml↓，总Tau蛋白231 pg/ml↑，磷酸化Tau蛋白13.69 pg/ml↓，脑脊液细胞、蛋白、葡萄糖及氯化物等未见明显异常。诊断为"痴呆"，予多奈哌齐治疗，认知障碍较前略有好转。高血压病史5年，未服用降压药物，平日监测血压不超过160/100 mmHg。血脂异常半年，未服用降脂药物。

个人史：家属诉患者自小体健，头脑灵活，性格开朗。

家族史：父母双亡，母亲(30+)因吵架而服农药致死，父亲(40+)因酗酒致死，父母生前均体健；两位哥哥及一位姐姐均体健。已婚已育，育有1子，配偶及儿子均体健。

入院体检

内科系统体格检查：T 36.5℃，P 80次/分，R 18次/分，BP 101/81 mmHg，心、肺、腹(一)。

神经系统专科检查：神志清，精神可，反应迟钝，定向力可，记忆力、计算力下降，言语含糊，简单对答可，查体欠配合。双侧瞳孔不等大：右侧瞳孔直径4 mm，直接、间接对光反射迟钝；左侧瞳孔2 mm，直接、间接对光反射灵敏；双眼球向下运动困难，余方向运动充分。强笑。双侧额纹、鼻唇沟对称，双眼闭目有力，示齿、鼓腮有力，伸舌居中，悬雍垂居中，双侧咽反射存在。转颈、耸肩有力。左侧上、下肢及右侧下肢肌张力增高,余正常。左侧肢体肌力Ⅳ级,右侧肢体肌力Ⅴ级。左上肢肱二头肌、肱三头肌腱反射(＋＋＋),右上肢肱二头肌、肱三头肌腱反射(＋＋),双侧桡骨膜反射阳性,左侧 Hoffman 征(＋),左侧掌颏反射(＋)。双下肢膝腱反射、踝反射(＋＋＋),双侧踝阵挛(＋),左侧 Babinski(－),右侧 Babinski(＋),双侧 Chaddock(－)、Oppenheim(－)、Gordon(－)。双侧针刺觉及痛温觉正常,双侧关节位置觉及关节运动觉正常,双侧图形觉正常。左侧指鼻、跟膝胫试验欠稳,右侧指鼻、跟膝胫尚可,闭目难立征阴性。左下肢拖拽,直线行走不能。颈软无抵抗,脑膜刺激征(－)。四肢、躯干和臀部可见网状青紫斑,压之可褪色(图 5－1)。

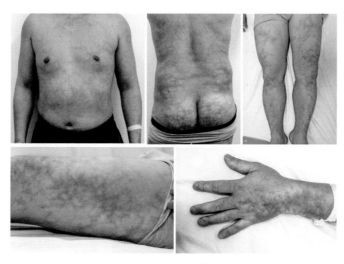

图 5－1　皮肤网状青斑

辅助检查

血常规、尿常规、粪常规正常;肝肾功能、电解质、心肌蛋白、血氨、血糖正常,甘油三酯 1.77 mmol/L;血黏度、出凝血指标、蛋白 C 活性、蛋白 S 活性、同型半胱氨酸正常。感染指标:CRP、T－SPOT、ESR、乙肝、丙肝、HIV 抗体正常,血中抗巨细胞病毒(cytomegalovirus,CMV)IgG 186.20 AU/ml↑、EB 病毒衣壳抗原(viral capsid antigen,VCA)IgG 681.00 U/ml↑、EB 病毒核抗原(epstein-barr nuclear antigen,EBNA)IgG 563.00 U/ml↑、抗单纯疱疹病毒(herpes simplex virus,HSV)Ⅰ型 IgG 阳性(＋)↑。肿瘤指标正常;内分泌及代谢相关指标:甲状腺功能正常、甲状旁腺激素(parathyroid hormone,PTH)73.9 pg/ml↑;叶酸 20.97 ng/m↑;维生素 B_{12} 159.0 pg/ml↓。

乳酸运动试验:乳酸 3.83 mmol/L↑(静息态),乳酸 4.04 mmol/L↑(运动后 15 min)。免疫相关检查:补体 C3/C4、狼疮抗凝物、类风湿因子、抗链球菌溶血素 O、细胞因子、ANCA、ANA、ENA、抗环瓜氨酸多肽(cyclic citrullinated peptide,CCP)抗体、抗 dsDNA 抗体、抗磷脂抗体、血尿免疫固定电泳、抗谷氨酸脱羧酶(glutamic acid decarboxylase,GAD)抗体(－)、冷球蛋白等检验均未见异常。

基因检测:APOE 基因型分型 ε3/ε3(＋)。Notch3 基因热点突变检测:外显子 4 杂合良性突变(C.606A＞C,rs1043994)。血尿串联质谱遗传代谢病检测:血瓜氨酸稍高,其余氨基酸与酰基肉碱无显著异常;尿2-羟基马尿酸略高,其余所测有机酸无显著异常。

认知检测:简易精神状态检查量表(mini-mental state examination,MMSE)18分(初中辍学),主要以记忆力、时间定向力、执行力损害为主。蒙特利尔认知评估(Montreal cognitive assessment,MoCA):12分(初中辍学),主要以视空间功能、执行功能、注意力、计算力、记忆力损害为主。

心电图:①V1R/S>1结合临床;②左心室高电压。胸部CT(薄层)平扫:两肺散在微小结节,两侧胸膜略厚。头颅MRI平扫:左侧脑室后角旁急性腔梗灶;双侧基底节区、侧脑室体旁腔梗、腔隙灶;老年性脑改变(图5-2 A~C)。磁敏感加权成像+DWI+静脉重建平扫:磁敏感序列示双侧大脑半球凸面浅表小静脉增多,以额顶部为明显,请结合临床随访(图5-2 D)。头MRA平扫:双侧大脑后动脉胚胎型,双侧大脑中动脉、前动脉及后动脉管壁毛糙、粗细欠均,右侧大脑中动脉M2、M3段多发狭窄(图5-2 E)。主动脉弓上-MRA增强:主动脉弓上对比增强(CE)-MRA未见明显异常。心脏超声、甲状腺、颈部淋巴结彩色超声、肝、胆、胰、脾彩色超声、TCD、颈动脉、双上肢、双下肢动脉超声、双肾、输尿管、膀胱、前列腺均未见明显异常。

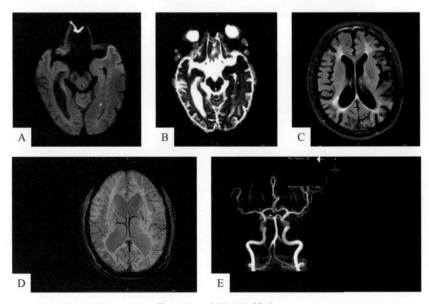

图5-2 头颅MRI检查

A. DWI可见左侧脑室后角旁高信号;B. 表观扩散系数(ADC)可见对应区域为低信号;C. FLAIR序列可见双侧侧脑室旁多发腔梗,脑萎缩明显;D. SWI可见双侧大脑半球凸面浅表小静脉增多;E. MRA示双侧大脑中动脉、前动脉及后动脉管壁毛糙、粗细欠均,右侧大脑中动脉M2、M3远端多发狭窄

初步诊断

亚急性脑梗死(右侧大脑脚,左侧侧脑室后角);痴呆;雷诺病;高血压病1级(高危)。

初步诊疗经过

患者入院后予阿司匹林抗血小板,阿托伐他汀降脂,奥拉西坦、多奈哌齐改善认知功能等治疗。查 DSA 示:双侧大脑中动脉 M3、M4 远端,大脑后动脉末梢有许多云雾状增生血管,可见经硬脑膜的血管吻合,颈内动脉、椎动脉、大脑中动脉 M1 主干均正常(图 5-3)。脑电图:广泛性 θ 波活动,额区为著。眼底检查:高血压性视网膜病变(2 级)。皮肤活检病理:表皮角化过度,棘层略肥厚,真皮浅层小血管扩张,炎症不明显,未见明显血栓,未见皮下脂肪。请皮肤科会诊符合网状青斑,取皮肤病理活检未见明显异常。请风湿免疫科会诊,患者免疫相关抗体均阴性,考虑暂无支持免疫相关疾病证据。

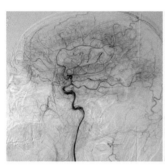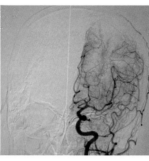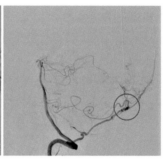

图 5-3 脑血管造影示云雾状血管增生,有广泛和丰富的侧支循环网络,可见经硬脑膜的血管吻合(圆圈所示)

病例讨论

住院医师

该患者男性,34 岁,皮肤网状青斑 15 年,进行性认知功能障碍 7 年,反复脑梗死 2 周。

定位诊断:①患者反应迟钝,计算力、记忆力、执行力、视空间能力减退,性格改变,定位于高级皮质;②右侧瞳孔大于左侧,右侧瞳孔直接、间接对光反射迟钝,左侧肢体肌力下降,定位中脑右侧半;③双眼球向下运动困难,定位于内侧纵束头端间质核(rostral interstitial nucleus of the medial longitudinal fasciculus,RIMFL)、Cajal 间质核(interstitial nucleus of Cajal,INC)与动眼神经之间纤维联系受累;④强笑,定位双侧皮质脑干束及以上受损;⑤左侧上、下肢及右侧下肢肌张力增高,左侧肢体肌力Ⅳ级,左上肢肱二头肌、肱三头肌腱反射(+++),双侧桡骨膜反射阳性,左侧 Hoffman 征(+),左侧掌颏反射(+),双下肢膝腱反射、踝反射(+++),双侧踝阵挛(+),右侧 Babinski(+),定位于双侧皮质脊髓束。

定性诊断:患者青年男性,急性起病,临床表现为左侧肢体无力,磁共振示亚急性脑梗死(右侧大脑脚,左侧侧脑室后角),该患者脑梗死诊断明确。同时,患者存在皮肤网状青斑,慢性进行性认知功能障碍,脑萎缩明显,且存在与影像学不符的定位体征,目前仅以脑梗死不足以解释该患者的所有临床表现。因该患者为青年卒中,可以此为切入点寻找病因。

青年卒中常见的病因及危险因素有以下几种。

(1)心血管病危险因素:如高血压、高脂血症、糖尿病、房颤、心肌病、心脏瓣膜病、肥胖、感染性心内膜炎等,该患者存在高血压及血脂紊乱,但血压、血脂控制尚可,仍需排除其他病因。

(2)与隐源性卒中相关:卵圆孔未闭约占总人群的 15%～35%,是常见的青年患者隐源性卒中病因,该患者心超未见明显异常。

（3）遗传性血栓形成、获得性血栓前或高凝状态：常见的有 V 因子 Leiden 突变、*G20210A* 基因突变、蛋白质 C 和蛋白 S 缺乏、抗凝血酶缺乏、抗磷脂综合征、系统性红斑狼疮、高同型半胱氨酸血症、恶性肿瘤、妊娠、服用含雌激素的避孕药等，该患者已完善相关检验检查，目前暂不考虑。

（4）颈动脉或椎动脉夹层：该患者可排除。

（5）血管或血管炎相关性疾病：常染色体显性/隐性遗传性脑动脉病伴皮质下梗死和白质脑病（CADASIL/CARASIL）。该患者 *NOTCH3* 基因热点突变阴性，无头痛及头秃，影像不典型，暂不考虑。

（6）线粒体脑肌病伴高乳酸血症和卒中样发作（mitochondrial encephalopathy with lactic acidosis and stroke-like episodes，MELAS)综合征：该患者自小体育成绩好，运动后乳酸未见明显异常，暂不考虑。

（7）Moyamoya 病（烟雾病）：该患者 DSA 排除该病。

（8）巨细胞动脉炎：临床表现为肩部、臀部和下巴疼痛，伴复视，患者血细胞沉降率多增高，该患者不符。

（9）Takayasu 动脉炎：临床表现为关节痛、发热、体重减轻、头痛、皮疹，红细胞沉降率增高，脑血管病变表现为血管闭塞和动脉瘤形成，与该患者不符。

（10）可逆性脑血管收缩综合征（reversible cerebral vasoconstriction syndrome，RCVS)：是一种临床以剧烈头痛，伴或不伴有局灶性神经功能缺损，而影像以节段性脑动脉收缩为主要表现的综合征，该患者暂不考虑。

（11）法布里病（Fabry disease）：是一种罕见的 X 染色体连锁遗传的 α-半乳糖苷酶缺乏性疾病，属于溶酶体贮积病，可出现早发卒中、周围神经病及皮肤血管瘤等，该患者暂不考虑。

（12）Sneddon 综合征（Sneddon syndrome，SS)：是一种由于中小动脉闭塞引起的以广泛的皮肤网状青斑及中枢神经系统（central nervous system，CNS)症状为特征的罕见神经皮肤综合征，常有进行性认知功能障碍及精神异常。结合该患者病史、体征及辅助检查，发现与 Sneddon 综合征临床表现十分符合，该疾病诊断可能性大。

主治医师

SS 是主要累及中小血管的非炎症性血栓闭塞性的罕见全身系统性疾病，其发病率为 4/1 000 000。该病多见于 20～40 岁女性。皮肤网状青斑（livedo racemosa，LR）常为首发表现，患者常在数年后因出现急性脑卒中而引起重视，其间常伴有脑内多发小缺血灶。该病目前病因尚不明确，散发及家族遗传均有。根据有无抗磷脂抗体（anti-phospholipid antibodies，aPL），可分为 aPL 阳性及 aPL 阴性的 SS。aPL 阳性的 SS 患者约为 40%～50%，提示 SS 可能是原发性 aPL 综合征谱系疾病的一部分。然而，相当一部分患者的 aPL 呈阴性，表明 SS 可能为一种独立的疾病实体而存在。

Sneddon 综合征的临床表现主要包括以下方面。

（1）LR：可发生于脑卒中数年之前，位于四肢（100%）、躯干（84%～98%）、臀部（68%～74%）、面部（l5%～16%）、手或足（53%～59%），躯干和（或）臀部在所有患者中几乎均有受累。一半以上的患者在脑血管事件之前就可注意到皮肤的网状青斑。网状青斑类似花边状、不规则似断裂环状的网状红色或青紫色斑，寒冷、下垂体位时加重，温暖及按压皮肤时症状可减轻或消失。除了 LR，部分患者在手、足可出现雷诺现象，偶见多发血管瘤，表现为皮肤弥漫性紫色斑块。

（2）神经系统表现：前驱期部分患者可出现头痛及头晕，头痛类似紧张性头痛及偏头痛，头晕以眩晕为主。反复发作的缺血性卒中为 SS 的一大特征，主要由于大脑中动脉和大脑后动脉灌注区局部缺血引起。多发生于网状青斑数年之后，第 1 次发生临床症状性脑缺血的平均年龄一般在 45 岁以下，最常见症状为偏瘫，其次是失语和偏盲，感觉障碍及小脑症状不常见。以脑出血为首发症状的病例较少见。认知功能障碍和精神异常可出现在 77％的 SS 患者，是青年患者痴呆的原因之一。其中注意力、视觉感知、视空间结构能力的下降是最常见的认知功能减退，患者表现为进行性认知功能受损，最终发展为痴呆，其原因为多发腔隙性梗死的累积效应。其他非特异性神经症状包括舞蹈病、癫痫发作、脊髓病、眩晕、急性脑病、核间性眼肌麻痹等。

（3）其他系统症状：SS 常伴有多脏器损害，15％～65％的 SS 患者会出现高血压。二尖瓣增厚和冠状血管病变是 SS 主要的心脏病变。眼科并发症有视网膜中心动静脉栓塞等。此外，部分患者出现肾功能损害及静脉血栓形成等。

SS 目前尚无明确的诊断标准，在皮肤网状青斑的基础上，一次缺血性卒中史即为 SS 的可疑标志，一般是在临床表现基础之上，辅以实验室检查和影像学表现进行综合评估。实验室检查主要用于排除与 SS 表现相似的其他疾病。如 IgG、IgM、抗心磷脂抗体、狼疮抗凝物、抗核抗体、冷球蛋白、循环免疫复合物、蛋白 S、蛋白 C 等。典型的皮肤活检为非炎症性血栓形成，但 SS 的皮肤活检多为正常。头部 MRI 典型特征为脑内多发小缺血灶和侧脑室旁深部白质信号改变。MRA 多见大脑中动脉及大脑后动脉狭窄。脑血管造影可见脑动脉的狭窄或闭塞，经硬脑膜的血管吻合，广泛和丰富的侧支循环网络，以及软脑膜的肉芽肿性渗出。有学者建议 SS 的诊断标准为典型的皮肤病理、局灶性神经功能缺损；支持标准为缺血性脑卒中病史、MRI T2 加权像（T2WI）上小的高信号。本例患者为青年男性，全身网状青斑 15 年，进行性认知功能障碍 7 年，反复脑梗死 2 周；MRI 可见右侧大脑脚及左侧脑室后角旁新发梗死灶，双侧基底节区、侧脑室体旁腔梗、腔隙灶，皮质萎缩明显；MRA 示右侧大脑中动脉 M2、M3 段多发狭窄；DSA 示双侧大脑中动脉远端，大脑后动脉末梢有丰富侧支循环形成，可见经硬脑膜的血管吻合。皮肤活检结果未见特征性血管内血栓形成（考虑可能与取材部位有关）。虽未见典型的皮肤病理改变，但皮肤病理并非诊断 Sneddon 综合征的金标准，许多文献报道的 SS 患者无病理或病理阴性。

综上所述，本例患者高度怀疑为 Sneddon 综合征。治疗方面，目前研究显示对于抗磷脂抗体阳性的患者抗凝治疗（INR≥3）比抗血小板更有效，aPL 阴性的 SS 首选抗血小板治疗。故本例患者可给予抗血小板治疗。

主任医师

本例患者青年男性，全身网状青斑 15 年，进行性认知功能障碍 7 年，反复脑梗死 2 周。根据该患者的病史、症状、体征及辅助检查，考虑诊断为 Sneddon 综合征。本病例患者的主要临床特点为同时存在脑梗死及皮肤病表现，除 Sneddon 综合征外，我们需鉴别及总结缺血性脑卒中合并皮肤病变的以下疾病：

（1）迪瑞-范勃基尔特综合征（Divry-van Bogaert syndrome，DBS）：皮肤表现同样为网状青斑，临床表现与 Sneddon 综合征相似，甚至有学者认为二者为同一疾病，但 DBS 多见于男性,常有家族史,癫痫症状更为常见,且 DSA 检查可见脑血管瘤。

(2) 法布里病:皮肤病变为血管角质瘤,皮肤可见小而凸起的红色斑点(图 5 - 4 A)。

(3) 斯特奇-韦伯综合征(Sturge-Weber syndrome,SWS,又称脑颜面血管瘤病):皮肤表现为一侧面部三叉神经分布区内有不规则血管斑痣(图 5 - 4 B)。

(4) 硬皮病:皮肤逐渐变厚发硬,表现为"面具脸",可有雷诺现象(图 5 - 4 C)。

(5) 中枢神经系统淋巴瘤样肉芽肿病:皮损多为大片浸润性红斑、结节及溃疡等(图 5 - 4 D)。

(6) 急性发热性嗜中性皮肤病(Sweet 综合征):皮肤表现为疼痛性红色丘疹、结节及斑块(图 5 - 4 E)。

(7) 表皮痣综合征(epidermal nevus syndrome,ENS):皮肤表现为多发疣状丘疹,可呈线性分布(图 5 - 4 F)。

(8) 慢性萎缩性丘疹病(Degos' disease):皮肤表现为 2～15 mm 的半球状水肿性红色丘疹,中央常坏死形成溃疡(图 5 - 4 G)。

了解这些同时有卒中与皮肤病变表现的疾病,在遇到相似患者时,则会提高警惕,减少漏诊。

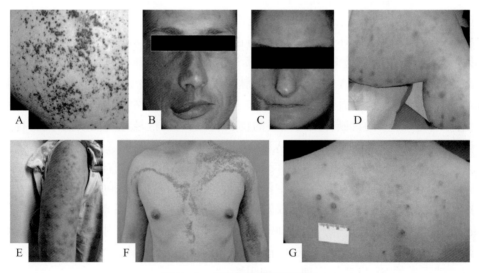

图 5 - 4　各种皮肤病变系列图

后续诊疗经过

继续给予患者阿司匹林抗血小板,阿托伐他汀降脂稳定斑块,奥拉西坦、多奈哌齐改善认知功能。治疗 3 周后左侧肢体无力较前好转,认知功能略有提高(MMSE20,MoCA16)。半年后电话随访,患者肢体无力明显改善,可进行跑步等体育活动,家属诉认知障碍较前改善,交流能力较前提高,但仍未外出工作,出院后未再发生缺血性卒中事件。

最终诊断

Sneddon 综合征。

疾病诊疗过程总结

患者为 34 岁男性,因"左侧肢体乏力 2 周"入院。头颅 MRI 示亚急性脑梗死(右侧大脑脚,左侧侧脑室后角),同时,患者存在皮肤网状青斑,慢性进行性认知功能障碍。进一步完善相关检查,DSA:双侧大脑中动脉 M3、M4 远端,大脑后动脉末梢有许多云雾状增生血管,可见经硬脑膜的血管吻合,颈内动脉、椎动脉、大脑中动脉 M1 主干均正常。皮肤活检病理:表皮角化过度,棘层略肥厚,真皮浅层小血管扩张,炎症不明显,未见明显血栓,未见皮下脂肪。请皮肤科会诊符合网状青斑,取皮肤病理活检未见明显异常。根据该患者的病史、症状、体征及辅助检查结果,考虑诊断为 Sneddon 综合征。予以阿司匹林抗血小板,阿托伐他汀降脂稳定斑块,奥拉西坦、多奈哌齐改善认知功能。

诊疗启迪

本病例在初诊时未注意其皮肤表现,只注意到了中枢神经系统疾病,故而简单诊断为急性脑梗死。因此,神经科医生在对青年型卒中患者,尤其是反复缺血性脑卒中患者进行诊疗时,要提高对合并皮肤损害症状的重视。

专家点评

1. 行业内知名专家点评(陈生弟,教授,上海交通大学医学院附属瑞金医院神经内科)

这是一例因脑梗死入院的患者,既往网状青斑 15 年,认知障碍进行性加重 7 年,经过详细、全面的实验室检查及影像学检查,符合临床先有皮肤网状青斑及后有反复发生的缺血性脑卒中两大核心症状,结合影像学改变,最后诊断为 Sneddon 综合征。Sneddon 综合征是一种罕见的神经皮肤综合征,但是在临床上遇到存在特征性网状青斑合并多次缺血性脑卒中的患者,应需考虑到 Sneddon 综合征的可能性。可是,由于神经科医生在诊疗过程中往往只注意神经系统疾病,忽略了皮肤特征性表现,而皮肤科医生常将神经系统症状遗漏,误诊为"特发性网状青斑",因此,Sneddon 综合征易被漏诊、误诊。当我们在临床工作中遇到青年型卒中患者,应注意其皮肤表现,进行充分的查体及既往史询问,并注意进行详细的实验室及影像检查排除其他病因。

2. 主任点评(任汝静,副教授,上海交通大学医学院附属瑞金医院神经内科)

Sneddon 综合征是一种罕见的神经皮肤综合征。由 Sneddon 于 1965 年首次报道并以 Sneddon 综合征进行命名。临床两大核心症状为皮肤网状青斑和反复发生的缺血性脑卒中。皮肤网状青斑通常在神经系统症状之前或者同时发生,罕见发生在神经系统症状之后。Sneddon 综合征主要累及皮肤和脑血管的中小动脉。脑血管疾病多表现为大脑中动脉或大脑后动脉支配区的脑灌注下降所导致的短暂性脑缺血发作或脑梗死。有报道约 77% 的患者出现认知障碍和精神障碍,是青年痴呆的病因之一。影像学上可见脑梗死和脑白质变性,鲜有出血性病灶。DSA 多见远端中小动脉狭窄,少见大动脉狭窄。Sneddon 综合征也可引起其他组织器官中小动脉病变,从而产生皮肤和脑之外的症状,可伴有心脏、肾脏等脏器的损害,常伴有高血压、二尖瓣增厚和冠脉病变。

皮肤活检阳性率不高,病理诊断有特征性但无特异性,需结合临床表现。Sneddon 综合征无统一的病理诊断标准,可表现为皮下中小血管的血栓形成及毛细血管代偿性扩张或者血管中层平滑肌细胞增生伴新生血管形成/血管再通,临床上需与其他可引起网状青斑的疾病鉴别,如 aPL 综合征、结节性多动脉炎、系统性红斑狼疮、冷冻球蛋白血症等。Sneddon 综合征的病因及发病机制尚不清楚,文献报道 Sneddon 综合征有 40%～50%的患者 aPL 阳性,研究发现口服避孕药、高血压、高血脂、吸烟等也可能与其有关。部分病例呈家族聚集倾向,但尚未明确其致病基因。治疗上,aPL 阴性患者一般首选抗血小板聚集治疗,aPL 阳性患者首选抗凝治疗。常规抗凝、抗血小板治疗疗效不佳时也可考虑使用糖皮质激素及免疫抑制剂治疗。

(上海交通大学医学院附属瑞金医院　牛梦月　任汝静)

📖 参考文献

[1] STARMANS NLP，VAN DIJK MR，KAPPELLE LJ，et al. Sneddon syndrome：a comprehensive clinical review of 53 patients [J]. J Neurol，2021,268(7):2450-2457.

[2] MITRI F，ENK A，BERSANO A，et al. Livedo racemosa in neurological diseases：an update on the differential diagnoses [J]. Eur J Neurol，2020,27(10):1832-1843.

[3] GEORGE MG. Risk factors for ischemic stroke in younger adults：A focused update [J]. Stroke，2020,1(3):729-735.

[4] SNEDDON IB. Cerebro-vascular lesions ans livedo reticularis [J]. Br J Dermatol，1965,77:180-185.

[5] HSU FF，CHUNG KH. Psychosis with suicide attempt in Sneddon syndrome [J]. Psychiat Clin Neurosci，2017,71(2)147-148.

病例6　进行性双下肢乏力伴肌萎缩 3 个月余——脊髓炎?

病史摘要

现病史:患者,男性,61 岁。于入院前 3 个月余无明显诱因下出现右下肢麻木伴乏力,长时间站立不稳,无头晕、头痛,无下肢疼痛,无心慌及意识障碍等。后患者上述症状逐渐加重,同时出现左下肢麻木及乏力,伴双下肢肌肉萎缩,遂至当地医院就诊。查胸椎 MRI 增强示脊髓空洞症。腰椎 MRI 增强示腰椎退行性变,L_2、L_4 椎体小圆形异常信号影(血管瘤?),$L_3 \sim L_4$、$L_4 \sim L_5$、$L_5 \sim S_1$ 椎间盘轻度膨出。所示层面脊髓信号欠均匀。下肢肌电图示右侧 L_3、L_4 神经根支配肌呈神经源性损害,右侧股神经运动神经传导速度(motor nerve conduction velocity，MCV)减慢,复合肌肉动作电位(compound muscle action potential，CMAP)波幅降低。予甲钴胺片(弥可保)对症治疗。患者自诉下肢麻木及乏力无明显好转,遂至外院就诊,完善腰椎穿刺检查,脑脊液压力 270 mmH$_2$O,蛋白 785 mg/L,红细胞计数

$158×10^6$/L,白细胞计数 $2×10^6$/L,细菌、真菌培养(一),寡克隆带(一)。现为进一步诊治收入院。

患者自发病以来精神可,食欲可,睡眠可,小便无殊,病后出现便秘,大便干结,4～5 天解一次,近期体重无明显增减。

既往史:否认高血压、糖尿病、冠心病等慢性疾病。否认肝炎、结核等传染病史。否认手术外伤史。

个人史:吸烟 40 年,5～10 支/天。

家族史:否认家族遗传病史。

入院体检

内科系统体格检查:T 36.5℃, P 73 次/分,R 18 次/分,BP 135/86 mmHg,心、肺、腹(一)。

神经系统专科检查:神清,精神可,查体合作。双侧瞳孔等大等圆,直径 3 mm,对光反射可,无眼睑下垂,眼球活动正常。双侧额纹对称,双侧鼻唇沟对称,无口角偏斜,言语清晰,伸舌居中。四肢肌张力正常。双上肢及双下肢远端肌力Ⅴ级,左下肢近端肌力Ⅳ一级,右下肢近端肌力Ⅲ级。双下肢近端肌肉萎缩,腿围(膝关节上 10 cm 水平)右侧 37.5 cm,左侧 39 cm。双上肢腱反射(＋＋),双下肢腱反射(一)。双侧指鼻试验稳准,跟膝胫试验欠稳准,左下肢病理征可疑(＋)。深感觉未见明显异常。下腹壁反射消失。双下肢腹股沟平面以下、膝关节平面以上股外侧针刺觉减退明显,余双下肢针刺觉轻度减退。闭目难立征(＋),直线行走不配合。脑膜刺激征阴性。

辅助检查

梅毒、HIV、免疫相关指标未见明显异常。肿瘤指标:甲胎蛋白(alpha-fetoprotein, AFP)1.81 ng/ml,癌胚抗原(carcinoembryonic antigen, CEA)1.94 ng/ml,神经元特异性烯醇化酶(neuron specific enolase, NSE)17.34 ng/ml↑,细胞角蛋白 19 片段(cytokeratin-19-fragment, CYFRA21 - 1)1.87 ng/ml,糖类抗原(carbohydrate antigen, CA)125 8.10 U/ml, CA724 4.74 U/ml, CA199 15.80 U/ml, CA153 11.90 U/ml,总前列腺特异性抗原(total prostate specific antigen, tPSA)4.480 ng/ml↑,游离前列腺特异性抗原(free prostate specific antigen, fPSA)0.765 ng/ml, fPSA/tPSA 0.17↓。维生素:叶酸 8.74 ng/ml,维生素 B_{12} 637.0 pg/ml,维生素 A 0.51 μmol/L↓,维生素 B_1 78 nmol/L,维生素 B_2 348 μg/L,维生素 B_6 34.9 μmol/L,维生素 C 42 μmol/L,维生素 E 13 μg/ml。

脑脊液(外院):压力 270 mmH_2O,蛋白 785 mg/L,葡萄糖 4.25 mmol/L,氯化物 126 mmol/L,细胞计数 $160×10^6$/L,红细胞计数 $158×10^6$/L,白细胞计数 $2×10^6$/L,细菌、真菌培养(一),寡克隆带(一)。

肌电图:所测双下肢肌肉肌电图(electromyogram, EMG)呈神经源性改变。诱发电位:正常脑干听觉诱发电位(brainstem auditory evoked potential, BAEP)、模式翻转视觉诱发电位(pattern reversal visual evoked potential, PrVEP),双侧胫神经体感诱发电位(somatosensory evoked potential, SEP)P40 波潜伏期偏长。胸椎 MRI:T_3 水平以下胸髓肿胀,髓内水肿,病变节段胸髓 T2WI 信号减低,考虑含铁血黄素沉积可能(图 6-1)。腰椎 MRI:腰椎退行性变,L_4～L_5、L_5～S_1 椎间盘轻度膨出,L_4 椎体小血管瘤可能,所示马尾及脊髓饱满或增粗,信号增高。颈椎 MRI:颈椎退变,椎管轻度狭窄。

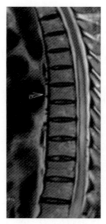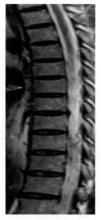

图 6-1 T₃ 水平以下胸髓肿胀,髓内水肿

初步诊断

脊髓病。

初步诊疗经过

入院后予甲钴胺＋注射用鼠神经生长因子营养神经,疏血通改善循环。

病例讨论

住院医师

该患者为老年男性。因"进展性双下肢乏力伴萎缩"入院。

定位诊断:患者表现为截瘫,病理征可疑阳性,伴有排便功能改变,结合影像学定位在脊髓。下腹壁反射减弱,纵向定位于 $T_{11}\sim T_{12}$ 平面。患者主要表现为肌无力伴肌肉萎缩,肌电图提示双下肢肌肉呈神经源性改变,病理征可疑阳性,定位于前角和锥体束。同时患者存在可疑的针刺觉减退和便秘,可能存在脊髓丘脑束和自主神经受累。因此横向定位考虑脊髓横贯性,前部为主。

定性诊断:患者为老年男性,慢性起病。主要表现为进展性双下肢无力伴肌萎缩。肌电图提示双下肢肌肉呈神经源性改变。脑脊液压力较高,且红细胞计数升高。影像学胸椎MRI 提示长节段胸髓 T2 高信号。为长节段脊髓病变,结合肌萎缩和辅助检查,考虑以脊髓前部受累为主,需考虑与以下疾病相鉴别。

(1) 长节段的脱髓鞘疾病:长节段脊髓的脱髓鞘疾病主要考虑视神经脊髓炎(neuromyelitis optica,NMO),NMO 以女性为主,病程多为发作性,脊髓病变主要表现为急性横贯性脊髓炎,以颈胸段为主。常伴有视神经损害、极后区等颅内病灶及其他病灶表现。脑脊液蛋白升高,常有抗水通道蛋白4(aquaporin 4,AQP4)抗体阳性。该患者慢性起病,之前无类似病史,脊髓受累以胸、腰段为主,在 NMO 中较为少见,需考虑其他疾病可能。MOG 抗体介导的炎性脱髓鞘疾病也可表现为长节段脊髓病灶,但常伴发有视神经损害,脊髓病灶可不连续,本患者无视力减退等其他症状,病程非发作性,暂不考虑。

(2) 血管疾病:包括硬脊膜动静脉瘘(spinal dural arteriovenous fistula,SDAVF)、髓内

动静脉畸形、主动脉夹层等。仔细观察患者外院胸椎 MRI 可见胸髓内长节段 T2 高信号,背侧见可疑迂曲的静脉血管影,即"大白萝卜"(长节段 T2 高信号)与"小黑芝麻"(脊髓周 T2 流空影)。首先考虑脊髓动静脉瘘。

(3)其他少见情况:如脊髓肿瘤、副肿瘤综合征、梅毒或 HIV 等特殊感染等。患者肿瘤指标正常,增强 MRI 未见明显增强,梅毒及 HIV 检测均为阴性,暂不考虑。

主治医师

SDAVF 可分为硬膜外动静脉瘘(硬膜外动静脉直接交通)、背侧硬膜内动静脉瘘(供应硬脊膜或神经根的动脉在椎间孔处穿过硬脊膜时,与脊髓引流静脉直接交通)和腹侧硬膜内动静脉瘘(脊髓前动脉或扩张的回流静脉)。发病机制包括:①静脉压力增高、充血→脊髓充血性血肿→充血性缺血→坏死性脊髓炎;②静脉扩张→脊髓受压;③出血、血栓形成可出现急性发作。

SDAVF 发病多为慢性进展或阶梯型恶化的脊髓或脊髓根病,好发于胸腰段,表现不对称感觉、运动障碍和二便障碍。该患者临床症状以脊髓前角细胞受累为主,这在 SDAVF 中相对少见,主要局限于下肢,与 MRI 中病灶位置相符。影像学特点表现为:①脊髓内长 T2 影,可能是由静脉压升高、髓内水肿所致;②脊髓周围迂曲血管影,一般见于背侧,为异常引流静脉所致,但并非每个 SDAVF 在 MRI 上均可见;③脊髓不均匀斑片状强化,一般见于病程长且症状重的患者,反映的是神经元死亡后胶质增生的程度。该患者有明显的长 T2 影和脊髓周围迂曲血管影,提示需考虑 SDAVF。目前诊断 SDAVF 的金标准为 DSA,下一步可完善脊髓动态血管 MRA 和 DSA 以明确诊断。

主任医师

根据该患者的病史、症状、体征及辅助检查,首先考虑硬脊膜动静脉瘘,进一步明确需完善 DSA。若明确 DSA 后可行手术治疗。需注意的是,对于硬脊膜动静脉瘘患者,腰穿可能加重病情,因此入院后考虑到该患者 SDAVF 可能性大,未行腰穿完善脱髓鞘疾病相关抗体检查。

后续诊疗经过

完善脊髓动态血管 MRA 结果提示 T3 水平以下胸髓水肿,脊柱旁见异常增粗血管影,硬脊膜动静脉瘘可能(图 6-2)。随后进行了 DSA 进一步明确诊断为左侧 T10 硬脊膜动静脉瘘(图 6-3)。后转入神经外科于显微镜下行脊髓动静脉畸形夹闭术,后肌无力症状逐渐好转。

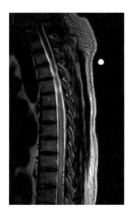

图 6-2 T3 水平以下胸髓水肿,脊柱旁见异常增粗血管影,硬脊膜动静脉瘘可能

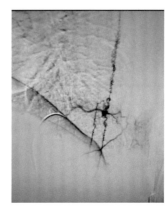

图 6-3 左侧 T10 硬脊膜动静脉瘘

最终诊断 ▶▶▶

硬脊膜动静脉瘘（左侧，T_{10}）。

疾病诊疗过程总结 ▶▶▶

患者为 61 岁男性，因"进行性双下肢乏力伴肌萎缩 3 个月"入院。胸椎 MRI：T_3 水平以下胸髓肿胀，髓内水肿，病变节段胸髓表现 T2WI 信号减低，考虑含铁血黄素沉积可能。完善脊髓动态血管 MRA 结果提示 T_3 水平以下胸髓水肿，脊柱旁见异常增粗血管影，硬脊膜动静脉瘘可能。随后进行了 DSA 进一步明确诊断为左侧 T_{10} 硬脊膜动静脉瘘。后转入神经外科于显微镜下行脊髓动静脉畸形夹闭术，后肌无力症状逐渐好转。

诊疗启迪 ▶▶▶

本病例患者表现为慢性进展性下肢无力，影像学可见长节段脊髓病灶，有典型的"大白萝卜"（长节段 T2 高信号）与"小黑芝麻"（脊髓周 T2 流空影）影像学表现，对于类似患者需考虑脊髓血管畸形引起的脊髓病变，避免加重病情的操作。

专家点评 ◉

1. 行业内知名专家点评（傅毅，教授，上海交通大学医学院附属瑞金医院神经内科）

这是一例慢性起病、进行性进展、以脊髓前角细胞受累为主的长节段横贯性脊髓病。经过仔细观察脊椎 MRI，发现其影像学存在"大白萝卜"（长节段 T2 高信号）与"小黑芝麻"（脊髓周 T2 流空影），进而考虑到 SDAVF，经过 DSA 检查，最后诊断为硬脊膜动静脉瘘（左侧，T_{10}）。在临床过程中，遇到慢性或亚急性起病的长节段脊髓病，可能首先考虑到 NMO 等脱髓鞘病变，但不要忽略脊髓血管畸形所引起的脊髓病变。由于该病有可治性，若不及时治疗将导致患者不可逆致残，对于高度疑似 SDAVF 的患者，尤其是超长节段脊髓病灶，即使普通 MRI 未发现黑芝麻征，也需进一步完善脊髓动态 MRA 甚至 DSA 检查来明确诊断。

SDAVF 是近 20 年来才逐渐被人们所认识的一种椎管内血管畸形。从 1977 年 Kendall 和 Logue 首次报告了 10 例 SDAVF 以来，国内外已陆续多次报道。由于介入神经放射学和显微神经外科学的发展，目前人们对该病的认识已有了很大的进步，在临床诊断和治疗中能够很好地把握。

近年来，SDAVF 的研究已取得了很大的进展，但仍有许多问题待进一步阐明，例如从流行病学角度看，本病在男性中老年人多发，但其具体机制仍不清楚；正常情况下，潜在的动静脉交通在病理条件下再次开放的机制是什么？该病的实验动物模型仍未能成功建立，等等。因此，我们在临床之余应加强 SDAVF 的基础研究，以指导临床治疗和预防。

2. 主任点评（沈帆霞，教授，上海交通大学医学院附属瑞金医院神经内科）

硬脊膜动静脉瘘在疾病进展的早期阶段，临床症状不典型，常易与脊髓炎、脊髓肿瘤等疾病混淆而误诊，影响疾病的早期诊断。该患者的诊疗过程中，仅仅依赖临床症状和体征,无法明确诊断,影像检查在诊断中起重要作用。因此掌握影像诊断的原则和步骤,认识和鉴别病变影像的特征,提高读片和分析能力极其重要。新技术的开展也有助于疾病的诊治。有文献报道,时间分辨对比剂动态显像(time-resolved imaging of contrast kinetics, TRICKS)技术可用于筛查硬脊膜动静脉瘘,TRICKS 可在普通 MRI 的基础上提供血管的动态充盈情况。在脊柱 DSA 前进行 TRICKS 检查,可以准确地定位 SDAVF 部位,减少 DSA 介入治疗所需时间以及肾损伤的风险,并将透视/辐射过度暴露降至最低。

主动脉内 CT 血管造影(intra-arterial CT angiography, IA‑CTA)是一项相对较新的技术,可用于诊断和评估硬脑膜动静脉瘘的血管构筑。4D‑CT 联合 C 臂荧光透视技术评估 SDAVF 的血管构筑,有助于减少 DSA 过程中的造影剂剂量、辐射剂量和手术并发症的可能性。

该患者脑脊液检查有红细胞升高,需要鉴别出血源自硬脊膜动静脉瘘破裂还是创伤性腰穿。正常脑脊液为无色透明的,如果脑脊液为血性或粉红色,可用三管试验法加以鉴别;肉眼观察可识别脑脊液黄变,如果黄变,表明血液在脑脊液中已存在至少 2 小时。另外还可用分光光度法分析黄变,排除腰椎穿刺创伤性出血。值得注意的是,对疑似硬脊膜动静脉瘘的患者,腰椎穿刺属于相对禁忌,尤其是发生在胸、腰段,腰椎穿刺可能加重原有的病情。

(上海交通大学医学院附属瑞金医院　崔诗爽　沈帆霞)

参考文献

[1] DUCRUET AF, CROWLEY RW, MCDOUGALL CG, et al. Endovascular management of spinal arteriovenous malformations [J]. J Neurointerv Surg, 2013,5(6):605－611.

[2] ZALEWSKI NL. Vascular Myelopathies [J]. Continuum, 2021,27(1):30－61.

[3] NAAMANI KE, ABBAS R, TARTAGLINO L, et al. The accuracy of the TRICKS MRI in diagnosing and localizing a spinal dural arteriovenous fistula: A feasibility study [J]. World Neurosurg, 2021, S1878－8750(21)01721－6.

[4] TARABISHY AR, BOO S, RAI A. Spinal dural fistula evaluation using 4-dimensional intra-aortic spinal CT angiography in a hybrid angiography suite [J]. J Neuroradiol, 2021,48(6):492－494.

病例7　进行性排尿困难 31 个月,言语不清伴下肢无力 21 个月——多系统萎缩?

病史摘要

现病史:患者,男性,52 岁。患者入院前 31 个月(2015 年 10 月)无明显诱因下出现排尿困难,遂至当地医院就诊,膀胱镜等泌尿系统和头部 MRI 检查均未见明显异常,故未予治疗。21个月前(2016年8月)起除排尿困难外相继出现言语不清、大便困难、双下肢乏力、反应迟钝等症状,并进行性加重;15天前病情严重至不能独自站立、行走,生活不能自理,同时伴记忆力减退、饮水呛咳、强哭强笑。病程中无头痛、恶心、呕吐、发热、复视等症状,遂至我院门诊就诊。头颅CT检查见双侧顶枕叶和侧脑室旁腔隙灶,左侧上颌窦局部黏膜稍隆起,疑似黏膜下囊肿,遂收治入院。

既往史:追问病史发现患者有反复口腔溃疡和阴囊溃疡史4～5年,伴脓疱样皮疹,5年前(2013年)曾因双侧髂静脉闭塞行静脉溶栓治疗,并长期服用华法林。

个人史:生长于原籍,否认疫水、疫区接触史,否认吸烟、饮酒等嗜好。

家族史:否认家族遗传性疾病史。

● **入院体检**

内科系统体格检查:T 37℃,P 75次/分,R 18次/分,BP 145/89 mmHg,双下肢皮肤散在假性毛囊炎(图7-1A),腹壁浅表静脉曲张(图7-1B)。心肺功能(一)。

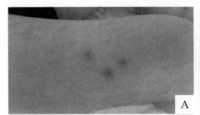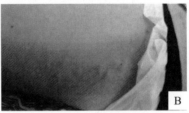

图7-1　A.右下肢假性毛囊炎;B.腹壁浅表静脉曲张

神经系统专科检查:神志清楚,言语不清,短时记忆减退;双侧瞳孔等大等圆,直径约3 mm,对光反射灵敏,各向眼动充分,无复视、辐辏反射不良,无结膜充血;口腔黏膜未见溃疡,咽反射亢进;四肢肌力4级,肌张力明显增高;双侧指鼻试验欠稳准,直线行走不能,感觉系统检查无异常;四肢腱反射亢进,双侧掌颌反射亢进,双侧踝阵挛阳性,双侧Babinski征、Chaddock征阳性,脑膜刺激征阴性。查体过程中可见患者有强哭、强笑现象。

● **辅助检查**

免疫指标:阴性。脑脊液检查:腰椎穿刺脑脊液外观清亮、透明,脑脊液常规、生化均正常,抗AQP4抗体阴性。头部MRI显示中脑、间脑、脑干萎缩(图7-2A);弥散张量成像(diffusion tensor imaging,DTI)可见双侧皮质脊髓束脑干段明显稀疏,脑干萎缩(图7-2B)。

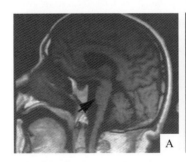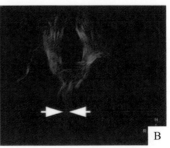

图7-2　A.MRI矢状位见脑桥腹部欠饱满,考虑萎缩;B.DTI见双侧皮质脊髓束脑干段稀疏

初步诊断

帕金森综合征(多系统萎缩?)

初步诊疗经过

入院后予巴氯芬缓减轻肌张力。结合追问到的病史,患者有反复口腔及外阴溃疡及毛囊炎,反复静脉栓塞,不排除白塞综合征可能。

病例讨论

住院医师

该患者为中年男性。因"进行性排尿困难 31 个月,言语不清伴下肢无力 21 个月"入院。

定位诊断:①患者反应迟钝,记忆力减退,定位于高级皮质;②指鼻试验欠稳准,直线行走不能,定位于小脑;③言语不清,伴强哭强笑,咽反射亢进,提示假性球麻痹,结合四肢肌力下降、腱反射亢进、可引出踝阵挛、掌颌反射亢进、病理征阳性,定位于双侧锥体束;④大小便困难,定位于自主神经。综上所述,定位于高级皮质、小脑、双侧锥体束、自主神经。入院后完善头颅 MRI 检查显示中脑、间脑、脑干萎缩,DTI 见双侧皮质脊髓束脑干段明显稀疏,脑干萎缩,与临床定位相符。

定性诊断:患者为中年男性,慢性起病,进行性进展,表现为认知障碍、假性球麻痹、锥体束征、小脑共济失调和二便障碍。病变累及高级皮质、锥体束、小脑和自主神经多个部位。头颅 MRI 未见明显异常信号,但可见中脑、间脑、脑干萎缩;DTI 见双侧皮质脊髓束脑干段明显稀疏。需要考虑以下情况:①神经退行性病变。患者以小便困难起病,后续逐渐出现共济失调、锥体束征、假性球麻痹和认知障碍,首先需要考虑多系统萎缩(multiple system atrophy, MSA)。MSA‑C 型主要表现为小脑共济失调、帕金森样症状、自主神经功能障碍如直立性低血压、二便障碍和 RBD 等,也可出现锥体束征和认知障碍。其次,进行性核上性麻痹(progressive supranuclear palsy, PSP)需要考虑。PSP 患者表现为姿势步态障碍,可伴有认知障碍、假性球麻痹、锥体束征。典型病例可出现上下视困难。②免疫系统疾病。免疫因素导致的神经系统疾病多为亚急性病程,该患者病程显示为慢性进展,并不符合。但患者有反复口腔溃疡、生殖器溃疡、有浅静脉血栓形成病史,不能排除白塞综合征。白塞综合征中一种少见的形式即慢性进展型神经白塞综合征需要考虑。慢性进展型神经白塞综合征可累及多个系统,表现为共济失调、排便障碍、构音障碍和认知功能障碍等,伴有口腔和阴囊溃疡、皮疹、下肢静脉血栓等神经系统以外的症状。脑干和小脑萎缩是慢性进展型神经白塞综合征最具特征性的改变,与该患者影像学表现相符。经检索文献,发现神经白塞综合征与人类白细胞抗原 B51(HLA‑B51)基因密切相关,可进行相关基因检测。

主治医师

白塞综合征的基本病理表现为血管炎,可累及中枢神经系统,根据临床表现和神经影像学特点可以分为 3 型,即脑实质型、非脑实质型和混合型神经白塞综合征。而脑实质型神经白塞综合征又可根据病程,进一步分为急性脑实质型和慢性进展型神经白塞综合征。慢性进展型神经白塞综合征发病隐匿,慢性起病,症状与体征呈进行性加重,易被误诊为神经变性病,临床极为少见。该病好发于中年男性,高峰发病年龄为 45~47 岁。病变可累及锥体束、脑干、小脑、脑室旁白质、脊髓等,主要表现为共济失调、排便障碍、构音障碍和认知功能障碍,亦可见精神症状或记忆力减退等。本病例中,患者以大小便困难为首发症状,随着疾病进展逐渐出现假性延髓麻痹,同时伴共济失调,与慢性进展型神经白塞综合征的特征性临床表现相符。

影像学检查对诊断具有重要提示作用。脑干和小脑萎缩是慢性进展型神经白塞综合征最具特征性的改变,可能与血管炎相关。该患者 MRI 可见典型的脑干萎缩征象,符合慢性进展型神经白塞综合征的影像特点。同时完善 DTI 见皮质脊髓束脑干段明显减少,与病变常见累及部位相符。除影像学外,脑脊液持续性 IL-6 高表达是慢性进展型神经白塞综合征的特征性实验室检查特点,*HLA-B51* 基因被认为是白塞综合征的易感基因,可进行相关检查进一步明确。

主任医师

根据该患者的病史、症状、体征及辅助检查,首先考虑慢性进展型神经白塞综合征。其治疗原则以糖皮质激素治疗为主,同时辅以免疫抑制剂。免疫抑制剂首选甲氨蝶呤,其次为英夫利昔单抗、秋水仙碱、环磷酰胺、硫唑嘌呤。2018 年,欧洲抗风湿病联盟建议:脑实质型神经白塞综合征一经确诊即应予以大剂量糖皮质激素联合免疫抑制剂如硫唑嘌呤治疗:甲泼尼龙 1 g/d 静脉注射 7 天,之后改为泼尼松 1 mg/(kg·d)口服治疗 1 个月,然后每 10～15 天减量 5～10 mg,维持治疗 6 个月,也可予以硫唑嘌呤 2～3 mg/(kg·d)口服长期维持。复发和重度慢性进展型神经白塞综合征患者可以单克隆抗肿瘤坏死因子-α(tumor necrosis factor-α,TNF-α)抗体作为首选治疗方案。然而遗憾的是,无论何种治疗方案,患者均预后不良,病残率和病死率均较高,严重影响患者生活质量。

后续诊疗经过

遂行 *HLA-B51* 基因检测呈阳性。采取甲泼尼龙 500 mg/d 静脉滴注冲击治疗 5 d,序贯减量至静脉滴注 240 mg/d×5 d→120 mg/d×5 d→80 mg/d×3 d,再改为泼尼松 40 mg/d 口服维持,同时辅以免疫抑制剂环磷酰胺 0.4 g/M 静脉滴注、沙利度胺 75 mg/d 口服,及抗凝药利伐沙班 10 mg/d 口服。出院后随访 6 个月,临床症状有所改善,可独立行走。

最终诊断

慢性进展型神经白塞综合征。

疾病诊疗过程总结

患者为 52 岁男性,因"进行性排尿困难 31 个月,言语不清伴下肢无力 21 个月"入院。头部 MRI 显示中脑、间脑、脑干萎缩;DTI 可见双侧皮质脊髓束脑干段明显稀疏,脑干萎缩。考虑"帕金森综合征(多系统萎缩可能)",追问病史,患者有反复口腔及外阴溃疡及毛囊炎,反复静脉栓塞,不排除白塞综合征。遂行 *HLA-B51* 基因检测,结果呈阳性。采取甲泼尼龙 500 mg/d 静脉滴注冲击治疗 5 d,序贯减量至静脉滴注 240 mg/d×5 d、120 mg/d×5 d、80 mg/d×3 d,再改为泼尼松 40 mg/d 口服维持,同时辅以免疫抑制剂环磷酰胺 0.4 g/M 静脉滴注、沙利度胺 75 mg/d 口服,以及抗凝药利伐沙班 10 mg/d 口服。出院后随访 6 个月,临床症状有所改善,可独立行走。

诊疗启迪

免疫相关的神经系统疾病多为急性或亚急性起病,但也有部分疾病表现为慢性起病,进行性发展,极易误诊,常延误治疗时机。因此,细致的病史询问和查体,尤其是问诊神经系统以外的详细信息,也至关重要。

◆ 专家点评 ◇

1. 行业内知名专家点评(陈生弟,教授,上海交通大学医学院附属瑞金医院神经内科)

这是一例慢性起病,进行性发展,以认知障碍、假性球麻痹、锥体束征、小脑共济失调和二便障碍为主要表现的病例,经过详细的病史询问和体格检查,以及影像学和基因的检查,最后诊断为慢性进展型神经白塞综合征。如临床医生对神经免疫病认识不足,该病例极易被误诊为神经系统变性病。因此,在临床白塞综合征实践中,若遇慢性起病的病例,当不能用神经变性病解释时,需要考虑到特殊的免疫、感染性疾病。同时,该病例在体检时发现皮肤散在假性毛囊炎和浅表静脉曲张,后再次询问既往史,问出相关病史,因此详细的病史询问和体格检查,尤其是非神经系统体检,值得重视。

2. 主任点评(陈晟,副教授,上海交通大学医学院附属瑞金医院神经内科)

慢性进展型神经白塞综合征以缓慢、进行性加重的神经功能缺损症状为特征,其神经系统症状主要表现为共济失调、排便失禁、构音障碍和认知功能障碍,亦可见精神症状或记忆力减退等。该病通常呈慢性病程,早期诊断困难,多于发病1～3年后方可明确诊断,部分患者甚至数十年后才被确诊。有报告1例病程长达576个月的慢性进展型神经白塞综合征患者。脑脊液 IL-6 水平升高是慢性进展型神经白塞综合征相对特异性的实验室指标,有研究曾对28例慢性进展型神经白塞综合征患者的脑脊液 IL-6 水平进行检测,其平均水平为(313.30 ± 484.69)pg/ml,并且与疾病的预后及活动性有关。脑干和小脑萎缩是该病最具特征性的改变,经文献检索发生率约为77%。[23]I-N 异丙基-p-碘苯丙胺单光子发射计算机断层扫描(single photon emission computed tomography, SPECT)提示双侧小脑血流灌注减少;氟代脱氧葡萄糖(fluorodeoxyglucose, FDG)-正电子发射断层扫描(positron emission tomography, PET)提示小脑和脑干葡萄糖代谢降低。本例采用 DTI 评估该患者的白质纤维束,尤其是皮质脊髓束,表现为皮质脊髓束脑干段明显减少,这可能是脑干萎缩的重要原因,亦是该病的特征性影像学改变,提示 DTI 可能为早期诊断的新方法,有助于提高该病的早期诊断率。

治疗原则以糖皮质激素治疗为主,同时辅以免疫抑制剂。2018 年欧洲抗风湿病联盟建议:脑实质型神经白塞综合征一经确诊即应予以大剂量糖皮质激素联合免疫抑制剂如硫唑嘌呤治疗:甲泼尼龙 1g/d 静脉注射 7 天,之后改为泼尼松 1mg/(kg·d)口服治疗 1 个月,然后每 10～15 天减量 5～10 mg,维持治疗 6 个月,也可予以硫唑嘌呤 2～3 mg/(kg·d)口服长期维持。复发和重度患者可以单克隆抗 TNF-α 抗体作为首选治疗方案。

(上海交通大学医学院附属瑞金医院　崔诗爽　陈晟)

参考文献

[1] 陆翠,蔡勇,赵迎春,等.慢性进展型神经白塞综合征临床特点分析[J].中国现代神经疾病杂志,2019,19(6),437-442.

[2] OZEGULER Y, LECCESE P, CHRISTENSEN R et al. Management of major organ involvement of Behcet's syndrome: a systematic review for update of EULAR recommendations [J]. Rheumatology (Oxford), 2018,57:2200-2212.

[3] AKMAN-DEMIR G, TÜZÜN E, YEILOT N et al. Interleukin-6 in neuro-Behçet's disease: association with disease subsets and long-term outcome [J]. Cytokine, 2008,44(3):373-376.

病例8 反复发热伴寒战6周,突发心跳减慢伴意识障碍3天——脑梗死?

病史摘要

现病史:患者,男性,75岁。"反复发热伴寒战6周,突发心跳减慢伴意识障碍,起搏器安装和气管插管人工呼吸3天"。患者于6周前出现反复低热伴寒战,最高38℃,当时无咳嗽、咳痰及腹痛、腹胀等表现,未重视就诊,自行服用退热药后症状略有好转。4周前自感记忆力下降并于2周前至某国际医院就诊,头颅MRI及MRA提示"右侧额叶、胼胝体及左侧小脑急性或亚急性脑梗死,两侧侧脑室脑白质区及脑干多发斑点状缺血、梗死及软化灶形成,伴少许微出血灶可能;右侧大脑中动脉M1段狭窄",未行特殊治疗。3天前,患者因持续发热不缓解再次至某国际医院就诊,就诊期间出现右侧面部抽搐,心率从80次/分下降至30次/分,并伴有意识模糊及呼吸困难,心电图提示"三度房室传导阻滞",遂予以强心、利尿、提升心率等治疗后急转至上海市某三甲医院就诊,经右侧股动脉植入临时起搏器。但手术过程中,患者出现右侧肢体活动障碍,术后患者转回某国际医院内科ICU进一步治疗。治疗过程中,患者再次出现阵发性呼吸困难伴端坐呼吸,经双水平气道正压通气(bilevel positive airway pressure,BIPAP)辅助通气后一度好转,但后期病情再次恶化出现低氧血症,予以气管插管呼吸机辅助通气。心超提示"主动脉瓣赘生物形成伴重度反流,赘生物大小约18 mm×8 mm,主动脉瓣环脓肿形成,二尖瓣中度关闭不全,左室舒张末直径63 mm,左房内径40 mm,左室射血分数61%";血常规提示"WBC 37.16×10⁹, Hb 109 g/L",pro-BNP 5 432 pg/ml,血清肌酐200 μmol/L,血培养初步提示"G+菌",头颅CT提示左侧大脑半球新发脑梗死,诊断为"感染性心内膜炎、急性心衰、急性脑梗死、急性肾衰竭",遂予以万古霉素+哌拉西林钠他唑巴坦+头孢曲松抗感染、低分子肝素抗凝、利尿等治疗,后血培养明确为"副链球菌",遂改为青霉素钠320万U q4 h+头孢曲松2 g qd抗感染。经积极治疗后,患者呼吸及循环状态逐渐恢复,尿量逐步增加,肌酐较前下降,一般情况逐渐改善,为拟进一步手术治疗转至我院心脏外科。

既往史:高血压病史,最高血压未超过180 mmHg,长期服药血压控制可;2020年在某医院就诊发现有心脏杂音并行心脏超声检查,结果不详,未予特殊处理;2020年5月因脐疝及腹壁感染在某医院手术。

个人史：否认疫水、疫区接触史，否认吸烟、饮酒等不良嗜好。

家族史：否认家族遗传性疾病史。

入院体检

内科系统体格检查：T 37.2℃，BP 145/39 mmHg，气管插管呼吸机辅助通气（频率 16 次/分，FiO_2 80%，SaO_2 98%），HR 77 次/分（临时起搏心率）。双肺呼吸音略粗，右下肺呼吸音稍弱，未及明显干、湿啰音。主动脉瓣听诊区可及 3/6 级舒张期叹气样杂音，心尖区可及 3/6 级收缩期吹风样杂音，周围血管征（＋）。脐部见手术瘢痕，腹软、无压痛，未及包块。双下肢轻度水肿，右侧腹股沟可见临时起搏器导线。

神经系统专科检查：神志不清（药物镇静中），颈软，双瞳孔等大、针尖样大小，对光反射存在，压眶反应（＋），疼痛刺激见左侧肢体自主活动，右侧肢体未见活动，四肢腱反射迟钝，右侧 Babinski 征（＋）。

辅助检查

2021 - 04 - 03 胸片：两肺纹理增多，两肺渗出影，左肺门略大，左侧胸腔积液，腔静脉置管术后，管头位于 T_9 右侧缘。2021 - 04 - 03 心超：主动脉瓣感染性心内膜炎，主要累及无冠瓣，赘生物形成伴穿孔可能，瓣周脓肿不能排除；主动脉瓣中重度关闭不全；左心增大伴中度二尖瓣关闭不全；重度三尖瓣关闭不全；射血分数 74%。

初步诊断

急性心源性脑栓塞，细菌性感染性心内膜炎，主动脉瓣赘生物，主动脉根部脓肿，主动脉瓣关闭不全（重度，穿孔可能）、急性心力衰竭（心功能Ⅳ级）。

初步诊疗经过

入院后转入心脏外科 ICU，完善心脏超声、血培养、血生化、肝肾功能、凝血功能等检查，明确上述诊断。继续抗感染、抗心力衰竭以及抗栓治疗，保护重要脏器功能以及鼻饲管等。组织全院大会诊，心脏外科、心脏内科、神经内科、放射科、输血科、心超科、重症监护科、肾内科、感染科、麻醉科、普外科及口腔科共同参与，就患者疾病诊断以及治疗方案进行讨论，主要集中于确定手术时机以及围术期的治疗方案制订。

病例讨论

1. 院内讨论

（1）放射科：读片患者外院头颅 MRI 及 MRA 提示"右侧额叶、胼胝体及左侧小脑急性或亚急性脑梗死，两侧侧脑室脑白质区及脑干多发斑点状缺血、梗死及软化灶形成，伴少许微出血灶可能；右侧大脑中动脉 M1 段狭窄"；出现右侧肢体偏瘫后外院复查头颅 CT，与前期头颅 MRI 比较，左侧大脑半球有新发脑梗死病灶。患者目前插管中，无法完成头颅 MRI 检查，建议复查头颅 CT 评估目前颅内病灶转归。

（2）心超室：入院后复查心超提示主动脉瓣感染性心内膜炎，赘生物＞1 cm，主动脉瓣叶穿孔可能；瓣周脓肿不能排除；主动脉瓣中重度关闭不全；左心增大伴中度二尖瓣关闭不全；重度三尖瓣关闭不全；射血分数（EF）74%；复发栓塞风险极高。瓣周脓肿，抗生素疗效差。

（3）神经内科：患者为75岁老年男性，有高血压史，6周反复低热，初期表现为记忆力减退，影像学提示右侧额叶、胼胝体及左侧小脑急性或亚急性脑梗死，与患者临床症状相符；后期出现右侧面部抽搐以及右侧肢体偏瘫，影像学提示左侧大脑半球新发缺血灶，考虑部分性癫痫发作，左侧基底节及额颞叶急性脑梗死（左侧大脑中动脉供血区）。患者先后数次发生脑梗死，病灶前后循环以及左右均受累，病因需考虑栓塞性病变；结合患者外院心超提示主动脉瓣赘生物以及脓肿形成，栓子来源考虑为心源性；患者反复低热6周，血培养示"副链球菌"，考虑为亚急性心内膜炎。目前患者诊断明确"亚急性心内膜炎合并急性脑梗死"，在脑梗死的抗栓及康复治疗基础上，亚急性心内膜炎的治疗尤为重要，要避免心源性脑栓塞再发取决于病因的控制。如内科抗感染保守治疗无法控制，需考虑心脏外科手术治疗，手术时机问题需权衡手术风险与再发栓塞风险。本患者为75岁高龄；有长期高血压史，影像学见重度脑白质病变；此次为大脑中动脉主干支配的大面积脑梗死，病情危重NIHSS评分30分，目前仅为急性脑梗死第3天；且心脏手术需完全肝素化，如即刻紧急手术，患者出现出血转化的风险高，需谨慎考虑。后面请心内科及心外科评估手术的紧急程度，如为次紧急手术，本患者目前状态评估急性脑梗死后1～2周手术为宜，术前复查头颅CT。

（4）心脏内科：患者反复低热已6个月，考虑感染性心内膜炎为亚急性而非急性，需进一步明确患者感染来源。患者血培养结果为副链球菌，需进一步明确其来源。患者入院后复查心超提示主动脉瓣感染性心内膜炎，主要累及无冠瓣，赘生物形成伴穿孔可能，瓣周脓肿不能排除；主动脉瓣中重度关闭不全。就目前心超结果内科抗生素保守治疗无法控制，建议心脏外科尽快手术治疗。

（5）心脏外科：患者目前细菌感染性心内膜炎、三度房室传导阻滞、心力衰竭、脑梗死诊断明确。根据指南，心内膜炎合并脑梗死的患者应等待至少4周后手术，针对该例患者需要突破常规，进行急诊手术。但体外循环手术，由于全身肝素化、体外期间的颅脑低灌注、体外后炎症介质增加，均可导致术后脑梗加重甚至脑出血，危及生命。该患者的治疗需要多学科协作。

（6）感染科：患者目前是链球菌感染，根据血培养结果，考虑经验性用药，尽快完善外周血二代测序（next generation sequencing, NGS）检测。

（7）麻醉科：建议控制全身感染，如血培养连续两天阴性可考虑手术，做好手术前多脏器以及血管评估，完善头颅、胸腹盆CT、四肢及颈部血管超声（双侧颈内动脉以及椎动脉）。

（8）重症医学科：患者目前感染培养为链球菌，同意抗感染治疗方案，建议尽快手术。

2. 会诊讨论总结意见

经充分讨论后，多学科联合专家组认为患者目前感染性心内膜炎合并脑梗死诊断明确，心脏外科手术指征明确。而患者为急性大面积脑梗死，心脏外科手术可能导致神经系统损伤加重，但延期手术可能出现循环衰竭、再发脑栓塞、多脏器功能衰竭等，导致患者死亡。复查头颅CT，待血培养连续两天阴性后限期手术。头颅CT示右侧颞顶叶脑梗死（图8-1）。与患者过去在美国的医疗机构杜克大学心脏中心的教

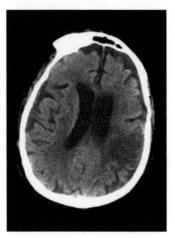

图8-1 头颅CT（2020-04-04）左侧颞顶叶脑梗死

授视频会议,远程会诊后认为根据患者目前情况,为挽救患者生命,脑梗后1周进行心脏手术是合理的。与患者家属充分沟通病情后,家属要求尽快手术治疗以挽救患者生命,并对急诊手术可能造成的脑梗死加重、并发脑出血以及术后偏瘫、长期昏迷甚至可能的植物人状态表示理解。

后续诊疗经过

患者于2021年4月6日在全身麻醉体外循环下进行心脏直视手术。术中发现:主动脉瓣左冠瓣穿孔0.6 cm并有1.8 cm赘生物,无冠瓣也有0.7 cm穿孔伴1.5 cm赘生物,左无冠交界下方2 cm×3 cm脓肿,主动脉瓣环及二尖瓣环毁损。彻底清理脓腔、稀碘伏冲洗,心包补片隔离瓣周脓肿,残腔撒万古霉素粉剂,以23号爱德华牛心包生物瓣膜替换主动脉瓣,以27号爱德华牛心包生物瓣膜替换二尖瓣。心脏自动复跳但仍然为三度房室传导阻滞。心脏表面放置两套临时起搏导线。体外循环期间灌注压60~70 mmHg,氧分压200 mmHg以上,脑氧监测满意。体外循环过程中给予超滤、白蛋白、甘露醇等脑保护。手术经过顺利,手术时间4小时,体外循环117分钟,主动脉阻断96分钟。术后返回心脏外科监护室重症监护并呼吸机支持。给予小剂量肾上腺素、多巴胺正性肌力药物维持收缩压120~130 mmHg,米力农抗心力衰竭,波利维抗血小板聚集,白蛋白、利尿剂减轻脑水肿,神经节苷脂、丁苯酞促神经修复,哌拉西林钠他唑巴坦(4.5 g, q12 h, iv)抗感染治疗,已连续5天送检血培养阴性。维持水、电解质平衡,纠正高钠血症和高血糖。2021年4月7日(术后第1天),生命体征平稳。由于患者持续三度房室传导阻滞,请心内科会诊后认为患者存在心脏永久起搏器植入指征,于是在局麻下行MICRA无导线起搏器植入术。同日复查头颅CT示左侧脑梗死病灶有所吸收,但内有少量出血(图8-2),停用镇静药物,并给予醒脑静催醒。血肌酐上升至211 mg/dl,尿量逐渐减少,静脉应用利尿剂呋塞米。2021年4月8日(术后第2天),患者恢复部分自主呼吸,左上肢见自主活动。心脏超声提示人工心脏瓣膜工作良好,左室收缩功能正常(EF 61%)。再次多学科会诊,在小剂量肾上腺素及米立农静脉泵注情况下,加用左西孟旦增加心肌收缩力,暂停氯吡格雷3天,应用脑利钠肽新活素利尿,补充白蛋白,如出现少尿,存在肾脏替代治疗指征。经过以上处理,当日下午尿量达100 ml/h,内环境和血糖趋于稳定。后续患者神志进一步好转,经过康复训练可下床少量活动,5月13日转康复医院继续康复治疗。

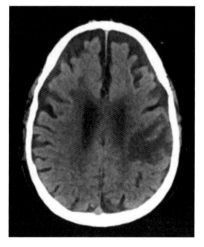

图8-2 头颅CT(2020-04-07)左侧颞顶叶脑梗死伴少许出血

最终诊断

细菌性感染性心内膜炎合并急性脑栓塞;主动脉瓣赘生物、主动脉根部脓肿、主动脉瓣中重度关闭不全(主动脉瓣置换、二尖瓣置换、主动脉瓣周脓肿清除、主动脉根部成形术后);Ⅲ度房室传导阻滞(单腔永久起搏器);急性心力衰竭(心功能Ⅳ级);急性肾功能不全。

● 疾病诊疗过程总结

患者为 75 岁男性,因"反复发热伴寒战 6 周,突发心跳减慢伴意识障碍,起搏器安装和气管插管人工呼吸 3 天"入院。头颅 MRI 示右侧额叶、胼胝体及左侧小脑急性或亚急性脑梗死,心超:主动脉瓣感染性心内膜炎,主要累及无冠瓣、赘生物形成伴穿孔可能,瓣周脓肿不能排除。入院后组织全院讨论,考虑患者感染性心内膜炎合并脑梗死,心脏外科手术指征明确,脑梗死后 1 周进行心脏手术。患者于 2021 年 4 月 6 日在全身麻醉体外循环下进行心脏直视手术。术中发现:主动脉瓣左冠瓣穿孔 0.6 cm 并有 1.8 cm 赘生物,无冠瓣也有 0.7 cm 穿孔伴 1.5 cm 赘生物,左无冠交界下方 2 cm×3 cm 脓肿,主动脉瓣环及二尖瓣环毁损。彻底清理脓腔、稀碘伏冲洗,心包补片隔离瓣周脓肿,残腔撒万古霉素粉剂,以 23 号爱德华牛心包生物瓣膜替换主动脉瓣,以 27 号爱德华牛心包生物瓣膜替换二尖瓣。

● 诊疗启迪

(1) 发热伴脑梗死的病因诊断需考虑感染性心内膜炎。

(2) 感染性心内膜炎合并急性脑梗死的主要治疗策略是抗生素控制血行感染,外科手术去除感染源,稳定神经系统并发症。脑梗死的治疗不常规推荐抗凝。

(3) 感染性心内膜炎合并急性脑梗死的手术时机需全面评估风险及获益后决定。

(4) 感染性心内膜炎合并急性脑梗死的患者心脏手术中及围术期需要十分重视脑保护。

 专家点评 ●

1. 行业内知名专家点评(陈生弟,教授,上海交通大学医学院附属瑞金医院神经内科)

本病例涉及高龄老年男性感染性心内膜炎合并急性脑栓塞的诊断和治疗,多学科参与讨论确定其手术时机并制订细致、全面的围手术期治疗方案,最终患者获得成功救治。总结救治经验,主要体现在以下 3 个方面。

(1) 多发性脑梗死的诊断与鉴别诊断:临床遇到反复发作的脑梗死,脑梗死的病因诊断极为重要,正确的对因治疗才能有效降低其复发率。本患者初期表现为轻度认知障碍,头颅 MRI 示颅内多发的新旧不一的脑梗死病灶,有额叶及胼胝体等部位受累符合临床症状的责任病灶。患者的脑梗死病灶在左侧和右侧、前循环和后循环均有,且多为小片状及点状,对于 75 岁的高龄患者来说,病因首先考虑心源性栓塞可能,但还需进一步排查少见病因如肿瘤高凝、血管炎(炎性或感染性)、血管内淋巴瘤等。本患者否认房颤史,且有较为重要的反复低热病史,需首先考虑感染性心内膜炎,如果在第 1 次就诊头颅 MRI 提示多发性脑梗死,接诊医生能结合发热考虑到上述病因行心超检查则能早期明确病因,给予相应治疗则可能避免后期的大面积脑梗死发生。

(2) 感染性心内膜炎引起脑栓塞的抗栓策略:感染性心内膜炎引起的脑栓塞容易出血,指南不推荐单纯为降低卒中风险而对新诊断感染性心内膜炎的患者启动抗血小板及抗凝治疗;对合并卒中或疑似卒中的感染性心内膜炎患者应同时停止抗凝及抗血小板治疗;对机械瓣膜伴发感染性心内膜炎是否抗凝治疗仍有争议,需多学科团队(MDT)讨论决定。

（3）感染性心内膜炎合并脑卒中的手术指征及手术时机：对于心脏手术，缺血性卒中不是绝对禁忌。ESC 指南认为无症状的脑卒中或短暂性脑缺血发作术后神经系统症状恶化的可能性较低，除非神经系统预后评估太差，否则手术指征明确就不应推迟。关于脑卒中的心脏手术时机仍然存在争议，但最近的数据更支持早期手术。如果排除脑出血且颅内损伤不大，手术不应被推迟。如果存在脑出血、神经系统预后差，那么心脏手术至少应推迟 1 个月。MRI 发现的微小出血灶（直径＜10 mm）不应推迟手术。有神经系统症状的心内膜炎患者，应系统排查有无颅内感染性动脉瘤，传统的脑血管造影仍然是金标准，应该考虑心脏手术前先干预颅内感染性动脉瘤。

2. 主任点评（赵强，教授，上海交通大学医学院附属瑞金医院心脏外科）

感染性心内膜炎（infective endocarditis，IE）是一个复杂的病理生理过程，受损的心脏瓣内膜上形成非细菌性血栓性心内膜炎；瓣膜内皮损伤处聚集的血小板形成赘生物；血液中的病原菌随血流移至心脏瓣膜和（或）心内膜、大血管内膜，附着于赘生物并在其中繁殖，赘生物脱落形成游离栓子，经过肺循环或体循环到达靶器官，导致相应器官远处栓塞以及感染转移和脓毒血症的感染性疾病，严重危及生命。我国该疾病的患病率缺乏流行病学资料，欧洲国家为每年（3～10）/10 万人。其主要并发症之一为脑栓塞，据文献报道，发生率为 20%～40%，是 IE 的独立不良预后因素。关于 IE 合并脑栓塞的早期诊断、手术指征，尤其是手术时机的掌握，一直是诊治的难点和有争议之处，目前缺乏大型临床试验数据支持。IE 相关的脑栓塞影像学特点主要是多个供血区同时或相继发生梗死，易累及皮质或灰白质交界处，易发生出血转化。有时部分病灶无神经系统体征，临床容易漏诊。患者多伴有发热，有时伴有皮肤、眼底及肾脏受累，对多发性脑栓塞的病因，诊断时需警惕 IE。2014 年起，我国中华医学会心血管病分会、欧洲心脏病学学会以及美国胸心外科协会等各国陆续出台关于 IE 预防、诊断以及治疗的专家共识，多项共识均提出 IE 的手术风险是所有瓣膜手术中最高的，多累及多个系统，建议成立由心内科、心外科、感染内科、神经内科、超声科、影像科、肾内科、麻醉科、重症医学科等组成的感染性心内膜炎诊治小组，进行综合讨论后制订治疗方案。本病例患者在 IE 基础上并发心力衰竭、三度房室传导阻滞、急性肾功能不全、大面积脑栓塞等，正是因为 MDT 共同诊治才最终成功获救，充分体现了共识中诊治小组建立的重要性和必要性。改良 Duke 诊断标准一直是各国沿用至今的 IE 诊断标准，欧洲共识在改良 Duke 诊断标准建议增加心脏 CT、头颅 MRI、PET/CT、SPECT-CT 等检查以发现无症状性栓塞或感染性动脉瘤，提高人工瓣膜以及心内起搏器相关的感染性心内膜炎的早期诊断率。心力衰竭、感染无法控制、金葡菌感染、赘生物长径＞1 cm 是 IE 急诊手术的适应证，但 IE 合并脑栓塞并发症时的手术时机选择长期以来一直存在争议。AATS 提出，如 IE 合并非出血性卒中则手术推迟 1～2 周；IE 合并出血性卒中则手术推迟 3～4 周；严重神经系统症状不应手术或等到神经系统症状改善后再行手术；颅内假性动脉瘤会增加出血风险，建议与神经外科商量是否先治疗假性动脉瘤，最终需 MDT 个体化平衡手术加重卒中症状的风险以及等待手术期间出现新的并发症风险。本患者为 IE 合并急性脑栓塞，经 MDT 评估后选择脑梗死后 1 周左右手术，获得成功。

（上海交通大学医学院附属瑞金医院　袁佳培　曾丽莉）

参考文献

[1] BADDOUR LM，WILSON WR，BAYER AS，et al. Infective endocarditis in adults：diagnosis, antimicrobial therapy，and management of complications：a scientific statement for healthcare professionals from the American Heart Association [J]. Circulation，2015，132（15）：1435-1486.

[2] HABIB G，LANCELLOTTI P，ANTUNES MJ，et al. 2015 ESC Guidelines for the management of infective endocarditis：the Task Force for the Management of Infective Endocarditis of the European Society of Cardiology（ESC）. Endorsed by：European Association for Cardio-Thoracic Surgery（EACTS），the European Association of Nuclear Medicine（EANM）[J]. Eur Heart J，2015,36(44)：3075-3128.

[3] NAKATANI S，OHARA T，ASHIHARA K，et al. JCS 2017 guideline on prevention and treatment of infective endocarditis [J]. Circ J，2019,83(8)：1767-1809.

[4] AATS Surgical Treatment of Infective Endocarditis Consensus Guidelines Writing Committee. 2016 The American Association for Thoracic Surgery（AATS）consensus guidelines：surgical treatment of infective endocarditis：executive summary [J]. J Thorac Cardiovasc Surg，2017,153(6)：1241-1258. e29.

[5] 中华医学会心血管病学分会，中华心血管病杂志编辑委员会. 成人感染性心内膜炎预防、诊断和治疗专家共识[J]. 中华心血管杂志，2014，42(10)：806-816.

病例9 头痛1个月余伴发热——中枢神经系统感染?

病史摘要

现病史：患者，男，50岁，维修工人，已婚。因"头痛1个月余"于2016年10月28日入院。患者入院前1个月维修沼气通道时突感头痛，程度较为剧烈，既往无类似程度头痛发作。表现为全脑胀痛，呈持续性，无恶心呕吐、意识障碍，无肢体无力及抽搐。在当地诊所输液（具体药物不详），输液过程中呕吐1次，非喷射状。输液后头痛无减轻，到当地县医院行头颅CT检查未见异常。2016年10月1日患者至徐州某医院门诊，予甘露醇、地塞米松等药物治疗后无改善，于2016年10月3日住院。住院当日行腰椎穿刺，脑脊液外观黄色清亮，压力280mmH$_2$O，白细胞392/μl，红细胞不详，葡萄糖4.93mmol/L，氯103.9mmol/L，蛋白6g/L。入院第2天出现排尿困难、便秘，给予留置导尿处理。后逐渐出现双下肢无力，以右侧为主，伴有右侧大腿外侧麻木，行胸腰椎平扫＋增强MRI扫描见T$_8$脊髓稍增粗，T$_9$~T$_{10}$水平内条状轻度强化信号影。头颅MRI提示多发性脑缺血灶，脑电图正常。按"结核性脑膜炎"予以抗结核治疗，患者头痛未见缓解。为进一步诊疗来我院，2016年10月28日以"中枢神经系统感染"收入我科。病程中偶有发热，共出现3次，最高达38℃，无规律性。发热维持时间不超过12小时。患者于当地医院共行6次腰椎穿刺，包括后3次腰椎穿刺鞘内注药（异烟肼＋地塞米松）。可追溯的腰椎穿刺结果共3次（表9-1），均无腰椎穿刺时即刻血糖结果。病程中体重无明显减轻。

表9-1 入院前可追溯的3次腰椎穿刺结果

日期	压力（mmH$_2$O）	红细胞（/μl）	白细胞（/μl）	葡萄糖（mmol/L）	氯（mmol/L）	蛋白（g/L）
2016-10-03	280	不详	392	4.93	103.9	6
2016-10-06	不详	不详	1104	8.01	101	5.14
2016-10-25	250	8	120	4.47	101.6	2.7

既往史：有"高血压病"10年，平素最高血压160/120 mmHg，未服用降压药。无糖尿病史。

个人史：长期生活于原籍，否认疫水、疫区接触史，否认冶游史。无烟、酒等不良嗜好。

家族史：否认家族遗传病史。

入院体检

内科系统体格检查：BP 159/103 mmHg，内科查体无明显异常。

神经系统专科检查：神志清楚，语言正常。双眼各向活动自如，无眼震，双瞳等大圆形，直径3 mm，直接和间接对光反应灵敏，两侧额纹对称，左侧鼻唇沟浅，伸舌左偏，悬雍垂居中，双侧咽反射灵敏，软腭上抬正常。双上肢肌力5级，右下肢肌力2级，左下肢肌力4级，肌张力正常。双侧肱二头肌反射（++），双侧桡骨膜反射（++），双侧膝反射（+++），双侧踝反射（+++）。深浅感觉正常。病理征：双侧Babinski征（+）。双侧指鼻试验稳准。脑膜刺激征：颈强直，Kernig征（+）。

辅助检查

粪常规（2016-10-28）、血液肿瘤标志物（2016-10-28）均正常。血GM试验（2016-11-09）、传染病4项（2016-10-28）：均阴性。血常规（2016-10-28）：WBC 13.1×10^9/L↑、N% 81.30%↑、CRP 21.6 mg/L↑。凝血7项（2016-10-28）：D-二聚体5.51 mg/L↑、纤维蛋白原4.33 g/L↑，余正常。尿常规（2016-10-28）：红细胞计数1247.8/μl，红细胞（+），白细胞（±），蛋白（+）。血生化（2016-10-28）：丙氨酸氨基转移酶（ALT）81.0 U/L↑、天冬氨酸氨基转移酶（AST）54.0 U/L↑、IL-6 31.51 ng/L↑、降钙素原0.109 μg/L↑、总胆固醇6.54 mmol/L↑。甲状腺功能（2016-10-28）：FT$_3$ 3.36 pmol/L↓、甲状腺微粒体抗体35.5 IU/ml↑、抗甲状腺球蛋白抗体82.7 IU/ml↑。结核感染T细胞检测（2016-10-28）：2.9 pg/ml，定性阴性。血液抗核抗体谱（2016-11-04）：除"核周型中性粒细胞胞质抗体（甲醛抗性）"弱阳性，余正常。血沉（2016-11-14）：31 mm/h↑（正常值0~15 mm/h）。入院后4次脑脊液检查结果见表9-2。脑脊液真菌培养：未生长假丝酵母菌。脑脊液细菌培养：无菌生长。脑脊液病理：未找到异型细胞。

表9-2 脑脊液检查结果

日期	压力 （mmH$_2$O）	蛋白 （g/L）	葡萄糖 （mmol/L）	氯 （mmol/L）	红细胞 （/μl）	白细胞 （/μl）
2016-10-31	290	4.6	3.6	103	2 000	50
2016-11-03	240	3	4.5	104	10	54
2016-11-07	205	3	7.6	101	0	76
2016-11-10	210	5.45	6	101	0	31

2016-10-28心电图：正常心电图。2016-10-28胸部X线片：左侧胸膜增厚粘连。2016-11-01头颅CT平扫（图9-1）：双侧侧脑室旁少许缺血灶。2016-11-03头颅CTA（图9-2）：双侧大脑前动脉、双侧大脑中动脉及双侧大脑后动脉多发动脉瘤样改变。2016-10-12外院胸椎MRI（图9-3）：T$_8$～T$_{12}$脊髓稍增粗伴异常信号。2016-11-09头颅MRI（图9-4）：右侧丘脑及胼胝体膝部、双额叶多发急性梗死。

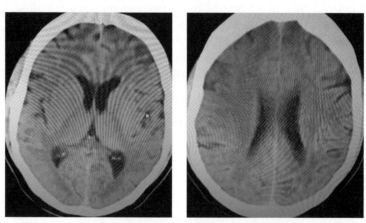

图9-1 头颅CT平扫（2016-11-01）：双侧侧脑室旁少许缺血灶

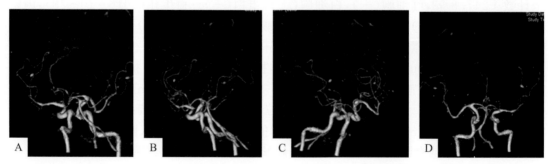

图9-2 头颅CTA（2016-11-03）：双侧大脑前动脉、双侧大脑中动脉及双侧大脑后动脉多发动脉瘤样改变

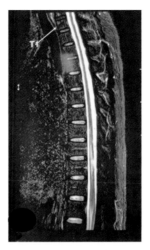

图 9‑3　外院胸椎 MRI(2016‑10‑12)：T_8~T_{12} 脊髓稍增粗伴异常信号

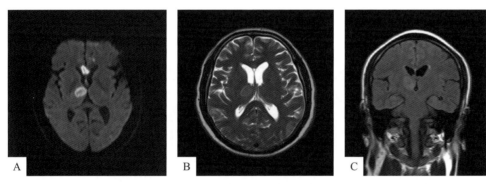

图 9‑4　头颅 MRI(2016‑11‑09)：右侧丘脑及胼胝体膝部、双额叶多发急性梗死

初步诊断

中枢神经系统感染(结核性脑脊髓炎)，脑梗死，脑动脉瘤，高血压病。

初步诊疗经过

继续予以抗结核治疗：异烟肼＋利福平＋吡嗪酰胺＋乙胺丁醇＋左氧氟沙星。予地塞米松 10 mg/d 抗炎，谷胱甘肽＋甘草酸二胺胶囊护肝，甘露醇降颅压，经入院治疗后症状无缓解。

病例讨论

住院医师

患者，50 岁男性，急性起病，因"头痛 1 个月余"入院。

定位诊断：①患者颈强直，Kernig 征(＋)，定位于脑膜。②右下肢肌力 2 级，左下肢肌力 4 级，双侧病理征阳性，伴尿便障碍，定位于胸段脊髓。结合头颅影像学结果(多发性脑梗死)，综合定位于脑膜、脑实质、脊髓多发受累。

定性诊断：急性起病，病程中有发热，定性诊断考虑感染性疾病。有高血压病史，急性头痛，头颅 MRI 显示急性脑梗死，CTA 显示多发脑动脉瘤样，考虑血管性疾病。

主治医师

患者头痛起病,病程中有发热、脑脊液异常(白细胞、蛋白增加),考虑有中枢神经系统感染可能。结合脑脊液特点,结核性脑膜脑炎不能排除。虽然患者病史资料不完全符合结核性脑膜脑炎特点,但从临床安全性考虑,住院后继续使用抗结核药物,以及进一步检查。

主任医师

(1) 患者以头痛起病,神经系统定位于脑膜、脑实质及胸髓。首先考虑急性播散性脑脊髓炎(acute disseminated encephalomyelitis, ADEM),但 ADEM 解释不了颅内小动脉瘤。

(2) 病程中有发热,脑脊液异常,考虑有中枢神经系统感染、结核性脑膜脑炎可能,虽然也有文献报道过颅内结核感染性动脉瘤,但用"结核"一元论难以解释脑膜、脑实质、脊髓及脑动脉瘤受累的病因,且患者抗结核治疗 1 个月后病情无改善,T-SPOT 结果阴性,结核的可能性比较小。

(3) 颅内多发动脉瘤的原因是什么,是感染性、动脉硬化还是炎性等,这也需要我们进一步查找。

后续诊疗经过

头颅 CTA 提示多发脑动脉瘤,不排除真菌感染导致的动脉瘤(维修沼气管道),予以氟康唑抗真菌治疗。但患者出现病情加重:意识障碍(嗜睡),左侧上肢肌力下降。复查头颅 MRI 提示右侧丘脑新发病灶,考虑急性脑梗死(图 9-5)。完善 DSA 检查示多发微小动脉瘤(图 9-6)。予阿司匹林、氯吡格雷及瑞舒伐他汀规范化治疗。结合患者症状、治疗效果及影像学资料,不排除中枢神经系统血管炎可能,予以甲泼尼龙(240 mg/d)冲击治疗,5 天后减量为120 mg/d,5 天后减量为泼尼松 80 mg/d。经甲泼尼龙治疗后患者头痛及意识障碍明显好转。复查头颅 CTA 脑动脉瘤消失(图 9-7),复查头颅 MRI(图 9-8)右侧丘脑、基底节区及胼胝体膝部、双额叶深部白质区及小脑多发病灶;较前 2016-11-14 片,部分病灶消失、部分病灶新发。

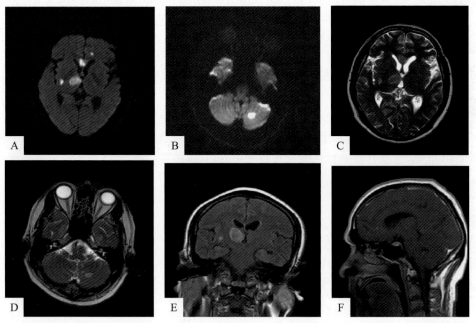

图 9-5 头颅 MRI(2016-11-14)提示右侧丘脑、基底节区、胼胝体膝部、双额叶及小脑多发急性梗死,增强后脑膜局部增厚伴结节样强化

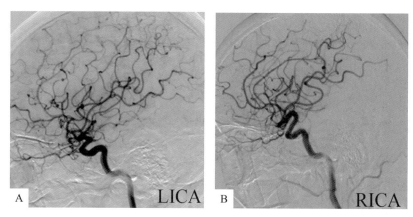

图 9-6 全脑 DSA(2016-11-16):多发微小动脉瘤

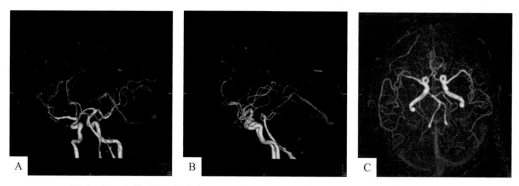

图 9-7 头颅 CTA 复查(2016-11-29):经甲泼尼龙治疗后,脑动脉瘤消失

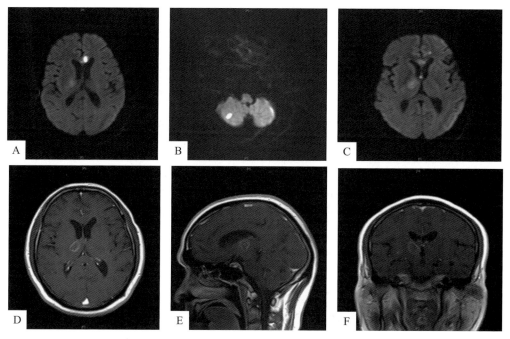

图 9-8 头颅 MRI 复查(2016-12-01):经甲泼尼龙治疗后,右侧丘脑、基底节区及胼胝体膝部、双额叶深部白质区及小脑多发病灶;较前 2016-11-14 片,部分病灶消失、部分病灶新发

患者病情好转,于 2016 - 12 - 02 出院,继续口服泼尼松(80 mg/d),根据病情缓慢减量。2017 - 02 - 20 患者入院复查,病情进一步好转,无头痛发生,双下肢无力亦好转。神经系统查体阳性体征:右下肢肌力 4 级,左下肢肌力 5 级,双侧 Babinski 征阳性。自身抗体谱 14 项(2017 - 02 - 24):p - ANCA(甲醛抗性)(+)、ANA(+)。尿液分析(2017 - 02 - 21):红细胞计数 1696.0/μl↑,尿蛋白(++),红细胞(++),混合型红细胞。脑脊液复查细胞数、蛋白及脑脊液压力均改善(表 9 - 3)。头颅 MRI(2017 - 03 - 02,图 9 - 9)见胼胝体膝部、右侧丘脑、右侧脑室旁及右侧小脑半球多发病灶(较 2016 - 12 - 01 片部分病灶消失或减少),结合临床病史及对比前片,考虑中枢神经系统血管炎可能性大。

表 9 - 3　脑脊液动态检查结果

日期	压力 (mmH$_2$O)	蛋白 (g/L)	葡萄糖 (mmol/L)	氯 (mmol/L)	红细胞 (/μl)	白细胞 (/μl)
2016 - 10 - 31	290	4.6	3.6	103	2 000	50
2016 - 11 - 03	240	3	4.5	104	10	54
2016 - 11 - 07	205	3	7.6	101	0	76
2016 - 11 - 10	210	5.45	6	101	0	31
2016 - 11 - 21	90	2.61	7	107	3	26
2016 - 11 - 28	240	2.67	5	107	0	26
2017 - 02 - 23	140	1.28	3.6	123	0	20

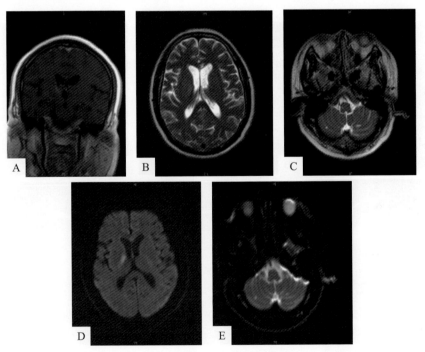

图 9 - 9　头颅 MRI 复查(2017 - 03 - 02):胼胝体膝部、右侧丘脑、右侧脑室旁及右侧小脑半球多发病灶(较 2016 - 12 - 01 片部分病灶消失或减少)

最终诊断

中枢神经系统血管炎（临床诊断）。

疾病诊疗过程总结

本例患者为中年男性，以剧烈头痛起病，头颅 CT 无异常。在当地医院接受甘露醇、地塞米松等药物治疗后症状无改善。后出现脊髓受累征象，行脑脊液检查结果异常，外院按"结核性脑膜炎"予以抗结核治疗，头痛未见缓解，遂转至我院。患者经抗结核、抗血小板聚集等药物治疗，病情仍在进展，脑梗死病灶增加，CTA 显示多发脑动脉瘤，不排除中枢炎性病变可能，予以甲泼尼龙冲击治疗后病情明显好转，脑动脉瘤消失，符合中枢神经系统血管炎的诊断。出院 3 个月后住院复查，CRP 及血沉升高，核周型抗中性粒细胞胞质抗体（＋）、抗核抗体（＋）。尿液分析：红细胞计数 1696.0/μl↑、尿蛋白（＋＋）、红细胞（＋＋），混合型红细胞。并且头颅 MRI 和脑脊液指标均较之前有明显好转，进一步支持了患者中枢神经系统血管炎的诊断。结合患者复查生化指标和病史资料，最终的临床诊断为肉芽肿性多血管炎。

诊疗启迪

中枢神经系统血管炎的诊断较为困难，无论是从临床表现、生化指标，还是影像学特征来说，都缺乏特异性，难以与其他疾病区分。脑组织活检虽然被认为是诊断的金标准，但创伤风险大，临床可行性不高。该患者出现多部位（脑膜、脑实质、脊髓、脑血管）病变，常规的抗血小板及抗结核治疗无效，要考虑到多系统、炎性疾病可能。CTA/DSA 发现颅内多发动脉瘤，且 CRP 及红细胞沉降率升高，ANCA 阳性，ANA 阳性，考虑到中枢神经系统血管炎的可能。经糖皮质激素治疗后临床症状好转，脑动脉瘤消失，符合中枢神经系统血管炎的诊断。

 专家点评

1. 行业内知名专家点评（王国平，教授，中国科技大学附属第一医院神经内科）

患者为中年男性，以剧烈头痛起病。在疾病治疗的过程中伴有发热、出现脊髓受累，脑脊液检查白细胞、蛋白、压力增高，外观黄色，这些指标提示存在中枢神经系统感染的可能，而且无法排除存在结核感染的可能性。因此，在初期予以抗结核药物治疗，对于并发的急性脑梗死积极采用抗血小板治疗。然而，初步的治疗并未显示出明显的效果。再次综合分析该患者颅内有多发脑动脉瘤，影像学提示脑实质和脊髓同时受累，考虑到中枢神经系统血管炎的诊断，予以甲泼尼龙冲击治疗，并取得了显著成效，进一步支持了中枢神经系统血管炎的诊断。对于本例患者来说，由于 CRP 及血沉升高，ANCA 阳性，所以我们应该考虑 ANCA 相关血管炎，即属于继发于系统性血管炎相关的 ANCA 相关血管炎，其又可分为显微镜下多血管炎（microscopic polyangiitis，MPA）、肉芽肿性多血管炎（granulomatosis with polyangiitis，GPA）和嗜酸性肉芽肿性多血管炎（eosinophilic granulomatosis with polyangiitis，EGPA）。

对于 GPA，目前仍广泛采用 1990 年美国风湿病学院 GPA 分类标准：①鼻或口腔炎症痛性或无痛性口腔溃疡，脓性或血性鼻腔分泌物。②胸片异常：结节、固定浸润病灶或空洞。③尿沉渣异常:镜下血尿(RBC>5 个/高倍视野)或出现红细胞管型。④动脉壁或动脉周围有病理肉芽肿性炎性改变,或血管外区有中性粒细胞浸润。符合 2 条或 2 条以上可诊断为 GPA,诊断的敏感性和特异性分别为 88.2% 和 92.0%。再结合本例患者病情:患者多次尿检红细胞及蛋白升高,存在肾脏损害[符合诊断标准:镜下血尿(RBC>5 个/高倍视野)或出现红细胞管型],并且患者 CTA/DSA 显示多发微小动脉瘤,激素治疗后动脉瘤消失,支持动脉炎性改变。所以考虑患者最终的临床诊断是肉芽肿性多血管炎。

2. 主任点评(刘新峰,教授,东部战区总医院神经内科)

中枢神经系统血管炎是指一类累及中枢神经系统的炎性血管病。此病在 20 世纪 50 年代后期被首次描述,包括原发性和继发性。原发性中枢神经系统血管炎(primary angiitis of the central nervous system, PACNS)是一种少见的仅累及中枢神经系统、不累及其他系统的炎症性疾病。脑中小血管及软脑膜微血管最易受累,脊髓累及较少(图 9-10)。发病高峰人群为中年男性,病因不明,可能与自身免疫相关。临床表现以头痛最为常见,也可表现为认知功能障碍、癫痫及神经功能缺失。影像学特征为 MRI 提示多灶性皮质及皮质下梗死,伴有软脑膜强化;DSA 示血管呈节段性串珠样改变(支持血管炎表现);实验室检验(血、脑脊液),急性期可伴有脑脊液细胞中度增多及蛋白升高。但实验室检验及影像学特点均缺乏特异性。

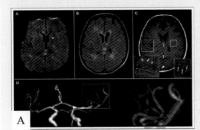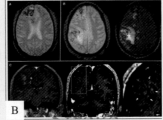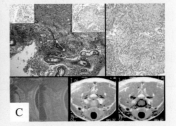

图 9-10　PACNS 影像学

A. 多灶性缺血及狭窄;B. 表现为出血病灶的 PACNS;C. 累及脊髓的 PACNS

Calabrese 等提出的 PACNS 诊断标准如下:①表现为一种获得性的神经或精神性缺损;②血管造影术或者组织病理学提示中枢神经系统的血管炎;③没有系统性血管炎或者其他类似疾病的证据。2009 年,Birnbaum 和 Hellmann 等在此基础上提出了新的补充诊断标准,用以排除可逆性脑血管收缩综合征。包括以下几点。

(1) 确诊 PACNS:活检确诊的 PACNS(金标准)。

(2) 很可能 PACNS:①缺乏活检资料;②血管造影、MRI、脑脊液表现符合 PACNS 表现。

在治疗方面,对于大多数患者来说,仅使用糖皮质激素或与环磷酰胺联合使用可减轻症状。肿瘤坏死因子 α 阻滞剂(英夫利昔单抗和依那西普)和利妥昔单抗可能是那些对常规免疫抑制治疗方案不耐受或对环磷酰胺治疗无效患者的一种治疗选择。

继发性中枢神经系统血管炎包括继发于结缔组织疾病(系统性红斑狼疮、干燥综合征、皮肌炎、混合型结缔组织疾病等)、继发于系统性血管炎(白塞病、肉芽肿性多血管炎、结节性多动脉炎、巨细胞动脉炎等)、继发于感染(结核、梅毒等)(图9－11、图9－12)的中枢神经系统血管炎。

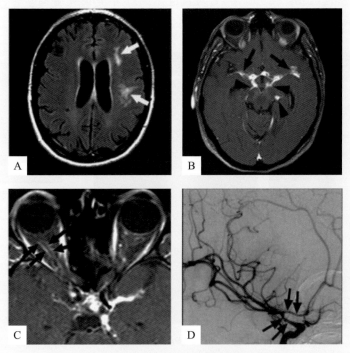

图9－11 结核性脑膜血管炎

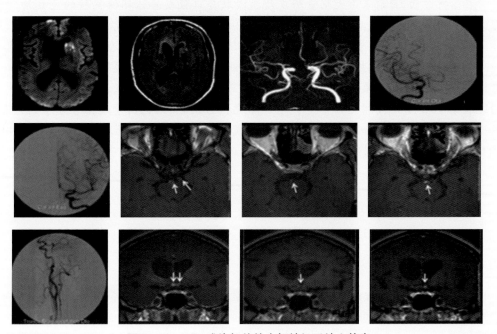

图9－12 HCV感染相关的中枢神经系统血管炎

其中抗中性粒细胞胞质抗体(antineutrophil cytoplasmic antibodies，ANCA)相关性血管炎是以坏死性炎症为特点的血管炎，包括 MPA、GPA(图 9 - 13)和 EGPA。GPA 既往被称作"韦格纳肉芽肿(Wegener's granulomatosis，WG)"，由德国病理科医生德里克·韦格纳(1907—1990 年)首次报道。2011 年美国风湿病学会、美国肾脏病学会、欧洲风湿病学会将"韦格纳肉芽肿"更名为"肉芽肿性多血管炎"。

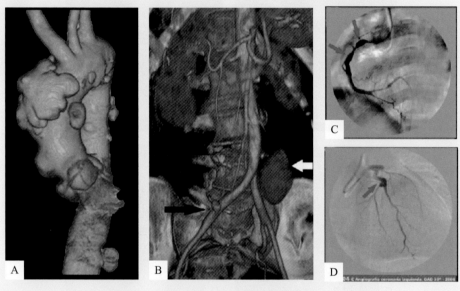

图 9 - 13　GPA 相关动脉瘤

在治疗方面，目前采用大剂量糖皮质激素联合口服或静脉环磷酰胺的免疫抑制治疗方案。对于活动期或病情严重者还可静脉注射人免疫球蛋白或行血浆置换等，但对于降低远期死亡率或终末肾病的发生率方面，血浆置换似乎并没有明显的作用。利妥昔单抗诱导治疗对于常规治疗无效的患者可能有效。对于诱导缓解后的维持治疗，可考虑采用硫唑嘌呤、甲氨蝶呤、利妥昔单抗和霉酚酸酯等药物。在治疗靶点方面，最新的进展集中在 ANCA 相关血管炎中对 T 细胞和 B 细胞、细胞因子或信号分子的抑制，或选择性地使用抗体，如靶向 CD20、BAFF 或 CTLA4 的抗体。此外，一种针对补体受体 C5aR1 的小分子抑制剂作为替代类固醇的治疗方案被引入，其实际疗效仍有待进一步的临床试验验证。

(东部战区总医院　朱武生　姜洋洋　刘新峰)

参考文献

[1] BOULOUIS G，DE BOYSSON H，ZUBER M，et al. Primary angiitis of the central nervous system：magnetic resonance imaging spectrum of parenchymal，meningeal，and vascular lesions at baseline [J]. Stroke，2017，48(5)：1248 - 1255.

[2] RENARD D，MORALES R，HEROUM C. Tuberculous meningovasculitis [J]. Neurology，

2007,68(20):1745.

[3] ABISSEGUE Y, LYAZIDI Y, ARACHE W, et al. Multiple visceral artery aneurysms: an uncommon manifestation of antineutrophil cytoplasmic antibody vasculitis [J]. Ann Vasc Surg, 2016,34:271. e9 - 271. e13.

[4] MUSURUANAJL, CAVALLASCA JA, BERDUC J, et al. Coronary artery aneurysms in Wegener's granulomatosis [J]. Joint Bone Spine, 2011,78(3):309 - 311.

[5] JAYNE DRW, MERKEL PA, SCHALLTJ, et al. Avacopan for the treatment of ANCA-associated vasculitis [J]. N Engl J Med, 2021,384(7):599 - 609.

病例10 突发剧烈头痛——自发性蛛网膜下腔出血?

病史摘要

现病史:患者,女性,52岁,于2018年6月9日在家中做家务时突发剧烈头痛,呈雷击样,疼痛位于后枕部,然后延续到颈后部;有颈项强直,并伴有恶心、呕吐,吐胃内容物,在家人陪同下到外院急诊行头部CT检查提示蛛网膜下腔出血(subarachnoid hemorrhage, SAH),立即转到我院,急诊复查头部CT未见血量增加,行头部CTA检查示颅内血管正常。入院后建议行全脑血管造影术,因为这是有创检查,患者本人强烈拒绝。住院稳定1周后,患者和家属要求出院,嘱咐患者回家卧床2周,3~6个月复查头部血管。患者出院回家两周后正常下床活动,头痛及颈项强直缓解,逐渐恢复正常生活。2018年12月22日患者在当地医院复查头部CTA检查提示左侧椎动脉颅内段呈瘤样扩张,双侧大脑前动脉大脑中动脉大脑后动脉大致正常。为求介入手术治疗于2019年2月25日来我院,以"左侧椎动脉V4段夹层动脉瘤"收入我科。

既往史:平素身体健康,无肝炎、结核史,无药物过敏史,无放射性物质接触史,无高血压史,无手术史。

个人史:出生后居住在原籍;无特殊不良嗜好;适龄结婚,配偶体健。50岁自然绝经。

家族史:否认家族遗传病史。

入院体检

内科系统体格检查:T 36.4℃,P 80次/分,R 18次/分,BP 130/80 mmHg,心、肺、腹未见异常。

神经系统专科检查:神志清楚,言语正常,计算力、定向力正常。双侧瞳孔直径3.0 mm,直接、间接光反射灵敏,眼球运动正常,无眼震,双侧额纹、鼻唇沟对称,伸舌居中。四肢肌张力正常,肌力5级。双侧肢体腱反射均(++)。深浅感觉正常。病理征未引出。指鼻、跟膝胫试验稳准,Romberg征(-)。步态正常。脑膜刺激征(-)。

辅助检查

2018-06-09头部CT(外院):颅底脑池和双侧额颞叶脑沟内多发高密度影,提示蛛网膜下腔出血。2018-06-09头部CTA(外院):颅内血管未见异常(图10-1)。2018-12-

22 头部 CTA(外院):左侧椎动脉颅内段呈瘤样扩张,双侧大脑前动脉、大脑中动脉、大脑后动脉大致正常,提示左侧椎动脉 V4 段夹层动脉瘤,建议行 DSA 检查(图 10 - 2 A)。

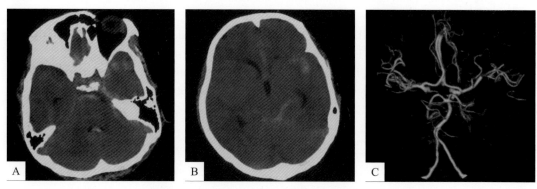

图 10 - 1　头部 CT 和 CTA 检查(2018 - 06 - 09)

A. 颅底脑池可见高密度影;B. 双侧侧裂、四叠体池、小脑脑沟内可见高密度影;C. 头部 CTA 检查提示颅内颈内动脉、大脑中动脉、大脑前动脉、双侧椎动脉及基底动脉未见明显动脉囊性突起和血管畸形

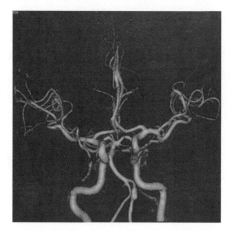

图 10 - 2　头部 CTA(2018 - 12 - 22)左侧椎动脉颅内段呈瘤样扩张,提示左侧椎动脉 V4 段夹层动脉瘤

◆初步诊断 ▶▶▶

左侧椎动脉 V4 段夹层动脉瘤,自发性蛛网膜下腔出血。

◆初步诊疗经过 ▶▶▶

患者入院后一般状态良好,生命体征平稳。建议患者卧床休息,同时给予控制血压,检查血常规、尿常规、肝功能、肾功能、血糖、凝血常规、外科综合、血型、心电图、肺部 CT,复查头部 CT。术前检查回报正常,CT 回报未见出血及脑积水,无手术禁忌证。择期全麻下行介入手术治疗。

病例讨论

住院医师

病例特点为中年女性，8 个月前以突发头痛及颈项强直急性起病，"自发性蛛网膜下腔出血"诊断明确，行头部 CTA 检查提示阴性。2 个月前复查头部 CTA 检查发现左侧椎动脉夹层动脉瘤，入院后需行介入治疗。自发性蛛网膜下腔出血是一种急性出血性的脑血管疾病，30～60 岁的中老年患者是高发人群，且存在女性发病率高于男性的现象，诱发因素包括情绪激动、剧烈运动、饮酒等。临床典型表现为急性起病，难以忍受的头痛，脑膜刺激征阳性，颈项强直。自发性蛛网膜下腔出血最常见的原因就是颅内动脉瘤，其次包括脑动静脉畸形、脑动脉硬化、血液病、烟雾病等。明确 SAH 病因最常用的检查就是头部 CTA，而对于 CTA 阴性的患者，在大约 15% 的病例中通过 DSA 依然无法明确出血病因，需要定期复查。该病例在距离第 1 次发病 6 个月后，再次行头部 CTA 检查，发现左侧椎动脉夹层动脉瘤，转入我院后需及时给予治疗，避免再次出血的风险。

主治医师

该患者是一例出血性椎动脉夹层动脉瘤，病例特点是第一次蛛网膜下腔出血时做了头部 CTA，没有发现颅内椎动脉夹层动脉瘤；在 6 个月后复查头部 CTA 时才发现椎动脉夹层动脉瘤。对于椎动脉夹层动脉瘤，在没有发病时难以诊断。椎动脉夹层动脉瘤一般有 3 种不同的起病方式。

（1）蛛网膜下腔出血：是其最为严重的临床表现，复发率和病死率极高。

（2）脑缺血性症状：可能是局部血栓形成栓子脱落，也有可能是远处低灌注引起，多引起脑干梗死，但也可以引起大脑（枕叶）和小脑梗死，表现为眩晕、行走不稳、吞咽困难、声音嘶哑、感觉障碍等。

（3）占位效应：是因瘤腔逐渐增大引起的头痛、压迫脑干等引起的症状。

对于破裂出血形成 SAH 的椎动脉夹层动脉瘤，结合 DSA 特点多数可确诊。该患者第一次出血时行 CT 血管造影检查没有发现明显的夹层动脉瘤，分析可能的原因是椎动脉内弹力层小的断裂，导致蛛网膜下腔出血，动脉干无明显囊性改变；或者可能是蛛网膜下腔出血造成血管痉挛，血管造影时未能明显显示夹层动脉瘤。对于这样的患者应该限期再行 DSA 检查，但患者因检查有创就强烈拒绝。椎动脉夹层动脉瘤在形态上常呈梭形，不存在动脉瘤颈和动脉瘤体。针对动脉瘤，颈外科开颅夹闭术并不适用，血管内治疗是首选。

现阶段针对椎动脉夹层动脉瘤的介入治疗方法比较多，其中包括动脉瘤及载瘤动脉闭塞、LVIS 支架治疗、血流导向装置（pipeline embolization device，PED）治疗、支架结合弹簧圈栓塞治疗。显微外科血管搭桥结合动脉闭塞行血管重建也可取得较好的临床治疗效果。针对不同位置、形态的椎动脉夹层动脉瘤需要选择合适的血管内治疗方法，同时椎动脉夹层动脉瘤相较于其他动脉瘤复发率高，需要加强临床与影像学随访。结合该病例的夹层动脉瘤位于非优势椎动脉 V4 段，同时位于小脑后下动脉（posterior inferior cerebellar artery，PICA）起始段的远端。对于这例破裂椎动脉夹层动脉瘤结合动脉瘤与 PICA 的解剖关系，闭塞夹层动脉瘤和载瘤动脉是最好的治疗方案。该方案操作简单，手术并发症少，术后复发概率低。

主任医师

该患者在入院前 8 个月曾出现蛛网膜下腔出血,行头部 CTA 检查未发现颅内动脉瘤及血管畸形等可以导致出血的血管问题。文献报道根据首次 CT 扫描蛛网膜下腔出血的分布特点,将血管造影阴性患者分为 3 组:Ⅰ 组,CT 无蛛网膜下腔出血,但经腰椎穿刺证实有蛛网膜下腔出血;Ⅱ 组(中脑周围型蛛网膜下腔出血:PM - SAH 型),脑池内局限性出血;Ⅲ 组(非中脑周围型蛛网膜下腔出血:NPM - SAH 型)。非中脑周围型 SAH 组(Ⅲ 组)的假阴性率(45.9%)高于中脑周围型 SAH 组(Ⅱ 组;1.5%,$P < 0.001$)。在非中脑周围 SAH 假阴性患者中,排在第一位的出血原因就是颅内动脉夹层。基于这一事实,当出血在 CT 上显示非中脑周围模式时,应考虑重复血管造影。该患者从头部 CT 平扫可以观察到这次蛛网膜下腔出血主要分布在后颅窝、脑干周围池附近,出血量较少,这个不是典型的中脑周围出血。所以在患者头部 CTA 阴性的情况下我们并没有轻易诊断这个患者为"蛛网膜下腔出血阴性",而是建议患者行 DSA 检查,患者拒绝造影,我们依然嘱咐 3~6 个月后复查头部 CTA。患者在 6 个月后复查 CTA 时发现了左侧椎动脉夹层动脉瘤。

文献也报道在非中脑周围出血血管造影阴性的蛛网膜下腔出血病例中,几乎总是需要重复血管造影,因为在首次血管造影中,约有 2%~22% 的病例由于血管痉挛影响动脉瘤囊的充盈。本例患者通过动态观察,在 6 个月后复查 CTA 后明确左侧椎动脉 V4 段夹层动脉瘤。夹层动脉瘤一般呈梭形、非囊状,向脑血管周边扩张,主要发生在后循环。与囊状动脉瘤相比,这些病变相对少见。椎基底动脉系统梭形动脉瘤通常表现为后循环缺血、脑干受压和(或)蛛网膜下腔出血的体征和症状。这些病变是特别危险的动脉瘤,病死率高达 30%,每年破裂率为 2.3%。直径>10 mm 和动脉瘤体积增大是破裂的重要危险因素。动脉瘤破裂后的再出血率在 30%~70%,基于这个原因,通常不建议保守治疗,血管内治疗是这个疾病的首选治疗方法。

临床上存在多种血管内治疗方式,包括载瘤血管闭塞、支架置入、支架辅助弹簧圈栓塞和血流导向装置。与血管内治疗相比,显微外科技术通常被保留为次要选择。椎动脉夹层动脉瘤的首选治疗方法是采用弹簧圈对夹层段进行血管内闭塞。然而,这种手术有延髓梗死的风险,发生率为 38%~47%。Masanori Aihara 等人曾报道夹层动脉瘤闭塞治疗后发生延髓梗死的主要危险因素不是闭塞的长度,而是椎动脉夹层动脉瘤的解剖位置。椎动脉 PICA 远端夹层动脉瘤患者发生延髓梗死的风险较低,但症状严重,保留脊髓前动脉起点可以降低脊髓梗死的风险。PICA 远端夹层动脉瘤同时 PICA 起源于颅内的患者与其他类型的夹层动脉瘤相比,发生延髓梗死的风险最低。对侧椎动脉发育不良或累及 PICA 或脊髓前动脉的患者,不宜进行闭塞夹层动脉瘤与载瘤动脉,未破裂的椎动脉夹层动脉瘤也不建议行闭塞动脉瘤治疗。

对于本例患者而言,破裂的是左侧椎动脉夹层动脉瘤,结合动脉瘤位于 PICA 起始的远端,PICA 起源于颅内,同时左侧椎动脉是非优势椎动脉,采用闭塞动脉瘤和载瘤动脉操作相对简单,手术并发症少,是本例患者理想的治疗方案。

● 后续诊疗经过

完善术前检查,于 2019 - 02 - 27 在全麻下行 DSA 造影及弹簧圈闭塞左侧椎动脉夹层动脉瘤(图 10 - 3),术中将 6 - F 支撑导管送到左侧椎动脉 V2 段远端,将微导管送入动脉瘤膨大处,通过微导管将弹簧圈陆续送入动脉瘤扩张处以及近端载瘤动脉,直到完全闭塞。保留左侧小脑后下动脉。术后患者神清语明,四肢活动正常,无头晕,无恶心、呕吐,无视物不清,无复视,无眼震。右侧腹股沟穿刺处无渗血,足背动脉搏动良好,术后第 2 天患者恢复良好,无不良反应,出院。嘱 6 个月后来复查 DSA 检查。患者随访半年余,一般情况良好,行全脑血管造影见夹层动脉瘤无复发,左侧 PICA 动脉通畅。

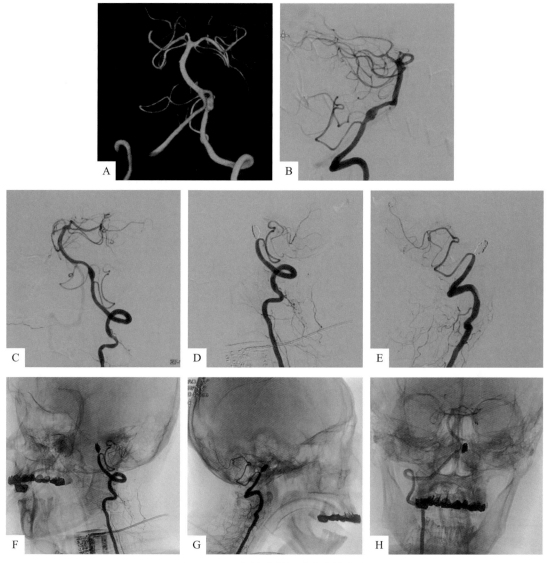

图 10-3 血管造影与动脉瘤的治疗

A. 左侧椎动脉造影 3D 重建显示左侧椎动脉 V4 段,有一个梭形夹层动脉瘤,位于左侧小脑后下动脉的远端,未累及小脑后下动脉,动脉瘤覆盖 360°血管壁。基底动脉管径和轮廓正常。B、C. 术前选取工作角度双侧 C 型臂进行左椎动脉血管造影显示左 PICA 和夹层动脉瘤,未见到脊髓前动脉显影。D、E、F、G. 夹层动脉瘤闭塞后行左侧椎动脉血管造影显示保留了 PICA,夹层动脉瘤未显影。H. 术后右侧椎动脉血管造影显示基底动脉造影剂充盈良好,夹层动脉瘤闭塞完全

最终诊断 ▷▷▷

左侧椎动脉 V4 段夹层动脉瘤，自发性蛛网膜下腔出血。

疾病诊疗过程总结 ▷▷▷

患者为 52 岁女性，因突发剧烈头痛就诊，急诊头部 CT 检查提示蛛网膜下腔出血，急诊头部 CTA 未见明显异常。6 个月后复查头部 CTA：左侧椎动脉颅内段呈瘤样扩张，提示左侧椎动脉 V4 段夹层动脉瘤。进一步行 DSA 造影及弹簧圈闭塞左侧椎动脉夹层动脉瘤。

诊疗启迪 ▷▷▷

（1）近年来关于破裂的椎动脉夹层动脉瘤的报道逐渐增多，但在临床工作中像这种以蛛网膜下腔出血起病，急性期行头部血管造影为阴性，在 6 个月后复查血管造影明确诊断的病例还很少见。这提示我们，对于非中脑周围型蛛网膜下腔出血，即使在血管造影阴性的情况下，也要定期复查血管造影检查。

（2）对这类椎动脉夹层动脉瘤，需要进行多次血管造影检查，以达到早期发现、早期治疗的目的。

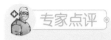 **专家点评** ⬤

1. 行业内知名专家点评（徐保锋，教授，吉林大学第一医院神经内科）

这是一个非常好的临床蛛网膜下腔出血诊治的病例。由于蛛网膜下腔出血的主要原因是颅内动脉瘤破裂，本病例的关键就是对于蛛网膜下腔出血患者首次影像学检查（CTA，甚至是 DSA）阴性情况下的处理策略问题。文献报道，蛛网膜下腔出血患者首次影像学检查阴性的概率与不同的分型有关。该病例提示：①在临床上，对于诊断明确的蛛网膜下腔出血患者，应尽可能去寻找病因，不要简单归结为不明原因。CTA 影像结果的判读受造影时间、后处理等诸多因素的影响，如果本病例能提供 CTA 骨窗横断面的血管影像，或许有阳性发现的可能。②对于蛛网膜下腔出血首次 CTA 检查阴性的患者，应尽可能复查 CTA。鉴于 DSA 仍是脑血管疾病诊断的金标准，对于这类患者尽可能完善 DSA 检查，尤其是针对责任血管的 3D 检查。③值得临床医生借鉴的还在于对该患者进行了长期的随访，在发病 6 个月后的 CTA 检查中，发现了椎动脉 V4 段动脉瘤，并进行了手术治疗，取得了良好的临床疗效。因此，针对首次 CTA 阴性的蛛网膜下腔出血患者，长期随访也是值得临床医生关注的问题。

2. 主任点评（杨弋，教授，吉林大学第一医院神经内科）

这是一例非常典型的破裂椎动脉夹层动脉瘤，以蛛网膜下腔出血起病，头部 CTA 检查为阴性，半年后复查头部 CTA 明确病情，给予闭塞动脉瘤和载瘤动脉，疾病得以治愈。椎动脉夹层动脉瘤的发病率低于颅内其他部位的囊性动脉瘤，早期国内外很少有大宗病例报道，但是近几年病例日渐增多。据报道，其发病率占总的颅内动脉瘤的 2%～5%，年发病率为（1～1.5）/10 万人口，80% 发生在 30～50 岁人群。椎动脉夹层动脉瘤常发生于颅内段。其发病的危险因素尚不明确，目前认为可能与遗传因素、高血压、动脉粥样硬化、动脉中层囊性变性、动脉炎、外伤因素(包括颈椎按摩)有关。

　　破裂性椎动脉夹层动脉瘤再出血率高,多发生在 24 小时内,预后差。因此,早期使用直接手术或血管内手术预防再出血是至关重要的。对于椎动脉夹层动脉瘤,尤其是破裂病例,使用弹簧圈对夹层段进行闭塞是首选治疗方法,闭塞夹层动脉瘤是预防再出血的最可靠选择。然而,这种手术有延髓梗死的风险,并且这种并发症的发生是不可预知的。椎动脉夹层动脉瘤的血管内治疗是复杂的,每个病例需要不同的治疗策略。根据对侧椎动脉的发育状况,将夹层动脉瘤分为两种类型:优势型和发育不良型。再根据动脉瘤与小脑后下动脉(PICA)的关系可分为 3 种亚型:PICA 近端型,累及 PICA 型,PICA 远端型。根据椎动脉夹层动脉瘤的位置和对侧椎动脉的状态对动脉瘤进行分类,可以安全有效地选择合适的血管内治疗方法。这例病例就是位于 PICA 远端非优势侧椎动脉夹层动脉瘤,直接行动脉瘤及载瘤动脉闭塞术,处理比较简单,出现延髓梗死的风险发生率低,疗效可靠。

（吉林大学第一医院　王超　杨弋）

参考文献

［1］ ATCHIE B, MCGRAW C, MCCARTHY K, et al. Comparing outcomes of patients with idiopathic subarachnoid hemorrhage by stratifying perimesencephalic bleeding patterns ［J］. J Stroke Cerebrovasc Dis, 2019,28(9):2407 - 2413.

［2］ AIHARA M, NAITO I, SHIMIZU T, et al. Predictive factors of medullary infarction after endovascular internal trapping using coils for vertebral artery dissecting aneurysms ［J］. J Neurosurg, 2018,129(1):107 - 113.

［3］ LARSON AS, BRINJIKJI W. Subarachnoid hemorrhage of unknown cause: distribution and role of imaging ［J］. Neuroimaging Clin N Am, 2021,31(2):167 - 175.

［4］ PARK KW, PARK JS, HWANG SC, et al. Vertebralartery dissection: natural history, clinical features and therapeutic considerations ［J］. J Korean Neurosurg Soc, 2008,44(3):109 - 115.

第二章

帕金森病及其他运动障碍疾病

病例 11　左上肢不自主抖动伴动作迟缓 1 年，走路不稳 3 个月——帕金森综合征?

病史摘要

现病史：患者，女性，62 岁，因"左上肢不自主抖动伴动作迟缓 1 年，走路不稳 3 个月"入院。患者于 2020 年 2 月出现左上肢抖动，以静止性为主，伴有左上肢动作僵硬、迟缓，半年后震颤缓解，但出现声音嘶哑、言语含糊，否认饮水呛咳，外院诊断为帕金森病（Parkinson's disease，PD），予以"美多芭 1/4 片每日 4 次（qid），金刚烷胺 1 片 bid"，症状无明显改善。2021 年 4 月上述症状较前加重，伴有开步困难，抬腿费力，同时出现走路不稳感，未有摔倒。患者诉有头晕，活动时明显，卧位时缓解，外院调整药物为"美多芭 1/4 片 qid，金刚烷胺 1 片 bid，丁螺环酮 1 片每日 3 次（tid）"，效果欠佳。今为求进一步诊治，收住我院。

患者发病来，神志清，精神尚可，尿频、尿急 3 个月余，白天明显，外院曾诊断为尿路感染，经规范抗生素治疗后，效果欠佳。便秘 2 年，睡眠正常，否认快速动眼期睡眠行为障碍（rapid-eye-movement sleep behavior disorder，RBD），否认不宁腿综合征（restless legs syndrome，RLS），否认情绪障碍，否认嗅觉减退，饮食正常，体重正常。

既往史："支气管哮喘"病史多年，间断应用"复方甲氧那明胶囊、沙美特罗替卡松气雾剂"治疗。否认高血压、糖尿病、冠心病等其他慢性病病史。

个人史：职业为职员（已退休），否认毒物接触史，否认外伤、感染病史。

家族史：否认家族遗传病史。

入院体检

内科系统体格检查：T 36.5℃，P 83 次/分，R 20 次/分，BP 130/85 mmHg，心、肺、腹（一）。

神经系统专科检查：神志清楚，言语欠清，对答切题。时间、空间定向力可，执行力可，近期记忆力减退，双侧眼球运动可，眼震（一），双瞳孔等大等圆，直径 3 mm，对光反射灵敏，两侧额纹对称，鼻唇沟对称，伸舌居中，悬雍垂居中，软腭上抬有力。眉心征（＋），四肢肌张力增高，左侧为主，四肢腱反射对称（＋＋），四肢肌力正常。左侧肢体快复轮替动作较右侧稍差,姿势反射(＋),双侧病理征未引出。针刺觉未见明显异常,深感觉未见明显异常,双侧指鼻试验欠稳准,双侧跟膝胫试验欠稳准,闭目难立征(＋)。

卧立位血压记录如表 11－1 所示。

表 11－1　卧立位血压记录

体位	收缩压(mmHg)	舒张压(mmHg)	心率(次/分)
卧位 15 min	104(左)/106(右)	61(左)/62(右)	76
立位 1 min(以下为左)	109	63	84
立位 3 min	108	64	88
立位 5 min	109	64	86
立位 7 min	104	64	84
立位 10 min	103	64	86

辅助检查

血常规、肝肾功能、电解质、DIC、B 型尿钠肽(B-type natriuretic peptide,BNP)、甲状腺功能、自身免疫全套、肿瘤标志物等未见明显异常。血脂:甘油三酯 2.94 mmol/L↑,总胆固醇 6.56 mmol/L↑,低密度脂蛋白胆固醇 4.43 mmol/L↑。铜蓝蛋白 278.3 mg/L。25 羟基维生素 D(25－OH－VitD)46.53 nmol/L↓。尿常规:白细胞阳性(＋＋)↑,显微镜检测,白细胞(镜检)31~50 个/HP,白细胞计数 282.5/μl↑,细菌 57 235/μl↑,余基本正常。APOE基因型分型:ε3/ε3 阳性(＋)。胸部 CT:右肺上叶后段磨玻璃微小结节,右肺上叶前段多发实性微小结节或小结节,右肺下叶微小结节钙化灶,两肺多发条索影。两侧胸膜局部轻度增厚。颅脑超声:双侧颞窗透声差,蝶形中脑显示不清。肝、胆、胰、脾彩色超声:脂肪肝,胆囊隆起样病变(考虑胆囊息肉),胰体、脾未见明显异常。双肾、输尿管、膀胱彩色超声:双肾膀胱未见明显异常,双侧输尿管未见明显扩张。残余尿:约 110 ml。甲状腺、甲状旁腺、颈部淋巴结彩色超声:右侧甲状腺结节样病灶,拟中国甲状腺超声报告与数据系统(C－TIRADS)3 类,双侧甲状旁腺区未见明显异常,双侧颈部未见明显异常淋巴结。脑电图:额颞区轻度θ 波活动。磁敏感加权成像(susceptibility-weighted imaging,SWI)＋DWI＋静脉重建平扫:双侧壳核铁沉积增多可能(右侧显著)。头颅 MRA 平扫:双侧颈内动脉虹吸段壁毛糙。头颅 MRI 平扫:双侧桥臂高信号,桥脑及小脑轻度萎缩,双侧基底节区、侧脑室体旁及额顶叶白质多发腔梗、腔隙灶(图 11－1)。帕金森一站式:未见震颤,左侧肢体可见轻微僵直,明显平衡障碍,分类评分如下。非运动症状评定量表(NMS Quest):12 分。自主神经功能评定量表(SCOPA－AUT):消化系统 9 分,泌尿系统 10 分,心血管 3 分,体温 0 分。16 项嗅棒气味识别能力测试(16-item odor identification test from Sniffin' sticks,SS－16):9 分。RBD 筛查量表(RBDSQ):5 分。简易精神状态检查表(MMSE):30 分。蒙特利尔认知评估(MoCA):21 分。汉密尔顿抑郁量表(Hamilton depression scale,HAMD):7 分。汉密尔顿焦虑量表(Hamilton anxiety scale,HAMA):6 分。

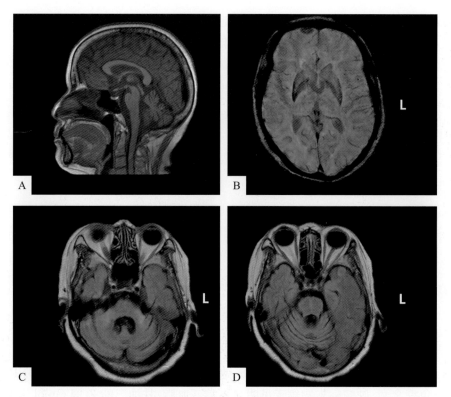

图11-1　患者的头颅MRI平扫和SWI＋DWI＋静脉重建平扫

A.头颅MRI矢状位可见桥脑及小脑轻度萎缩；B.头颅SWI可见双侧壳核铁沉积增多可能(右侧显著)；C.头颅MRI可见双侧桥臂高信号；D.头颅MRI可见桥脑十字征和小脑萎缩

初步诊断

帕金森综合征。

初步诊疗经过

患者为老年女性,慢性起病,以单侧左上肢静止性震颤伴运动迟缓起病,快速累及双侧,进而出现姿势不稳,伴有尿频、便秘,累及锥体外系、小脑和自主神经系统,头颅MRI提示小脑萎缩,脑干十字征(早期),双侧桥臂高信号,考虑"帕金森综合征",多系统萎缩(MSA)可能性大。

病例讨论

住院医师

患者,女性,62岁,左上肢不自主抖动伴动作迟缓1年余,走路不稳3个月余。

定位诊断:患者单侧肢体不自主抖动,动作迟缓伴僵硬,开步困难,查体示眉心征(＋),四肢肌张力增高,左侧为主,左侧肢体快复轮替动作较右侧较差,姿势反射(＋),定位在锥体外系;患者尿潴留,便秘,定位在自主神经;走路不稳,查体示双侧指鼻试验欠稳准,双侧跟膝胫试验欠稳准,定位在小脑。

定性诊断：患者为老年女性，慢性起病，主要表现为锥体外系、自主神经、小脑受累，既往没有相关家族史，没有脑血管病高危因素，没有毒物接触史，近期没有感染史，没有罹患免疫相关疾病病史，没有肿瘤病史，没有内分泌代谢紊乱及相关疾病史，没有特殊药物服用史，故考虑神经变性病范畴。患者帕金森样症状对左旋多巴类药物效果欠佳，且存在小脑、自主神经受累，考虑帕金森叠加综合征，MSA可能性大。

主治医师

同意住院医师的分析。患者为老年女性，单侧起病，进行性加重，慢性病程。行动迟缓、肌强直、静止性震颤，定位锥体外系；3个月前曾有尿频症状，诊断为泌尿系统感染，规范抗生素使用后，效果欠佳，仍有尿频、尿急症状，本次就诊残余尿有110 ml，因而该患者是自主神经系统受累出现膀胱排空障碍，导致尿潴留，残余尿过多刺激膀胱逼尿肌过度活跃，出现尿频、尿急症状，而泌尿系统感染同样是继发于尿潴留。同时患者有便秘及活动后头晕表现，也属于自主神经系统症状。行走不稳、指鼻及跟膝胫完成欠稳准，且影像上存在桥小脑臂的高信号和小脑的萎缩，故定位于小脑及相关传入传出纤维。根据2016年中国帕金森病的诊断标准，该患者症状上有运动迟缓、肌强直、静止性震颤，符合帕金森综合征诊断标准。患者虽然单侧起病，查体双侧不对称，但症状进展迅速，且存在明确的小脑性共济失调（帕金森病绝对排除标准）、5年内出现了严重的自主神经功能障碍尿潴留（帕金森病警示征象），所以不考虑帕金森病诊断。该患者仅服用低剂量的左旋多巴，因而对多巴胺能药物的疗效目前不明确，需进一步行左旋多巴冲击试验或缓慢增量观察疗效。

MSA病变累及基底节、脑桥、橄榄体、小脑和自主神经系统，临床上除了具有帕金森病的锥体外系症状外，尚有自主神经、小脑和锥体系损害等的多种临床表现，且多数患者对左旋多巴反应不敏感。根据2008年Gilman等提出的MSA第2版诊断标准和2017年MSA诊断标准中国专家共识，该患者无家族史，成年起病，进行性加重，具有：①帕金森综合征（运动迟缓、肌强直、静止性震颤）和小脑功能障碍（指鼻、跟膝径、闭目难立阳性）。②至少有1项自主神经功能不全表现：存在膀胱排空障碍、便秘。③存在以下支持症状/体征：迅速进展的帕金森症状，运动症状出现3年内又出现姿势不稳、小脑功能障碍，MRI表现为壳核、脑桥和小脑萎缩。综上所述，该患者诊断为可能的MSA（P型可能），需要功能影像学FDG-PET/DAT-PET来进一步明确。

主任医师

同意住院医师和主治医师的定位、定性诊断思路，患者目前定位主要考虑累及锥体外系、小脑、自主神经，诊断为可能的MSA。关于其具体分型，该患者有以下特点。

（1）首发症状为静止性震颤，单侧起病，即使发展至双侧，依然以左侧为著；小脑体征后期出现。

（2）左旋多巴治疗效果欠佳，但仅予以多巴丝肼0.25片qid，金刚烷胺1片bid（日左旋多巴等效剂量为400 mg，未达到600 mg）治疗，治疗剂量偏小，需逐渐增加剂量观察疗效。需注意的是：该患者已经存在活动后头晕，虽然没有监测到明显的体位性低血压，但在左旋多巴类药物加量过程中或进行左旋多巴冲击试验时，有可能会诱发体位性低血压并加重头晕，需密切观察。

（3）影像学上出现右侧壳核铁沉积增多，双侧桥臂高信号、脑桥十字征象，同时伴有小脑萎缩。

从症状和体征上来说，该患者首发及主要症状累及的是锥体外系，且锥体外系的体征也最为突出。小脑症状出现晚，且症状、体征轻，故需考虑 MSA-P 亚型。

该患者曾因为单侧起病，有静止性震颤，且症状、体征明显不对称，被误诊为"帕金森病"。实际上，MSA 患者中震颤并不少见，据文献回顾，多达 80% 的 MSA 患者表现出震颤，而 MSA-P 患者更常见。在约一半的 MSA 人群中记录到了姿势性震颤，约有 30% 的患者发生了静止性震颤，但与 PD 相比，只有 10% 的患者表现出典型的"搓丸性"静止性震颤。一些患者表现出与小脑发育不良相关的意向性震颤。PD 与 MSA-P 的震颤特征有较多相似性，但也存在不同。MSA-P 患者震颤频率较高，静止性震颤以非同步非交替、细小无规律震颤为主，且少见肢体外震颤。研究表明小部分 MSA-P 患者左旋多巴冲击试验震颤改善有效，女性患者改善更明显。

MSA 与 PD 的区别还在于其更对称的外观、早期构音障碍/发音困难、步态和姿势不稳（尽管较进行性核上性麻痹晚）、快速进展和自主神经功能障碍。吞咽困难较 PD 发生更早、更严重。有些患者可能还会出现呼吸道或喉部喘鸣，需要持续的气道正压通气。其他特征包括反射亢进、不成比例的前屈颈和早期纹状体手足畸形。MSA 中的帕金森样表现最初可能对多巴胺能药物治疗有反应，但剂量常常受到不良反应的限制，包括体位性低血压和胃肠道反应等。在 MSA-C 中，小脑功能障碍表现更为突出或首发，表现为步态和平衡障碍、肢体共济失调和构音障碍等，也伴有明显的自主神经功能损害。

除此之外，我们注意到该患者左旋多巴剂量使用较小，需加大左旋多巴剂量（不少于 600 mg/d）来观察其对于左旋多巴的治疗应答。临床上除了滴定左旋多巴剂量之外，还可以应用左旋多巴负荷试验来观察患者对左旋多巴的治疗反应。左旋多巴负荷试验是一种可以明确患者对于左旋多巴反应的试验，临床上常用来诊断 PD。部分 MSA，特别是 MSA-P 患者对于左旋多巴上有一定反应，所以在 MSA 患者中应用左旋多巴负荷试验，除了可以鉴别 PD 和 MSA 外，还可以为 MSA 后期治疗提供依据。具体方法是：被试者试验前 72 h 停服多巴受体激动剂，试验前 12 h 停服复方左旋多巴制剂及其他抗 PD 药物。试验药物应采用复方左旋多巴标准片，服用剂量以之前每天早上第 1 次服用的抗 PD 药物换算为左旋多巴等效剂量（levodopa equivalent dose，LED）的 1.5 倍。空腹状态下，先进行帕金森病综合评分量表（UPDRS）-Ⅲ评分作为基线，随后口服多潘立酮 10 mg，30 min 后服用复方左旋多巴标准片，随后每 30 min 进行 1 次 UPDRS-Ⅲ评分，至服药后 4 h。计算 UPDRS 的最大改善率，最大改善率=（服药前基线评分-服药后最低评分）/服药前基线评分×100%。在试验过程中注意监测患者心率、血压等，记录不良反应。以 2 位评分者的平均数作为受试者服用复方左旋多巴的最大改善率。口服左旋多巴后约 30 min 开始起效，大部分患者于服药 45～90 min 时实现最佳运动改善，利用专业量表（如 UPDRS-Ⅲ）进行充分细致的评估，如果最佳改善率＞30% 时为试验阳性，则认为对左旋多巴反应良好，支持帕金森病诊断。

综上所述，根据患者目前的病情及初步检查结果，考虑为 MSA（P 型可能），需要进一步用左旋多巴冲击试验或逐步滴定左旋多巴剂量监测患者应用左旋多巴后症状及体征的变化，完善功能 PET 影像等检查进一步辅助诊断。

后续诊疗经过

患者完善 FDG-PET/MRI 及 DAT-PET/MRI，提示双侧壳核代谢减低，多巴胺转运体分布减少,右侧为著。进一步完善左旋多巴冲击试验提示患者 UPDRS - Ⅲ 改善率为 15.6%,对左旋多巴反应欠佳。之后予以多巴丝肼逐步滴定增加至 3/4 片 tid,同时给予丁螺环酮 1 片 tid 治疗,患者头晕明显,监测血压提示血压偏低,调整多巴丝肼至 3/8 片 tid,头晕症状明显缓解,运动迟缓亦有缓解。

(1) 功能影像学检查。FDG - PET/MRI:①双侧壳核萎缩,代谢减低;②小脑皮质萎缩,代谢弥漫性轻度减低。DAT - PET/MRI:①^{18}F - FP - CIT 显像示双侧壳核多巴胺转运体分布减少,右侧为著;②小脑皮质萎缩;③双侧壳核萎缩(图 11 - 2)。

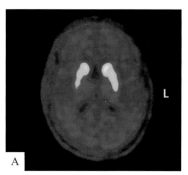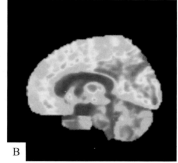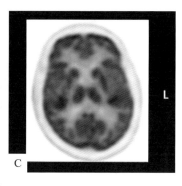

图 11 - 2　患者功能影像学检查结果

A. ^{18}F - FP - CIT 显像示双侧壳核多巴胺转运体分布减少,右为著;B. FDG - PET 显示小脑皮质萎缩,代谢弥漫性减低;C. FDG - PET 双侧壳核萎缩,代谢减低,右侧更明显

(2) 左旋多巴负荷试验(表 11 - 2)。试验前用药方案:多巴丝肼 1/4 片,口服 4 次/日;金刚烷胺 1 片,口服 2 次/日。冲击用左旋多巴剂量:美多芭 1.125 片(225 mg)。结果:UPDRS-Ⅲ 改善率为 15.6%,患者对左旋多巴反应不良。本次试验中未见异动症。并发症及不良反应:伴有头晕。

表 11 - 2　该患者左旋多巴负荷试验结果

指标	时间	UPDRS - Ⅲ总分	中轴	迟缓	僵直	震颤
基线	7:30	45	14	25	4	2
峰值	9:00	38	10	22	4	2
改善率	—	15.6%	28.6%	12%	0%	0%

最终诊断

多系统萎缩(P 型可能)。

疾病诊疗过程总结

患者为老年女性,慢性起病,以单侧左上肢静止性震颤伴运动迟缓起病,快速累及双侧,但仍以左侧为主,进而出现姿势不稳,伴有尿频、便秘,累及锥体外系、小脑和自主神经系统,头颅 SWI 可见双侧壳核铁沉积增多可能(右侧显著),头颅 MRI 提示小脑萎缩、脑干十字征

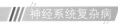

（早期），左旋多巴冲击试验提示对左旋多巴反应不良，FDG - PET MRI 提示双侧壳核萎缩、小脑萎缩，DAT - PET MRI 提示双侧壳核多巴胺转运体分布减少，右侧为著，诊断为 MSA（P 型）可能，滴定美多芭至 3/8 片 tid，并予丁螺环酮 1 片 tid，治疗后运动症状有所缓解，头晕症状得以控制。

诊疗启迪

　　MSA 于 1969 年被命名，是一种中老年起病，以进展性自主神经功能障碍，伴帕金森症状、小脑性共济失调症状及锥体束征为主要临床特征的神经系统退行性疾病。最初，MSA 分为橄榄脑桥小脑萎缩、黑质纹状体变性和 Shy-Drager 综合征 3 种亚型。但 MSA 的自主神经症状多伴有帕金森症状和（或）小脑性共济失调症状表型，因此，1998 年 Gilman 等将 MSA 改分为 MSA - P 型（帕金森型）和 MSA - C（小脑型）亚型，取消了 Shy-Drager 综合征的称谓。MSA 目前被认为是一种少突胶质细胞 α-突触核蛋白病，其病理学特征是在少突胶质细胞胞质内出现以 α-突触核蛋白为主要成分的包涵体。目前无确切已知病因。通常为散发，P 型多于 C 型（2∶1）～（4∶1）。通常发病在 60 岁以后，男女受累机会均等。平均存活期为出现运动症状后 8～9 年，罕见有存活 15 年的报道。

　　辅助检查中头颅 MRI 是常用的检查手段。MSA 患者的典型 MRI 特征包括：①脑桥萎缩，出现"十字征"，可伴有桥臂长 T2 信号；②壳核裂隙征；③小脑萎缩。但是，这些征象既不灵敏，也不够特异。有研究发现，病理证实的 MSA 中，影像表现阴性的占 38%。[18]F - FDG PET 可见壳核、小脑、脑干的低代谢改变。多巴胺转运体（DAT）PET/SPECT 提示突触前多巴胺能纤维脱失。

　　自主神经检查包括：心血管方面（动态血压监测、直立倾斜试验）；呼吸（电子喉镜有助于发现声带麻痹）和睡眠（多导睡眠监测）；排尿（尿动力、泌尿系超声）；胃肠道（吞咽造影、结肠通过时间、肛门括约肌肌电图）；体温调节（泌汗试验、定量泌汗轴索反应）等，可根据病情需要进行选择。

　　MSA 的诊断仍以病理诊断为"金标准"。目前诊断尚无特异性手段。主要依靠临床病史、体征，影像学特点有提示意义，但均不够特异。诊断按照确定程度由高到低分为确诊的 MSA，很可能的 MSA（probable MSA）和可能的 MSA（possible MSA）。依据就诊时的主要临床表现进一步分为 MSA - P 和 MSA - C。可能的 MSA 需要满足至少一项相应的临床额外特征。

　　P 型额外特征：①Babinski 征伴腱反射活跃；②喘鸣；③进展迅速的帕金森综合征；④左旋多巴不敏感；⑤运动症状出现 3 年内发生姿势不稳；⑥运动症状出现 5 年内发生吞咽困难；⑦小脑功能障碍；⑧MRI 表现（壳核、脑桥、小脑中脚或小脑萎缩）；⑨[18]F - FDG - PET 表现（壳核、脑干、小脑低代谢）。

　　C 型额外特征：①Babinski 征伴腱反射活跃；②喘鸣；③帕金森综合征；④MRI 表现（壳核、小脑中脚或小脑萎缩）；⑤[18]F - FDG - PET 表现（壳核、脑干、小脑低代谢）；⑥SPECT/PET 表现（黑质纹状体突触前多巴胺能纤维脱失）。

　　诊疗流程如图 11 - 3 所示。

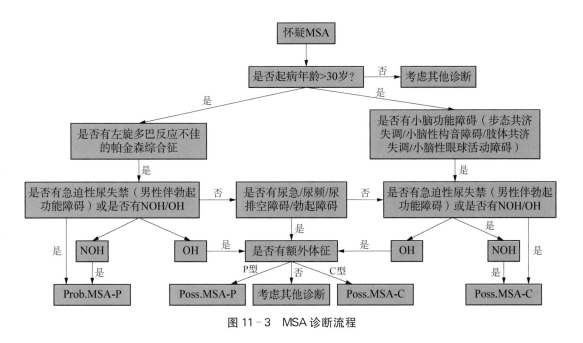

图 11-3　MSA 诊断流程

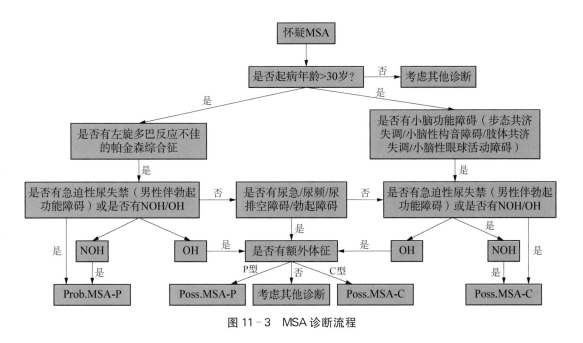 专家点评

1. 行业内知名专家点评(陈生弟,教授,上海交通大学医学院附属瑞金医院神经内科)

该患者考验着神经科医生对于神经退行性疾病的鉴别诊断功力。MSA 是一个复杂的疾病,对医生来说是一个诊断挑战。MSA 影响神经系统的 3 个主要区域:调节运动的基底节;维持平衡的协调中心小脑;调节自主神经活动,如血压、心率、性功能、消化等的自主神经。帕金森症状是约 46% MSA 患者的首发症状,僵直和少动是主要表现,在早期容易被误诊为 PD,待自主神经症状逐渐显现才诊断为 MSA。头颅 MRI 横断面示脑桥十字征,矢状位示壳核、脑桥、小脑萎缩。大部分 MSA 患者对左旋多巴治疗反应不敏感,小部分有一定效果。特别在疾病早期,MSA-P 与 PD 鉴别难度较大。从症状上来说,MSA-P 相较于 PD,症状相对对称,有些 MSA 患者可能以单侧起病,但后期迅速累及双侧。结合本例患者而言,老年女性,慢性病程,首发的左侧肢体静止性震颤伴运动迟缓,的确很容易考虑到 PD 的诊断,但随着左旋多巴药物疗效欠佳和迅速的病程进展到对侧,自主神经和小脑症状的出现,诊断修正为 MSA 可能。

关于 MSA 的分型,不可拘泥于书本,要重视患者的首发症状和疾病特点。该患者虽然小脑萎缩的影像、体征都很明确,但是起病的不对称性,锥体外系为主的临床表现,结合功能影像,还是考虑 MSA-P 型可能。虽然左旋多巴负荷试验提示患者对左旋多巴效果欠佳,但患者的中轴症状有一定改善,改善率达 28%,提示我们未来在该患者的治疗上,仍然可以选择左旋多巴,但左旋多巴负荷试验中,患者出现头晕,考虑为左旋多巴药物引起的低血压可能,在给患者的滴定过程中,也发现患者出现了低血压和头晕的表现,这对该患者的个性化治疗有很大的启示:左旋多巴有一定效果,但不良反应也是明显的,需逐渐滴定。

总之,在退行性疾病的诊断中,首发症状、疾病演化规律、左旋多巴的疗效观察、运动/非运动症状量表评估和影像学检查非常重要,特别是随着影像学的发展,功能核磁影像对于鉴别诊断疾病非常重要。

2. 主任点评(肖勤,教授,上海交通大学医学院附属瑞金医院神经内科)

MSA 是一种少见的散发型、快速进展性的神经系统变性疾病,以进展性自主神经功能障碍伴帕金森症状、小脑性共济失调症状及锥体束征为主要临床特征。神经病理学特征是在胶质细胞(主要是少突胶质细胞)中沉积异常的纤维状 α-突触核蛋白,形成胶质包涵体。目前,尚无可用于指导临床诊断和判断预后的可靠的生物标志物。近年来,很多研究表明生物标志物来源包括血清、血浆和脑脊液,还有神经影像学,尤其是多模态磁共振成像、扩散张量成像(DTI)和 PET/SPECT 等,在提高诊断准确性和预后指导方面有很大的价值。

脑脊液中的标记物包括神经丝轻链蛋白(NFL)、miRNA(miRNA-19a、miRNA-19b、miRNA-24 和 miRNA-34c),血液中的标记物 miRNA-30c-5p,生长分化因子15(GDF15),MRI 中的十字征、裂隙征,DTI 定量评估脑白质纤维束的完整性、走行方向及其损伤程度,DWI 测量组织中水分子的随机运动,磁敏感加权成像(SWI)中的燕尾征,纹状体 DAT 显像等,均被发现在多系统萎缩上有一定的诊断效能。但相关研究结果表明,联合使用几种生物标志物比单一标记物能更显著提高对 MSA 诊断的准确性。

综上所述,目前针对 MSA 的诊断标记物,仍处于持续探索中,还没有一个特异性及敏感度高的指标。标志物多来源于脑脊液、血液及影像学等方面,其中脑脊液能准确反映中枢神经系统的生化,但获取脑脊液具有侵袭性,且不易被患者接受;血液标志物更加快捷便利,但作为外周标志物,诊断中枢神经系统疾病特异性不够;而影像学方面的研究,特别是分子显像的研究有利于我们更精准地在分子层面探索疾病的发生、发展过程,这些研究为后续探索 MSA 的标记物提供了一些思路。

(上海交通大学医学院附属瑞金医院 钱逸维 谭玉燕 肖勤)

参考文献

[1] GILMAN S, WENNING GK, LOW PA, et al. Second consensus statement on the diagnosis of multiple system atrophy [J]. Neurology, 2008, 71(9):670-676.

[2] FANCIULLI A, WENNING G K. Multiple-system atrophy [J]. N Eng J Med, 2015, 372(3):249-263.

[3] PALMA J A, NORCLIFFE-KAUFMANN L, KAUFMANN H. Diagnosis of multiple system atrophy [J]. Auton Neurosci, 2018, 211:15-25.

[4] KOGA S, DICKSON DW. Recent advances in neuropathology, biomarkers and therapeutic approach of multiple system atrophy [J]. J Neurol Neurosurg Psychiatry, 2018, 89(2):175-184.

病例12 左下肢拖曳4年,反复跌倒半年——帕金森综合征?

病史摘要

现病史:患者,女性,67岁,因"左下肢拖曳4年,反复跌倒半年"入院。2017年无明显诱因出现左下肢乏力感,行走稍拖曳,行动迟缓,未重视未就诊。2018年4月份自觉行走拖曳、行动迟缓较前加重,转身变慢,就诊我院,诊断为帕金森病,并给予多巴丝肼0.25片tid,司来吉兰1片qd治疗,后逐渐滴定至多巴丝肼0.5片tid,司来吉兰1片bid,服药后患者自觉行走迟缓,左下肢拖曳稍好转。2018年11月患者逐渐出现语速变慢、言语含糊,于我科住院治疗,调整抗帕金森病用药方案为卡左双多巴缓释片1片每晚1次(qn),多巴丝肼0.5片tid,吡贝地尔缓释片0.5片tid,司来吉兰1片bid,服药后帕金森症状有所改善;后长期神经内科门诊随诊调药。患者2020年起自觉双下肢乏力、拖曳较前明显加重,独立行走困难,伴记忆力减退,于2020年1月再次入院调整药物方案。2020年10月起反复跌倒,致左上肢肱骨骨折、右上肢远端骨裂,自2021年1月起需拄拐行走。2021年4月为求进一步诊治再次收入我院。

患者发病来,神志清,精神尚可,食欲可,大便正常,有尿频、尿急,体重无明显变化。2019年2月出现夜间睡眠中大喊大叫、手舞足蹈。否认嗅觉减退。

既往史:"高血压病"5年余,血压控制尚可;"冠心病、高脂血症"2年余;否认糖尿病史。

个人史:否认输血史,否认吸烟、饮酒,否认食物及药物过敏史,否认传染病史,预防接种随当地。

家族史:否认家族遗传病史。

入院体检

内科系统体格检查:T 36.9℃,P 88次/分,R 18次/分,BP 125/75 mmHg,心、肺、腹(一)。

神经系统专科检查:神清,言语稍含糊,对答切题,时间、空间定向力可,计算力差(100连续减7,算错3次),延迟回忆差,执行力下降;面部表情少,眉心征(+),双侧瞳孔等大等圆,对光反射敏感,双侧眼球上下视活动受限,左右扫视偏慢。头颈肌张力增高,双上肢肌张力铅管样增高,左侧肌张力高于右侧,双下肢肌张力轻度增高,快复轮替动作、手指拍打、握拳伸掌、脚趾拍打、抬腿动作变慢(左侧更重),未见肢体静止性震颤,双侧下肢病理征(+)。难以行走,无法评估步态及姿势反射。鼓掌征:阳性,无法终止拍手。

卧立位血压记录如表12-1所示。

表12-1　卧立位血压记录

体位	血压(mmHg)	心率(次/分)
卧位15 min	117/68	74
立位1 min	144/77	78

（续表）

体位	血压（mmHg）	心率（次/分）
立位 3 min	147/85	79
立位 5 min	149/84	78
立位 7 min	152/83	78
立位 10 min	151/87	78

辅助检查

血常规、肝肾、电解质、DIC、BNP、甲状腺功能、血清自身免疫全套、肿瘤指标未见明显异常。APOE 基因型分型：ε3/ε3 阳性。2018 年 11 月残余尿：15 ml。2020 年 1 月残余尿：<10 ml。2018 年 11 月头颅 MRI：右侧额叶少许腔隙灶。2020 年 1 月头颅 MRI：右侧额叶少许小腔隙灶，轻度老年脑改变。2018 年 11 月颅脑超声：双侧颞窗透声好；第三脑室宽约 4.8 mm；蝶形中脑内双侧线状高回声，Ⅱ级；中缝核可见连续；双侧丘脑水平豆状核、尾状核头部未见明显异常高回声。认知功能评分（初中）：如表 12 - 2 所示。

表 12 - 2　认知功能评分

项目	2018 年 11 月	2020 年 1 月	2021 年 4 月
MMSE	26	25	18
MoCA	21	15	14

初步诊断

帕金森综合征。

初步诊疗经过

患者为老年女性，慢性起病，发病初期表现为单纯运动迟缓、肌强直，但患者疾病进展较快，3 年内出现姿势不稳、频繁跌倒、眼球运动障碍、认知功能减退，考虑"帕金森综合征"，进行性核上性麻痹可能性大。

病例讨论

住院医师

患者女性，67 岁，左下肢拖曳 4 年，逐渐加重，近半年反复跌倒。

定位诊断：患者计算力差，延迟回忆差，定位在高级皮质；眉心征（＋），双眼上下运动障碍，左右扫视偏慢，双上肢运动迟缓、四肢肌张力增高、快复轮替动作及手指拍打变慢定位在锥体外系；双下肢病理征（＋），定位在双侧锥体束。

定性诊断：患者为老年女性，慢性起病，逐渐加重，发病初期表现为单纯运动迟缓、肌强直，符合帕金森病综合征核心症状，并且发病初期患者服用多巴丝肼后效果改善，存在黑质异常高回声,支持原发性帕金森病诊断。但是患者发病3年内出现了双眼上下活动障碍,频繁跌倒,并且出现了不能解释的双侧锥体束征。根据2015年MDS原发性帕金森病诊断标准,患者符合2条支持标准,但是存在1条绝对排除标准和2条警示指征。所以患者最初原发性帕金森病的诊断不成立。目前考虑帕金森病叠加综合征,进行性核上性麻痹。需要进一步完善头颅MRI评估。必要时进行Tau - PET检查。

主治医师

该患者的定位诊断需要纠正和补充:鼓掌征阳性,拍手次数超过3次,且无法终止拍手,定位于额叶;双眼上下运动障碍,左右扫视偏慢,定位于眼球垂直运动中枢下丘脑-中脑以及支配垂直或水平运动中枢,负责快速眼动的前额叶眼区;余同意住院医师定位。患者老年女性,慢性起病,首发症状为行动迟缓、左下肢拖曳,逐渐累及右下肢及双上肢。肌张力增高提示肌强直,符合帕金森综合征的核心症状,多巴丝肼治疗有一定效果,且有黑质高回声,似乎符合原发性帕金森病的诊断;但随着疾病进展,逐渐出现认知功能障碍。锥体外系伴有认知障碍,需要考虑的疾病有帕金森病痴呆、路易体痴呆、皮质基底节变性、进行性核上性麻痹等。

(1) 帕金森病痴呆(Parkinson disease with dementia,PDD):认知功能障碍是帕金森病患者中晚期出现的非运动症状,该患者原发性帕金森病的诊断并不成立。①对左旋多巴效果不显著,在服用日左旋多巴等效剂量达750 mg的情况下,运动症状改善不显著,UPDRSⅢ评分改善15%左右;②出现了垂直性核上性凝视麻痹;③发病3年左右出现了反复跌倒;④存在不能解释的病理征。综上,患者存在两条绝对排除标准和两条警示征象,不符合帕金森病诊断,故不考虑帕金森病痴呆。

(2) 路易体痴呆(dementia with Lewy bodies,DLB):患者认知障碍发生于锥体外系症状出现后3年,且没有反复视幻觉、波动性认知障碍及注意力缺陷,没有明显体位性低血压等自主神经系统累及,故不符合路易体痴呆。

(3) 皮质基底节变性(corticobasal degeneration,CBD):该患者左下肢起病,在较长时间内是不对称的临床表现,但患者没有异己手、失用、肌张力障碍、皮质复合感觉障碍、肌阵挛等表现,影像上没有出现额、颞、顶部不对称性皮质萎缩,故不考虑CBD。

(4) 进行性核上性麻痹(PSP):以锥体外系为首发症状,逐渐出现认知障碍、眼球活动障碍及反复跌倒,且鼓掌征阳性,更支持PSP诊断,需要进一步寻找影像学依据,如中脑萎缩在头颅MRI上表现出的"蜂鸟征"或"米老鼠"征。以及尝试tau蛋白显像明确是否有tau蛋白沉积。

主任医师

同意前面医生的定位、定性诊断思路,在查体体征中,需要特别注意的是患者以下几个特点。

(1) **存在眼球运动障碍**:眼球运动是运动障碍疾病一个非常重要的体征,眼球运动中枢包括支配眼球垂直运动的下丘脑-中脑、支配眼球水平运动的脑桥旁网状结构,以及支配垂直或水平运动中枢,负责快速扫视(saccade)的前额叶眼区和支配垂直或水平运动中枢,负责慢速追踪(pursuit)的顶枕颞区。该患者主要表现为垂直上下视凝视障碍(vertical gaze impairments),水平运动方向存在快扫视眼动变慢,提示下丘脑-中脑以及前额叶眼区存在受累。

（2）病程中存在频繁跌倒：提示患者存在明显姿势步态不稳。

（3）鼓掌征阳性：鼓掌征阳性是指当患者模仿医师连续拍手3次的动作时，患者出现拍手次数超过3次，甚至无法终止拍手。这一现象被认为是由于额叶损伤所导致的一种去抑制行为，是执行功能失调的一种表现。PSP患者鼓掌征阳性，但在帕金森病患者却表现为阴性。

根据上述体征，考虑PSP可能性大。在辅助检查中，患者发病初期头颅MRI未见明显异常，需要再次随访是否出现中脑萎缩表现。

后续诊疗经过

患者完善头颅MRI：头部正中矢状位T1加权像（T1WI）表现为中脑萎缩和小脑上脚萎缩（图12-1）。予以多巴丝肼至1/2片tid，吡贝地尔1片tid，卡左双多巴1/4片qn治疗，疗效欠佳。

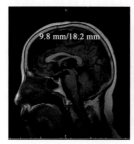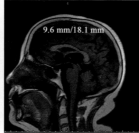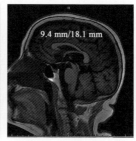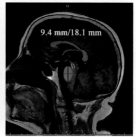

图12-1　头颅MRI正中矢状位T1WI表现为中脑萎缩和小脑上脚萎缩

头部正中矢状位T1WI表现为中脑萎缩和小脑上脚萎缩，中脑和脑桥长轴的垂直线比值<0.52，同时中脑长轴垂直线<9.35 mm支持PSP特异度、敏感度均达100%。

最终诊断

很可能PSP理查森型（PSP-Richardson's syndrome，PSP-RS）。

疾病诊疗过程总结

患者为老年女性，慢性起病，发病初期表现为单纯运动迟缓、肌强直，服用多巴丝肼后效果改善，最初诊断为原发性帕金森病，但患者疾病进展较快，3年内出现了姿势不稳、频繁跌倒、眼球运动障碍，同时伴有认知功能减退，复查头颅MRI提示中脑萎缩明显，修正诊断为PSP-RS。

诊疗启迪

随着我们对于PSP认识的加深，PSP整个病程表现为从无临床症状到晚期临床症状全面表现的连续过程。该患者初期出现了帕金森病综合征核心症状，并且发病初期患者服用多巴丝肼后效果改善，很容易被误诊为原发性帕金森病。"时间是最好的老师"，神经退行性疾病尤其是帕金森叠加综合征的随访显得尤为重要，随着疾病的进展，患者逐渐出现垂直性凝视麻痹、反复跌倒、额叶去抑制、中脑萎缩等典型PSP的表现。充分认识、识别这些PSP

的典型表现,有助于我们及时修正诊断。

在治疗方面,虽然 PSP 目前没有特效的治疗药物,但对于一些 PSP-P 和少数 PSP-RS,患者在疾病早期,左旋多芭具有中等程度、短时间的疗效,康复训练对维持患者的功能状态也有一定的疗效。

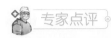 专家点评

1. 行业内知名专家点评(陈生弟,教授,上海交通大学医学院附属瑞金医院神经内科)

近年来,随着对 PSP 的认识逐渐深入,国际上进一步提出 PSP 可以分为 PSP 前驱期、PSP 提示期和不同 PSP 临床表型的全面症状期,表现为从无临床症状到晚期临床症状全面表现的连续过程。PSP 各临床亚型之间有重叠。PSP 病理、临床等方面的研究进展让临床医师能够更早、更准确地识别 PSP。在临床实践中,PSP 的发生率远远被低估,很多时候被误诊,尤其 PSP-P 型早期难以与原发性帕金森病鉴别。

本例患者早期表现为对左旋多巴有一定效果的帕金森病特征,但随着疾病的进展,逐渐出现垂直性凝视麻痹、反复跌倒、额叶去抑制等典型 PSP 的表现,且头颅 MRI 上出现了明显中脑的萎缩,明确了 PSP 的诊断。当 PSP 典型的体征存在时诊断并不困难。但是对于 PSP-RS 型早期,或 PSP-P 型临床上很容易误诊。尤其是 PSP-P 型,临床早期可以表现为不对称起病、动作迟缓、肌强直、静止性震颤等,左旋多巴短期内有效,随访 6 年以上临床表现与 RS 型相似。

研究发现,在经病理证实的 PSP 患者中,约有 1/3 的 PSP 患者为 PSP-P 型,该型是 PSP 比较常见的一类亚型,平均病程约 9～12 年。因而在临床诊疗中我们应注意观察患者的病史和体格检查的细节;仔细评估对左旋多巴疗效的程度;对患者跟踪随访,识别新出现的临床表现和体征;以及进行影像学随访,有助于我们进行诊断。tau 蛋白显像是很有前景的用于诊断 PSP、CBD 等运动障碍疾病的手段,但是 PSP 有不同的病理形式(神经元纤维缠结、神经丝等)、不同的磷酸化位点等,因而目前的显像剂多存在脱靶、不能区分不同病理形式的 tau 蛋白等问题,提升特异性和敏感性均是亟待解决的问题。

2. 主任点评(肖勤,教授,上海交通大学医学院附属瑞金医院神经内科)

国际帕金森与运动障碍学会(the International Parkinson and Movement Disorder Society,MDS)PSP 协作组于 2017 年发表了更新的 PSP 诊断标准。该诊断标准通过识别 PSP 的基本特征、核心特征以及支持特征,把 PSP 诊断分为确诊 PSP(definite PSP)、很可能 PSP(probable PSP)、可能 PSP(possible PSP)以及提示 PSP(suggestive of PSP)。

基本特征为:①散发;②≥40 岁首发 PSP 相关症状;③PSP 相关症状逐渐进展。

核心临床特征为:①眼球运动障碍(ocular motor dysfunction,O);②姿势不稳(postural instability,P);③运动不能(akinesia,A);④认知功能障碍(cognitive dysfunction,C)。进一步根据诊断的确定程度分为 1～3 级。1 级证据最高:O1,垂直性核上性凝视麻痹;P1,3 年内反复自发跌倒;A1,3 年内出现进行性冻结步态;C1,言语/

语言障碍,即非流利性/失语法性原发性进行性失语或进行性言语失用。2级:O2,垂直扫视速度缓慢;P2,3年内后拉试验出现跌倒倾向;A2,帕金森综合征(强直少动、突出的轴性强直表现以及左旋多巴抵抗);C2,额叶行为和认知障碍表现。3级:O3,频繁的粗大方波眼震或睁眼失用症;P3,3年内后拉试验出现后退2步以上;A3,帕金森综合征[强直和(或)震颤和(或)非对称性和(或)左旋多巴反应良好];C3,皮质基底节综合征。

支持特征包括主诉(chief complaint,CC)和影像学发现(imaging finding,IF)两方面。前者包括:CC1,左旋多巴抵抗;CC2,运动减少性、痉挛性构音障碍;CC3,吞咽障碍;CC4,畏光。后者包括:IF1,显著的中脑萎缩或低代谢;IF2,突触后纹状体多巴胺能神经元变性。

在PSP的诊断中,一些特殊的体征和特殊检查能帮我们快速锁定PSP的诊断。

在体征中:

(1)向下凝视麻痹是PSP最有提示意义的体征。

(2)命令性的眼球运动较跟踪性运动受损明显,即开始命令其眼球向下看时,出现踌躇。

(3)轴性肌张力障碍也是PSP的主要体征之一,PSP颈部过伸的特殊姿势与PD成鲜明对比。

(4)"鼓掌征"阳性被认为是有助于PSP和FTD、PD鉴别诊断的重要体征。

(5)"惊恐面容",又称为Collier征,表现为眼睑退缩、眼球突出、惊恐面容,提示中脑病变,有助于PSP的诊断。

在特殊检查中:

(1)MRI:头部正中矢状位T1WI表现为中脑萎缩和小脑上脚萎缩可以作为进行性核上性麻痹与其他帕金森综合征的鉴别诊断依据。"蜂鸟征"和"牵牛花征"的诊断特异度均达100%,诊断灵敏度分别仅为68.4%和50.0%。中脑和脑桥长轴的垂直线比值<0.52同时中脑长轴垂直线<9.35 mm支持PSP特异度、敏感度均达100%。

(2)磁共振帕金森综合征指数(magnetic resonance parkinsonism index,MRPI):诊断PSP-RS的特异度达100%、灵敏度为99.2%~100.0%,优于垂直性眼球运动减慢(62%)和发病首年的跌倒发作(73%)。MRPI通过计算脑桥面积/中脑面积(正中矢状位)与小脑中脚宽度(矢状位)/小脑上脚宽度(冠状位)的乘积在界值>13.55则提示PSP。

(3)经颅超声:黑质异常高回声(SN+)在MSA-P和PSP患者中少见;豆状核高回声(LN+)在PD患者中少见;LN+见于70%~80%的MSA-P和PSP患者;第三脑室宽度增大(60岁以下人群第三脑室宽度和侧脑室前角宽度分别不超过7 mm和17 mm,60岁以上人群则分别为10 mm和20 mm)是PSP较特征性表现。因此若经颅超声发现SN-同时LN+,则提示为MSA-P或PSP,若在此基础上合并第三脑室宽度增大则高度提示PSP。

(4)^{18}F-脱氧葡萄糖(^{18}F-FDG)PET:4R tau蛋白相关疾病患者额叶、尾状核、中脑和丘脑葡萄糖呈低代谢。通过tau蛋白PET显像可以直接进行tau蛋白聚集和沉积的在体测量和定量分析,是一种很有前景的潜在诊断标记。

（5）脑脊液 tau 蛋白水平：与阿尔茨海默病（Alzheimer's disease，AD）患者脑脊液特点不同，PSP 患者脑脊液总 tau 蛋白（t‑tau）、磷酸化 tau 蛋白（p‑tau）水平较正常对照者降低或不变。

（上海交通大学医学院附属瑞金医院　杨晓东　谭玉燕　肖勤）

参考文献

［1］陈海波,苏闻,陈生弟,中华医学会神经病学分会帕金森病及运动障碍学组.中国进行性核上性麻痹临床诊断标准［J］.中华神经科杂志,2016,49（4）:272‑276.

［2］GRIMM MJ, RESPONDEK G, STAMELOU M, et al. Clinical conditions "suggestive of progressive supranuclear palsy"‑diagnostic performance［J］. Mov Disord，2020,35（12）:2301‑2313.

病例13　右上肢僵硬、乏力4年,言语不清2年,加重4个月——皮质基底节变性?

病史摘要

现病史：患者,女性,56 岁,因"右上肢僵硬、乏力 4 年,言语不清 2 年,加重 4 个月"入院。患者于 2017 年 3 月无明显诱因下出现右上肢动作迟缓,表现为做事变慢、乏力,有手指尖刺痛感、手心出汗,无肢体抖动。上述症状逐步加重。2017 年 12 月至外院骨科住院治疗,诊断为"腕管综合征",并行手术治疗,症状无好转。后逐渐出现右上肢抖动,右手不能持筷。2018 年 5 月外院诊断为"帕金森病",服用多巴丝肼、苯海索、金刚烷胺,具体服用情况不详,症状无好转。2019 年 7 月出现言语不清,口齿笨拙感,右上肢僵硬较前加重。外院给予多巴丝肼 125 mg 每天 3 次,苯海索 2 mg 每天 3 次,金刚烷胺 100 mg 早午各一次,症状无好转。2020 年 3 月患者出现行走缓慢,双下肢僵硬感,面部表情减少,外院诊断为"皮质基底节变性（可能）",服用卡左双多巴控释片 125 mg 每天 2 次,曲唑酮片 50 mg 每晚 1 次。患者近 4 个月来出现左上肢僵硬乏力,活动不灵活,轻度抖动,右上肢不适感,无处安放,翻身困难,不能独自穿衣,右手不能拿笔,偶有肌肉颤动感,不能辨别左右,行走缓慢加重,左上肢及双下肢膝关节以下疼痛感。现为求进一步诊治,门诊拟"帕金森综合征"收治入院。

病程中,大、小便正常,睡眠正常,否认嗅觉减退,否认性功能障碍,饮食正常,体重正常。

既往史：慢性胃炎史,否认高血压、糖尿病、冠心病等慢性病史。否认肝炎、结核等传染病史。2017 年曾因"腕管综合征"行手术治疗。

个人史：否认烟、酒等不良嗜好,否认冶游史,否认毒物接触史。

家族史：否认家族遗传史。

入院体检

内科系统体格检查：T 36.7℃, P 78 次/分,R 20 次/分,BP 120/66 mmHg,心、肺、

腹（一）。

神经系统专科检查：神志清，HR 86 次/分，律齐，BP 125/76 mmHg，R 20 次/分。心肺听诊无殊。面部表情少，眉心征（＋），眼球活动到位，但欠灵活。无视物重影。声音嘶哑，言语含糊，音调降低，颈项肌张力增高；四肢肌张力铅管样增高，右侧偏胜。四肢肌力正常，双上肢腱反射（＋＋＋），双下肢腱反射（＋＋）。双侧病理征阴性。左右失认，右上肢失用，右侧复合感觉较对侧减退。右上肢肌阵挛。行走时双上肢摆动减少，右侧更明显，无下肢拖曳。左手快速轮替动作、手指拍打、握拳伸掌变慢，右手无法完成。双下肢脚趾拍打、抬腿动作变慢，无姿势前倾前屈，无前冲步态，姿势反射（＋）。皮肤未见瘀点、瘀斑，双下肢未见水肿。

辅助检查

血常规、肝肾功能、尿常规、粪常规、电解质、DIC、BNP、甲状腺功能、血清自身免疫全套、肿瘤指标未见明显异常。维生素代谢全套、铜铁代谢、ApoE 基因无异常。红细胞沉降率 34 mm/h，C-反应蛋白 46.60 mg/L↑。卧立位血压：正常范围。简易精神状态量表（MMSE）：20 分（初中）。蒙特利尔认知评估（MoCA）：10 分。汉密尔顿焦虑量表（HAMA）：6 分。汉密尔顿抑郁量表（HAMD）：13 分。16 项嗅棒气味识别能力测试（SS-16）：10 分。非运动症状问卷（non-motor symptoms questionnaire，NMSQ）：5 分。胸部 CT（薄层）平扫：左肺下叶少许索条影，右肺下叶斑片影，两肺多发微小结节。甲状腺密度不均。心脏超声：超声心动图检查未见明显异常。甲状腺彩超：双侧甲状腺结节样病灶，拟甲状腺影像报告与数据系统（thyroid imaging reporting and data system，TI-RADS）分级为 2 类，双侧甲状旁腺区未见明显异常，双侧颈部未见明显异常淋巴结。泌尿系彩超：双肾膀胱未见明显异常，双侧输尿管未见明显扩张，残余尿小于 40 ml。腹部彩超：胆囊壁胆固醇结晶或小息肉，肝胰体脾未见明显异常。

初步诊断

皮质基底节变性。

初步诊疗经过

患者中年女性，右上肢僵硬、乏力 4 年，言语不清 2 年，主要为慢性起病、渐进性加重。病程中表现为双侧肌强直及行动迟缓，同时存在右上肢失用、肌阵挛、皮质感觉障碍及左右失认，对多巴丝肼治疗反应差，考虑"帕金森综合征"，皮质基底节变性可能性大。

病例讨论

住院医师

患者中年女性，右上肢僵硬、乏力 4 年，言语不清 2 年，加重 4 个月。主要为慢性起病、进行性加重。

定位诊断：患者右上肢起病，病程中表现为肢体僵硬、肌张力增高，左右不对称，右侧为著。左上肢轮替动作完成差，摆动少，右上肢不能完成。面部表情减少，眉心征（＋），行动迟缓。考虑定位于锥体外系。同时患者存在右上肢失用、左右失认以及右侧复合感觉减退，定位于左侧优势半球。

定性诊断:慢性起病,进行性加重。主要表现为行动迟缓和肌强直,累及锥体外系,双侧受累但显著不对称,符合帕金森综合征表现。患者既往没有相关家族史,没有脑血管病高危因素,没有毒物接触史,否认近期感染史,没有罹患免疫相关疾病病史,没有肿瘤病史,没有内分泌代谢紊乱及相关疾病史,故考虑为神经变性病范畴。患者帕金森样症状对左旋多巴类药物无效,且存在右上肢失用、肌阵挛、左右失认及右侧皮质复合感觉障碍的表现,考虑帕金森叠加综合征中的皮质基底节变性可能。

主治医师

同意住院医师的分析。患者为中年女性,慢性病程,主要表现为肌强直、行动迟缓,符合帕金森综合征表现。除锥体外系外,患者还有其他皮质症状。

(1) 右侧上肢失用:患者主要表现为观念运动性失用,嘱患者写字,患者有抬右手的动作,且左手将笔送至右手,但右手不能持笔写字。定位于左侧优势半球缘上回及运动区和辅助运动区。

(2) 右手肌阵挛:皮质来源肌阵挛在受到触觉刺激、光刺激或运动时可诱发或加重,该患者抬右手动作时,肌阵挛明显加重,考虑为运动性肌阵挛,定位于左侧大脑皮质。

(3) 左右失认:患者不能准确分辨左右侧肢体,因失用不能书写,可完成简单计算,考虑左侧优势半球顶叶角回区域受累。

(4) 右侧皮质感觉障碍:患者有右侧肢体皮质复合感觉障碍,包括图形觉和两点辨别觉障碍,提示左侧半球中央后回受累。再联系患者最初的表现右手指尖刺痛感,实际上也为皮质感觉障碍的一种表现,但是被误认为"腕管综合征"。

综上,该患者满足非对称性,并符合2条运动症状(肌强直/行动迟缓和肌阵挛),符合2条皮质症状(失用和皮质感觉障碍),故诊断考虑帕金森叠加综合征中的皮质基底节综合征(很可能)。但需要与多系统萎缩进行鉴别。多系统萎缩主要累及基底节、脑桥、橄榄体、小脑和自主神经系统,临床上除了具有帕金森样的锥体外系症状外,尚有自主神经、小脑和锥体系损害的多种临床表现,多数患者对左旋多巴反应不敏感。该患者没有小脑和自主神经系统损害的表现,故不符合。可以通过氟脱氧葡萄糖正电子发射计算机断层扫描(fluorodeoxyglucose positron emission tomography,FDG‐PET)/tau 蛋白正电子发射断层扫描(tau‐PET)来进一步明确。

主任医师

同意以上医生的分析,本例患者慢性起病,进行性加重,主要累及锥体外系和皮质。其症状存在一个显著特点,即不对称性,失用、肌阵挛、皮质感觉障碍均为右侧。非对称性、锥体外系、皮质症状组合在一起时,应高度怀疑皮质基底节综合征。皮质基底节变性是基于病理学改变的诊断,而皮质基底节综合征是基于临床症状和体征做出的临床诊断。

皮质基底节变性包括多个表型,如皮质基底节综合征、额叶行为空间综合征(frontal behavioral‐spatial syndrome,FBS)、非流利型或语法缺失型原发性进行性失语,以及进行性核上性麻痹综合征(progressive supranuclear palsy syndrome,PSPS)。约有5%患者为以上多种表型的混合。在皮质基底节综合征患者中,肌强直、行动迟缓是最常见的症状,而受累肢体的失用是核心症状之一。57%的皮质基底节变性患者有肢体失用。观念运动性失用为最常见的类型(患者失去依靠语义记忆完成动作的能力,表现为不能按照指令完成复杂动作或模仿动作)。而其他症状,如局灶性肌阵挛、肌张力障碍、皮质感觉障碍、异己肢等也是诊断皮质基底节综合征的重要线索。该疾病以药物、康复及心理疏导等综合治疗为主,不能通过 DBS 手术获益。帕金森样症状可考虑左旋多巴/多巴胺受体激动剂/左旋多巴联合恩他卡朋/MAO-B 抑制剂等治疗。药物应用中应注意药物之间的相互作用及可能的不良反应等。可请康复科行康复训练指导。

总结：根据患者目前的病情及初步检查结果，诊断考虑为皮质基底节变性中的皮质基底节综合征可能性最大，需完善磁共振影像或功能 PET 影像等检查进一步辅助诊断。

后续诊疗经过

患者进一步完善相关检查。头颅 MRI：脑萎缩，左侧顶叶较对侧更显著（图 13-1）。头颅 PET/CT：左侧额叶、顶叶、左侧中央区代谢明显减低，左侧纹状体和尾状核亦可见部分代谢降低（图 13-2、图 13-3、图 13-4）。头颅 SWI：磁敏感序列未见明显异常。给予：多巴丝肼 125 mg，三餐前 1 小时，改善锥体外系症状；巴氯芬 10 mg，每天 3 次，降低肌张力；氯硝西泮 0.5 mg，每晚 1 次，曲唑酮片 50 mg，每晚 1 次，改善睡眠；左乙拉西坦 0.25 g，每天 2 次，抗肌阵挛；康复科指导康复训练。

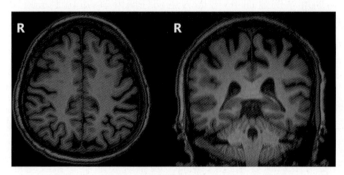

图 13-1　头颅 MRI 提示脑萎缩，左侧顶叶较明显

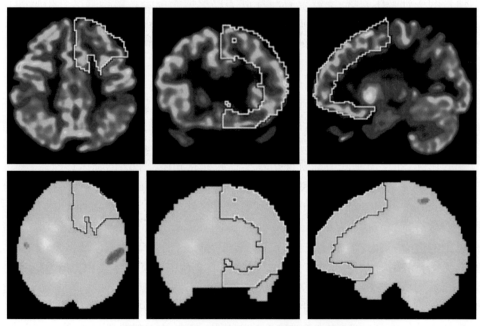

图 13-2　FDG-PET/CT 示左侧额叶代谢减低

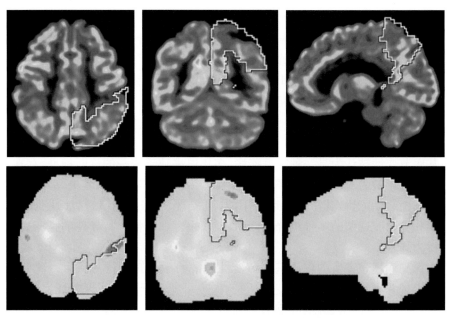

图 13 - 3　FDG - PET/CT 示左侧顶叶代谢减低

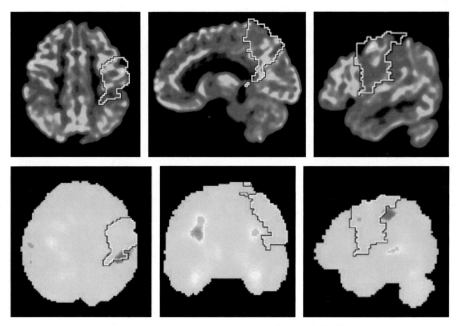

图 13 - 4　FDG - PET/CT 示左侧中央区代谢减低

最终诊断

　　皮质基底节综合征。

疾病诊疗过程总结

　　患者为中年女性,右上肢僵硬、乏力 4 年,言语不清 2 年,主要为慢性起病、渐进性加重。

病程中表现为双侧肌强直及行动迟缓,同时存在右上肢失用、肌阵挛、皮质感觉障碍及左右失认,对多巴丝肼治疗反应差,FDG-PET/CT 显示左侧额叶、中央区、顶叶及纹状体代谢较右侧更低,有明显不对称,最终明确诊断为皮质基底节综合征。给予多巴丝肼改善锥体外系症状、巴氯芬降低肌张力、左乙拉西坦片抗肌阵挛、氯硝西泮和曲唑酮改善睡眠,并请康复科指导康复训练治疗,最终患者症状得到部分改善。

诊疗启迪

皮质基底节变性被认为是一种罕见疾病,多年以来缺乏统一的诊断标准,存在诊断不足现象。一般发病年龄为 60~80 岁,平均 63 岁。多为散发性,常无家族史。其典型症状为进行性的不对称性运动障碍,其特征为运动不能、肌强直、肌张力障碍、局灶性肌阵挛、观念运动性失用症和异己肢现象的多种组合。然而,该病也存在其他非特异性的临床表现,包括发生认知或行为异常。

现已认识到病理学证实的皮质基底节变性通常始于认知或行为障碍。此外,特征性的认知和运动表现并不是皮质基底节变性所特有,也可能见于其他病理学证实的神经变性疾病,包括进行性核上性麻痹、额颞叶痴呆和阿尔茨海默病。这使得一些专家将术语"皮质基底节综合征(corticobasal syndrome,CBS)"用于临床诊断的病例,而将皮质基底节变性(corticobasal degeneration,CBD)仅用于神经病理学证实的病例。细胞骨架蛋白 tau 的异常是皮质基底节变性的病理学基础,皮质基底节变性因此被分类为 tau 蛋白病。

皮质基底节变性的主要临床症状表现为以进行性非对称性起病的左旋多巴抵抗为特点的帕金森综合征、肌张力障碍和肌阵挛;同时多出现高级皮质症状,包括失用、异己肢现象、皮质感觉障碍、认知障碍、行为障碍和失语。根据我国 2019 年皮质基底节变性诊断标准及治疗中国专家共识,其具体临床表型见表 13-1。

表 13-1 皮质基底节变性的临床表型

临床表型	临床表现
很可能 CBS	非对称性,并满足以下 a~c 中的 2 个运动症状和 d~f 中的 2 个皮质症状:(a)肌强直或运动迟缓;(b)肢体肌张力障碍;(c)肢体肌阵挛;(d)口或肢体失用;(e)皮质感觉障碍;(f)异己肢
可能 CBS	可以为对称性,并满足以下 a~c 中 1 个运动症状和 d~f 中 1 个皮质症状:(a)肌强直或行动迟缓;(b)肢体肌张力障碍;(c)肢体肌阵挛;(d)口或肢体失用;(e)皮质感觉障碍;(f)异己肢
FBS	满足以下 2 个症状:(a)执行功能障碍;(b)行为或人格改变;(c)视空间功能障碍
naPPA	语法错误加以下 1 个症状:(a)语法或句子理解障碍而单个词语理解相对保留;(b)言语产生困难(言语失用症)
PSPS	满足以下 3 个症状:(a)轴性或对称性肌强直或运动障碍;(b)姿势不稳或跌倒;(c)尿失禁;(d)行为改变;(e)核上性垂直凝视麻痹或垂直扫视速度下降

注:CBS,皮质基底节综合征;FBS,额叶行为空间综合征;naPPA,非流利性原发性进行性失语;PSPS,进行性核上性麻痹综合征

皮质基底节变性的诊断包括"很可能的皮质基底节变性"和"可能的皮质基底节变性"。

根据2019年皮质基底节变性诊断标准及治疗中国专家共识,具体诊断标准如表13-2所示。需注意,如出现以下几点,则不支持皮质基底节变性的诊断。

（1）路易小体病相关证据：典型的4~6 Hz静止性震颤,持续左旋多巴反应性或幻觉。

（2）多系统萎缩相关证据：自主神经系统障碍或小脑症状。

（3）肌萎缩侧索硬化相关证据：上下运动神经元同时受累症状。

（4）语义性痴呆或音韵失调型原发性进行性失语。

（5）局部性脑损伤引起的结构性损害。

（6）颗粒体蛋白PGRN基因突变；TDP-43基因突变、FUS基因突变。

（7）阿尔茨海默病相关证据：如阿尔茨海默病相关基因突变等。

表13-2 皮质基底节变性诊断标准

指　标	很可能 CBD	可能 CBD
起病特点	隐袭起病,逐渐进展	隐袭起病,逐渐进展
症状持续时间	至少1年	至少1年
起病年龄	≥50岁	无
家族史（2个或以上亲属）	排除	允许
可能的表型	很可能 CBS；或②FBS 或 naPPA 加上至少1条 CBS特征（a~f^a）	可能 CBS；或②FBS 或 naPPA；或③PSPS 加上至少1条 CBS特征（b~f^a）
tau 蛋白相关基因突变	排除	允许

注:a指表13-1中CBS临床表现的有关项目

在治疗上,现阶段无相应的疾病修饰治疗。主要为对症治疗。具体治疗策略见图13-5（来自2019年皮质基底节变性诊断标准及治疗中国专家共识）。

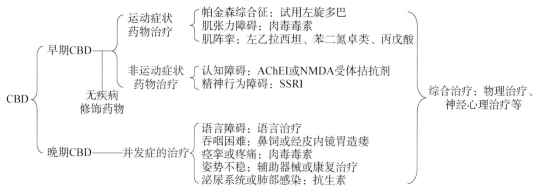

图13-5 皮质基底节变性治疗策略

注:CBD,皮质基底节变性；AChEI,乙酰胆碱酯酶抑制剂；NMDA,N-甲基-D-天冬氨酸受体拮抗剂；SSRI,5羟色胺再摄取抑制剂

专家点评

1. 行业内知名专家点评（肖勤，教授，上海交通大学医学院附属瑞金医院神经内科）

皮质基底节综合征这一疾病的发病率低，诊断较为复杂，容易漏诊、误诊。由于该病多表现为肌强直、失用等症状，单侧甚至单肢起病，故患者往往首诊于其他相关科室。在本例中，该患者最初首诊于骨科，考虑为"腕管综合征"并进行了手术处理，但无明显效果。随着病情的发展，神经内科医师依靠对临床表现的精确分析和影像学辅助手段，给予明确诊断，并进行对症治疗。整个过程可谓一波三折。但这种波折，对患者及其家庭来说，却是痛苦的，也耗费了人力和财力。

对于神经科医生来说，对于这类罕见病，务必要做到心中有根"弦"，特别是患者症状不典型，或早期临床症状和体征相对较少时，应该积极地寻找蛛丝马迹，排查诊断。注意识别/辨别局灶性肌张力障碍、局灶性肌阵挛、失用、异己手等相对特异性但又容易遗漏的临床特征。例如，有些临床医师对肌阵挛认识不足，将肌阵挛误认为是震颤，这样可能会导致整个诊疗思路错误，出现误诊或漏诊。当识别这些临床特征后，虽然患者当时的临床表现不足以诊断很可能或可能的皮质基底节综合征，应密切随访，或借助更先进的分子影像工具例如 FDG - PET 或 DAT - SPECT 等检查寻找更多的临床诊断依据。

2. 主任点评（谭玉燕，副主任医师，上海交通大学医学院附属瑞金医院神经内科）

异常构型的 tau 蛋白是皮质基底节变性的神经病理学基础，tau 蛋白的异常磷酸化会干扰微管功能、损害轴突运输等一系列后果。新近的一项研究发现，tau 蛋白引起的星形胶质细胞病变在脑内的分布是有一定阶段顺序的：第一阶段累及额顶叶皮质，第二阶段累及颞枕叶皮质，第三阶段累及纹状体和杏仁核，第四阶段累及脑干。这种病理的发展过程可能与临床症状的进展平行，也许对症状的识别和疾病诊断有一定帮助。同时，我们亦可寻找一些合并症状作为鉴别的参考，例如一些患者若出现快眼动期睡眠行为异常或嗅觉减退，则更倾向于 α 突触核蛋白谱系病；若出现快速进展的认知障碍则需考虑朊蛋白病；而一些具有针对性的神经心理学测试和临床量表也有助于将皮质基底节变性与其他类型的痴呆相区分。除此之外，一些先进的功能影像检查也可发现潜在的皮质基底节综合征的生物标志物。其中包括 FDG - PET、DAT - SPECT、HmPaO - SPECT、tau - PET 及高分辨率磁共振的基于体素的形态学分析等。

尽早地明确诊断虽然对患者的治疗有很大帮助，但总体来说，皮质基底节综合征预后较差（中位生存期5～8年）。近期有一些临床试验使用诸如微管稳定剂类药物尝试治疗该病，但现阶段尚无确切的疾病修饰药物。即使如此，以改善帕金森综合征症状、改善心境、维持认知功能、防跌倒以及营养支持有机结合为主的个体化综合治疗，对提高患者的生活质量和延长生存时间仍然非常关键。

（上海交通大学医学院附属瑞金医院　周立彻　谭玉燕　肖勤）

参考文献

[1] 中华医学会神经病学分会帕金森病及运动障碍学组,中国医师协会帕金森病及运动障碍专业委员会.皮质基底节变性诊断标准及治疗中国专家共识[J].中国神经免疫学和神经病学杂志,2019,26(4):240-245.

[2] KARAKAYA T, FUBER F, PRVULOVIC D, et al. Treatment options for tauopathies [J]. Curr Treat Options Neurol,2012,14(2):126-136.

[3] ARMSTRONG MJ, LITVAN I, LANG AE, et al. Criteria for the diagnosis of corticobasal degeneration [J]. Neurology,2013,80(5):496-503.

[4] PARDINI M, HUEY ED, SPINA S, et al. FDG-PET patterns associated with underlying pathology in corticobasal syndrome [J]. Neurology, 2019,92(10):e1121-e1135.

[5] KOVACS GG, XIE SX, ROBINSON JL, et al. Sequential stages and distribution patterns of aging-related tau astrogliopathy (ARTAG) in the human brain [J]. Acta Neuropathol Commun,2018,6(1):50.

病例14 反应迟钝、活动笨拙32年,肢体僵硬2年——帕金森综合征?

病史摘要

现病史:患者,女性,33岁,因"反应迟钝、活动笨拙32年,肢体僵硬2年"入院。1岁时(1980年)家属发现患者较正常儿童反应迟钝、活动稍笨拙,之后学讲话较正常儿童晚,智商较同龄人差。随年龄增长,表现为与他人交流少、记忆力差、常外出迷路、计算力差。当时未引起重视,未治疗。2010年开始出现肢体僵硬,活动笨拙较前加重,行走时步伐偏小、双手摆动少,起身、转身、行走偏慢,扣衣扣、穿鞋、系鞋带等缓慢,渐发展至坐位时易后仰翻倒,无肢体抖动、行走不稳,无肢体无力等。2012年11月就诊于当地医院,查头颅CT提示"脑萎缩、以双侧额叶为著",查头颅MRI提示"双侧黑质区对称性病变,局部铁沉积可能,轻度脑萎缩"(图14-1),予以多巴丝肼250 mg治疗,由1/4片tid加量至1/2片tid,经治疗后肢体僵硬症状有所改善,出院诊断为"智力障碍、帕金森综合征(多系统萎缩)",出院后继续服用多巴丝肼1/2片tid治疗。于2012年12月26日收入我科。发病以来,精神欠佳,食欲、睡眠基本正常,间歇出现便秘,小便正常。

既往史:儿时多次发热后出现惊厥发作。

个人史:出生于原籍,否认有长期异地居住史,否认有疫水接触史及中毒史。

月经史:平素月经规则。

家族史:否认有家族性遗传性疾病史。

入院体检

内科系统体格检查:T 36.8℃, P 80次/分,R 20次/分,BP 110/80 mmHg,心、肺、腹(一)。

神经系统专科检查:神清,言语欠清,反应迟钝,对答部分切题,查体欠合作。记忆力、定向力、理解力、计算力明显下降,MMSE 6分(文盲)。双侧瞳孔等大等圆,直径3mm,对光反射灵敏,眼球活动自如,双侧额纹对称,双眼闭合有力。鼻唇沟对称,伸舌居中,咽反射存在。颈软,无抵抗。四肢肌力 5 级,未见肌萎缩。颈部、四肢肌张力增高,右侧较左侧明显,双上肢屈肌张力疑似更高,双下肢伸肌张力疑似更高。眉心征(＋)。双侧肱二头肌、肱三头肌、桡骨膜反射(＋＋),右侧膝反射(＋＋＋),右侧踝阵挛(＋),左侧膝反射、踝反射(＋＋)。针刺觉正常,运动觉、位置觉等不合作。右侧 Babinski 征、Chaddock 征(＋),左侧(－)。指鼻试验正常,跟膝胫试验、轮替试验完成差,闭目难立征阴性,直线行走不能。行走、转身偏慢,行走时双上肢摆动幅度小,呈慌张步态。脑膜刺激征阴性。

辅助检查

血常规、生化、DIC:均正常。铁蛋白 9.0 ng/ml,铜蓝蛋白 28.10 mg/dl。叶酸 4.78 ng/ml,维生素 B_{12} 383.0 pg/ml。抗双链 DNA IgG 3.9 IU/ml;p - ANCA、c - ANCA 阴性。类风湿因子＜20 IU/ml,ASO 67 IU/ml。心脏彩超:轻度三尖瓣关闭不全。膀胱残余尿:残余尿约 10 ml。头颅磁共振波谱分析(magnetic resonance spectroscopy,MRS):左侧黑质区肌醇峰值增高,双侧苍白球区乙酰天门冬氨酸峰值减低。电生理检查:四肢神经传导速度(NCV)未见异常,肛门括约肌肌电图(EMG)示神经源性肌电改变;左侧脑干听觉诱发电位(BAEP)I 波分化略差,左侧胫神经体感诱发电位(SEP)、双侧模式翻转视觉诱发电位(PrVEP)异常(波幅降低、潜伏期偏长)。头颅 MRI:双侧苍白球、黑质及红核符合铁沉积改变;轻度脑白质变性,轻度脑萎缩改变,垂体体积增大(图 14 - 2)。

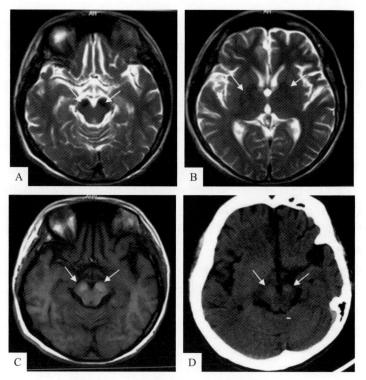

图 14 - 1 外院头颅 MRI(1.5T)和头颅 CT

A. 头颅 MRI T2 像:中脑黑质部位明显低信号,提示铁沉积(白色箭头);B. 头颅 MRI T2 像:基底节部位轻度铁沉积(白色箭头);C. 头颅 MRI T1 像:中脑黑质部位高信号,提示铁沉积(白色箭头);D. 头颅 CT:中脑黑质部位高密度,提示可能存在继发性钙沉积(白色箭头)

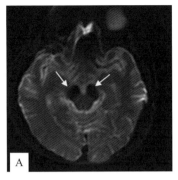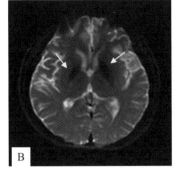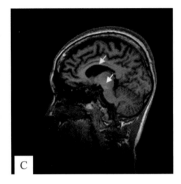

图 14-2　我院头颅 MRI(3.0T)

A. 头颅 MRI T2 像：中脑黑质部位明显低信号，提示铁沉积（白色箭头）；B. 头颅 MRI T2 像：基底节部位铁沉积（白色箭头），但较黑质部位程度轻；C. 头颅 MRI T1 像（矢状位）：中脑黑质部位高信号，提示铁沉积（白色箭头），伴有胼胝体萎缩（黄色箭头）

初步诊断

帕金森综合征。

初步诊疗经过

患者入院后评估叶酸、维生素等代谢因素；铁蛋白、铜蓝蛋白、K-F 环，以及 ANCA、抗双链 DNA 等免疫因素检测均正常。进一步复查头颅影像：双侧苍白球、黑质及红核符合铁沉积改变；轻度脑白质变性，轻度脑萎缩改变。患者主要表现为锥体外系症状，精神发育迟滞。查体发现有高级皮质、锥体外系及锥体束等多系统受累，结合头颅影像学检查，需要考虑脑组织铁沉积病。给予多巴丝肼治疗，患者行动迟缓等症状有一定改善。

病例讨论

住院医师

该患者为女性，33 岁，病程分为两个阶段，第一个阶段为幼儿时期，患者精神发育迟滞，主要表现为语言能力、计算力、记忆力等高级认知功能发育较正常儿童差。外院曾诊断为"脑瘫"。第二个阶段为成年期，约 31 岁左右发病，主要表现为行动迟缓、肢体僵硬等锥体外系表现。体格检查发现高级皮质、锥体外系、锥体束、小脑等受累。外院曾经诊断为"多系统萎缩"。

单从临床表现及查体难以进行定性分析，疾病两个阶段用一元论还是两元论考虑？ 神经影像检查给了更多提示：双侧苍白球、黑质及红核符合铁沉积改变，故诊断考虑脑组织铁沉积性神经变性病（neurodegeneration with brain iron accumulation，NBIA）。需要进一步筛查 NBIA 相关基因，明确诊断。

主治医师

同意住院医师的分析。NBIA 是非常少见的病例，发病率为(1～3)/1 000 000。NBIA 有多种亚型，目前已经明确致病基因的有 10 种亚型。那么这个患者是哪一种类型？该患者头颅影像除了提示明显铁沉积外，还有一个突出的影像学表现对定性诊断有帮助，就是黑质部位明显铁沉积，在 T2 像低信号，在 T1 像高信号，在 CT 上黑质部位表现高密度。这种特殊的影像学表现提示该患者可能是 NBIA 亚型中的 β 螺旋蛋白相关性神经变性病（β-propeller protein associated neurodegeneration，BPAN）。BPAN，又称为儿童期静态性脑病成年期神经变性病（static encephalopathy of childhood with neurodegeneration in adulthood，SENDA）。从 SENDA 的命名中可以看出该疾病分为两个阶段：儿童期为静态性脑病，主要表现为运动功能及智力均较同龄儿发育迟缓，疾病在很长一段时间内处于静止期，到 20～30 岁时开始出现帕金森样表现、肌张力障碍、痉挛等，我们称之为二阶段病程。该患者的临床表现完全符合本病的发展进程，提示应该用一元论来诊断，需要进一步行 WDR45 基因检测明确诊断。

主任医师

NBIA 不同的亚型其影像学表现不同，如泛酸激酶相关性神经变性疾病（pantothenate kinase associated neurodegeneration，PKAN）病例 T2 相上可见苍白球部位铁沉积显示低信号，而在苍白球的前内侧由于神经元死亡、胶质增生而显示高信号，表现为"虎眼征"。非钙依赖型磷脂酶 A2 相关性神经变性病（phospholipase A2 associated neurodegeneration，PLAN）患者异常铁沉积主要累及苍白球，可伴有大脑或小脑的萎缩，以及胼胝体萎缩变细的影像表现。该患者特殊的头颅 MRI 表现以及独特的双阶段病程，是诊断的关键。结合病史、症状、体征及辅助检查，可诊断为脑组织铁沉积病中的 β 螺旋蛋白相关性变性病。后续进一步 WDR45 基因检测明确诊断。建议进一步完善 DAT－SPECT 检查明确是否有基底节部位的损害，为锥体外系表现提供影像依据。

后续诊疗经过

随后的基因检测结果显示，该患者 WDR45 基因第 9 外显子区存在点突变 c.T755G（图 14－3），导致 p.Leu252Arg 氨基酸改变。进一步证实了临床定性诊断。完善 99mTc－TRODAT－1 SPECT 检查，发现该患者双侧基底节多巴胺转运体再摄取下降（图 14－4），提示确实存在黑质纹状体多巴胺能系统损害。文献报道，左旋多巴对 BPAN 的锥体外系症状

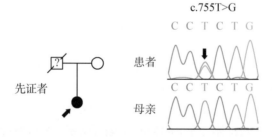

图 14－3　患者 WDR45 基因第 9 外显子区存在点突变 c.T755G

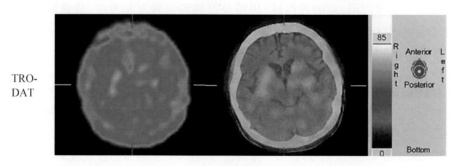

图 14－4　患者 99mTc－TRODAT－1 SPECT 检查示双侧基底节多巴胺转运体再摄取下降

有一定疗效,该患者给予多巴丝肼治疗后,UPDRS-III 评分改善约 50%,极大改善了患者的生活质量。可以进一步随访左旋多巴对 BPAN 药物疗效的持久性。

最终诊断

脑组织铁沉积病中的 β 螺旋蛋白相关性变性病。

疾病诊疗过程总结

患者为 33 岁女性,因"反应迟钝、活动笨拙 32 年,肢体僵硬 2 年"入院。患者主要表现为锥体外系症状、精神发育迟滞。查体发现有高级皮质、锥体外系及锥体束等多系统受累,头颅 MRI 示双侧苍白球、黑质及红核符合铁沉积改变,需要考虑脑组织铁沉积病。随后的基因检测结果显示,该患者 WDR45 基因第 9 外显子区存在点突变 c.T755G(图 14-3),导致 p.Leu252Arg 氨基酸改变。进一步证实了临床定性诊断,并给予多巴丝肼治疗。

诊疗启迪

(1) 该患者多次误诊,主要是因为该病例为罕见病,临床医生对该病不够了解,通过该病例的诊断分析及治疗,会增进临床医生对该病的认识。

(2) 黑质部位明显铁沉积,表现为 T2 像低信号,T1 像高信号,在 CT 上黑质部位表现高密度。结合儿童期静态性脑病和成年期神经变性病的二阶段病程,有助于诊断 BPAN。

(3) 多巴丝肼对 BPAN 治疗有效,早期诊断、早期治疗可以显著改善患者的生活质量。

专家点评

1. 行业内知名专家点评(陈先文,教授,安徽医科大学第一附属医院神经内科)

BPAN 疾病为罕见病,本例患者为国内首例。其临床表现及影像学表现均非常有特征性。患者幼儿发病,运动功能及智力均较同龄儿发育迟缓。后疾病很长一段时间内处于静止期,到 30 岁时开始出现帕金森样、肌张力障碍、痉挛等表现。儿童期静态性脑病和成年期神经变性病的二阶段病程是 BPAN 典型的临床特征,了解该病例后可以避免以后临床工作中将此类患者误诊为"脑瘫"叠加"帕金森综合征"。在影像上,BPAN 也具有特征性,铁沉积可以累及双侧苍白球、黑质及红核等部位,但黑质铁沉积较苍白球更明显,且在 T1 像上显示高信号,在 CT 上黑质部位表现高密度。了解该病的特征性临床表现和影像学表现有助于及早识别和诊断。

2. 主任点评(陈生弟,教授,上海交通大学医学院附属瑞金医院神经内科)

BPAN 是 NBIA 中的一种。NBIA 是一组遗传性神经变性疾病,特征表现为铁在脑组织的异常沉积,最常见部位在苍白球和(或)黑质,全脑萎缩和小脑萎缩也是常见表现。NBIA 的特征性临床表现为进行性肌张力障碍、构音障碍、痉挛和帕金森样症状,视网膜变性和视神经萎缩也很常见。发病年龄跨度广,从婴儿到成人均可发病。进展可快可慢,可以有一段长的稳定期。

近年来,NBIA 疾病谱系中的 10 个亚型已经明确了致病基因,如 PKAN、PLAN 等。此类疾病的诊断需要详细询问病史、家族史以及全面的体格检查。步态异常,进行性加重的锥体外系症状,伴有认知障碍、精神行为异常、视神经萎缩或视网膜色素变性等对 NBIA 有提示意义。发病年龄也是关键性因素,各亚型中除了神经铁蛋白病(neuroferritinopathy,NFT)和血浆铜蓝蛋白缺乏症(aceruloplasminemia,ACP)中年起病,其余各型多为儿童、青少年起病,成年起病少见。辅助检查中头颅 MRI 检查是目前诊断或排除 NBIA 最有力的手段。铁属于顺磁性物质,异常铁沉积在 MRI 上有特征性的表现。在常规序列 T2 相及磁敏感序列,如梯度回波序列(gradient echo sequence,GRE)和磁敏感加权成像(SWI),铁沉积部位显示低信号。在 T1 像铁沉积显示等信号。常见铁沉积部位为苍白球、黑质、红核、丘脑等脑深部灰质核团。眼底检查、视觉电生理检查也非常重要,可以明确患者有无视神经萎缩、视网膜色素变性等。

详细的病史、体格检查、辅助检查可以非常有效地帮助临床医生对 NBIA 进行诊断,基因检测可以确诊。对于临床症状不典型的患者,如仅表现为步态障碍、锥体外系症状,影像上也未见明显铁沉积征象,在排除其他考虑的疾病后,仍应该进行 PANK2、PLA2G6 基因检测,以确诊或排除这两种最常见的 NBIA 亚型。

对于 NBIA 疾病谱系的治疗还缺乏有效的手段。目前仍然是对症治疗、营养支持、预防并发症。对帕金森样症状,左旋多巴治疗可能有效,对于 PLA2G6 相关性肌张力障碍-帕金森综合征(PLA2G6-associated dystonia-parkinsonism,PLAN-DP)、BPAN、线粒体膜蛋白相关性神经变性病(mitochondrial membrane protein associated neurodegeneration,MPAN)、Kufor-Rakeb 病(Kufor-Rakeb disease,KRD)疗效相对确切,但是早期容易出现异动症、加重精神症状等并发症。不推荐使用多巴胺受体激动剂,尤其是对于伴有明显精神症状的患者。对于局灶性或节段性肌张力障碍,注射 A 型肉毒毒素有效。对于偏侧性或全身性肌张力障碍,可口服苯海索、巴氯芬、复方左旋多巴、苯二氮䓬类药物。巴氯芬对痉挛状态可能有效。

(上海交通大学医学院附属瑞金医院　谭玉燕　周海燕　刘军)

参考文献

[1] BEHRENS MI, BRÜGGEMANN N, CHANA P, et al. Clinical spectrum of Kufor-Rakeb syndrome in the Chilean kindred with ATP13A2 mutations [J]. Mov Disord, 2010, 25(12): 1929 – 1937.

[2] CASTELNAU P, CIF L, VALENTE EM, et al. Pallidal stimulation improves pantothenate kinase-associated neurodegeneration [J]. Ann Neurol, 2005, 57(5): 738 – 741.

[3] CROMPTON DE, CHINNERY PF, BATES D, et al. Spectrum of movement disorders in neuroferritinopathy [J]. Mov Disord, 2005, 20(1): 95 – 99.

[4] DICK KJ, ECKHARDT M, PAISÁN-RUIZ C, et al. Mutation of FA2H underlies a complicated form of hereditary spastic paraplegia (SPG35) [J]. Hum Mutat, 2010, 31(4): E1251 – 1260.

[5] EDVARDSON S, HAMA H, SHAAG A, et al. Mutations in the fatty acid 2-hydroxylase gene are associated with leukodystrophy with spastic paraparesis and dystonia [J]. Am J Hum Genet, 2008, 83(5): 643 – 648.

病例 15 右手书写困难 4 年，左手不自主抖动 2 年，口齿不清 1 个月——运动障碍性疾病？

病史摘要

现病史：患者，男性，15 岁，自 2009 年（3 年前）无明显诱因下出现右手不自主运动，表现为写字时手部不灵活伴手部不自主扭转动作（图 15-1、图 15-2）。2 年前出现左手抖动，平举、紧张、用力时加剧，在特殊姿势时消失。1 个月前手部抖动加重，频率及持续时间明显增加，并开始出现口齿不清，无饮水呛咳，无吞咽困难。半个月前，查甲状腺功能示 TGAb 5.96 IU/ml（参考值<4.11 IU/ml），1 周前查头颅 MRI 未见异常。2012 年 6 月收治入院。追问病史，患者于 1 年前因摔倒后左侧膝盖受伤，其后出现走路时膝盖无法弯曲，此后行走时姿势步态出现异常，但平卧时左侧膝盖仍可弯曲。自发病以来，精神可，胃纳可，二便正常，体重无明显下降。

既往史：无特殊。

个人史：长期居住生活于原籍，否认疫区、疫水接触史。足月产，出生评分好，既往学习成绩可，3 年前因改为左手写字成绩变差。

婚育史：未婚未育。

家族史：无家族相关性疾病史。

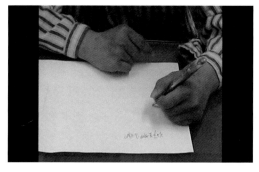 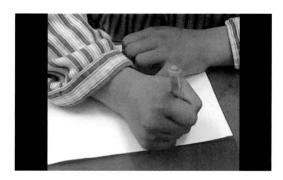

图 15-1 患者左手书写时右手有不自主痉挛　　图 15-2 患者右手书写时手腕内收不自主扭动

入院体检

内科系统体格检查：T 36.8℃，P 70 次/分，R 18 次/分，BP 110/70 mmHg，心、肺、腹（-）。

神经系统专科检查：神清，精神可，定向力可，对答切题，查体合作，MMSE 评分 30，MoCA 评分 30。额纹对称，双眼球活动自如，可见短暂水平相细微眼震。双侧瞳孔直径 3.0 mm，等大等圆，鼻唇沟对称，伸舌居中，双侧咽反射略迟钝。眼底检查无异常。浅、深感觉及皮质复合感觉正常。四肢肌力 5 级，肌张力正常。双侧肱二头肌、肱三头肌、桡骨膜反射（+），左桡骨膜转化（+），右膝反射（+++），左膝反射（++），踝反射（+）。病理征未引出。右上肢快复轮替动作略差，指鼻、跟膝胫试验稳准，Romberg 征阴性。向前行走时右下肢拖曳,内翻;向后行走时,右下肢拖曳内翻完全消失。静息状态下,右手可见扭转样动作,左手可见震颤(但上臂平举内旋时震颤减弱)。平举时可见双上肢远端震颤,右手震颤甚于左侧并伴有抽动,特定姿势时震颤可减轻甚至消失。左手持笔书写时略显不灵活,同时右手出现痉挛样动作(图 15-1);右手握笔写字出现扭转样动作,右手腕伴有屈曲内收样姿势异常,且同时左手出现不自主扭曲(图 15-2)。双足可见高弓足。

辅助检查

血常规、肝肾功能、电解质、血脂、血糖均正常。铜蓝蛋白测定:23.00 mg/dl。性激素全套:催乳素(prolactin,PRL)49.07 ng/ml↑,黄体生成素(luteinizing hormone,LH)、卵泡刺激素(follicle stimulating hormone,FSH)、雌二醇(estradiol,E2)、孕酮(progesterone,P)、睾酮(testosterone,T)均正常。乳酸测定:静息状态 1.65 mmol/L,运动后 15 min 乳酸 2.05 mmol/L。外周血涂片检查未见异常。心电图、胸片、心脏超声:正常。眼底裂隙灯检查:未见 K-F 环。脑电图:双侧后半球轻度慢波增多。肌电图:NCV 正常,右侧伸指总肌、第一骨间肌 EMG 提示肌张力障碍,BAEP 常规刺激左侧 V 波分化较差,双侧 PrVEP 异常,胫神经 SEP 正常。颈椎 MRI:颈椎退行性改变;$C_3 \sim C_4$、$C_4 \sim C_5$ 椎间盘轻度膨出。头颅 MRI:未见明显异常。

初步诊断

运动障碍性疾病(原因待查)。

初步诊疗经过

患者于 2012 年 6 月收治入院,入院后完善相关检查。基因检测确认 *DYT1* 基因(*TOR1A*)的 GAG 三联密码子缺失突变(图 15-3)。结合患者在外院尝试多种口服药物治疗疗效欠佳、症状程度累及全身(躯干和肢体)且基因检测证实为 *DYT1* 肌张力障碍,经多学科讨论,建议患者行双侧脑深部电刺激手术改善症状。患者对于脑深部电刺激术存在顾虑,故首先予以口服苯海索治疗,剂量从 1 mg tid 开始,渐进加量至 4 mg tid 口服,自觉症状有所好转,口齿不清略有好转(可读报,旁人可听懂其读报内容),右手写字仍然困难,左手写字稍好转,可自如打游戏。

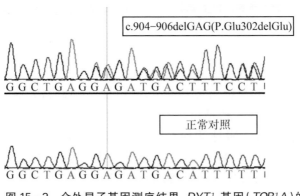

c.904-906delGAG(P.Glu302delGlu)

GGCTGAGGAGATGACTTTCCT

正常对照

GGCTGAGGAGATGACATTTT

图 15-3　全外显子基因测序结果,*DYT1* 基因(*TOR1A*)的
GAG 三联密码子缺失突变

病例讨论

住院医师

该患者是运动障碍性疾病,但到底归属哪一类具体的疾病,需要从症状学入手,即先诊断患者属于哪一类运动障碍疾病,再做定位和定性诊断。该患者主要表现为双侧肢体的不自主扭转,行走时姿势异常伴左下肢内翻。从症状学角度符合肌张力障碍的经典定义,即一种不自主、持续性肌肉收缩引起的扭曲、重复运动或姿势异常综合征(伴或不伴有震颤)。

定位诊断:考虑双侧锥体系受累。

定性诊断:基因检测显示该患者 *DYT1* 基因存在外显子 5 上的 GAG 三联体缺失,证实原发性扭转性肌张力障碍——Oppenheim 肌张力障碍(*DYT1*)的诊断。

主治医师

从鉴别诊断的角度需要和以下两类疾病鉴别:

(1) 多巴反应性肌张力障碍(dopa-responsive dystonia,DRD):该病可各年龄均可发生,常在 6～16 岁起病。该病与原发性扭转痉挛性肌张力障碍最大的鉴别点在于:会出现较为轻微的帕金森症,且症状具有昼夜波动(白天加重,睡眠时减轻);患者常呈现用足尖行走的“痉挛性”步态;神经系统体检可发现反射亢进、Babinski 征阳性等;小剂量左旋多巴治疗特别有效,且疗效持续。

(2) 心因性肌张力障碍:特点为常与感觉不适同时出现,固定姿势,没有“感觉诡计”效用,无人观察时好转,经心理治疗、自我放松及明确疾病性质后可好转甚至痊愈。

本例患者为渐进起病,症状逐步累及上肢、下肢、躯干、口咽部,且有明确的“感觉诡计”和肌张力障碍性震颤的特征性“零点位”,所以心因性肌张力障碍在未行基因检测前已可排除。治疗方面可以尝试应用抗胆碱能药物、抗癫痫类药物、肌松药物、苯二氮䓬类药物等。

主任医师

肌张力障碍的诊断可分为 3 步:首先明确是否为肌张力障碍,其次肌张力障碍是否为获得性,最后明确肌张力障碍是遗传性或特发性。就症状学诊断而言,需要补充以下两点:①该患者左手的震颤在某种特殊位置时消失,是典型的肌张力障碍震颤“零点位”的表现(不是姿位性震颤),即在特定位置时主动肌和拮抗肌达到平衡,震颤消失。②患者在用左手书写时,右手同时出现扭转症状属于肌张力障碍的“镜像运动”。

肌张力障碍作为疾病或临床综合征,可以根据临床特点和病因两条主线进行分类。临床特点的分类依据包括发病年龄、症状分布、时间模式、伴随症状等,病因学的分类包括获得性、遗传性、特发性等。

该患者的姿势异常累及躯干、一侧下肢、双侧上肢、口咽部,故为全身性肌张力障碍;起病年龄在 13～20 岁,属于青少年期起病型;临床症状表现为单一的肌张力障碍,故为单纯型;基因检测确认为 *TORA1* 基因在外显子 5 上的 GAG 三联体缺失。更为精细的诊断应为“青少年起病的全身型单纯型遗传性肌张力障碍,DYT1 型肌张力障碍”。

肌张力障碍的治疗包括:物理治疗、口服药物治疗、肉毒毒素注射治疗以及外科手术治疗。抗胆碱能药物如苯海索可用于全身型和节段型肌张力障碍,对儿童和青少年更为适合;抗癫痫药如卡马西平、苯妥英钠主要用于治疗发作性运动诱发性肌张力障碍;苯二氮䓬类药物、多巴胺受体拮抗肌、肌松剂虽然有一定临床用药经验,但尚缺乏对照研究证据。肉毒毒素注射治疗在局灶型肌张力障碍和节段型肌张力障碍中应用广泛,但对于全身型 DYT1 肌张力障碍患者需要考虑手术治疗。

后续诊疗经过

患者对于脑深部电刺激术存在顾虑,故首先予以口服苯海索治疗,剂量从 1 mg tid 开始,渐进加量至 4 mg tid 口服,自觉症状有所好转,口齿不清略有好转(可读报,旁人可听懂其读报内容),右手写字仍然困难,左手写字稍好转,可自如打游戏。1 年后电话随访,目前仍然口服苯海索 4 mg tid。鉴于患者是明确的 DYT1 型肌张力障碍,症状累及全身并影响日常生活和学习,依据最新的《中国 DBS 治疗肌张力障碍指南》,应考虑行双侧苍白球内侧或丘脑底核脑深部电刺激术。

最终诊断

青少年起病的全身型单纯型遗传性肌张力障碍,DYT1 型肌张力障碍。

疾病诊疗过程总结

该患者的诊断要点如下:青少年期起病,少数患者可成年起病;以肌张力障碍为唯一核心症状伴或不伴震颤;症状非发作性、无日间波动,且口服多巴丝肼治疗效果不佳;青少年起病型多逐渐累及全身;影像学无结构性病变及铁质沉积征象。结合基因检测结果考虑 DYT1 型肌张力障碍。

诊疗启迪

在运动障碍病的诊断中要"症状学诊断"先行,症状确定后再依据线索定位定性,最终做出相应诊断。

 专家点评

1. 行业内知名专家点评(陈生弟,教授,上海交通大学医学院附属瑞金医院神经内科)

原发性扭转痉挛型肌张力障碍进展速度差异较大,多数患者在最初 5~10 年内进展至全身,之后处于静止期。严重者可出现受累部位的强烈收缩导致肢体及躯干严重扭曲变形。目前,由于治疗技术的进展,上述严重情况已较为少见。治疗方面,从肌张力障碍的治疗策略而言,儿童或成人起病的节段性及全身性肌张力障碍都应该在最初试用大剂量复方左旋多巴/卡比多巴(最高达 1 000 mg/d),如果症状有所改善,则可考虑以最低有效剂量作为患者的长期治疗方案。但如果患者在每日服用左旋多巴/卡比多巴 1 000 mg 3 个月后,症状仍然无改善,就应该考虑使用抗胆碱能药,剂量增加应非常缓慢,以防止出现不良反应,一般而言需要较大剂量的抗胆碱能药物才能改善症状。如果效果仍然不明显,可考虑试用巴氯芬、苯二氮䓬类、卡马西平、丁苯那嗪等药物。肉毒毒素注射治疗也可用于治疗全身性肌张力障碍,注射部位限于受累最严重处,可以改善疼痛、纠正姿势等,但由于 Oppenheim 肌张力障碍往往是全身性肌张力障碍,肉毒毒素注射治疗并不能完全改善患者的症状。药物治疗无效的致残性肌张力障碍,可采用中枢手术包括丘脑切开术、苍白球切开术以及内侧苍白球深部电刺激。双侧苍白球深部电刺激对全身性原发性肌张力障碍有较好疗效。

2. 主任点评(吴逸雯,主任医师,上海交通大学医学院附属瑞金医院神经内科)

Oppenheim 肌张力障碍属常染色体显性遗传,外显率为 30%～40%。*DYT1* 基因定位于染色体 3q34.1,编码 torsin A 蛋白。目前,所有已知的 *DYT1* 基因突变位点都位于 *Torsin A* 基因的第 5 外显子和 1 个第 3 外显子的突变。就临床检测而言,检测 302/303 位的 GAG 缺失已足够。迄今,仅发现 2 例原发性单纯性肌张力障碍(primary pure dystonia, PPD)患者有外显子 3(p. F2051)和外显子 5(p. R288Q)的错义突变,其致病机制还未明确,也没有发现家族共分离现象。

2006 年,欧洲神经科学协会联盟(European Federation of Neurological Societies, EFNS)发表的《原发性肌张力障碍诊断和治疗指南》中明确指出遗传学检测应在临床确诊后进行,如果没有临床相关症状,仅有基因检测结果,尚不能诊断为肌张力障碍,再次强调了肌张力障碍的诊断以症状学为基础和前提的重要观念。目前基因检测的费用已大大降低,对于这部分患者,如经济情况许可,推荐行全外显子测序。这对于治疗决策及预后判断都具有重要意义。

由于致病基因的发现,*DYT1* 型肌张力障碍的发病机制研究也取得了重大进展。目前认为,*DYT1* 基因 5 号外显子上的 GAG 三联体的缺失可导致含 332 氨基酸蛋白的 302 或 303 位点上谷氨酸残基丢失。*Torsin A* 基因还有其他数个编码变异体,其中一个 SNP 在 216 位点编码天门冬氨酸或组氨酸,可改变 *DYT1* 基因 GAG 突变携带者的临床表现。12% 的人有此组氨酸等位基因,若反向遗传,则可保护携带 GAG 缺失的个体不发生肌张力障碍。*Torsin A* 是 AAA＋超家族(与一系列细胞活动相关的 ATP 酶)一员,*Torsin A* 在脑内广泛表达,通常在神经元中,与内质网(endoplasmic reticulum, ER)关联。在细胞模型中,突变的 *Torsin A* 从内质网移到核膜(nuclear envelope, NE),*Torsin A* 表达改变引起形态异常,NE 明显增厚,内外膜之间的联系改变,产生轮状膜包涵体,好像是 ER/NE 的副产品。其部位和相互作用的异常可导致应激诱发的异常,包括多巴胺释放减少。突变的 *Torsin A* 可干扰细胞骨架活动,从而影响脑部神经通路的发育。

目前,国内外有关肌张力障碍的诊治指南都相继指出脑深部电刺激(deep brain stimulation, DBS)是治疗肌张力障碍的安全有效方法。该治疗方法被认为可改善肌张力障碍患者的重复运动、异常姿势和慢性疼痛,提高患者的生活质量,对预防由于长期重复运动及姿势异常而继发的肌肉挛缩、肌腱关节畸形亦有作用。一项纳入了 47 例全身型 *DYT1* 肌张力障碍的长期随访(最长随访 96 个月,平均 46 个月)研究显示:患者接受内侧苍白球 DBS 手术两年后运动症状改善达 80%(较之基线,$P=0.001$);约 61% 的患者在术后可停用口服药物。此外,丘脑底核(subthalamic nucleus, STN)靶点对改善 *DYT1* 型肌张力障碍的运动症状同样安全有效。2018 年发表的《中国肌张力障碍脑深部电刺激疗法专家共识》明确指出:对于诊断明确的 *DYT1* 全身型、节段型肌张力障碍可以首先考虑 DBS 手术。

(上海交通大学医学院附属瑞金医院　吴逸雯)

参考文献

[1] 中华医学会神经病学分会,中华医学会神经病学分会帕金森病及运动障碍学组.肌张力障碍诊断中国专家共识[J].中华神经科杂志,2020,53(1):8-12.

[2] SKOGSEID IM. Dystonia—new advances in classification,genetics,pathophysiology and treatment [J]. Acta Neurol Scand Suppl,2014,129(Supplement s198):13-19.

[3] KARIMINEJAD A,DAHL-HALVARSSON M,RAVENSCROFT G,et al. TOR1A variants cause a severe arthrogryposis with developmental delay,strabismus and tremor [J]. Brain,2017,140(11):2851-2859.

[4] GRANATA A,KOO SJ,HAUCKE V,et al. CSN complex controls the stability of selected synaptic proteins via a torsinA-dependent process [J]. EMBO J,2011,30(1):181-193.

[5] DENG Z,PAN Y,ZHANG C,et al. Subthalamic deep brain stimulation in patients with primary dystonia:A ten-year follow-up study [J]. Parkinsonism Relat Disord,2018,55:103-110.

病例16 不自主运动5年,伴性格改变3年——肌张力障碍?

病史摘要

现病史:患者,女性,59岁,2009年初无明显诱因下出现不自主点头、张口及眨眼动作,吐字欠清,不伴咀嚼、吞咽困难,进食无异常。上述症状情绪紧张、激动时加重,放松时减轻,睡眠时消失。7月起症状加重,并出现双手不自主抖动,于外院就诊,考虑"帕金森病"可能,予以相关药物治疗,症状无明显改善。2010年春节期间曾发作一次左侧偏身肢体乏力,外院考虑"脑梗死可能",治疗后左侧肢体乏力逐渐好转,但其他症状无改善。2010年3月25日就诊于我院,行头颅MRI检查示:"左侧额叶白质内见少许斑点状异常信号,T1等信号,FLAIR高信号。各脑室、脑池及脑沟轻度增宽扩大,轻度脑萎缩可能",诊断为"肌张力障碍",给予硫必利、辅酶Q10口服治疗,头部不自主运动稍改善。2010年底出现走路不稳,走路时身体前屈;出现性格改变,变得"讲究卫生",喜欢反复洗手。2013年7月,家属发现患者做事能力下降,如做饭时不知道先放什么后放什么,但外出后能返家,能辨认家人。2013年10月头部、四肢不自主运动明显加重,出现咬牙、晃肩、耸肩等动作,颈部僵硬,活动受限;同时性格明显改变,爱发脾气。为求进一步诊治收治入院。病程中,患者饮食可,睡眠可,二便如常,发病至今体重下降约10kg。

既往史:既往体健,否认糖尿病、高血压、高脂血症等病史。

个人史:出生、生长于原籍,否认疫水接触史,否认烟酒嗜好。20年前,每周喷洒农药一次,共10余年。

家族史:其父有晃头现象,但无明显智能改变,未曾诊治。

入院体检

内科系统体格检查:T 37℃,P 93次/分,R 20次/分,BP 111/66mmHg,心、肺、腹(-)。

神经系统专科检查:神志清,精神可,理解力差,近事记忆差,言语欠清,基本对答可。双瞳孔等大等圆,直径约 3 mm,直接间接对光反射正常,双额纹、鼻唇沟对称,伸舌居中。四肢肌力、肌张力检查欠配合,双上肢肌力 5 级,双下肢肌力 5 一级,颈肌肌张力增高,双上肢肌张力可疑增高。双侧肱二头肌、桡骨膜、膝反射(＋＋＋),双侧踝反射(＋＋),双侧 Hoffmann 征(一),双侧掌颌反射(＋)。深、浅感觉正常。右侧 Babinski 征(＋),Chaddock 征加强(＋)。双侧指鼻试验稳准,跟膝胫试验欠配合。闭目难立征可疑阳性。行走时左下肢拖曳步态,谨慎状、步距小,上肢联动少,左足内翻位(图 16 - 1)。可见不自主眨眼、噘嘴动作,形式不固定。不自主点头、耸肩动作较刻板,且靠墙站立后动作幅度和频率减少。

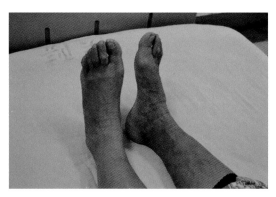

图 16 - 1　左足内翻位

辅助检查

头颅 MRI(2010 - 03 - 27):左侧额叶白质内见少许斑点状异常信号,T1 等信号,FLAIR 高信号。各脑室、脑池及脑沟轻度增宽扩大,轻度脑萎缩可能。

初步诊断

肌张力障碍。

初步诊疗经过

患者入院后完善血常规、生化均正常。甲状腺功能:反三碘甲腺原氨酸(rT3)111. 90 ng/dl↑,余(一)。叶酸、维生素 B_{12} 水平正常范围。HIV、RPR 阴性。甲状腺、肝、胆、胰、脾、肾、输尿管、膀胱超声未见明显异常。脑电图提示广泛性慢波。肌电图提示面肌、颈项肌、躯干肌自发运动单位活动增多。头颅 MRI 复查提示双侧额顶叶腔隙灶,脑萎缩,其中以脑干及小脑萎缩明显(图 16 - 2)。简易智力状态检查(MMSE)评估无法有效进行(患者理解力下降、不配合)。

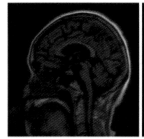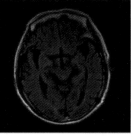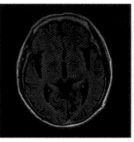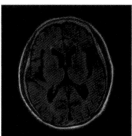

图 16 - 2　头颅 MRI

病例讨论

住院医师

患者,女性,59 岁,因"不自主运动 5 年,伴性格改变 3 年"入院。慢性起病,逐渐进展。

定位诊断:①患者存在不自主眨眼、噘嘴、点头、耸肩动作。行走时左下肢拖曳步态,谨慎状、步距小,上肢联动少。这些症状定位于锥体外系。②患者理解力差、性格改变,且头颅 MRI 有明显脑萎缩,定位在皮质。③双侧掌颌反射(+),右侧 Babinski 征(+),Chaddock 征加强(+),定位在锥体系。

定性诊断:患者老年女性,慢性起病,逐渐进展。临床症状突出表现为不自主运动和认知、性格改变,首先考虑神经变性性疾病。

主治医师

定位诊断:还需进一步细化。①需要进一步区分不同类型的锥体外系症状:不自主眨眼、噘嘴动作,形式不固定,考虑为舞蹈样动作。不自主点头、耸肩动作较刻板,且靠墙站立后动作幅度和频率减少,考虑为肌张力障碍。行走时左下肢拖曳步态,谨慎状、步距小,上肢联动少,考虑为帕金森症。②皮质功能障碍的特点是执行能力下降、性格改变突出,记忆相对保留。

定性诊断:同意首先考虑神经变性性疾病,但进一步的定性诊断还需要考虑患者的首发症状和主要症状。患者的锥体外系症状比较复杂,既有舞蹈样动作,又有肌张力障碍,还有帕金森症表现,但前二者为首发和突出症状。认知障碍发病相对隐匿,但目前也是临床突出的表现,患者多个认知域受累,且影响日常生活,可诊断为痴呆。对于兼具舞蹈/肌张力障碍和早发痴呆的患者,需要重点鉴别几个疾病,包括复杂型肌张力障碍、亨廷顿病、肝豆状核变性和棘红细胞增多症。

主任医师

同意前面各位医生的定位诊断,该患者的难点在于如何定性诊断,后续进一步检测的方向是什么。该患者兼具两大突出的症状学,包括舞蹈/肌张力障碍和痴呆。

如果从肌张力障碍这一症状学入手,根据最新的 2013 年肌张力障碍诊断标准,该患者属于成人晚发型肌张力障碍,节段型,持续进展型,既有复合型特点——合并舞蹈、帕金森症,又有复杂型特点——合并痴呆。可以基本排除获得性因素,如围生期脑损伤、感染、药物、中毒、脑损伤和心因性等。其父有晃头病史,但无明显的认知问题,因此现阶段考虑没有明确的家族史。但这一病例到底属于特发性还是遗传性,还需要基因检测来进一步明确或排除。但如何进行针对性的基因检测是个难点,不同致病基因选择的基因检测方法不同。这里就需要考虑到患者另一个突出症状:舞蹈样动作。因此亨廷顿舞蹈病、棘红细胞增多症、肝豆状核变性需要重点鉴别。

如果从另一个突出临床表现,即逐渐加重的认知障碍入手,首先需要排除代谢、内分泌、中毒和感染因素,包括其他系统疾患如肝肾功能障碍、维生素 B_{12} 缺乏、甲减、HIV、梅毒、克雅氏病(Creutzfeldt-Jakob disease,CJD)等。这些病因目前的化验检测已基本排除。病史中曾有一次可疑的"脑梗死",但总体缓慢进展性病程及头颅 MRI 检查可以排除脑血管因素。创伤、肿瘤、自身免疫因素目前也没有依据。所以主要考虑神经变性性痴呆。常见的神经变性性痴呆包括阿尔茨海默病、帕金森病痴呆、皮克病等。该患者痴呆发病年龄相对早,60 岁之前发病,且伴有多种锥体外系表现包括舞蹈样动作、肌张力障碍和帕金森症,不符合常见的阿尔茨海默病、帕金森病痴呆等表现。需要考虑少见的亨廷顿病、亨廷顿样综合征如肝豆状核变性和棘红细胞增多症。但该患者也有不支持亨廷顿病的方面,包括发病年龄较晚,舞蹈样症状相对不典型。

综合两个突出临床症状的鉴别分析,我们下一步重点需要排除的疾病为亨廷顿舞蹈病、肝豆状核变性和棘红细胞增多症。亨廷顿病的诊断需要检测 *IT15* 基因。肝豆状核变性患者通常有肝病症状体征,角膜色素环 K - F 环阳性,血铜蓝蛋白降低,头颅 MRI 也常有特征性表现。目前该患者没有肝病表现,头颅 MRI 也无特征性提示,但还需进一步检测血铜蓝蛋白和角膜色素环 K - F 环。棘红细胞增多症是一种罕见病,以口面部不自主运动、肢体舞蹈症(酷似慢性进行性舞蹈病)最常见。常表现为进食困难,步态不稳,时有自咬唇、舌等。其他运动障碍有肌张力障碍,运动不能性肌强直,抽动症,帕金森综合征等。约半数患者可有进行性智能减退。但该病的重要诊断依据是周围血棘红细胞计数大于 3%。所以需要进一步检测外周血涂片。

后续诊疗经过

根据病例讨论结果,进一步完善检查。铁代谢:血清铁 21.6 μmol/L;铁饱和度 45.5%;总铁结合力 47.5 μmol/L;铁蛋白 107.7 ng/ml;转铁蛋白 253 mg/dl。铜蓝蛋白:30.80 mg/dl。眼科检查:未见 K - F 环。这些检测结果不支持肝豆状核变性。外周血涂片检测,发现红细胞大小不一,部分细胞中央淡染区扩大,偶见破碎红细胞。未见周围血棘红细胞计数大于 3%,也没有证据支持棘红细胞增多症。另外,血、尿质谱分析正常,进一步排除罕见的代谢性疾病。最终基因检测提示 *IT15* 基因的 CAG 拷贝数>42(图 16 - 3),确诊亨廷顿病。

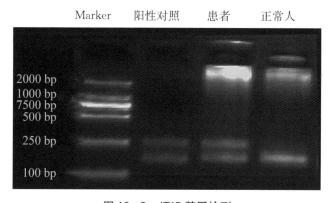

图 16 - 3　*IT15* 基因检测

最终诊断

亨廷顿病。

疾病诊疗过程总结

该患者以初步诊断为"肌张力障碍"收治入院,经过详细地询问病史和仔细的神经内科体格检查,全面掌握了患者的症状体征,从而得到精准的定位诊断。患者不仅有肌张力障碍症状,还有舞蹈样动作,以及帕金森症。而她的皮质功能障碍特点表现为执行能力下降、性格改变突出,记忆相对保留。并由这两大突出临床表现(舞蹈/肌张力障碍和痴呆)为出发点进行全面的鉴别诊断,排除了肝豆状核变性、棘红细胞增多症以及其他亨廷顿样综合征,如泛酸激酶依赖型神经退行性疾病、神经元蜡样脂褐脂沉积症、齿状核红核苍白球路易体萎缩症、神经铁蛋白病等。最终基因检测明确诊断了亨廷顿病。

诊疗启迪

　　该患者曾多次就诊于我科,也曾住院治疗,但均未明确诊断,分析其可能原因是该患者肢体舞蹈样动作不明显,认知障碍相对隐匿,因此在病程早期只关注到了肌张力障碍、帕金森症,被诊断为"继发性肌张力障碍"。由于未发现其他特殊体征和线索,所以未能进一步探究肌张力障碍的病因。而在病程后期,痴呆的症状愈加突显,结合这二者共存的现象,尤其注意到了患者面部的舞蹈样动作,才考虑到了亨廷顿病的可能。由此也提醒我们,不仅要掌握疾病的典型临床表现,也要关注疾病的不典型表现,更重要的是要注意密切随访,仔细辨别疾病的症状和体征,才有可能最终明确诊断疑难疾病。

 专家点评

　　1. 行业内知名专家点评(王涛,教授,华中科技大学同济医学院附属协和医院神经内科)

　　该病例的诊断具有一定的挑战性。首先,它考验临床医生对不同形式不自主运动的辨识能力。什么样的不自主运动是肌张力障碍,什么样的不自主运动是舞蹈,什么样的表现是帕金森症。这些症状的准确判别直接决定了定性诊断的方向。在这个病例中,患者不仅有肌张力障碍,还有不容易识别的面部舞蹈样动作,在前期诊疗中之所以未能明确诊断,一个重要的因素就是没有识别面部的舞蹈样动作。其次,这个病例考验临床医生的思辨能力和知识的全面性。该病例的临床症状涵盖三大症状学——锥体外系症状、认知障碍和精神行为异常。诊断这一疾病需要全面掌握运动障碍疾病和痴呆的鉴别诊断思路以及对人格和行为异常的识别与界定能力,才能最终演绎出三大症状学叠加的疾病。此外,这一病例还要求临床医生不仅能掌握疾病的典型表现,还要了解疾病的不典型表现。通常晚发型亨廷顿病以舞蹈样动作为突出表现,而本例患者舞蹈样动作相对不典型,肌张力障碍表现相对突出,给诊断造成了困难。

　　2. 主任点评(陈生弟,教授,上海交通大学医学院附属瑞金医院神经内科)

　　亨廷顿病(Huntington's disease,HD)是一种常染色体显性遗传的神经变性病。西方国家人群中 HD 患病率约为(10.6～13.7)/10 万人。好发于 30～50 岁,一部分见于儿童和青少年。多数有阳性家族史,但老年人群中晚发型 HD 通常无家族史。病程呈缓慢进展、进行性加重,以慢性进行性舞蹈样动作、认知障碍和精神行为异常三联征为典型特点,一般病程在 15～20 年,临床上头颅 CT 和 MRI 提示基底节萎缩,以尾状核头部萎缩最明显,双侧侧脑室前角扩大,但无特异性,且早期 HD 的影像学结果多正常,确诊须靠 IT15 基因检测。

　　HD 的发病与负责编码亨廷顿蛋白的 HTT 基因(即 IT15 基因)相关,HTT 基因有一个 PolyQ 部分,而这一部分是由重复 CAG 三核苷酸重复序列所编码。正常人群中这一重复序列的长度为 6～35 个重复;如果在 36～39,则一部分患者会发病,另一部分患者会继续保持无症状状态。如果扩增超过40个重复序列，则会发病，出现运动症状。

阳性家族史对HD的诊断具有关键意义。但详细的神经系统检查和认知功能、精神状态的评估也是诊断所必需的。HD特征性的舞蹈样症状最具诊断价值。影像学检查不可单独作为诊断依据，但阳性发现具有参考价值。根据阳性家族史和特征性的运动、认知和精神症状，可对本病做出临床诊断。如果没有阳性家族史，或者临床症状不典型，需要通过基因检测确诊。本例患者即属于不典型病例，最终通过基因检测确诊。但也应该注意到，在极少数情况下，可能出现基因检测假阴性。

目前，HD的临床治疗仍以经验性治疗为主，治疗目标为控制症状和改善生活质量，仍缺乏有效的疾病修饰治疗药物。唯一被FDA批准的治疗药物是突触囊泡单胺转运体抑制剂丁苯那嗪。其他在研的治疗方法包括脑深部电刺激术(DBS)治疗和氘化丁苯那嗪分子。

（上海交通大学医学院附属瑞金医院　周海燕　刘军）

参考文献

[1] WALKER FO. Huntington's disease [J]. Lancet, 2007,369(9557):218-228.

[2] 中华医学会神经病学分会帕金森病及运动障碍学组. 亨廷顿病的诊断与治疗指南[J]. 中华神经科杂志,2011,44(9):638-641.

[3] BATES GP, DORSEY R, GUSELLA JF, et al. Huntington disease [J]. Nat Rev Dis Primers, 2015,1:15005.

病例17 行走困难伴不自主运动3年——帕金森综合征?

病史摘要

现病史：患者，男性，25岁，2010年1月无明显诱因下出现头昏、头沉感，3月中旬就诊于当地医院，予以氟哌噻吨美利曲辛片(黛力新)1片bid口服，第2天出现行走困难，服药1周后自行停药。3月底行走困难加重，并出现言语不清。5月初症状短暂改善，之后进一步加重，于当地医院行头颅MRI检查未见异常。患者常感心慌、出汗，紧张时发抖，睡眠差，口服劳拉西泮、氢溴酸西酞普兰片(喜普妙)、丁螺环酮6个月无效，行走困难进一步加重，出现脚尖走路、双小腿抽筋。2011年初出现肢体抖动，以左侧为主，走路易摔跤。就诊于北京某医院，行头颅MRI示小脑萎缩，诊断为“帕金森综合征”，口服多巴丝肼1/2片(250 mg)tid，自感行走费力明显缓解，但2周后疗效消失，后加大多巴丝肼剂量至每天4片仍无效。自述服药时间不规律，常于饭前或饭后半小时服药。之后服用普拉克索、苯海索等药物，症状曾明显好转，但很快又失效，且病情继续加重。2011年10月就诊于上海某医院，口服硫必利、氟哌啶醇等药物，患者出现头颈僵硬、歪斜，不自主眨眼及噘嘴动作。11月当地医院诊断为“僵人综合征，面肌痉挛，焦虑状态，早期复极综合征”，予地塞米松治疗，自觉用药2～3天后症状明显改善,1周后又失效。12月因眨眼、噘嘴予以肉毒毒素治疗,治疗后出现双眼紧闭,至2012年3月才开始能睁眼。2012年7月再次予以肉毒毒素治疗,治疗后出现双眼视物模糊、双耳听力下降。为进一步诊治,于2013年1月16日收住我院。自发病以来,精神一般,饮水呛咳,小便困难,大便可。

既往史:自幼紧张时出现双上肢僵硬、抖动;小学五年级、初二、初三、高三曾有头昏,持续3~6个月不等。

个人史:否认疫区、疫水接触史,否认饮酒史。

家族史:否认家族遗传病史。

入院体检

内科系统体格检查:T 36.5℃,P 80次/分,R 20次/分,BP 110/70 mmHg,心、肺、腹(一)。

神经系统专科检查:神志清楚,对答切题,计算力、定向力正常。双侧眼睑下垂,不时闭眼。双侧瞳孔等大等圆,直径2.5 mm,直接及间接对光反射存在,双眼各向运动充分,无眼震及复视。额纹对称,鼻唇沟对称,伸舌略左偏,嘴角抽动,眉心征(+)。四肢肌张力增高,右侧明显,四肢肌力5级。四肢腱反射(++)。四肢远端针刺觉可疑减退。病理征未引出。四肢不自主抖动,姿势性震颤,左侧明显。轮替试验缓慢,左侧慢于右侧。指鼻可,跟膝胫试验欠稳准。行走缓慢,步距偏小,双上肢联动减少,右侧明显。脑膜刺激征阴性。

辅助检查

头颅SWI(外院):双侧基底节区对称小片状低信号区,考虑铁质沉着。

初步诊断

帕金森综合征。

初步诊疗经过

患者入院后完善血、尿、粪常规、生化均正常,肿瘤指标、甲状腺功能全套未见异常。铁代谢未见异常:血清铁蛋白210.61 ng/ml,转铁蛋白1.6 g/L,血清铁112 μg/dl。铜蓝蛋白正常水平:0.18 g/L。血清维生素 B_{12} 正常(228.00 pg/ml)。血清叶酸轻度下降:2.54 ng/ml↓。肝胆胰脾肾B超未见明显异常。头颅MRI平扫+增强:小脑轻度萎缩(图17-1)。

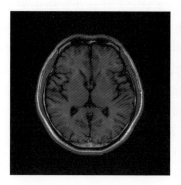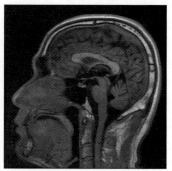

图17-1 头颅MRI提示小脑轻度萎缩

病例讨论

住院医师

患者,男性,25岁,主因"行走困难伴不自主运动3年"入院。

定位诊断:①患者双眼睑下垂、不时闭眼,嘴角不自主抽动,为肌张力障碍症状;眉心征(+),四肢肌张力增高,四肢姿势性震颤,轮替试验缓慢,行走缓慢,步距偏小,双上肢联动减少,为帕金森症表现。定位在锥体外系。②患者指鼻可,但跟膝胫试验欠稳准。头颅MRI提示小脑萎缩。定位在小脑。③患者病程中有心慌、出汗等自主神经症状。定位在自主神经系统。

定性诊断:男性,25岁,亚急性起病,逐渐进展病程,主要表现为帕金森症和肌张力障碍,对左旋多巴有反应,但不持久,定性诊断考虑为帕金森综合征。

主治医师

同意前面医生的定位诊断,患者主要累及锥体外系,并突出表现为帕金森症和肌张力障碍。定性诊断需要进一步深入:患者青年男性,发病年龄早,起病为亚急性,总体病程是慢性进展,头颅MRI仅提示小脑萎缩,因此血管因素、肿瘤、外伤、感染等不予以考虑,内分泌、营养因素目前也没有支持的证据。中毒因素如重金属类中毒,以及代谢、免疫因素还需要进一步排除,剩下的重点考虑遗传和神经变性这两大病因。患者虽然没有阳性家族史,但不排除常染色体隐性遗传疾病。患者虽然起病相对偏急,但总体病程为慢性进展,且头颅MRI提示有小脑萎缩,因此需要考虑神经变性性疾病。综合考虑,该患者很可能为遗传性神经变性病。但究竟是遗传性帕金森病还是遗传性肌张力障碍,个人更倾向于遗传性帕金森病,因为病程中患者对多巴胺能药物有短暂的效果。

主任医师

同意前面各位医生的定位诊断和定性诊断。但有几点需要重点指出:首先,定位诊断上要区分三大受累系统的主次权重,需要注意到首发症状,以及主要症状的演变过程。①锥体外系受累是最明确最主要的,患者以步态障碍为首发症状,逐渐呈现明显的帕金森症表现。随着病情的进展,出现头颈歪斜、不自主眨眼、嘴角抽动、噘嘴等肌张力障碍的表现。②小脑和自主神经系统受累的临床症状并不十分突出。因此,综合而言,患者以锥体外系症状为主,可能累及小脑及自主神经。其次,在定性诊断方面,究竟是遗传性帕金森病还是遗传性肌张力障碍,我同意首先考虑常染色体隐性遗传的帕金森病,我们需要注意到患者的首发症状是步态障碍,这是帕金森症的表现形式之一,而且在整个病程中,帕金森症都是主要症状。在常染色体隐性遗传的青少年帕金森病中,目前已经确定致病基因的共有6个,其中*Parkin*、*PINK1*和*DJ-1*突变所致的帕金森表型相对典型,而且对左旋多巴反应持续,而*ATP13A2*、*PLA2G6*和*FBXO7*突变常常表现为快速进展的帕金森症以及其他额外的特征包括锥体束征、认知功能下降和左旋多巴治疗效果的丧失。究竟是哪一种疾病有待于我们基因检测结果。

后续诊疗经过

根据病例讨论结果,进一步完善相关检查,包括进一步排除中毒、代谢和免疫因素。血液重金属含量:汞轻度升高3.0 ng/ml↑、砷17.0 ng/ml、铬37.5 ng/ml、镉0.2 ng/ml、铊

0.03 ng/ml、铅 17.7 ng/ml。尿液重金属含量：汞 1.8 ng/ml。送检尿液、血液未检到其他毒物。血乳酸轻度升高：2.69 mmol/l↑。尿有机酸谱、血酰基肉碱谱：基本正常。脑脊液涂片：镜下可见多量红细胞，散在淋巴细胞及中性粒细胞，细胞总数 89×10⁶/L，白细胞计数 0×10⁶/L，蛋白 34 mg/dl，氯 106 mmol/L↓，葡萄糖 70 mg/dl。脑脊液寡克隆区带（－）；血寡克隆区带（－）；脑脊液 IgG 鞘内合成率（IgG－Syn）＝2.4 mg/24 h（＜7.0 mg/24 h）；IgG 指数＝0.77（＜0.85）；血脑屏障（blood brain barrier，BBB）通透性＝5.82×10⁻³ 升高（5.0×10⁻³）；脑脊液髓鞘碱性蛋白（myelin basic protein，MBP）＝1.42 μg/L（＜3.5 μg/L）；血 MBP＝1.91 μg/L（＜2.5 μg/L）；脑脊液髓鞘碱性蛋白自身抗体（myelin basic protein autoantibody，MBPAb）＝0.667↑（＜0.650）；血 MBPAb＝0.596（＜0.750）；脑脊液抗髓鞘少突胶质细胞糖蛋白抗体（anti-myelin oligodendrocyte glycoprotein antibody，MOGAb）＝0.552（＜0.560）；血 MOGAb＝0.593（＜0.640）。以上相关检测均无特异性指向疾病。最终基因检测提示该患者 PLA2G6 基因的 Exon 7 和 Exon 17 上分别存在致病性杂合突变（图 17-2）

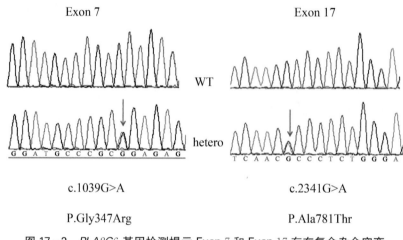

图 17-2　PLA2G6 基因检测提示 Exon 7 和 Exon 17 存在复合杂合突变

最终诊断

PLA2G6 相关性肌张力障碍-帕金森综合征。

疾病诊疗过程总结

该患者以初步诊断为"帕金森综合征"收治入院，经过详细地询问病史和仔细的神经内科体格检查，明确了定位。患者以锥体外系症状为主，可能累及小脑及自主神经。其中锥体外系受累以步态障碍为首发症状，病程中以帕金森症和肌张力障碍为突出表现。患者为青年男性，亚急性发病，慢性进展，在排除血管、肿瘤、外伤、感染、内分泌、营养、中毒、代谢、免疫因素的基础上，锁定了遗传和神经变性这两大病因。考虑患者发病年龄早，又以帕金森症为突出表现，且没有阳性家族史，因此锁定常染色体隐性遗传性青少年帕金森病。最后基因检测证实为 PLA2G6 相关性肌张力障碍-帕金森综合征。

诊疗启迪

患者 22 岁发病,历经 3 年辗转就诊于全国各大医院,虽然得到了"帕金森综合征"的诊断,但始终未明确病因。究其原因可能在于:①该患者以步态障碍为首发症状,随后出现明显的帕金森症和肌张力障碍表现。这两方面表现都比较突出,因此在鉴别诊断方面涉及的面比较广,究竟是从帕金森症还是肌张力障碍方面入手来鉴别确实有一定的争议和疑惑。②该患者发病相对偏急,为亚急性起病,虽然总体病程为慢性进展性,且发病年龄较轻,但因无阳性家族史,遗传因素容易被忽略。

专家点评

1. 行业内知名专家点评(王涛,教授,华中科技大学同济医学院附属协和医院神经内科)

该病例的诊断具有极大的挑战性。如何将病因最终推演为 PLA2G6 相关性肌张力障碍-帕金森综合征需要临床医生具备扎实的基本功、宽广的知识面和正确的诊断思路。这个病例的临床表现非常复杂,虽然以帕金森症为突出表现,也对左旋多巴等多巴胺能药物有应答,但持续时间很短。而且除帕金森症外,面部和下肢的肌张力障碍表现也非常突出。此外,还存在轻度的共济失调、自主神经功能紊乱、对精神活性药物以及肉毒毒素敏感等特征。头颅 MRI 显示轻度小脑萎缩和基底节铁沉积。这些复杂的表现往往会给临床分析带来挑战和困扰,这也是该病患未能及早确诊的主要原因。本次就诊时,由于确定了肌张力障碍和帕金森综合征这两个主要临床特征,为后续的辅助检查和分析指明了方向,也使患者终于得到正确诊断。

PLA2G6 相关性神经变性病(PLA2G6-associated neurodegeneration,PLAN)是 PLA2G6 基因突变导致的一系列神经变性病,具有高度的遗传和表型异质性。目前 PLAN 主要分为 4 个亚型:婴儿型神经轴索营养不良症(infantile neuroaxonal dystrophy,INAD)、非典型神经轴索营养不良(atypical neuroaxonal dystrophy,ANAD)、成人型肌张力障碍-帕金森综合征(adult-onset dystonia-parkinsonism,DP)和常染色体隐性遗传性早发型帕金森综合征(autosomal recessive early-onset parkinsonism,AREP)。INAD 和 ANAD 儿童期起病,主要表现为精神运动衰退、轴性肌张力障碍、痉挛、共济失调等,常有小脑萎缩和壳核/黑质铁沉积。DP 和 AREP 多于 20 岁后起病,以帕金森综合征(AREP)和肌张力障碍-帕金森综合征(DP)为主要表现,通常不伴有小脑萎缩和基底节铁沉积。该患者以肌张力障碍-帕金森综合征为突出表现,虽有小脑萎缩和基底节铁沉积,但均不严重。基因检测发现的 2 个突变在文献中均有报道,属致病性复合杂合突变。鉴于 PLAN 的高度异质性,最终诊断为 PLA2G6 相关性肌张力障碍-帕金森综合征无疑是最优解。

这个病例带来的启示是,详尽的病史、重点突出的体检以及临床逻辑分析是正确诊断的前提,基因诊断是重要辅助工具。尽管基因分析技术有了飞速发展,但如果抛弃临床推演,盲目地进行基因检测,往往对发现的众多变异难以准确解读,反而会给临床判断带来困扰,只有当临床分析与基因检测结果相互印证时,才能得到正确诊断。

2. 主任点评（陈生弟，教授，上海交通大学医学院附属瑞金医院神经内科）

ATP13A2、*PLA2G6* 和 *FBXO7* 突变通常表现为快速进展的帕金森症以及其他额外的特征，包括锥体束征、认知功能下降和持续左旋多巴反应的丧失。

ATP13A2 基因的隐性突变可导致 Kufor-Rakeb 综合征，主要表现为青少年起病的帕金森综合征、痴呆、锥体束征、核上性麻痹、面-喉-手肌阵挛、视幻觉和眼动肌张力障碍性痉挛。*FBXO7* 基因的隐性突变所导致的青少年帕金森症也被称为帕金森-锥体束综合征（Parkinsonian-pyramidal syndrome, PPS）或苍白球-锥体束病（Pallido-pyramidal disease, PPD），患者除帕金森样表现外，尚合并有痉挛、腱反射亢进、病理征阳性等锥体束征。本病例的临床表现主要是帕金森综合征和肌张力障碍，从临床表型与上述两种基因突变的表型不尽相同，因此锁定了 *PLA2G6* 基因。

PLA2G6 基因的隐性突变所导致的临床表现比较广谱，主要包括经典型、非经典型以及 *PLA2G6* 相关的肌张力障碍-帕金森综合征。经典型的临床表现为婴幼儿发病，通常在 2 岁前，最主要特点是幼儿神经轴索性营养不良（INAD），早期有躯干张力减低，然后发展为四肢轻瘫、共济失调和步态失稳，伴视神经萎缩和癫痫发作，患儿通常最多能存活到 10 多岁。非经典型表现为发病较晚，通常在 4～5 岁，临床特点与典型 INAD 相类似，但病程进展较慢。而 *PLA2G6* 相关的肌张力障碍-帕金森综合征表现为青春期或成年早期亚急性起病的肌张力障碍帕金森综合征，发病年龄在 10～26 岁，首发症状表现多样，可以是步态障碍起病，也可以是肌张力障碍、帕金森样表现起病，甚至以语言障碍，或抑郁焦虑、精神症状、认知减退等精神症状起病。但随着疾病进展，行动迟缓及肌强直等帕金森症状以及肌张力障碍是最常见和突出的临床表现，也可以出现锥体束征、肌阵挛、自主神经功能障碍、癫痫等临床表现，但相对少见。头颅影像多正常，有报道约 33% 的患者可有基底节部位的铁沉积，采用磁敏感序列可能更易发现，如梯度回波序列（GRE）和磁敏感加权成像（SWI）。少数患者可能存在大脑及小脑萎缩。治疗上对左旋多巴的反应不持续，大部分患者在发病 3 年内丧失活动能力。此例患者发病年龄和临床特征基本与之相符，通过基因检测也最终证实了这一诊断。

（上海交通大学医学院附属瑞金医院　周海燕　潘静　刘军）

参考文献

［1］LU CS, LAI SC, WU RM, et al. PLA2G6 mutations in PARK14-linked young-onset parkinsonism and sporadic Parkinson's disease［J］. Am J Med Genet B Neuropsychiatr Genet，2012,159B(2):183-191.

［2］MORGAN NV, WESTAWAY SK, MORTON JE, et al. PLA2G6, encoding a phospholipase A2, is mutated in neurodegenerative disorders with high brain iron［J］. Nat Genet，2006,38(7):752-754.

［3］PAISAN-RUIZ C, BHATIA KP, LI A, et al. Characterization of PLA2G6 as a locus for dystonia-parkinsonism［J］. Ann Neurol，2009,65(1):19-23.

［4］SHI CH, TANG BS, WANG L, et al. PLA2G6 gene mutation in autosomal recessive early-onset parkinsonism in a Chinese cohort [J]. Neurology，2011，77(1)：75-81.

［5］SINA F，SHOJAEE S，ELAHI E，et al. R632W mutation in PLA2G6 segregates with dystonia-parkinsonism in a consanguineous Iranian family [J]. Eur J Neurol，2009，16(1)：101-104.

病例 18　惊吓后突发头及四肢不自主动作 3 天——肌张力障碍？

病史摘要

现病史：女性，14 岁。于 2012 年 9 月 10 号下午 5 点许在学校食堂吃饭时，突闻窗外雷声巨响，随即出现头部向右侧不自主扭转，伴有四肢抖动，右上肢明显。当即前往当地医院求治，给予镇静药物口服治疗，双下肢抖动明显减少，但头及双上肢仍不自主抖动，入睡后消失。于 2012 年 9 月 13 日收治入院。

既往史：2012 年 6 月 14 日(3 月前)曾出现类似症状，外院诊断为"小舞蹈病"，后经治疗完全缓解。无脑外伤史。

个人史：长期生活于原籍，否认疫水、疫区接触史，足月顺产，无新生儿窒息史。

婚育史：未婚未育。

月经史：5～6 天/33 天。

家族史：无殊。

入院体检

内科系统体格检查：T 36.8℃，P 78 次/分，R 18 次/分，BP 105/70 mmHg，心、肺、腹(一)。

神经系统专科检查：神志清楚，精神可，对答切题，计算力、定时及定向力正常。MMSE评分 30 分，临床痴呆量表(clinical dementia rating，CDR)评分正常。双眼各向活动自如，无眼震，双瞳等大圆形，直径 4 mm，对光反应敏感。鼻唇沟对称，伸舌居中，悬雍垂居中，双侧咽反射灵敏。眼底检查无异常。浅、深感觉及皮质复合感觉正常。四肢肌力 5 级，肌张力正常。眉心征(一)。头部不自主地向右侧扭转，扭转方向、幅度、频率变化较大，具体表现为：与人对话时，头部向右侧扭转；用右手写字时，头部时而向右侧扭转，时而向右侧肩部侧倾；无人关注时，头部扭转及侧倾频率明显下降。头部及双上肢可见不自主抖动，双上肢平举及静息时皆有震颤，频率及幅度变化较大(图 18-1、图 18-2、图 18-3)。双侧肱二头肌、肱三头肌反射(＋＋)，双侧膝反射(＋＋)。右侧指鼻试验无法完成，左侧指鼻试验及双下肢跟膝胫试验完成可。闭目难立征(一)，直线行走完成可。行走时步态无明显异常，可见头部扭转(方向及动作幅度变化大)。脑膜刺激征(一)。病理征未引出。

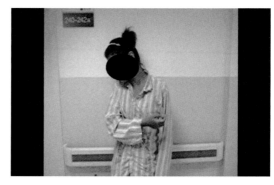

图 18-1　站立时不自主头部向右侧扭转，伴有上肢屈曲

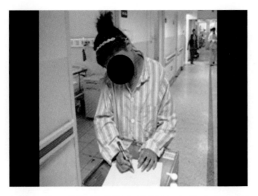

图18-2 书写时头部出现侧倾,与站立位比不自主动作幅度、方向、频率皆有显著差异

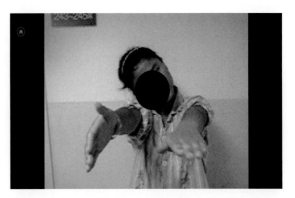

图18-3 双上肢平举时,患者出现头部不自主侧倾,伴有双上肢震颤,尤以右上肢为著并出现上臂不自主外旋

辅助检查

血常规、血糖、肝肾功能、电解质、血脂正常;碱性磷酸酶184 IU/L↑,类风湿因子25 IU/ml↑,ASO、C反应蛋白、血沉均正常。铜蓝蛋白270 mg/dl。外周血涂片:(-)。全外显子测序无特殊异常。心电图、胸片、心脏超声:正常。眼底裂隙灯检查:未见K-F环。脑电图:未见明显异常。头颅MRI:未见明显异常。

初步诊断

肌张力障碍原因待查。

初步诊疗经过

患者入院后运动症状呈现波动,表现为被关注时不自主运动幅度大、累及范围广,无人关注时动作明显减少甚至消失。依据临床特点及辅助检查结果,诊断考虑功能性运动障碍性疾病。经过暗示和给予口服维生素B_1治疗后2天,症状完全缓解。

病例讨论

住院医师

该患者的症状学诊断主要有两个主要成分,即肌张力障碍和震颤。但患者的肌张力障碍和震颤有如下特点:

(1)肌张力障碍的特点无论是在动作的幅度、方向、频率上都存在较大的变异。与人对话时头部向右侧扭转;用右手写字时,头部时而向右侧扭转,时而向右侧肩部侧倾;无人关注时,头部扭转及侧倾频率明显下降。头部及双上肢可见不自主震颤,频率及幅度变化较大,符合肌张力障碍的经典定义,即一种不自主、持续性肌肉收缩引起的扭曲、重复运动或姿势异常综合征(伴或不伴有震颤)。

(2)除有肌张力障碍外,患者还表现为肢体震颤。其特点为双手维持某一姿势、静息及取物时都出现震颤,即震颤为混合性震颤,且没有一种类型的震颤占有主导优势。此外,患者双上肢的震颤也没有在特殊位置时消失的特点,所以无法将震颤归因于肌张力障碍主动肌和拮抗肌之间的不平衡。

定性诊断是难点,肌张力障碍合并有震颤涵盖的疾病非常多。但患者目前的实验室及生化检查、基因检测基本都正常,无法提供线索。该患者的基因检测是仅为全外显子测序,是否有可能遗漏特殊突变(如动态突变、截短突变或线粒体相关疾病等)。

主治医师

定性诊断是此病例的难点,但病史及临床症状特点对定性诊断有很大帮助:①起病突然,在受惊后突然出现的运动障碍症状;②运动障碍的表现形式多样,以肌张力障碍及混合性震颤为首发症状及核心症状,且变异较大;③在 3 个月前曾有类似症状,可自发缓解;④辅助检查未提示明确的异常。因此可归纳为 9 个字——"突然性、多变性、缓解性"。基于这一特点,诊断考虑功能性。

经过暗示疗法及安慰剂疗法(维生素 B_1 口服),两天后患者症状完全消失(图 18-4),证实了我们的临床诊断。必须强调的是,诊断功能性运动障碍疾病必须非常慎重,必须明确排除任何其他因素所致的运动障碍疾病。

主任医师

该病的症状学诊断并不困难,主要在定性诊断方面有一定困惑。在 20 世纪,绝大多数临床医生遇到这类病例会毫不犹豫地给出心因性疾病的诊断。但是随着医学的进步,越来越多的器质性运动障碍疾病被报道,到了 21 世纪的今天,临床医生在真的面对心因性运动障碍时倒是变得异常谨慎了。我在美国国立卫生研究院进修时惊讶地发现,在全美各地推荐过来的运动障碍疑难病例中,几乎有一半都是心因性运动障碍。

心理因素所致的运动障碍并不少见,从事运动障碍研究的临床工作者越来越多地遇到继发于心理因素的运动障碍疾病。目前认为,症状学表现为运动亢进的患者较表现为运动迟缓的患者更容易有心理性因素。一项针对 8 个专科中心的研究发现,心因性运动障碍的患者多表现为单一运动特征,最多见的是震颤,其后依次为肌张力障碍、步态异常、帕金森综合征、抽动症等。功能性运动障碍可以说是非常棘手的诊断,一方面临床医生往往会对做出这样的诊断非常"犹豫",因为生怕遗漏器质性疾病,另一方面被诊断的患者和家属往往会抗拒这样的诊断。紧扣"运动相关线索"可以帮助我们较为快速和准确地做出判断,并制定进一步的治疗策略。

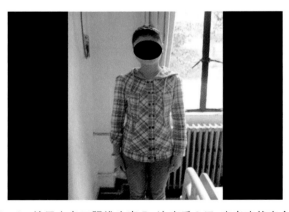

图 18-4　给予患者口服维生素 B_1 治疗后 2 天,患者症状完全缓解

后续诊疗经过

经过暗示和给予口服维生素 B_1 治疗后 2 天,症状完全缓解。

最终诊断

功能性运动障碍病。

疾病诊疗过程总结

发病后,患者每年到我院随访,症状完全缓解,未再反复。

诊疗启迪

心因性运动障碍的诊断应该遵循两步走的过程,首先要做出一个阳性诊断,即运动障碍症状是心因性的,而非器质性疾病。其次需要确定一个精神病学病症或可以解释运动异常病因学的精神动力学,从而为患者制定治疗方案。第一步的诊断往往可有运动障碍专科医生判断,但第二步诊断就需要有精神科医生作为主导进一步确定治疗策略。

专家点评

1. 行业内知名专家点评(陈先文,教授,安徽医科大学第一附属医院神经内科)

功能性运动障碍(functional movement disorders,FMDs)又称心因性运动障碍(psychogenic movement disorders,PMDs),旧称"癔症"或"癔病",是一类常见的分离/转换性障碍(dissociative/conversion disorders),是很有代表性的功能性神经系统疾病,在 ICD-10 及 DSM-5 中均有对应分类。FMDs 临床特征为患者在排除已知器质性病变情况下出现各类运动障碍症状,或患者症状与已知器质性疾病不相符。多数 FMDs 患者都曾有巨大压力、焦虑或抑郁等精神疾病史,部分患者甚至长期受应激压力影响。目前认为 FMDs 与以下 3 个因素有关:异常的自我关注、对症状的不恰当认知和对自身运动的异常感知。

功能性运动障碍病因其临床表现的多样性和戏剧性往往导致临床的误诊或漏诊。该类疾病的诊断应注重病史特点及特征性临床表现(如起病突然、病情波动、症状间歇发生、症状随时间变化多样、童年创伤、有其他躯体化症状和从疾病中获益等特点),而不应仅仅基于排除其他疾病的诊断策略。FMDs 可以表现为震颤、肌张力障碍、舞蹈等多种形式的不自主运动。在所有的 FMDs 症状中,震颤是最常见的症状,约占所有症状的一半。其次是肌张力障碍和肌阵挛,帕金森综合征、抽搐和步态障碍少见。不同的症状各有其临床特点。

(1)功能性震颤:可以表现为静止性震颤,也可以出现动作性或姿势性震颤。与器质性震颤不同,其特点是幅度、频率和方向的多变性。其发作突然,可随注意力分散而变化,也可被暗示诱发、加重或缓解。一般出现在肢体、头部和颚部。

(2)功能性肌张力障碍:可在疾病早期即出现固定性肌张力障碍;功能性面肌肌张力障碍特征为口周面肌紧张性收缩(口角向下歪斜伴同侧颈阔肌收缩,所谓的"假笑")

或累及眼周面肌;功能性阵发性肌张力障碍以局灶性或全面性异常姿势发作为特征。

（3）功能性肌阵挛:常累及中轴肌,通常会导致间歇性腹部屈曲。

（4）功能性步态障碍:常以失稳综合征(astasia-abasia syndrome)为代表,表现为站立不能,合并步行障碍,步基(行走时两脚之间的距离)不一致、不协调。

对于临床医生而言,要做出 FMDs 的诊断还是具有一定的挑战性。虽然病史及临床症状的一些特点有助于诊断,但是结合相关辅助检查有助于排除器质性疾病,如功能性运动障碍(视频)量表、精神心理测试、电生理检查、多模态神经影像检查、基因检测等。

2. 主任点评(陈生弟,教授,上海交通大学医学院附属瑞金医院神经内科)

目前认为以下"运动相关线索"高度提示心因性疾病:①突然起病;②动作不一致(动作特点随时间而改变);③动作和姿势不协调(动作不符合已知的形式或正常的生理形式);④出现与基本的异常运动形式或已知的运动疾病不一致的异常运动形式,尤其是节律性摇摆、奇特的步态、故意缓慢执行所要求的随意运动、突然爆发无意义词语及过度惊跳(突然受到意想不到的噪声或威胁性动作刺激时所出现的奇特动作)等;⑤自愈;⑥注意力分散时动作消失;⑦安慰剂、暗示或心理治疗有效;⑧间歇性发作;⑨肌张力障碍开始时表现为固定姿势;⑩面部扭曲动作使嘴歪向一侧(面肌的器质性肌张力障碍时,嘴通常不歪向一侧)。

此外,另一些"非运动相关的线索"也有助于我们的诊断与鉴别诊断:①假性无力;②假性感觉主诉;③多个躯体化症状或不能诊断的情况;④自伤;⑤明显的精神病学障碍等。

一旦做出心因性运动障碍的诊断后,制定有效合理的治疗方案非常重要,目前认为精神疗法可使患者持久获益,帮助患者建立积极的社会生活观、医生有效治疗的强烈暗示、应激源去除以及抗抑郁药物治疗都有助于良好的治疗效果。

（上海交通大学医学院附属瑞金医院　吴逸雯）

参考文献

［1］SKOGSEID IM. Dystonia—new advances in classification, genetics, pathophysiology and treatment ［J］. Acta Neurol Scand Suppl,2014(198):13-19.

［2］THENGANATT MA, JANKOVIC J. Psychogenic movement disorders ［J］. Neurol Clin,2015, 33(1):205-224.

［3］HALLETT M. Functional (psychogenic) movement disorders-Clinical presentations ［J］. Parkinsonism Relat Disord,2016,22 Suppl 1:S149-152.

［4］尹豆,王含,张玉虎,等. 功能性运动障碍的诊断与治疗中国专家共识［J］.重庆医科大学学报, 2021,46(7):732-736.

第三章

痴呆及相关认知障碍疾病

病例19 言语表达障碍伴行为异常1年余——额颞叶痴呆?

病史摘要

现病史:患者,女性,60岁。因"言语表达障碍、行为异常1年余"入院。入院1年前家属发现患者说话词不达意,无故欣快,行为幼稚,并伴记忆力下降,遂就诊于当地医院,行头颅CT检查未见异常,而后行头颅MRI检查发现"双侧基底节及右侧大脑脚陈旧性腔隙性梗死",予以双氢麦角碱及多奈哌齐口服,持续2个月,上述症状未见缓解。半年前转诊于某省级医院,诊断为血管性痴呆可能,予以中药口服1个月余,病情未见任何改善。逐渐出现发音含糊,并有饮水呛咳,遂就诊于我院。病程中患者曾出现头痛,无头晕,无恶心、呕吐,无肢体麻木感,无随地大小便等异常行为,睡眠可,大小便无明显异常,食欲增强,体重较前明显减轻。

既往史:既往体健。大专文化,长期从事商业单位主管工作。否认传染病史。

个人史:长期生活于原籍,否认疫水、疫区接触史。否认吸烟、饮酒史。

家族史:无殊。

入院体检

内科系统体格检查:T 37℃,P 83次/分,R 20次/分,BP 115/65 mmHg,心、肺、腹(一)。

神经系统专科检查:神清,注意力不集中,反应尚可,构音障碍,表情欣快。双侧胸锁乳突肌无明显萎缩,转头、曲颈、耸肩肌力5级。张口时舌居中,伸舌居中,咽反射消失,舌肌萎缩明显,舌肌颤动。四肢肌张力正常,无肌肉压痛,双上肢肩胛带肌、肱二头肌、肱三头肌、三角肌、前臂肌群、大小鱼际肌、骨间肌无明显萎缩。叩诊未见肌束颤动。双下肢肌容积正常,四肢肌力5级,无不自主运动,共济运动完成稳、准;闭目难立征阴性。肢体针刺觉正常,关节位置觉、运动觉、振动觉存在,四肢腱反射(++),病理征(一),下颌反射活跃,双侧掌颏反射(+)。颈软,无抵抗,脑膜刺激征(一)。全身皮肤泌汗正常,皮肤颜色、温度正常。括约肌功能正常。神经心理检查如表19-1所示。

表 19-1 神经心理检查

简明精神状态量表(MMSE)	22 分
日常生活活动能力(activities of daily living,ADL)	0 分
工具性日常生活活动能力(instrumental activity of daily living,IADL)	5 分
神经精神症状问卷(neuropsychiatric inventory,NPI)	总分:8 分 情感高涨:3 分 情感淡漠:3 分 睡眠及夜间行为:2 分
康奈尔痴呆抑郁量表(Cornell scale for depression in dementia,CSDD)	总分:7 分 行为异常:2 分 躯体症状(体重减轻):2 分 节律功能(入睡):2 分
Addenbrooke's 认知检查量表修订版(Addenbrooke's cognitive examination revised,ACE-R)中文版	总分:61 分 注意和定向:13 分 记忆:22 分 语言流利性:0 分 语言:19 分 视空间:7 分 (语言流利性+语言)/(定向力+记忆力)[(verbal fluency + language)/(orientation + memory),VLOMB]比值为 0.54,提示非阿尔茨海默病型痴呆。

辅助检查

血常规及肝、肾功能指标正常。甲状腺功能指标均在正常范围。梅毒螺旋体、HIV 相关特异性检测阴性。叶酸 1.52 ng/ml↓,维生素 B_{12} 正常。

心电图、胸片正常。脑电图:左颞区轻度段状 θ 波活动。头颅 MRI:脑萎缩(双侧额叶及颞叶前部),双侧基本对称,顶枕叶相对正常(图 19-1)。

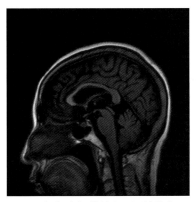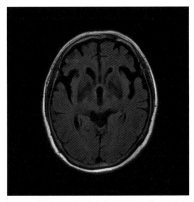

图 19-1 患者脑矢状位(T1)、轴位(FLAIR)MRI,显示双侧额叶及颞叶前部萎缩,双侧基本对称;顶枕叶相对正常

初步诊断

额颞叶痴呆。

初步诊疗经过

患者病程中逐渐出现发音含糊、饮水呛咳。查体见构音障碍、咽反射消失、舌肌萎缩、舌肌颤动。进一步完善肌电图示神经源性损害，可见舌肌纤颤电位（＋＋），胸锁乳突肌纤颤电位（＋）。诊断需考虑"额颞叶痴呆合并运动神经元病"。给予患者美金刚改善智能及语言障碍，并行语言及吞咽功能康复训练；建议其使用利鲁唑，但患者因经济原因暂不考虑。

病例讨论

住院医师

该患者为老年女性，言语表达障碍、行为异常1年余。外院考虑血管性痴呆可能，治疗后病情无明显改善，病程中逐渐出现发音含糊、饮水呛咳。查体见构音障碍、咽反射消失、舌肌萎缩、舌肌颤动。神经心理检查提示非阿尔茨海默型痴呆。综上所述，患者存在皮质和延髓受累。定性需考虑神经变性疾病，运动神经元病合并额颞叶痴呆。

主治医师

患者话词不达意，无故欣快，行为幼稚，并伴记忆力下降，提示皮质功能障碍，与头颅MRI结果相吻合。患者随后出现构音障碍、饮水呛咳等延髓受累表现，无感觉、共济运动障碍表现，肌电图证实神经源性损害，提示下运动神经元受累（延髓和脑干运动神经核）。患者为老年女性，59岁发病，病程1年余，隐袭起病，以进行性言语障碍和行为异常为主要表现。肌电图证实神经源性损害，可诊断为运动神经元病（motorneuron disease，MND），因病变主要累及下运动神经元（延髓和脑干运动神经核），拟诊为进行性延髓麻痹（progressive bulbar palsy，PBP）。结合神经心理学和MRI提示额叶、前颞叶萎缩，定性考虑为神经变性病，临床诊断为额颞叶变性（frontotemporal lobar degeneration，FTLD）中的额颞叶痴呆（frontotemporal dementia，FTD），确诊需行脑组织病理学检查。

主任医师

本例患者为老年女性，以进行性言语表达障碍和行为异常为早期表现，记忆损害不明显，随后出现构音障碍、饮水呛咳等延髓受累表现。该患者的临床表现需重点与阿尔茨海默病（AD）相鉴别，二者的区别在于：AD通常早期出现认知功能障碍，主要表现为情景记忆的障碍，神经影像学多表现为广泛脑萎缩；而FTD则早期出现人格改变、行为异常和言语障碍，而空间定向及近记忆保存较好，神经影像学显示额颞叶萎缩。该患者早期症状与FTD相符，影像学检查示双侧额叶、颞叶前部萎缩，神经心理学检查提示为非AD型痴呆，肌电图证实存在神经源性损害，故而临床诊断为FTLD中的FTD，伴发进行性延髓麻痹，确诊尚需行脑组织病理学检查。国外的研究发现以球部麻痹首发的FTD患者（即使EMG正常）也将最终会发展成为肌萎缩侧索硬化症（amyotrophic lateral sclerosis，ALS）（只要生存期足够长），因此，对于此类患者接下来的随访十分重要。

后续诊疗经过

1年后电话随访，家属告知患者的肩部肌肉萎缩明显，可见自发肌肉"跳动"，进食困难明显，2年后电话随访，家属告知患者已过世，具体情况不详。

最终诊断

伴进行性延髓麻痹的额颞叶变性。

疾病诊疗过程总结

患者为60岁女性，因"言语表达障碍、行为异常1年余"入院。头颅MRI示脑萎缩（双侧额叶及颞叶前部），认知评估提示非阿尔茨海默病性痴呆。结合患者人格改变及精神行为异常，FTD首先考虑。患者病程中逐渐出现发音含糊、饮水呛咳。查体见构音障碍、咽反射消失、舌肌萎缩、舌肌颤动。进一步完善肌电图示神经源性损害，可见舌肌纤颤电位（＋＋），胸锁乳突肌纤颤电位（＋）。诊断考虑"额颞叶痴呆合并运动神经元病"。

诊疗启迪

（1）本例患者以进行性言语障碍和行为异常为主要表现。随后出现构音障碍、饮水呛咳等延髓受累表现，属临床少见病例，诊断需考虑FTD伴发PBP。

（2）约有50%的ALS患者被证实存在认知、行为障碍，同时一些研究发现ALS患者可并发存在进行性失语及额颞叶萎缩。临床上遇到此类患者需警惕合并疾病的可能。

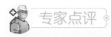 专家点评

1. 行业内知名专家点评（唐毅，教授，首都医科大学宣武医院神经内科）

本例患者为老年女性，早期表现为言语表达障碍、行为异常伴记忆力下降，随后出现构音障碍、饮水呛咳等延髓受累表现，临床诊断考虑伴进行性延髓麻痹的额颞叶痴呆。额颞叶痴呆和运动神经元病两组疾病在临床和神经病理学上有大量的重叠。额颞叶痴呆合并肌萎缩侧索硬化的比例较高，欧美国家的数据显示，45.5%的行为变异型额颞叶痴呆病程中合并肌萎缩侧索硬化，临床中应注意识别二者合并的情况。

额颞叶痴呆-运动神经元病患者上运动神经元和下运动神经元均受累，通常以下运动神经元受损为主；运动症状常表现为以延髓麻痹和上肢肌肉萎缩起病，延髓上下运动神经元受累更常见，双下肢较少受累，部分患者疾病晚期仍能保留行走能力。本例患者运动症状为延髓和脑干下运动神经元受累，符合典型额颞叶痴呆-运动神经元病的特点。额颞叶痴呆-运动神经元病患者预后差，疾病进展较快，延髓症状随疾病进展而加重，伴有运动神经元病的额颞叶痴呆患者比不伴运动神经元病的额颞叶痴呆患者生存期更短，平均病程为34.5个月。

2. 主任点评（王刚，教授，上海交通大学医学院附属瑞金医院神经内科）

伴进行性延髓麻痹的额颞叶痴呆属于FTD中一种较为特殊的亚型，从疾病表型上属于额颞叶痴呆和运动神经元病两组疾病共存重叠，从病理学上通常属于泛素阳性的FTLD（FTLD-U）（常为TDP-43阳性聚集物或FUS阳性聚集物）。分子遗传学研究发现一些基因的突变既可以导致ALS的表型，也可以导致FTD的表型，甚至可以同时表现为ALS和FTD的表型。因此，目前认为ALS和FTD构成一个连续的ALS-FTD

疾病谱，ALS 和 FTD 位于谱系的两端，中间是 ALS 伴认知功能障碍，ALS 伴行为异常和 ALS - FTD。因此，作为临床医生，要学会用统一和连续的眼光看待这一大类疾病，不要割裂开，这样会提高我们对疾病的认识，提升我们的诊治水平。

（上海交通大学医学院附属瑞金医院　任汝静　尹豆　王刚）

参考文献

[1] HIRSCH-REINSHAGEN V，POTTIER C，NICHOLSON AM，et al. Clinical and neuropathological features of ALS/FTD with TIA1 mutations [J]. Acta Neuropathol Commun，2017,5(1):96.

[2] 王丽玲,王刚,陈生弟. 额颞叶变性的临床表现、分型及神经病理学研究进展[J].诊断学理论与实践,2010,9(4):386-389.

[3] 王丽玲,王刚,陈生弟. 额颞叶变性的遗传学研究进展[J].国际神经病学神经外科学杂志,2010,37(4):340-343.

[4] MIOSHI E，HODGES JR. 几种常用诊断痴呆的认知筛查工具[J].内科理论与实践,2009,4(4):247-250.

[5] KARAM C，SCELSA SN，MACGOWAN DJ. The clinical course of progressive bulbar palsy [J]. Amyotroph Lateral Scler，2010,11(4):364-368.

病例20　记忆力下降、行为异常伴活动不利 2 年——额颞叶痴呆？

病史摘要

现病史：患者，女性，32 岁。因"记忆力下降、行为异常伴活动不利 2 年"入院。2010 年 5 月起多次遗失日常物品，8 月起无法胜任日常工作，如患者工作中经常需要完成电脑报价表，但在帮助配偶做笔记本电脑报价表时竟无法顺利完成。9 月开始出现情绪低落，做事丢三落四，注意力不集中，反应迟钝，家人未予重视。2011 年 1 月表现出行为怪异，在一次外出游玩中，不明原因把钱丢在垃圾桶里，家人遂带其就诊于当地医院，行头颅 CT 检查未见明显异常；随后因月经不调就诊于当地医院妇产科，诊断为"卵巢囊肿、输卵管积液"，于 2 月行腹腔镜手术，家属诉患者术后表现为表情淡漠、目光呆滞，言语少，动作缓慢，记忆力明显减退，时有强哭强笑，无大小便失禁，因此于 2011 年 3 月就诊于我院心理科，考虑"抑郁症"，予盐酸文拉法辛缓释胶囊（怡诺思）1 片 qd 口服，氯硝西泮 1 片 qn 口服，服药一个半月后情绪有所改善，动作、行为无明显改善，并出现躯干不自主前倾，后调整药物为氟西汀 1 片 qd 口服，拉莫三嗪 1/2 片 qn 口服，氯硝西泮 1/4 片 qn 口服，症状持续 3 个月无改善。2011 年 5 月出现颈右斜，身体前倾，有时身体会出现痉挛样症状，每次持续约 1～2 秒，遂至精神卫生中心进一步诊治，诊断"抑郁症"，予米氮平 1 片 qd 口服，氟西汀 1 片 qd 口服，服药 2 个月后出现食量明显增大，体重增加 4 kg，嗜睡，情绪波动减少，活动障碍较前改善。再次调整药物为盐酸曲唑酮片 1/2 片 qn 口服,艾司西酞普兰片 1 片 qd 口服,家属诉患者情绪改善,但仍有行走时躯干前倾,认知功能减退。随后又调整药物为利培酮,服药后出现木僵、幻听,时有坐立不安,并有小便失禁、便秘等症状。遂停用所有药物,于 2012 年 5 月收住院。

既往史:因"卵巢囊肿、输卵管积液"行腹腔镜手术。否认传染病史。

个人史:长期生活于原籍,否认疫水、疫区接触史,有吸烟饮酒史 10 余年,每周抽烟半包,仅在工作应酬时饮黄酒、啤酒。

家族史:否认家族遗传病史。

入院体检

内科系统体格检查:T 36.5℃,P 75 次/分,R 18 次/分,BP 120/75 mmHg,心、肺、腹(一)。

神经系统专科检查:精神智能状态:神清,查体不合作,表情淡漠,自发语言少,词汇少,仅以短语对答,仅能理解简单对话,无法完成认知测验。颅神经:双侧瞳孔等大等圆,对光反射灵敏,眼球活动不配合,额纹对称,鼻唇沟对称。眉心征(+)。运动系统:肌力检查不配合,颈项肌及四肢肌张力增高,上肢较下肢明显,右上肢较左上肢明显。反射:双侧肱二头肌、肱三头肌、桡骨膜、膝、踝反射均(++),双侧掌颌反射(+)。感觉系统:不合作。病理征:双侧 Babinski(+)。共济运动:不配合。步态:痉挛步态。

辅助检查

2012 - 03 - 29 和 2012 - 04 - 10 检测血常规分别显示:白细胞计数(10^9/L)11.9、11.8,中性粒细胞比例(%)74.7、73.2,淋巴细胞比例(%)17.7、18.8。血脂:高密度脂蛋白 2.66 mmol/L↑,游离脂肪酸 0.95 nmol/L↑。肝、肾功能、甲状腺功能:未见明显异常,尿酮体阳性(++)↑。叶酸 17.28 ng/ml↑,维生素 B_{12} 415.0 pg/mL,C 反应蛋白(CRP) 0.63 mg/L,红细胞沉降率 7 mm/h。性激素全套、自身免疫、肿瘤标志物均正常。梅毒螺旋体 RPR 阴性,HIV 抗体阴性。脑电图:中度弥漫性异常。头颅 MRI 平扫:脑萎缩,以双侧颞叶、海马萎缩明显;双侧颞叶皮质下条状异常信号(图 20 - 1)。盆腔 CT 平扫:左侧附件区囊实性病变。

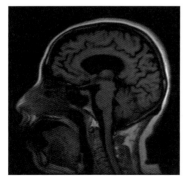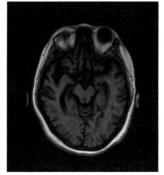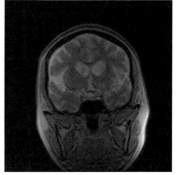

图 20 - 1　头颅 MRI

矢状位(T1)、水平位(T1)、冠状位(T2)示双侧颞叶、海马不对称萎缩,以右侧为著

初步诊断

额颞叶痴呆。

初步诊疗经过

给予患者奥拉西坦改善认知,氯氮平改善精神症状,巴氯芬减低肌张力。

病例讨论

住院医师

患者为32岁女性,缓慢起病,因"记忆力下降、行为异常伴运动不利2年"入院,有性格改变及帕金森样表现。查体见眉心征阳性,认知障碍,四肢肌张力增高,双侧病理征阳性。行走呈痉挛步态。头颅MRI示双侧颞叶、海马不对称萎缩,以右侧为著。考虑存在皮质、锥体系、锥体外系受累,定性需考虑神经变性疾病,额颞叶痴呆可能。

主治医师

患者为青年女性,主要临床表现为认知功能减退、人格改变,定位在大脑皮质;面部表情减少、动作缓慢、眉心征阳性、不对称性肌张力增高、可疑肌张力障碍,定位在锥体外系;查体示双侧病理征阳性,定位在双侧锥体束。病变累及脑高级皮质、锥体外系和锥体系。

患者起病隐匿,进行性加重,有痴呆、精神行为异常、帕金森病样表现,结合头颅MRI示脑萎缩,以双侧颞叶、海马萎缩明显,脑电图中度弥漫性异常,临床诊断为行为变异型额颞叶痴呆(情感淡漠型)伴皮质基底节变性(CBD)可能。CBD是一个具有病理学特征的疾病实体,必须有明确的病理学证据才能诊断。

主任医师

患者为青年女性,隐匿起病,以认知功能减退、人格改变为主要表现,进行性加重。头MRI提示脑萎缩,以双侧颞叶、海马萎缩明显,脑电图中度弥漫性异常,临床诊断需考虑行为变异型额颞叶痴呆(情感淡漠型)。患者有帕金森样表现,无异己手综合征表现及不对称顶叶皮质萎缩,目前查体无法判断是否存在皮质感觉障碍和肢体失用,且缺乏病理学依据,无法明确诊断CBD,但需考虑其继续发展演变为CBD的可能。在神经变性病中,与FTD联系最紧密是CBD,有时在以FTD为主的表现中,CBD仅仅表现出冰山一角,并不典型,但随着疾病的进展,却有可能逐渐表现出CBD的诸多临床特点。CBD作为一种帕金森叠加综合征,除了典型的大脑皮质和基底节受损的症状与体征,如运动减少、动作缓慢、肌强直、肌阵挛、失用、皮质性复合感觉障碍等之外,还可以表现为与额颞叶变性(FTLD)相似的进行性非流利性失语(progressive nonfluent aphasia,PNFA)、FTD症状,典型的CBD在临床上常表现为帕金森病样症状+异己手综合征+不对称顶叶皮质萎缩。总而言之,进一步的随访十分重要。

后续诊疗经过

目前尚无有效疗法,主要是对症治疗,FTD的病程5~10年,预后差,多死于肺部感染、泌尿道感染和压疮等。该患者入院后予以奥拉西坦改善认知功能,氯氮平改善精神症状,巴氯芬减低肌张力。经治疗后,患者可以和家人进行简单的交流,肌张力增高较前减低,精神症状较前改善。病情较前无进展趋势,趋于稳定。

最终诊断

行为变异型额颞叶痴呆(behavioral variant frontotemporal dementia,bvFTD)(情感淡

漠型)伴 CBD 可能。

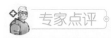疾病诊疗过程总结

患者为 32 岁女性,因"记忆力下降、行为异常伴运动不利 2 年"入院。主要临床表现为认知功能减退、人格改变,查体示面部表情减少、动作缓慢、眉心征阳性、不对称性肌张力增高、可疑肌张力障碍,头颅 MRI 示脑萎缩,以双侧颞叶、海马萎缩明显,脑电图中度弥漫性异常,临床诊断为行为变异型额颞叶痴呆(情感淡漠型)伴 CBD 可能。予以奥拉西坦改善认知功能,氯氮平改善精神症状,巴氯芬降低肌张力。

诊疗启迪

(1)本例患者以进认知障碍和人格改变为主要表现。头颅 MRI 提示以双侧颞叶、海马为主的脑萎缩,临床诊断需考虑行为变异型额颞叶痴呆(情感淡漠型),年轻的 FTD 患者根据症状经常被诊断为精神障碍疾病,如精神分裂症和双相情感障碍。因而,FTD 的正确诊断需要综合临床表现结合影像学表现得出,如果有以下表现:①65 岁前发病;②一级亲属阳性类似病史;③早期出现人格和社交能力的丧失等非认知性行为改变;④影像学异常以额叶或前颞叶为主;应考虑 FTD 的可能。

(2)在神经变性病中,与 FTD 联系最紧密是 CBD,有时在以 FTD 为主的表现中,CBD 仅仅表现出冰山一角,并不典型,但随着疾病的进展,却有可能逐渐表现出 CBD 的诸多临床特点。进一步的随访十分重要。

专家点评

1. 行业内知名专家点评(唐毅,教授,首都医科大学宣武医院神经内科)

本例患者为青年女性,以认知功能减退、人格改变起病,早期容易被误诊为精神分裂症和双相情感障碍,从而就诊于精神科被给予抗精神病药物治疗。而通过细致分析患者的临床特点,结合神经系统查体、神经影像学检查结果,临床诊断为行为变异型额颞叶痴呆。明确诊断对于该患者对症治疗药物的选择以及疾病发展预后都有积极的指导作用。

本例患者除了认知功能减退、人格改变外,还合并有运动症状,这种情况需要考虑与额颞叶痴呆有关的 3 种临床综合征:行为变异型额颞叶痴呆伴运动神经元病、皮质基底节综合征和进行性核上性眼肌麻痹。这 3 种临床综合征在临床均可出现与行为变异型额颞叶痴呆相似症状。其中皮质基底节综合征表现具有相当大的临床异质性,初始可表现为行为变异型额颞叶痴呆。额颞叶痴呆和皮质基底节综合征的特征可能在病程中重叠或演变,因此本例患者不能除外皮质基底节综合征,需进一步随访。此外,约40%～50%的额颞叶痴呆患者有家族史,已经明确的行为变异型额颞叶痴呆致病基因包括 *MAPT* 基因、*TARDBP* 基因、*GRN* 基因、*PGRN* 基因以及 *VCP* 基因等,其中 *MAPT* 基因是最常见致病基因,对这部分患者可进行基因检测。

2. 主任点评(王刚,教授,上海交通大学医学院附属瑞金医院神经内科)

FTD 可以合并出现帕金森叠加综合征,尤其是进行性核上性麻痹和皮质基底节变

性,上述两种帕金森病叠加综合征被认为与 FTD 有相同的病理表现及 tau 蛋白基因异常,甚至有人认为是一种谱系病(tau 蛋白病)。因此,对于 FTD 的治疗除了认知和精神行为的治疗外,还要注意是否合并有运动障碍,并在必要时可推荐行 tau PET 以明确诊断,进一步理解同一基因型可对应不同临床表型的意义和特点。

(上海交通大学医学院附属瑞金医院　任汝静　尹豆　王刚)

📖 参考文献

[1] 王丽玲,王刚,陈生弟. 额颞叶变性的临床表现、分型及神经病理学的研究进展[J]. 诊断学理论与实践,2010,9(4):386-389.

[2] ARMSTRONG RA, CARTER D, CAIRNS NJ. A quantitative study of the neuropathology of 32 sporadic and familial cases of frontotemporal lobar degeneration with TDP-43 proteinopathy (FTLD-TDP) [J]. Neuropathol Appl Neurobiol, 2012,38(1):25-38.

[3] O'BRIEN JT, BURNS A, BAP Dementia Consensus Group. Clinical practice with anti-dementia drugs: a revised (second) consensus statement from the British Association for Psychopharmacology [J]. J Psychopharmacol, 2011,25(8):997-1019.

[4] ROHRER JD, LASHLEY T, SCHOTT JM, et al. Clinical and neuroanatomical signatures of tissue pathology in frontotemporal lobar degeneration [J]. Brain, 2011,134(Pt 9):2565-2581.

[5] REN RJ, HUANG Y, XU G, et al. History, present and progress for Frontotemporal dementia in China: a systematic review [J]. Int J Alzheimers Dis, 2012,2012:587215.

病例21 性格改变 3 年,言语不利伴右侧肢体活动不利 2 年——进行性非流利性失语?

病史摘要

现病史:患者,男性,72 岁。因"性格改变 3 年,言语不利伴右侧肢体活动不利 2 年"入院。患者 3 年前无明显诱因出现性格改变,原来温和内向的性格逐渐变得急躁易怒。2 年前,家人逐渐注意到患者说话时言语含糊、语句不连贯、时有口吃,并出现右侧肢体僵硬、活动不利,以右上肢为甚。此后患者言语表达能力进行性下降,以至于不能说出完整的句子,到半年前只能说出单个字词,与家人无法进行有效的言语交流,但能理解家人的指令,外出能记得回家的路;右侧肢体活动不利并逐渐加重,目前已不能用右手吃饭、写字等。半年前于当地医院行 MRI 检查示:"两侧放射冠半卵圆中心、皮质下白质广泛性对称性信号异常伴少许陈旧性缺血灶"。发病以来,夜眠可,食欲可,二便无殊。

既往史:高血压史 2 年,最高达 170/100 mmHg,长期服用厄贝沙坦。既往曾有高血脂、高血黏度史。否认糖尿病史。

个人史:长期生活于原籍,否认疫水、疫区接触史,否认吸烟史。曾偶有饮酒,60 岁退休后无饮酒史。

家族史:否认家族遗传病史。

◆ **入院体检** ▶▶▶

内科系统体格检查:T 37.2℃,P 78 次/分,R 19 次/分,BP 150/70 mmHg,心、肺、腹(一)。

神经系统专科检查。精神智能状态:神志清,对答不切题,有重复言语,以女儿名字回答多数问题,交流不畅,能理解医生的部分指令,存在命名性失语,非流利性失语,部分性失认,部分性失用,记忆检查不配合。失语检查:汉语失语成套测验(aphasia battery of Chinese,ABC)示患者谈话呈非流利性失语,伴言语失用,刻板言语,理解有困难;全面性失认;复述、命名、阅读、书写能力均严重受损(表 21-1)。简易精神状态量表(MMSE)0 分,无法配合检查。脑神经:双眼各向活动自如,无眼震,双瞳等大圆形,直径 3 mm,两侧额纹对称,左侧鼻唇沟略浅,伸舌略偏左,悬雍垂居中,双侧咽反射灵敏。颈稍强,有抵抗。运动系统:右侧肢体肌张力齿轮样增高,四肢肌力 5 级。反射:右上肢腱反射(+++),左上肢(++),右膝反射(+++),左侧(++),双侧跟腱反射(++)。感觉系统:查体不配合。病理征:未引出。共济运动:指鼻、跟膝胫试验、轮替运动检查不配合,闭目难立征(一)。步态:直线行走完成可。脑膜刺激征:阴性。

表 21-1　汉语失语成套测验结果

编号	项目	结　果
1	谈话	非流利性失语,言语失用(有语调变化),刻板言语,理解有困难
2	理解	简单句理解尚可,复合句不能理解;右手失用,颜色、家具、左右、身体部位、数字失认;无面容失认,无物体失认
3	复述	表达困难
4	命名	命名不能
5	阅读	不完全性失读(仅能认得"是""不是")
6	书写	书写不能
7	视空间	因失用、失写、失认而无法完成
8	运用	模仿和用实物不行,右手完全失用;左手尚可;口面运动失用,言语性失用,结构性失用
9	额叶运动功能	无法完成书写、绘画
10	计算	仅能完成两道 10 以内简单计算题
11	偏侧忽视	正常

◆ **辅助检查** ▶▶▶

血常规、肝、肾功能、甲状腺功能、血糖、DIC 全套未见明显异常。RPR、p-ANCA、c-ANCA、ANA、ENA 阴性。叶酸 4.82 ng/mL、维生素 B_{12} 375.0 pg/mL。CEA、AFP、CA125、CA199、CA153、CA724、NSE、fPSA、tPSA、fPSA/tPSA 阴性。脑脊液:压力

120 mmH$_2$O,有核细胞计数 1×10^6/L,蛋白定量 353.00 mg/L,氯化物 122.00 mmol/L,糖 3.00 mmol/L。胸片:未见明显异常。听阈测试:混合性耳聋,以右侧为甚,患者配合欠佳。视野测定:双眼配合差,右生理盲点扩大。心电图:T 波高尖。视频脑电地形图:正常范围内。主动脉弓上水平 CE-MRA:左侧颈动脉分叉部附壁血栓形成可能,局部管腔轻度狭窄;右侧椎动脉 V2 段两处局限性狭窄;两侧椎动脉 V1 段起始部均较细。头颅 MRA:未见明显异常。头颅 MRI(2011-09-08 外院):两侧放射冠半卵圆中心、皮质下白质广泛性对称性信号异常伴少许陈旧性腔梗病灶,双侧颞叶萎缩,以左侧为甚(图 21-1)。脑 PET/CT 检查:左侧大脑皮质、左侧基底节及左侧丘脑代谢降低(图 21-2)。

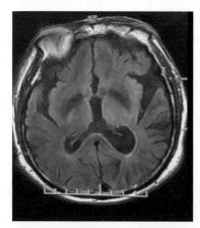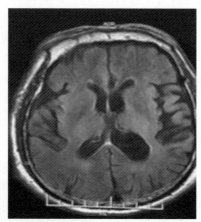

图 21-1　头颅 MRI:双侧颞叶萎缩,以左侧为甚

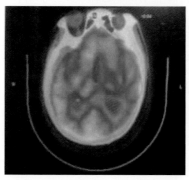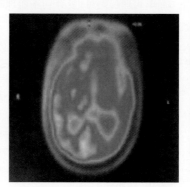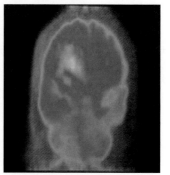

图 21-2　脑 PET/CT 检查:左侧大脑皮质、左侧基底节及左侧丘脑代谢降低

初步诊断

进行性非流利性失语(PNFA)。

初步诊疗经过

诊断明确后给予患者:盐酸多奈哌齐 10 mg 每日一次口服,改善认知;多巴丝肼 125 mg 每日三次口服,改善肌张力;言语康复训练。

病例讨论

住院医师

患者为 72 岁男性,缓慢起病,以性格改变起病,存在失语及右侧肢体活动不利,查体见失语及失用,右侧肢体肌张力齿轮样增高,头颅 MRI 示双侧颞叶萎缩,以左侧为甚。脑 PET/CT 检查示左侧大脑皮质、左侧基底节及左侧丘脑代谢降低。考虑存在语言中枢皮质及锥体外系受累,定性考虑神经变性疾病,进行性非流利性失语型额颞叶痴呆伴皮质基底节变性。其中,原发性进行性失语(primary progressive aphasia,PPA)的诊断标准如下:①隐匿起病,自发口语表达或神经心理学检查呈逐渐进展的找词困难、命名不能和语言理解障碍;②起病 2 年后,因语言障碍致日常生活能力受损;③起病前语言功能正常(需除外进行性诵读困难);④起病 2 年内无明显情感淡漠、失抑制、近事记忆减退、视空间受损、视觉失认、感觉及运动障碍(以上可由询问病史、了解日常生活能力或正规的神经心理学检查证实);⑤早期可有失算和观念运动性失用;⑥起病 2 年后可能出现其他神经功能缺损,但自始至终语言障碍最为突出,进展速度最快;⑦除外卒中、肿瘤等其他疾病。

主治医师

患者为老年男性,主要症状为失语伴右侧肢体活动不利,同时伴有性格改变,查体示右侧肢体肌张力齿轮样增高,右侧腱反射较左侧活跃,失语检查示运动性失语伴言语失用,故定位于优势侧大脑半球外侧裂周围(语言中枢)皮质以及锥体外系,与神经影像学(头颅 MRI 及 PET)结果相符合。患者起病隐袭,进行性加重,病情进展相对较快,性格改变早于语言障碍,记忆力损害不明显,语言障碍突出,表现为早期非特异性命名困难和找词困难;较早出现句子结构和语法错误,口吃明显;失语特点为非流利性失语;发病后逐渐出现失认、失用、失写、理解力下降、执行功能下降。早期出现"帕金森"样表现,未出现明显的脱抑制表现,结合其影像学改变(头颅 MRI 双颞叶萎缩,左侧为著),定性考虑为神经变性病,临床诊断为进行性非流利性失语(PNFA)[额颞叶痴呆(FTD)亚型],同时合并皮质基底节变性(CBD)可能。

主任医师

患者老年男性,起病隐袭,以进行性非流利性失语、右侧肢体活动不利起病,理解力相对保留,同时伴有性格改变。病情进行性加重,存在失用、失认,有"帕金森"样表现,但记忆力相对保留,无幻觉表现。根据其失语特点及双侧颞叶萎缩(左侧为著)的影像学改变,诊断为进行性非流利性失语型额颞叶痴呆伴皮质基底节变性可能。PNFA 为额颞叶痴呆中的一种临床类型,往往起病缓慢,以进行性加重的非流利性失语为主要特征,表现为找词、发音困难和命名障碍,而理解力相对保留的语言表达障碍,可伴失读或失写。通常与大脑左半球及语言区的萎缩相关。研究显示,PNFA 患者的发病年龄较 BvFTD 及语义性痴呆(semantic dementia,SD)更晚,PNFA 患者早期一般不具备典型的行为障碍,其自知力也相对保留,但可伴抑郁、社交回避等精神症状。CBD 以不对称的皮质萎缩、基底神经节和黑质变性为特点,核心临床症状包括进行性非对称性肌强直和失用,其他临床表现也提示皮质、认知功能障碍和基底节功能障碍。CBD 可作为伴随疾病与 FTD 同时出现,但由于缺乏神经病理诊断,故该患者还不能确诊为 CBD,诊断为 CBD 可能。

后续诊疗经过

入院后予盐酸多奈哌齐片(安理申)改善认知功能,多巴丝肼改善肌张力等,并加以言语康复训练,后患者肌张力有所减轻,但是语言能力未见明显改善。PNFA 的言语损伤目前无特异性药物,是治疗的难点。言语康复训练亦收效甚微。出院后 6 个月随访,家属代述其语言能力未见明显改善。

最终诊断

进行性非流利性失语型额颞叶痴呆伴 CBD。

疾病诊疗过程总结

患者,男性,72 岁。因"性格改变 3 年,言语不利伴右侧肢体活动不利 2 年"入院。患者以进行性非流利性失语为主要表现,理解力相对保留,同时伴有性格改变,根据其失语特点及头颅 MRI 示双侧颞叶萎缩,诊断为进行性非流利性失语型额颞叶痴呆;同时患者起病伴有右侧肢体活动不利,查体见失语及失用,右侧肢体肌张力齿轮样增高。脑 PET/CT 检查示左侧大脑皮质、左侧基底节及左侧丘脑代谢降低。考虑同时合并皮质基底节变性。入院后予多奈哌齐改善认知功能,多巴丝肼改善肌张力等,并加以言语康复训练。

诊疗启迪

PNFA 患者病程进展缓慢,早期生活能力正常时即可出现理解力障碍。影像学检查对诊断也有一定的提示作用。本例患者主要症状除失语、性格改变外,还伴右侧肢体活动不利、右侧肢体肌张力齿轮样增高,提示皮质与基底节均存在功能障碍,诊断 PNFA 时应注意不要遗漏 CBD 的可能。

专家点评

1. 行业内知名专家点评(唐毅,教授,首都医科大学宣武医院神经内科)

本例患者为老年男性,起病隐袭,病初语言功能障碍突出,病情进行性加重,因语言障碍致日常生活能力受损,符合原发性进行性失语的诊断。根据语言障碍类型,原发性进行性失语分为非流利型、语义变异型以及 logopenic 型,其中非流利型原发性进行性失语表现为非流利性失语,语言产生中的语法缺失及说话费力是核心症状,常出现语音和语调错误,患者对语法复杂的句子理解障碍,单词的理解及语义知识在进行性非流利性失语患者中相对保留,这一特点有助于早期和语义变异型原发性进行性失语鉴别。

本例患者表现为进行性非流利性失语的语言特点,结合其影像学改变,符合进行性非流利性失语的诊断。患者早期伴随性格改变,提示进行性非流利性失语同时合并精神行为症状的症状。部分非流利型失语的患者可合并皮质基底节综合征,本例患者除了存在非流利性失语、性格改变外,还存在失用、失认、右侧肢体活动不利、右侧肢体肌张力齿轮样增高等运动症状,PET 提示左侧大脑皮质、左侧基底节及左侧丘脑代谢降低,因此考虑合并皮质基底节综合征可能。由于皮质基底节综合征临床表现具有相当大的异质性,容易被漏诊,临床诊断时应警惕。

2. 主任点评(王刚,教授,上海交通大学医学院附属瑞金医院神经内科)

作为FTD的一种语言变异型,PFNA常易同时合并帕金森叠加综合征,尤其是同属tau蛋白病的CBD。根据免疫组织化学染色和细胞内包涵体的特点,FTD的病理学最常见类型为tau阳性的病理改变,包括CBD;Pick小体;tau阳性嗜银颗粒病(argyrophilic grain disease, AGD)等几种常见亚型,因此,PFNA和CBD的共病在临床并不少见,应该引起足够的重视,以免误诊、漏诊,并提醒临床医生从连续统一的角度认识这一大类疾病谱。

(上海交通大学医学院附属瑞金医院 任汝静 尹豆 王刚)

参考文献

[1] 王丽玲,王刚,陈生弟.额颞叶变性的临床表现、分型及神经病理学研究进展[J].诊断学理论与实践,2010,9(4):386-389.

[2] MACKENZIE IR,NEUMANN M,BIGIO EH,et al. Nomenclature for neuropathologic subtypes of frontotemporal lobar degeneration: consensus recommendations [J]. Acta Neuropathol,2009,117(1):15-18.

[3] MESULAM MM. Primary progressive aphasia [J]. Ann Neurol,2001,49(4):425-432.

[4] MESULAM MM,WEINTRAUB S. Spectrum of primary progressive aphasia [J]. Baillieres Clin Neurol,1992,1(3):583-609.

[5] BOEVE BF. The multiple phenotypes of corticobasal syndrome and corticobasal degeneration: implications for further study [J]. J Mol Neurosci,2011,45(3):350-353.

病例22 记忆力下降伴反应迟钝1个月余——痴呆?

病史摘要

现病史:患者,女性,84岁。患者2012年12月中旬起逐渐出现记忆力下降,表现为烧菜时经常忘记放盐,织毛衣时突然无法想起平素熟练的织法,但仍可完成基本的日常家务,如煮饭、洗衣、买菜等,当时无言语交流障碍,无发热,无头晕、头痛等表现。半个月后(29日)起,家人发现其明显的反应迟钝,言语交流困难,进餐时不知道自行夹菜,不能正确使用筷子,讲话讲到一半忘词,语句越来越简短,开始能说短句,渐发展为只能说单词;3天后,患者出现右上肢发作性僵硬,每日次数不定,情绪紧张时易发生,发作时肘腕关节屈曲,手为握拳状,持续时间最长达数分钟,家属嘱其放松,可稍缓解。4天后,患者发展为不能自行穿衣遂就诊某医院,考虑"帕金森综合征"可能,予美多芭1/4片tid口服,服用2天后症状无明显改善,自行停药。追问病史,患者2011年12月1日开始出现双眼间歇性视物模糊,间断发作。为进一步治疗,于2013年1月收治入院。发病以来,精神、睡眠一般,食欲差,便秘,小便无殊,体重无明显变化。

既往史:2008年3月,因"心动过缓"行心脏起搏器植入术。否认高血压、糖尿病等慢性病史。否认输血史,有青霉素过敏史。

个人史:长期生活于原籍,否认疫水、疫区接触史,否认吸烟、饮酒史。

家族史:否认家族遗传病史。

入院体检

内科系统体格检查:T 37℃,P 88次/分,R 20次/分,BP 110/80 mmHg,心、肺、腹(一)。眼科检查未见明显异常。

神经系统专科检查:神清,精神可,反应迟钝,运动性失语,查体欠合作。认知测评无法配合。神经:双侧瞳孔等大正圆,直径2 mm,直接、间接对光反射存在,鼻唇沟对称,伸舌居中。四肢肌力正常,四肢肌张力增高,尤以下肢明显。四肢腱反射(+)。感觉检查不能配合。病理征未引出。指鼻试验、轮替试验、跟膝胫试验不能配合。步态不能配合。脑膜刺激征阴性。

辅助检查

血常规、肝、肾功能、电解质:未见明显异常。血脂(2013-01-16):高密度脂蛋白2.19 mmol/L↑,脂蛋白(a)0.38 g/L↑,余正常。肿瘤标记物(2013-01-16):神经元特异性烯醇化酶18.25 ng/ml↑,余正常。甲状腺功能及其相关抗体(2013-01-17):正常。叶酸>20.00 ng/ml↑,维生素B$_{12}$ 262.0 pg/ml。红细胞沉降率、高敏C反应蛋白(high-sensitivity C-reactive protein,hsCRP)、类风湿因子、ASO、同型半胱氨酸正常。风湿免疫相关抗体检查(2013-01-18):p-ANCA、c-ANCA、ANA、ENA阴性。脑脊液常规和生化(2013-01-18):未见明显异常。脑脊液寡克隆带:未见异常。抗Hu、Yo、Ri抗体测定阴性。出院后回报:脑脊液Western blotting检测1433蛋白阳性。HIV抗体阴性;RPR阴性;抗梅毒螺旋体抗体0.10。T-SPOT:阴性。头颅CT(2013-01-24):双侧基底节区及放射冠腔隙性脑梗死;脑室、脑池、脑沟扩张,老年脑改变(图22-1)。颅内动脉薄层CTA(2013-01-17):左侧颈内动脉C6段附壁钙化形成,伴管腔轻度狭窄。胸片正位片(2013-01-16):主动脉迂曲伴壁钙化;两肺纹理增多模糊,左下肺野外带高密度影。心脏超声(2013-01-16):轻度主动脉瓣关闭不全,轻度三尖瓣关闭不全。腹部B超(2013-01-17):肝内囊性灶,考虑肝囊肿,余未见明显异常。

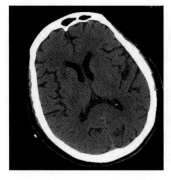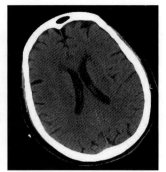

图22-1 头颅CT

初步诊断

痴呆。

初步诊疗经过

患者入院后完善脑电图(2013-01-16):记录中左半球可见较频繁高电位1.25～1.5c/s尖慢波发放,颞枕区较明显,影响右枕区,δ频带分布于两侧半球,左颞枕区功率值增高。动态脑电图(ambulatory electroencephalogram,AEEG)(2013-01-16):不正常脑电,弥漫性慢波伴三相波发放(图22-2)。诊断考虑"克雅病(CJD)"。给予患者对症及支持治疗:盐酸多奈哌齐片5mg,每晚1次,口服;多巴丝肼片125mg,每日3次,口服;氯硝西泮1mg,每晚1次,口服。

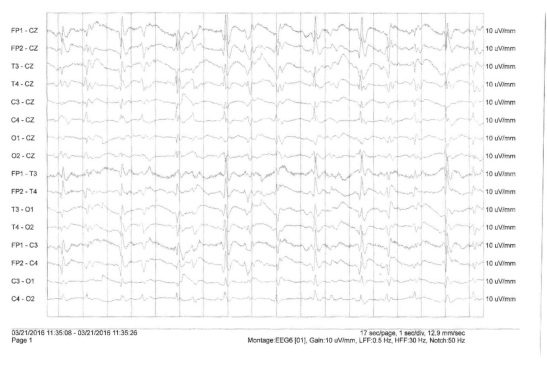

图22-2 动态脑电图(AEEG)

病例讨论

住院医师

患者为84岁女性,亚急性-急性起病,因"记忆力下降伴反应迟钝1个月余,右侧肢体僵硬半月"入院,主要表现为快速进展性痴呆,且症状进行性加重。查体见运动性失语,四肢肌张力增高,认知测评无法配合。AEEG示弥漫性慢波伴三相波发放。患者皮质广泛受累,病程进展快,不考虑常见的神经变性疾病,结合脑电图表现,考虑CJD可能性大。

主治医师

患者主要表现为间歇性双眼视物模糊,定位于视神经及枕叶;记忆力下降、反应迟钝、言语不利、执行功能下降，定位于颞叶及额叶；随后伴有锥体外系症状，定位于基底节；结合EEG 表现，考虑大脑皮质广泛受累。

患者为老年女性，亚急性～急性起病，首发症状双眼间歇性视物模糊，进而表现为快速记忆力下降、反应迟钝、言语不利，且进行性加重，考虑为快速进展型痴呆；病程中出现发作性右上肢僵硬，考虑为锥体外系症状；结合 EEG 可见弥漫性慢波伴三相波发放，支持散发型克雅病(sporadic Creutzfeldt-Jakob disease，sCJD)的临床诊断。通过其他辅助检查排除血管性、常见感染性及代谢性脑病可能，病程及发病速度也不支持常见神经变性疾病，脑脊液检测排除常见感染，故 CJD 可能性较大。

主任医师

老年女性患者出现快速进展性痴呆，需常规排查血管性、感染性、代谢性脑病，以及肿瘤引起的可能。本例患者为老年女性，亚急性起病，除广泛皮质受损症状外，还伴有视觉症状及锥体外系症状，虽然缺乏 MRI 影像结果，但结合脑电图示弥漫性慢波伴三相波发放可做出临床可疑诊断。

由于在患者生前很难行神经病理金标准检测，因此，国内目前绝大多数 CJD 的病例为临床确诊。CJD 诊断标准：①快速进展的认知功能下降。②出现下列 6 项症状中的至少 2 项：a. 肌阵挛；b. 锥体外系症状；c. 视觉症状；d. 小脑症状；e. 无动性缄默；f. 其他高级皮质受损症状(失语、失用、失计算等)。③EEG 阳性(周期性三相波发放)和(或)MRI DWI 相提示皮质下和(或)脑回高信号(花边征)；④常规检查排除其他类似疾病。CJD 目前发现大约 50 个突变的 PRNP 位点，造成显性遗传的朊蛋白病，中国人群中最常见的突变位点为 D178N FFI、T188K gCJD 和 E200K gCJD。因此，有条件可以行基因检测。

后续诊疗经过

CJD 目前尚无特殊治疗方法，患者一般在 3～12 个月死亡，故一般只能对症及支持治疗。该患者由于高龄，合并有夹杂症，病程中出现肺部感染，入院 1 个月后又出现癫痫发作及无动性缄默症状，更支持 CJD 诊断；病程中针对患者出现的发热、反复抽搐、电解质紊乱、低蛋白血症等症状均给予对症和支持治疗，但病情仍迅速进展，最后进入无动性缄默症和去皮质状态，于发病 5 个月后死亡，最直接的死亡原因很可能是肺炎引起的呼吸衰竭。

最终诊断

散发型克雅病(sCJD)。

疾病诊疗过程总结

患者为 84 岁女性，因"记忆力下降伴反应迟钝 1 个月余"入院。主要表现为快速进展性痴呆，查体见运动性失语，四肢肌张力增高，认知测评无法配合。AEEG 示弥漫性慢波伴三相波发放。诊断考虑 CJD。给予患者盐酸多奈哌齐片、多巴丝肼片、氯硝西泮对症支持治疗，但病情仍迅速进展，最后进入无动性缄默症和去皮质状态，于发病 5 个月后死亡。

诊疗启迪

迄今 CJD 尚缺乏有效的治疗方法，患者一般在 3～12 个月死亡，因此只可对症及针对并发症治疗。因该病脑组织接种传播发生率较高,一经诊断,对该类患者就应进行相应的隔离处理,临床各种操作中注意使用一次性器材和特殊消毒方法,防止交叉污染和传播。

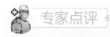 专家点评

1. 行业内知名专家点评(唐毅,教授,首都医科大学宣武医院神经内科)

该病例患者为老年女性,早期表现为视觉症状、进行性痴呆和锥体外系症状,晚期出现无动性缄默和去皮质状态,病情进展迅速,脑电图检查可见周期性三相波发放,而且常规检查不提示其他诊断,综上诊断考虑散发性克雅病。克雅病是导致快速进展性痴呆的少见但需要重点考虑的病因,临床特征结合脑电图、磁共振、脑脊液和基因等相关检查为克雅病的早期精准诊断提供更多依据。近年来,在临床逐渐应用的实时振荡诱导转化(real-time quaking-induced conversion,RT－QuIC)技术被认为是克雅病敏感性、特异性最高的诊断技术。此外,值得临床医生注意的是,由于克雅病是致命性疾病且无有效治疗手段,在诊断克雅病前需考虑并排除可治性疾病,也就是常说的克雅病模拟病(CJD-mimics)。当患者表现为快速进展性痴呆综合征时,还需要与自身免疫性脑炎、副肿瘤综合征、中枢神经系统感染、中毒代谢性疾病等疾病的鉴别,针对上述病因进行血和脑脊液检测、脑电图以及神经影像学检查能够为疾病诊断和鉴别提供帮助。

2. 主任点评(王刚,教授,上海交通大学医学院附属瑞金医院神经内科)

该患者为一例老年发病的 sCJD,临床上极易与帕金森病及阿尔茨海默病(AD)混淆,限于当时的检测手段有限,未能行皮肤 RT－QuIC 检测。值得注意的是,患者除了常见的锥体系、锥体外系、认知损害症状外,还在病程中出现了明显的视觉障碍,在排除老年性白内障等眼科常见病后,虽然影像上未见枕叶病变,但患者脑电图提示尖慢波发放,颞枕区较明显,影响右枕区,因此,需要考虑 CJD 病变累及枕叶可能(Heidenhain 变异型 CJD),Heidenhain 变异型 CJD 常在认知损害前出现分离性的视觉损害(包括偏盲、视幻觉等),与典型 CJD 的关系类似后部皮质萎缩(posterior cortical atrophy,PCA)之于典型 AD,类似患者可考虑行 FDG PET/CT 或 MRI 更加灵敏地评估枕叶病变。

(上海交通大学医学院附属瑞金医院　任汝静　尹豆　王刚)

参考文献

[1] 王刚,刘建荣.克雅病的诊断与鉴别诊断进展[J].诊断学理论与实践,2009,8(4):383－386.

[2] HEAD MW, IRONSIDE JW. Review:Creutzfeldt-Jakob disease:prion protein type, disease phenotype and agent strain [J]. Neuropathol Appl Neurobiol, 2012,38(4):296－310.

[3] NEWEY CR, SARWAL A, WISCO D, et al. Variability in diagnosing Creutzfeldt-Jakob disease using standard and proposed diagnostic criteria [J]. J Neuroimaging, 2013,23(1):58－63.

[4] LIU XY, SHI Q, WANG G. Long survival sporadic Creutzfeldt-Jakob disease [J]. Neurology, 2020,95(2):87－88.

[5] WONG A，MATHEOS K，DANESH-MEYER HV. Visual symptoms in the presentation of Creutzfeldt-Jakob disease [J]. J Clin Neurosci，2015，22(10)：1688－1689.

病例23 言语不清2年，左侧肢体发麻1年——脑白质病？

病史摘要

现病史：患者，男性，33岁。因"言语不清2年，左侧肢体发麻1年"入院。患者2年前在无明显诱因下突发言语不清，表现为讲话口齿含糊，能理解对方说话的含义，但自己想表达时却无法讲出，口齿不清，无晨轻暮重及病态易疲劳现象，同时有记忆力减退，表现为近事记忆减退，注意力不集中，反应迟钝。遂就诊当地医院，行头颅CT检查示"双侧基底节区及右侧放射冠区多发片状低密度灶，符合腔隙性梗死及软化灶CT表现"，以"多发性脑梗死"收治入院，予改善脑循环、抗血小板聚集及对症支持治疗，言语较前流利，病情好转后出院。出院后正规服用阿司匹林1年。1年前患者出现左前臂、左手手指、左侧小腿前侧、左脚背麻木，以左手手指明显，麻木感与体位无关，近期左侧肢体麻木略好转，仍有言语不清、记忆力减退的症状。于2011年12月收治入院。患者自发病以来，神清，精神可，食欲、夜眠可，二便无殊，体重无明显变化。

既往史：否认糖尿病、高血压病史，否认输血史。无烟酒嗜好。患者为送货员，经常有送错货的经历。

个人史：长期生活于原籍，否认疫水、疫区接触史，否认吸烟、饮酒史。

家族史：否认家族遗传病史。

入院体检

内科系统体格检查：T 37.0℃，P 80次/分，R 18次/分，BP 140/90 mmHg，心、肺、腹（－）。

神经系统专科检查：神清，精神可，对答切题，查体合作。韦氏智力测试：智力处于正常水平。韦氏记忆结果：记忆力处于重度缺损水平。额纹对称，双侧瞳孔等大等圆，直径2.5 mm，双眼直接间接对光反射灵敏，眼球各向活动正常，无眼震。左侧鼻唇沟变浅，口角向左歪斜，伸舌居中。颈软，转颈、耸肩可完成。四肢肌张力正常，四肢肌力5级。双侧肱二头肌、肱三头肌、桡骨膜、膝反射、踝反射（＋＋）。深浅感觉正常。病理征未引出。闭目难立征（－），直线行走完成可，轮替较差，双侧指鼻试验（－），跟膝胫试验左侧稍差，右侧正常。脑膜刺激征阴性。

辅助检查

血常规、肝肾功能、电解质、血脂、心肌蛋白全套、血黏度、血小板聚集率、凝血功能正常。维生素 B_{12} 正常，叶酸 1.97 ng/ml↓，同型半胱氨酸＞50.00 μmol/L↑。免疫球蛋白及抗核抗体全套阴性。脑脊液：常规生化无异常，白蛋白和IgG均在正常范围，IgG指数正常，处于轻度单纯血脑屏障功能受损区，血清和脑脊液中均未见异常IgG寡克隆条带。2011－12－

21 乳酸 3.12 mmol/L↑,血沉 7 mm/h,CRP 7.82 mg/L↑。头颅 MRI 平扫＋增强(2011-12-20):左额叶亚急性脑缺血灶,双侧基底节区、侧脑室体旁及额颞枕叶多发脑白质脱髓鞘变,部分为脑缺血灶及腔隙灶伴周围少许胶质增生;脑白质变性(图 23-1)。

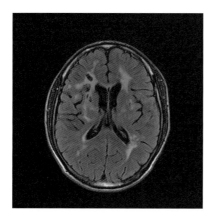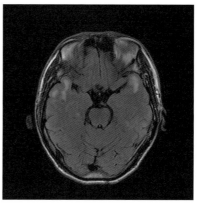

图 23-1　MRI FLAIR 示双侧颞极对称性白质损害

初步诊断

脑白质病。

初步诊疗经过

患者入院后进一步完善血 *Notch3* 基因检测:c.464G＞A。皮肤病理诊断:血管平滑肌细胞病变,微小动脉平滑肌细胞表面出现颗粒状嗜锇物质(granular osmiophilic material,GOM),符合伴皮质下梗死和白质脑病的常染色体显性遗传性脑动脉病(cerebral autosomal dominant arteriopathy with subcortical infarcts and leukoencephalopathy,CADASIL)的病理改变特点(图 23-2)。予以甲钴胺、呋喃硫胺营养神经,吡拉西坦、杏丁及法舒地尔改善脑代谢、活血及扩张脑血管治疗。

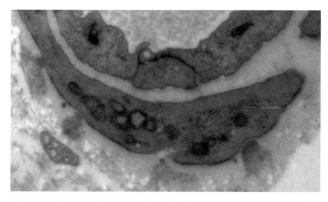

图 23-2　皮肤组织超薄切片示定向检查微小动脉平滑肌细胞,在数个微小血管的平滑肌细胞表面可见颗粒样嗜锇物质(GOM)沉积,呈致密无包膜的球样或不规则结构,其致密程度在不同沉积物之间存在差异,对应的平滑肌细胞表面出现凹陷

病例讨论

住院医师

患者 33 岁男性,既往无高血压、糖尿病等动脉粥样硬化危险因素,此次因"言语不清 2 年,左侧肢体发麻 1 年"入院,病程中有记忆力减退表现。临床症状主要表现为脑缺血性卒中和进行性痴呆。入院查体见运动性失语、记忆力减退,考虑大脑皮质受累,影像学结果示皮质下白质病变,血 *Notch3* 基因检测示 c. 464G>A。皮肤病理诊断:血管平滑肌细胞病变。微小动脉平滑肌细胞表面出现颗粒状嗜锇物质,综上考虑 CADASIL 诊断。

主治医师

患者主要表现为运动性失语、记忆力减退、中枢性面瘫,定位于大脑皮质及锥体束损伤。结合 MRI 示双侧基底节区、侧脑室体旁及额颞枕叶白质内见多发斑片状异常信号灶,部分病灶长轴垂直于侧脑室体部,T1WI 呈低和稍低信号,FLAIR 部分病灶呈高信号,部分病灶信号被抑制,周围伴少许片状高信号,可定位于皮质下白质改变。患者为青年男性,以脑缺血性卒中、进行性痴呆为主要表现,慢性病程,予改善循环、抗血小板聚集治疗后病情有所好转,影像学示皮质下白质病变,基因检测示 *Notch3* 基因突变,皮肤病理诊断微小动脉平滑肌细胞表面出现 GOM,定性为小血管病变。

CADASIL 的诊断标准如下:

(1)发病情况:中年起病,常染色体显性遗传,多无高血压、糖尿病、高胆固醇等血管病的传统危险因素。

(2)临床表现:脑缺血性小卒中发作、认知障碍或情感障碍等表现中的 1 项或多项。

(3)头颅 MRI:大脑白质对称性高信号病灶,颞极和外囊受累明显,伴有腔隙性脑梗死灶。

(4)病理检查:血管平滑肌细胞表面出现 GOM,或 Notch3 蛋白免疫组化染色呈现阳性。

(5)基因检查:*Notch3* 基因突变。

病理和基因检测是诊断 CADASIL 的金标准,满足前 3 条加(4)或(5)为确定诊断;只有前 3 条为很可能诊断;只有前 2 条为可能诊断。

综上所述,该患者诊断为 CADASIL。

主任医师

该患者为青年男性,无高血压、糖尿病等血管病的传统危险因素,表现为反复发作的脑缺血性卒中及进行性痴呆,有大脑皮质及锥体束受损,神经影像提示皮质下白质病变,基因检测示 *Notch3* 基因突变,皮肤病理诊断微小动脉平滑肌细胞表面出现 GOM,定性为小血管病变,CADASIL 诊断明确。

CADASIL 的临床特点为反复发作的脑缺血性小卒中、进行性或阶梯样发展的智能减退以及精神异常。此外,20%~40% 的患者常在疾病早期出现伴先兆的典型偏头痛。同时,我们也要注意和 Binswanger 病鉴别,Binswanger 病与 CADASIL 同属脑小血管病(cerebral small-vessel disease, CSVD),也是一种皮质下动脉硬化性血管性疾病,多在中、老年人散发。临床特点为阶梯性发展的痴呆以及反复出现的脑卒中发作,有长期严重的高血压病史。

MRI 检查可以发现脑室周围白质弥漫性损害,也可以发现基底节、丘脑、脑干梗死改变,一般无双侧颞极的典型白质损害。外周血管病理检查可以发现高血压小动脉硬化导致的内膜肥厚,但在血管平滑肌细胞表面无 GOM。

目前,对 CADASIL 缺少对因治疗,除了对症处理伴随症状如偏头痛外,治疗的主要目的在于防止或减少急性脑血管事件的发生,改善认知功能。对于前者,可采用适量抗血小板聚集药物,并控制血压;对于后者,可采用胆碱酯酶抑制剂以改善记忆力。

后续诊疗经过

患者出院后失随访。目前 CADASIL 的治疗尚无循证医学依据,仍以经验性治疗为主。治疗仍局限于缓解患者的临床症状。本病预后较差,病程呈进行性发展,大多数超过 65 岁的患者最终发展为明显的血管性皮质下型痴呆或严重的认知功能减退。

最终诊断

CADASIL。

疾病诊疗过程总结

患者 33 岁男性,因"言语不清 2 年,左侧肢体发麻 1 年"入院。患者多无高血压、糖尿病、高胆固醇等血管病的传统危险因素。头颅 MRI:大脑白质对称性高信号病灶(双侧颞极受累),伴有腔隙性脑梗死灶,血 Notch3 基因检测示 c.464G＞A,皮肤病理活检提示血管平滑肌细胞表面 GOM 阳性,综上考虑 CADASIL。予以甲钴胺、呋喃硫胺营养神经,吡拉西坦、杏丁及法舒地尔改善脑代谢、活血及扩张脑血管治疗。

诊疗启迪

(1) 对于缺少明显血管危险因素,已发生或反复发生卒中,并出现痴呆的中青年患者,如果头颅 MRI 提示皮质下白质改变(双侧颞极对称性白质损害)和难以解释的偏头痛,就需要高度怀疑 CADASIL 的可能,有必要进行基因检测和皮肤活检。由于卒中的反复发生和颅内病灶的多发性(类似时间-空间多发性),因此,临床上须注意与多发性硬化进行鉴别。

(2) 由于 CADASIL 是非动脉粥样硬化性血管病变,且本病患者的 MRI 检查中时常发现微小脑出血,因此,急性发病溶栓风险大,应用抗血小板聚集药物可诱发脑出血或使脑出血加重,需要慎重。

专家点评

1. 行业内知名专家点评(唐毅,教授,首都医科大学宣武医院神经内科)

本患者为青年男性,无明显的脑血管病相关危险因素,表现为反复发作的脑缺血性卒中及进行性痴呆,有大脑皮质及锥体束受损,神经影像提示皮质下白质病变,最终通过基因检测和皮肤病理确诊为 CADASIL。临床初诊这样的患者需与脑小血管病、多发性硬化、原发性中枢神经系统血管炎(primary angiitis of the central nervous system,

PACNS)等获得性疾病,以及 Fabry 病、CARASIL 等遗传性疾病鉴别。脑小血管病常有长期的高血压、糖尿病等病史,核磁共振 T2 加权序列颞叶前部白质高信号见于约 90% 的 CADASIL 患者,但在脑小血管病患者中不常见。

多发性硬化常青年起病,反复发作,累及中枢神经系统白质,与 CADASIL 的区别主要是多发性硬化可伴有视神经或脊髓受累,核磁共振病灶通常见于脑室周围区域,垂直于脑室长轴,并且不累及颞极白质,此外,脑脊液中可检出寡克隆带。PACNS 常表现为脑内不同血管分布区的多灶性梗死,相比而言,CADASIL 中的缺血性病灶通常仅限于白质。这些获得性疾病没有脑卒中和痴呆家族史的特征。排除了获得性疾病后对患者应进行基因检测,临床特征和遗传模式有助于鉴别其他遗传性疾病。

2. 主任点评(王刚,教授,上海交通大学医学院附属瑞金医院神经内科)

作为最常见一种遗传性血管性痴呆,随着研究进展,CADASIL 的诊断已经可以依靠临床表现、神经影像和 Notch3 基因检测,甚至 Notch3 基因的检测在笔者所在医院已成为常规开展的临检项目。值得注意的是,典型的影像学改变:双侧颞极对称性白质病变并非出现在所有 CADASIL 的患者,尤其是亚洲人群,至少 40% 的患者可以仅有脑室周围的对称性白质病变,而缺乏双侧颞极病变,因此,临床上对于具有家族史的痴呆和(或)脑梗死,如果同时合并偏头痛,需要高度怀疑 CADASIL,即使头颅 MRI 缺乏双侧颞极对称性白质病变,也应常规行 Notch3 基因检测及 SWI 序列检查,必要时皮肤血管活检。

(上海交通大学医学院附属瑞金医院　任汝静　尹豆　王刚)

📚 参考文献

[1] CHABRIAT H, JOUTEL A, DICHGANS M, et al. Cadasil [J]. Lancet Neurol, 2009, 8(7): 643 - 653.

[2] Hervé D, CHABRIAT H. Cadasil [J]. J Geriatr Psychiatry Neurol, 2010, 23(4): 269 - 276.

[3] THAL DR, GRINBERG LT, ATTEMS J. Vascular dementia: different forms of vessel disorders contribute to the development of dementia in the elderly brain [J]. Exp Gerontol, 2012, 47(11): 816 - 824.

[4] 袁云. CADASIL 的诊断与鉴别诊断[J]. 中国神经精神疾病杂志, 2007, 33(11): 641 - 643.

病例 24 记忆力下降伴性格改变 1 年——痴呆?

病史摘要

现病史:患者,男性,46 岁,高中文化,右利手。因"记忆力下降伴性格改变 1 年,突发抽搐 6 小时"入院。患者 2009 年 1 月出现性格改变,易怒,记忆力下降,有时甚至不认识亲人,反应迟钝,但未就诊。1 年后症状逐渐加重,并出现幻听、幻视,记忆力减退明显,易激惹,故来我院就诊,测试简易智力状态检查量表(MMSE)16 分,头颅 MRI 提示"脑内多发性脑梗死,双侧脑室旁及右侧颞叶脑白质变性,脑萎缩",建议住院治疗,但拒绝。6 小时前,患者无明显诱因下突然出现全身抽搐,表现为神志丧失,两眼上翻,口吐白沫,头后仰,双上肢屈曲痉挛性抽动,双下肢伸直,持续 1 分钟后自行停止,随后又反复发作 2 次,发作间歇期神志不清,家人发现后急送至本院急诊,急诊予以地西泮静注后抽搐好转,收治入院。发病以来,无肢体活动受限,无恶心、呕吐,无大小便失禁,无发热等。

既往史:否认癫痫病史,有"银屑病"病史两年。

个人史:长期生活于原籍,否认疫水、疫区接触史,否认吸烟、饮酒史。

家族史:否认家族遗传病史。

入院体检

内科系统体格检查:T 37.6℃,P 82 次/分,R 20 次/分,BP 140/90 mmHg,心、肺、腹(一)。

神经系统专科检查:神志不清,计算力、定向力等检查不合作。MMSE:16 分。脑神经:双眼各向活动不能配合,双瞳等大圆形,直径 3 mm,直接和间接对光反应灵敏,额纹对称,鼻唇沟对称。运动系统:四肢肌张力稍高,四肢肌力 5 级。反射:双侧肱二/三头肌反射、跟膝腱反射(++)。感觉系统:深浅感觉检查不配合。病理征:右侧 Babinski(+)。共济运动:不合作。步态:正常。脑膜刺激征:颈强,脑膜刺激征检查不合作。

辅助检查

2010 - 10 - 06 血常规示白细胞 19.91×10^9/L;血钠 127 mmol/L,氯 97 mmol/L;余正常。甲状腺功能正常;叶酸正常,维生素 B_{12} 155 pg/ml;肝肾功能、肿瘤指标无异常。2010 - 10 - 07 血氨 42.2 μmol/L↑。2010 - 10 - 09 抗链球菌溶血素"O" 25 IU/ml,细胞沉降率 24 mm/h↑。2010 - 10 - 11 HIV 抗体阴性,红细胞沉降率 24 mm/h↑,梅毒螺旋体 RPR(+),RPR 滴度 1:8,TPPA 43.09。2010 - 10 - 14 复查血常规:白细胞计数 5×10^9/L,中性粒细胞百分比 70.2%↑,乳酸脱氢酶 215 IU/L↑,肌酸激酶 784 IU/L↑。2010 - 10 - 20 卡马西平 8.3 μg/ml。2010 - 10 - 28 脑脊液:有核细胞计数 1.00×10^6/L,蛋白定量 541.00 mg/L↑,糖 4.40 mmol/L↑,脑脊液氯化物 130.60 mmol/L。2010 - 10 - 06 头颅 CT:两侧基底节区多发腔梗,脑萎缩。2010 - 10 - 29 头颅 MRI:右侧基底节区、双侧脑室体旁及额枕顶叶多发腔梗灶及缺血灶;脑萎缩(图 24 - 1)。2010 - 09 - 15 脑电图:基本正常。2010 - 12 - 26 脑电图:双枕区基本节律为中电位每秒 9 次 α 波,右侧波幅略低,记录中左侧颞区可见散发或短段波每秒 1.5～3 次慢波活动,视反应存在。

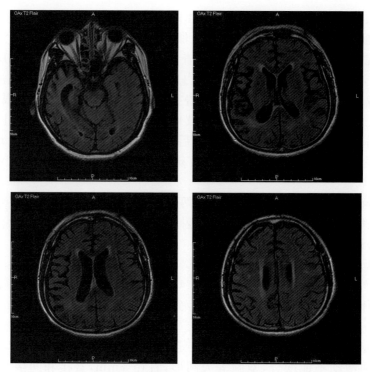

图 24-1 头颅 MRI:右侧基底节区、双侧脑室体旁及额枕顶叶多发腔梗灶及缺血灶,脑萎缩

初步诊断

痴呆,癫痫持续状态(status epilepticus,SE)。

初步诊疗经过

患者入院完善梅毒螺旋体 RPR(+),RPR 滴度 1∶8,TPPA 43.09,在原有对症治疗基础上,开始予青霉素小剂量(80 万单位,每日 2 次)治疗,并辅以激素;后逐渐增加到 560 万单位,每日 4 次,静脉滴注,连续使用 15 天。

病例讨论

住院医师

本例患者为中年男性,离异多年,有不洁性生活史可能。患者主要临床表现为认知功能进行性减退,此次因癫痫持续状态就诊,有皮质功能受损。结合头颅 MRI 结果及 RPR、TPPA 阳性,首先考虑神经梅毒引起的麻痹性痴呆(general paresis of insane,GPI)。GPI诊断要点如下:①有冶游史;②临床症状多表现为进行性痴呆伴精神障碍,和(或)脑卒中症状、构音障碍及癫痫发作等;临床体征上出现阿-罗瞳孔;③实验室检查示血清抗类脂抗体试验阳性,抗梅毒螺旋体抗体试验阳性;脑脊液细胞蛋白测定结果异常,脑脊液 TPPA 阳性;④神经心理学检查提示认知异常;⑤头颅 MRI 示与年龄不符的脑萎缩,以额颞叶为主。

主治医师

患者主要临床表现为认知功能进行性减退,急性加重表现为癫痫持续状态,因此,认知减退提示高级皮质受损;癫痫发作提示皮质尤其是皮质运动前区受损。患者为中年男性,慢性病程,急性加重,有不洁性生活史可能,表现为缓慢进展的性格改变、痴呆、癫痫(大脑半球弥漫性改变),结合头颅 MRI 以及 RPR、TPPA 阳性,首先考虑神经梅毒引起的 GPI 可能。患者大脑半球弥漫的散在病灶则考虑为梅毒继发的小血管炎可能。

主任医师

GPI 是神经梅毒的常见表现,男性明显多于女性,其潜伏期通常可达 15～20 年,但亦有感染后 2 年或 30 年发病的病例报道。GPI 的临床症状多变且不典型,缺乏特征性症状。进行性痴呆伴精神障碍是 GPI 的核心症状,其他主要临床表现为脑卒中症状、构音障碍等,至疾病晚期可出现癫痫、偏瘫,最后生活多不能自理,甚至死亡。既往治游史是诊断神经梅毒的重要线索,但在实际工作中难以获得真实可靠的病史,我们的一项资料分析发现能明确治游史的患者占 69.8%,可能与部分患者出于各种原因不愿主动提供病史,故意隐瞒病史或因时间久远遗忘等有关,因此,治游史不应作为 GPI 诊断的必要条件。

目前我国治疗 GPI 多采用 2001 年美国疾病控制与预防中心(Centers for Disease Control and Prevention,CDC)推荐的神经梅毒治疗方案:水剂青霉素(180～240)万 U/d,静脉滴注 1 次/4 h 或持续静脉滴注,连续治疗 10～14 d。治疗过程中应注意吉海反应(Jarisch-Herxheimer reaction)的发生。吉海反应即首次使用青霉素治疗梅毒的患者,由于梅毒螺旋体被迅速杀死,释放出大量的异种蛋白,引起急性变态反应,在治疗后数小时出现寒战、高热、头痛、肌肉骨骼疼痛、皮肤潮红、恶心、心悸、多汗等全身症状,或者各种原有梅毒损害的症状也加重,严重的梅毒患者甚至发生主动脉破裂。因此在用青霉素治疗前可用激素预防,同时起始青霉素剂量要小。

后续诊疗经过

GPI 是目前较少的可治性认知障碍疾病。患者入院后在原有对症治疗基础上,开始予青霉素小剂量(80 万单位,每日 2 次)治疗,并辅以激素;后逐渐增加到 560 万单位每日 4 次静脉滴注,连续使用 15 天,出院时患者一般情况可,情绪较前平稳,激惹不明显,时间、空间定向可,计算力及记忆力仍减退,但较前改善,MMSE 22 分,较之前增加 6 分(因时间定向扣 4 分、3 个词回忆扣 1 分、100 连续减 7 扣 1 分、三步命令扣 1 分、模仿画图扣 1 分)。

最终诊断

麻痹性痴呆,梅毒继发性小血管炎。

疾病诊疗过程总结

患者为 46 岁男性,因"记忆力下降伴性格改变 1 年,突发抽搐 6 小时"入院。患者入院头颅 MRI:右侧基底节区、双侧脑室体旁及额枕顶叶多发腔梗灶及缺血灶。脑电图:双枕区基本节律为中电位每秒 9 次 α 波,右侧波幅略低,记录中左侧颞区可见散发或短段波每秒 1.5～3 次慢波活动。RPR(+),RPR 滴度 1∶8,TPPA 43.09。诊断"麻痹性痴呆,梅毒继发性小血管炎",予以青霉素治疗,起始青霉素注意剂量要小,使用前用激素预防吉海反应。

诊疗启迪

对不明原因、呈进行性恶化的痴呆,且出现精神情感障碍的患者,均应询问有无不安全性生活史、皮肤性病史，并积极筛查血清梅毒抗体，以提高诊断率。并及时予以青霉素治疗，以减轻神经系统症状，减缓或阻止痴呆进展，提高患者的生活质量。作为一种可治性痴呆，GPI早期诊断有着较重要的意义，医护人员在临床工作中需要细致的观察和判断性思维。

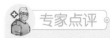 **专家点评**

1. 行业内知名专家点评（唐毅，教授，首都医科大学宣武医院神经内科）

该病例患者为中年男性，慢性病程，急性加重，有可能的不洁性生活史，表现为缓慢进展的性格改变、痴呆、癫痫，结合头颅核磁共振表现以及RPR、TPPA阳性，青霉素治疗有效，因此诊断考虑神经梅毒引起的麻痹性痴呆和梅毒继发性小血管炎可能。梅毒患者临床表现无特异性，误诊率极高，错过早期治疗时机，最终导致不可逆的神经功能缺失，给家庭及社会带来沉重的负担。对于隐袭起病的认知障碍患者，血梅毒、HIV抗体的筛查应作为常规筛查项目，避免漏诊。

对于神经梅毒的患者，治疗成功与否的判断依据是临床异常情况的改善以及脑脊液异常的恢复。治疗后3~6个月应进行1次神经系统检查和腰椎穿刺，此后每6个月进行1次腰穿，直至脑脊液白细胞计数正常且CSF梅毒确证实验呈阴性。若治疗后6个月脑脊液白细胞计数未下降，或者治疗后1年时梅毒确证实验结果未能呈阴性，则需再治疗。如果任何随访脑脊液样本显示脑脊液白细胞计数增多或梅毒确证实验仍旧阳性，也需进行再治疗。

2. 主任点评（王刚，教授，上海交通大学医学院附属瑞金医院神经内科）

中老年男性以进行性痴呆和精神行为异常为主要表现，并常伴发癫痫和或腔隙性脑梗死（血管炎），既往否认痴呆及癫痫家族史，即使没有明确的冶游史，也要高度怀疑特殊感染性痴呆，尤其是神经梅毒引起的麻痹性痴呆，避免误诊、漏诊。梅毒被称为"伟大的模仿者"，其临床症状和表现形式多样，笔者在国外访学期间甚至还见过1例以突发运动障碍（帕金森样表现）为表现的神经梅毒，因此诊断神经变性疾病时需要注意排除特殊类型的感染，进行相关病原体抗体检测尤为必要，尤其是该类疾病属于部分可逆性疾病，临床医师应引起高度重视。

（上海交通大学医学院附属瑞金医院　任汝静　尹豆　王刚）

参考文献

［1］AUGENBRAUN MH. Treatment of syphilis 2001：nonpregnant adults［J］. Clin Infect Dis，2002，35（Suppl 2）：S187 – 190.

［2］NOGUCHI H，MOORE JW. A demonstration of treponema pallidum in the brain in cases of general paralysis［J］. J Exp Med，1913，17（2）：232 – 238.

［3］SOMASUNDARAM O. Neuro syphilis：portrayals by Sir Arthur Conan Doyle［J］. Indian J Psychiatry，2009，51（3）：235 – 237.

［4］YU Y，WEI M，HUANG Y，et al. Clinical presentation and imaging of general paresis due to neurosyphilis in patients negative for human immunodeficiency virus [J]. J Clin Neurosci，2010，17(3)：308-310.

病例25　行为异常2年，伴双手肌肉萎缩1年——额颞叶变性？

病史摘要

现病史：女性，65岁，大专文化，患者于2年前出现行为异常、欣快、偶有脾气急躁、思维逻辑变差、讲话条理性差、没有重点、易跑题，伴有记忆力轻度减退。1年前出现右手不灵活，系纽扣笨拙、持筷子夹菜不稳，后发现肌肉萎缩，半年前发现左手力弱，并伴有语速变慢，言语含糊不清，口角流涎。4个月前自觉有肉跳，多发生在上肢。2014年7月29日于当地医院就诊，头部及颈椎MRI未见明显异常，颈动脉B超提示颈动脉硬化，心电图示窦缓，给予针灸治疗，未见明显好转。2014年9月被收治入院。近1年来，体重减轻5kg，食欲缺乏，便秘，每周自行使用咖啡灌肠1次。

既往史：否认高血压、糖尿病等疾病病史。抽烟5～6年，每天10余支。否认家族遗传病史。

个人史：长期生活于原籍，否认疫水、疫区接触史，否认吸烟、饮酒史。

家族史：否认家族遗传病史。

入院体检

内科系统体格检查：T 36.5℃，P 56次/分，R 18次/分，BP 140/80mmHg，心、肺、腹(一)。

神经系统专科检查：神志清楚，语言含糊，精神欣快，言语脱抑制。双眼球各方向活动可，眼震(一)。左侧鼻唇沟浅，口角低，伸舌居中，左侧舌肌纤颤、萎缩。咽反射正常，软腭上抬有力，咬肌有力。颈软，无抵抗。余颅神经检查阴性。四肢肌张力正常，双手大小鱼际、指间肌肌萎缩，右手为著，双侧上肢近端肌肉欠饱满。双上肢可见肉跳，右侧上肢肌力4级，左侧上肢三角肌4+级、肱二头肌4级、肱三头肌4级、握力5-级；右侧髂腰肌5+级，股四头肌4级，股后肌群4级，足背屈5-级，跖屈5-级；左侧髂腰肌5-级，股四头肌5-级，股后肌群5级，足背屈5-级，足跖屈5-级。四肢腱反射对称(+)，右侧掌颌反射(+)，下颌反射亢进，眉心征(+)，双侧病理征(+)。全身感觉、共济检查、步态正常，脑膜刺激征(一)。

辅助检查

血常规、尿常规、肝/肾功能、甲状腺功能未见明显异常。叶酸、维生素B_{12}正常，梅毒螺旋体及HIV等阴性。常见肿瘤标志物均阴性。血液蛋白电泳、血液免疫固定电泳、尿液蛋白电泳、尿液免疫固定电泳等阴性。血清及尿液中均未检出M蛋白。

肌电图提示上肢神经末端运动潜伏期(distal motor latency，DML)延长或偏长；正中神经运动神经传导速度(MCV)延迟，右侧明显，四肢其余神经MCV为正常范围，部分神经复合肌肉动作电位(CMAP)波幅下降；四肢感觉神经传导速度(sensory nerve conduction velocity，SCV)正常，感觉神经动作电位(sensory nerve action potential，SNAP)波幅无异常改变;尺神经、胫神经 F 波正常范围;四肢广泛肌肉可见纤颤波、正相波等自发电位活动,部分单个运动单位电位(motor unit potential,MUP)时限增宽,波幅增高或降低,数量减少,多相波增多,呈神经源性肌电损害,累及舌肌、右胸锁乳突肌及脊旁肌。

头颅 MRI 平扫:提示双侧额颞叶萎缩,左侧海马轻度萎缩,拟内侧颞叶萎缩评定量表(medial temporal lobe atrophy scale,MTA-scale)1 级;左侧枕叶白质区腔隙灶;轻度老年脑改变(图 25 - 1)。头颅 FDG - PET - CT:双侧额、颞叶及顶叶皮质代谢弥漫性减低,以左侧为著;双侧小脑代谢略低(图 25 - 2)。

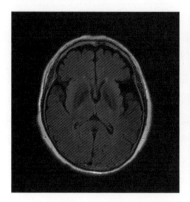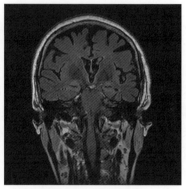

图 25‐1 头颅 MRI:双侧额颞叶萎缩,左侧海马轻度萎缩

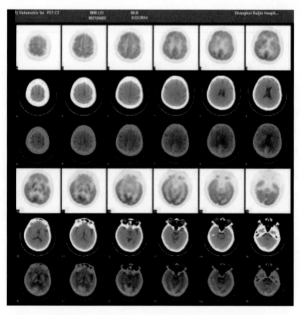

图 25‐2 头颅 FDG‐PET/CT:双侧额、颞叶及顶叶皮质代谢弥漫性减低,以左侧为著;双侧小脑代谢略低

基因检测:进行肌萎缩侧索硬化相关基因检测,患者存在 *TRPM7* 基因杂合突变:c. 2525C>T(p. T842M)。患者的兄长和儿子及 100 个具有相同遗传背景的健康人均不存在此杂合突变。Mutation Taster 软件预测该位点的致病概率为 0.999 9。

认知障碍相关量表评分:MMSE 21 分(定向力 7 分,即刻记忆 2 分,计算和注意力 2 分,延迟回忆 2 分,语言功能 8 分);蒙特利尔认知评估量表(MOCA)得分 12;焦虑自评量表(self-rating anxiety scale,SAS)(-),抑郁自评量表(self-rating depression scale,SDS)(-)。Addenbrooke 改良认知评估量表(Addenbrooke cognitive examination-revised,ACE-R)77/100 分(注意定向 11/18,记忆 23/26,语言流利性 8/14,语言 21/26,视空间 14/16)。Rey-Osterrieth 复杂图形测验(complex figure test,CFT):即刻(35 分-155 秒-Ⅱ型);回忆(12 分-120 秒-Ⅱ型)。听觉词语学习测验(auditory verbal learning test,AVLT):即刻(12/36)12/36,5 分钟回忆(4/12),20 分钟回忆(4/12),再认(18/24)。相似性:19/26。数符转换:26 个/90 秒。连线测验 A(trail making test A,TMT-A):63 秒-错误 0。连线测验 B(trail making test B,TMT-B):180 秒-错误 0。Stroop 色词测验(Stroop color-word test,SCWT):Stroop-1:正确 50/(50~39)秒。Stroop-2:正确 50/(50~57)秒。Stroop-3:正确 48/(50~98)秒。日常生活活动能力(ADL):14 分。

初步诊断

额颞叶痴呆,运动神经元病。

初步诊疗经过

该患者入院后完善相关检查,给予选择性五羟色胺再摄取抑制剂(SSRI 药物)改善情绪、脑细胞活化药物改善认知以及其他对症治疗,患者精神状态、言语脱抑制情况较前好转,情绪较前改善,肌无力及肌萎缩症状无变化。

病例讨论

住院医师

定位诊断:患者情绪性格改变,记忆力减退,高级皮质功能受累,结合头颅 FDG 糖代谢 PET/CT 显像"双侧额、颞叶及顶叶皮质代谢弥漫性减低",定位额颞叶受损;双手大小鱼际肌及指间肌萎缩,肌力下降,双侧腱反射迟钝,定位于下运动神经元受累;病程中无明显感觉障碍,无晨轻暮重现象,故不考虑周围神经及神经肌肉接头病变;无肌肉疼痛,血肌酶不高,肌源性损害亦不考虑;结合患者存在肉跳,肌电图"广泛肌肉神经源性肌电损害"定位于脊髓前角细胞受累;右侧掌颌反射(+),提示左侧皮质脑干束受累,双侧病理征阳性,定位于双侧锥体束。综合定位考虑患者存在额颞叶受累伴肢体上和下运动神经元病变。

定性诊断:患者隐匿起病,逐渐进展,首发症状为精神行为异常和认知、语言功能障碍,并逐渐出现四肢肌力下降,头颅 MRI 提示"双侧额颞叶萎缩"及 FDG 糖代谢 PET 显像示"双侧额、颞叶及顶叶皮质代谢弥漫性减低,左侧为著"。肌电图检查呈神经源性肌电损害,累及舌肌、右胸锁乳突肌及脊旁肌。该患者有痴呆样症状,同时合并运动神经元病症状、体征,需要考虑以下疾病:

(1)额颞叶痴呆:患者为老年女性,隐匿起病,逐渐进展,首发症状为精神行为异常和认知、语言功能障碍,结合头颅 MRI 提示"双侧额颞叶萎缩"及 FDG 糖代谢 PET 显像示"双侧额、颞叶及顶叶皮质代谢弥漫性减低,左侧为著",符合"额颞叶痴呆(FTD)"的诊断。

(2)肌萎缩侧索硬化:患者存在四肢肌力下降,查体发现同时存在上运动神经元及下运动神经元病变的体征,结合肌电图存在颅神经、颈段、胸段及腰段脊髓前角细胞受累,符合"肌萎缩侧索硬化症(ALS)"诊断标准。

该患者既符合额颞叶痴呆的诊断标准,又符合肌萎缩侧索硬化的诊断标准,而其中任何一种疾病并不能解释所有的症状和体征。根据 2017 年 Strong 等人制定的肌萎缩侧索硬化-额颞叶谱系障碍修订诊断标准,该患者有 Axis Ⅰ运动神经元病样表现以及 Axis Ⅱ神经心理缺陷,诊断应考虑肌萎缩侧索硬化-额颞叶谱系障碍疾病(amyotrophic lateral sclerosis-frontotemporal spectrum disorder,ALS-FTSD)"。

主治医师

ALS 是一种进行性成人神经系统退行性疾病,主要影响上、下运动神经元。核心临床症状包括四肢和延髓肌肉无力,呼吸衰竭,手臂或腿部痉挛。疾病进展较快,患者通常在诊断后 3~5 年内死亡。肌萎缩侧索硬化以散发最常见,但约 5% 的患者有阳性家族史。与 ALS 一样,FTD 是一种由额叶和(或)颞叶前部进行性变性所致的逐渐进展的神经系统退行性疾病,表现为以性格行为改变为首发症状,继而出现记忆力减退等认知功能障碍,头颅 MRI 可见明显额颞叶萎缩,临床上多不伴有四肢肌无力及肌萎缩等症状。据估计,多达 50% 的 ALS 患者有行为功能障碍和(或)轻微认知障碍的迹象,约 15% 的 ALS 患者达到了 FTD 的诊断标准。相反,FTD 的情况也是如此。在遗传水平上,多个基因的突变均可导致 ALS 和 FTD,最具有代表性的是 C9ORF72 重复扩增,TBK1、VCP 和 TARDBP 突变。

由于这种广泛的临床、遗传和病理重叠,ALS 和 FTD 现在逐渐被认为是同一种疾病,而单纯的 FTD 与单纯的 ALS 是这种疾病的两个极端表现,因此传统的"额颞叶变性伴 ALS"或者是"ALS 伴有额颞叶变性"的诊断不再被采用,现统称为"肌萎缩侧索硬化-额颞叶谱系病(ALS-FTSD)"。

ALS-FTSD 为常染色体显性遗传,好发于 45~65 岁年龄段,以双侧额颞叶局限性脑萎缩为典型病理改变,表现为行为异常、语速减慢、记忆损害和肌肉萎缩等。起病后的平均病程为 2.4 年,比单纯型 ALS 少约 1 年。ALS-FTSD 主要表现为两个症候群:一是 ALS(运动神经元)症状群,表现为中老年起病的进行性肌无力、肌萎缩,以球部起病多见,下运动神经元损害多见;另一个是 FTD 症状群,表现为精神行为异常、性格改变、非流利性失语、记忆力障碍等。两个症状群可同时或是先后出现,在同一家系内部和家系之间有所不同。

流行病学研究显示,ALS-FTSD 的男女比例约为 1∶1,起病年龄为 38~78 岁(平均 55.5 岁)。多数患者以痴呆相关的精神异常为首发症状,如脱抑制行为和人格改变。其他症状包括记忆力减退、全面的智能下降、情感障碍、经皮质运动性失语,最终导致缄默症等。自发言语的减少在疾病的早期比晚期更加具有代表性。患者的认知功能障碍以执行功能障碍和语言障碍为主,记忆力和视空间相对保留。运动神经元受累通常在起病后 6~12 个月出现,仅有一小部分的患者早于或与痴呆行为同时出现,但均在起病 1 年内出现。肌萎缩在上肢远端、肩胛带肌及面部较明显,下肢萎缩较轻。上、下运动神经元或二者同时累及均可出现,多数患者以下运动神经元受累为主,表现为神经源性肌萎缩、肌束颤动或进行性脊肌萎缩。锥体外系症状(肌强直、震颤)和感觉障碍在 ALS-FTSD 罕见,病理征阳性、腱反射亢进和其他锥体束受累不常见,多数患者于起病后 5 年内(平均 3 年)死于进行性球麻痹所致的呼吸衰竭。CT 和 MRI 可见额颞叶萎缩,SPECT 及 PET 可显示额颞叶的脑血流量及代谢下降。神经影像学上萎缩及代谢改变的分布类似于 Pick's 病,受累相对较轻。脑脊液和脑电图无特异性改变。

主任医师

$C9ORF72$ 基因的第一内含子 GGGGCC(G4C2)重复扩增,是 ALS - FTSD 最常见的致病基因突变形式,其他致病基因包括 VCP、$CHMP2B$、$UBQLN2$、$CHCHD10$、$SQSTM1$/ $P62$、$OPTN$、$TBK1$、$CCNF$ 和 $TIA1$。本文运用高通量测序的方法对患者进行肌萎缩侧索硬化相关基因的外显子捕获检测,发现 $TRPM7$(NM_017672)基因杂合突变:c. 2525C> T(p. T842M)。在 100 个相同遗传背景的正常汉族人中进行该基因位点的验证,并未发现该变异,变异在家族中呈共分离。该碱基改变未被人类基因突变数据库(Human Gene Mutation Database,HGMD)、1 000G 数据库收录,被 dbSNP(rs777140899)、ExAC 数据库、gnomAD-Genomes 收录,其中 ExAC 数据库 East Asian 频率为 0.000 1,gnomAD-Genomes 数据库中 East Asian 频率为 0.001。根据 2015 年美国医学遗传学与基因组学学会(American College of Medical Genetics and Genomics,ACMG)发布的序列变异解释标准,该变异的变异性质为"意义不明确"。因此我们推测,$TRPM7$ 基因可能是该 ALS - FTSD 患者的致病基因,然而这一结果还需要相应的分子生物学研究来进一步证实。

后续诊疗经过

患者病程中运动症状进展明显,以双上肢及球部症状明显,双上肢明显肌肉萎缩,进行性肌无力;吞咽困难,饮水咳呛;双下肢肌力减退进展较上肢缓慢。精神行为症状进展缓慢,疾病晚期以淡漠为主,不能言语,理解力、记忆力减退缓慢,能认识家人,能简单用手势比画交流。直至去世前一周不能进食,不能言语,突发意识丧失,肢体抽搐数分钟后死亡。

最终诊断

肌萎缩侧索硬化-额颞叶谱系障碍疾病。

疾病诊疗过程总结

患者为 65 岁女性,因"行为异常 2 年,伴双手肌肉萎缩 1 年"入院。患者隐匿起病,逐渐进展,首发症状为精神行为异常和认知、语言功能障碍,并逐渐出现四肢肌力下降。头颅 MRI 提示"双侧额颞叶萎缩"及 FDG - PET 显像示"双侧额、颞叶及顶叶皮质代谢弥漫性减低,左侧为著",提示 FTD。查体示肌无力,肌萎缩,腱反射迟钝,双侧病理征阳性。肌电图示广泛肌肉神经源性肌电损害。进行肌萎缩侧索硬化相关基因检测,患者存在 $TRPM7$ 基因杂合突变:c. 2525C>T(p. T842M),提示 ALS。患者最终诊断"ALS - FTSD",予以对症支持治疗。

诊疗启迪

肌萎缩侧索硬化-额颞叶谱系障碍疾病有许多致病基因,高通量测序的检测方法不能覆盖到所有的致病基因,需要结合毛细管电泳的检测方法明确是否合并 $C9ORF72$ 的第一内含子 G4C2 重复扩增。

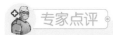 **专家点评**

1. 行业内知名专家点评(郁金泰,教授,复旦大学附属华山医院神经内科)

该患者符合 bvFTD 和 ALS 的诊断标准,根据目前对 ALS－FTSD 的认识和疾病一元论,因此临床上可诊断为 ALS－FTSD。ALS－FTSD 在临床上大都表现为 ALS 伴有 bvFTD,也有 ALS 伴有语义型痴呆(SD)的报道,偶有 ALS 伴有非流利性变异型原发性进行性失语(non-fluent variant primary progressive aphasia, nfvPPA)或 logopenic 变异型原发性进行性失语(logopenic variant of primary progressive aphasia, lvPPA)的报道。当然更多的临床表现为 ALS 伴有一些行为异常(ALS－bi)或执行功能异常(ALS－eci),但是还不能满足 bvFTD 的诊断标准。现有的 ALS－FTSD 大都是 *C9ORF72* 动态突变致病,但是在汉族人的 ALS－FTSD 病例鲜有 *C9ORF72* 动态突变报道,很多致病基因不明。

本例患者没有家族史,为散发病例,没有做 *C9ORF72* 动态突变检测,通过高通量测序的方法发现 *TRPM7*(NM＿017672)基因杂合突变:c. 2525C＞T(p. T842M),Mutation Taster 软件预测该位点的致病概率为 0.999 9。虽然本例患者的临床表现和既往 *TRPM7* 突变所致的 ALS 表现不完全一致,但是由于神经退行性疾病的临床异质性,仍然考虑 *TRPM7* 突变引起的可能性比较大。ALS－FTSD 目前尚无特效的治疗药物,可以主要分别针对 ALS 和 FTSD 的症状给予一定的对症支持治疗。虽然尚未大规模的临床试验,但是根据谱系疾病的共同病理特点,推测 ALS 的疾病调修药物利鲁唑等也有可能延缓 ALS－FTSD 的进展,有条件的情况下可以考虑给予相关治疗。当然,后期的营养支持和呼吸辅助等对症支持治疗也非常重要。

2. 主任点评(汤荟冬,教授,上海交通大学医学院附属瑞金医院神经内科)

TRPM7 基因变异(T1482I, rs8042919)与部分关岛型 ALS－帕金森症/痴呆复合征(amyotrophic lateral sclerosis-parkinsonism/dementia complex of Guam, ALS－PDC)相关,且突变具有种族特异性。ALS－PDC 是肌萎缩侧索硬化症中比较特殊的一种类型,主要临床特点为同时出现痴呆、帕金森症与肌萎缩侧索硬化。该患者确实存在额颞叶痴呆及肌萎缩侧索硬化症状及体征,但无帕金森相关症状,不符合该病的诊断标准。根据 ACMG 标准,该变异的性质为"意义不明确"。因此只能推测,*TRPM7* 基因可能是该 ALS－FTSD 患者的致病基因,然而这一结果还需要相应的分子生物学研究来进一步证实。

本文对患者进行了肌萎缩侧索硬化外显子捕获检测,捕获基因仅涉及运动神经元病基因。近年来,随着研究的深入,以及大规模并行测序方法的进展,如全基因组测序(whole genome sequencing, WGS)和全外显子组测序(whole exome sequencing, WES)促进了新一轮的基因发现。不断有新的运动神经元病基因和痴呆相关基因被定位和克隆,建议重新对原有数据进行分析,明确原靶向基因检测是否有漏诊的新克隆基因,必要时重新进行全外显子组基因检测。此外,*C9ORF72* 的第一内含子 G4C2 重复扩增是 ALS－FTSD 最常见的基因变异形式,而由于二代测序检测方法的限制,肌萎缩侧索硬化外显子捕获检测并不能检测 *C9ORF72* 基因的六核苷酸拷贝数变异,建议进一步行该基因的毛细管电泳检测以便明确诊断。

(上海市奉贤区中心医院　刘晓黎　汤荟冬)

参考文献

[1] GUERREIRO R，BRAS J，HARDY J. SnapShot：Genetics of ALS and FTD [J]. Cell，2015，160(4)：798－798. e1.

[2] LOMEN-HOERTH C. Clinical phenomenology and neuroimaging correlates in ALS-FTD [J]. J Mol Neurosci，2011，45(3)：656－662.

[3] STRONG MJ，ABRAHAMS S，GOLDSTEIN LH，et al. Amyotrophic lateral sclerosis-frontotemporal spectrum disorder (ALS-FTSD)：Revised diagnostic criteria [J]. Amyotroph Lateral Scler Frontotemporal Degener，2017，18(3－4)：153－174.

[4] IRIDOY MO，ZUBIRI I，ZELAYA MV，et al. Neuroanatomical quantitative proteomics reveals common pathogenic biological routes between amyotrophic lateral sclerosis (ALS) and frontotemporal dementia (FTD) [J]. Int J Mol Sci，2018，20(1)：4.

[5] PATTAMATTA A，CLEARY JD，RANUM LPW. All in the Family：Repeats and ALS/FTD [J]. Trends Neurosci，2018，41(5)：247－250.

病例26　记忆力下降伴行走不稳5个月——代谢性脑病?

病史摘要

现病史：患者，女性，69岁，2012年6月27日因胆总管结石于当地医院行逆行胰胆管造影术(endoscopic retrograde cholangio pancreatography，ERCP)，术后继发急性胰腺炎，遂予降酶、禁食、静脉营养支持治疗，至7月22日开始逐渐出现头晕、乏力，7月24日白天无明显诱因出现意识丧失，呼之不应，无二便失禁、四肢抽搐，经治疗约3小时后苏醒，醒来后说话口齿不清，行走不稳，向右侧或前倾，记忆力下降，以近事记忆力下降显著，性格变得较前外向，遂转至神经内科治疗(具体不详)后稍好转，3周后出院，出院后坚持口服中成药物治疗，无进一步好转。遂至外院就诊，考虑"代谢性脑病"，予多奈哌齐、腺苷钴胺、维生素 B_1 及胞磷胆碱等治疗。患者仍有记忆力减退，为求进一步诊治，于2013年1月6日入住我科。起病以来，精神、睡眠、食欲可，二便无殊，体重无明显变化。

既往史：否认其他疾病史；否认家族性遗传病病史；长期生活于原籍，否认疫水、疫区接触史，否认冶游史；无吸烟或饮酒嗜好。

家族史：否认家族遗传病史。

入院体检

内科系统体格检查：T 37.1℃，P 74次/分，R 20次/分，BP 120/70 mmHg，心、肺、腹(一)。

神经系统专科检查：神志清，精神欠佳，查体基本配合。MMSE 16分，定向力可，计算力欠佳，即刻记忆力欠佳。双眼各向活动自如，向两侧注视时双眼均有水平细小眼震，双瞳等大圆形，直径3 mm，直接和间接对光反应灵敏，两侧额纹对称，双侧鼻唇沟对称，伸舌居中，悬雍垂居中，双侧咽反射灵敏，腭弓上抬可。四肢肌力、肌张力正常。双侧肱二头肌、肱三头肌、桡骨膜反射(＋＋)，双侧膝、踝反射均未引出。浅、深感觉正常。双侧病理征(一)。指鼻试验欠稳准,跟-膝-胫试验欠稳准。闭目难立征(±)。阔基步态。颈软,无抵抗。

辅助检查

血常规、尿常规、粪常规正常;血糖、血脂、肝肾功能、电解质正常;出凝血指标正常;甲状腺功能正常;肿瘤指标正常;HIV 抗体阴性、梅毒螺旋体 RPR 阴性、抗梅毒螺旋体抗体 0.08;叶酸＞20.00 ng/ml↑,维生素 B_{12}＞1 500.0 pg/ml↑。2012 - 07 - 24 头颅 MRI:中脑导水管周围及双侧丘脑内侧对称性异常信号,呈长 T1、长 T2 信号(图 26 - 1)。脑电图:左颞区轻度慢波散发伴有个别尖锐波。胸片正位片:两肺纹理增多;主动脉迂曲钙化;胸椎侧弯。心电图:正常范围心电图。心脏超声:轻度二尖瓣关闭不全。神经心理测验:SAS 无焦虑症状,SDS 无抑郁症状,MMSE 16 分(小学组≤20 分),MOCA 10 分。

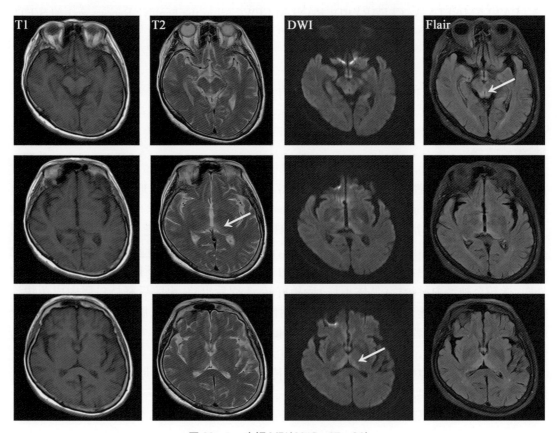

图 26 - 1　头颅 MRI(2012 - 07 - 24)

初步诊断

代谢性脑病,胆总管结石(ERCP 术后),继发性胰腺炎。

初步诊疗经过

给予维生素 B_1、腺苷钴胺肌注治疗,患者的行走不稳症状有所缓解,但仍有眼球震颤,记忆力、计算力减退。

病例讨论

住院医师

该患者为女性,69 岁,记忆力下降伴行走不稳 5 月,发病前因胆总管结石行 ERCP 术,伴继发性胰腺炎。头颅 MRI:中脑导水管周围及双侧丘脑内侧对称性异常信号,呈长 T1、长 T2 信号。

定位诊断:①患者突发意识丧失,3 小时自行转醒后出现记忆力减退,尤其以近事记忆障碍明显,MMSE 显示记忆力、计算力减退。突发意识丧失可由于广泛大脑皮质病变、双侧丘脑病变及脑干网状激活系统病变导致。记忆力减退,尤其以近事记忆障碍明显,可考虑海马、双侧丘脑病变可能。丘脑作为意识的"闸门",尤其双侧丘脑病变时会出现突发昏迷或昏睡;丘脑前核为边缘系统的中继站,接受来自丘脑乳头体的纤维并发出纤维到扣带回,参与形成 Papez 环路(海马→穹窿→乳头体→乳头丘脑束→丘脑前核→扣带回→海马),在记忆和认知中起着重要作用。结合患者头颅 MRI 双侧丘脑内侧对称性长 T1、长 T2 信号,Flair高信号,考虑定位于双侧丘脑。②患者存在双眼水平眼震,双侧指鼻试验及跟-膝-胫试验欠稳准,阔基步态,症状符合"小脑性共济失调"。除了小脑病变可引起小脑性共济失调外,脊髓、前庭系统、大脑皮质与小脑通过小脑上、中、下脚相联系,这些神经纤维通路受损,同样可以出现"小脑性共济失调"样表现。结合本例患者头颅 MRI 中脑导水管周围对称性异常信号,呈长 T1、长 T2 信号,Flair 高信号,定位于中脑。

定性诊断:患者因胆总管结石接受外科手术治疗,后继发胰腺炎,随后长期禁食,接受静脉营养支持治疗(超过 2 周)。术后 25 天开始出现头晕、乏力,2 天后突发短暂性意识丧失,构音障碍、共济失调,同时伴随记忆力及计算力的减退。外院头颅 MRI 示中脑导水管周围及双侧丘脑内侧长 T1、长 T2 信号。

综上,患者有外科手术治疗后长期禁食的病史,后出现意识丧失、眼球震颤、共济失调及记忆力减退(以近事记忆损害为主)的临床表现,头颅 MRI 中脑导水管及双侧丘脑内侧对称性异常信号,符合代谢性脑病(Wernicke-Korsakoff 综合征)的诊断。

主治医师

韦尼克脑病(Wernicke encephalopathy,WE)是 1881 年由 Carl Wernicke 首先发现的一种维生素 B$_1$(硫胺)缺乏引起的脑病,最常见于慢性酒精中毒和妊娠剧吐患者。其他多见的病因有:急性胰腺炎、外科手术后营养不良(长期静脉营养者)、食管癌术后、消化性溃疡、胃瘘、急性胆囊炎及幽门不全梗阻术后等。本病例中的患者因胆总管结石接受外科手术治疗,后继发胰腺炎,随后长期禁食,接受静脉营养支持治疗(超过 2 周),很容易出现维生素 B$_1$缺乏。

韦尼克脑病在临床上多呈急性或亚急性发病,眼肌麻痹、共济失调、精神症状为该病典型的"三联征"。若出现记忆力减退和学习障碍,则称为 Korsakoff 症状。Korsakoff 是韦尼克脑病症状的组成部分,当眼肌麻痹、共济失调和遗忘症状均具备时,应称之为 Korsakoff-Wernicke 症候群。本病例中的患者无明显眼肌麻痹,但伴有水平细小眼震,同时存在突发意识丧失、记忆力减退、共济失调。

韦尼克脑病 MRI 表现极具特征性,以第三/四脑室旁、导水管周围、乳头体、四叠体及丘脑内侧 T1WI 对称性低信号、T2WI 对称性高信号为特征性改变,Flair 序列上呈明显高信号,在急性期 DWI 呈高信号。

韦尼克脑病的诊断标准:①符合韦尼克脑病的主要临床表现;②头颅 MRI 提示中线结构的对称性异常信号;③实验室检查提示血丙酮酸盐含量增高和(或)转酮醇酶活性降低,血尿硫胺含量减少等;④维生素 B₁(硫胺)治疗 1 个月至 1 年内,临床症状明显改善;⑤排除了其他原因引起的中枢神经系统损害。本病例中的患者符合诊断标准①②④⑤,韦尼克脑病诊断成立。

主任医师

根据该患者的病史、症状、体征及辅助检查,可诊断为 Wernicke-Korsakoff 综合征。对于韦尼克脑病,病因治疗最重要。治疗原发病同时,供给足量的维生素 B₁,并尽早恢复正常饮食。轻型患者症状可在数周内消失,较重者常需数月才能恢复。部分严重者常遗留后遗症,或治疗不及时而造成患者死亡。慢性酒精中毒者、胃肠功能紊乱者,维生素 B₁ 口服作用不大,应立即静脉滴注维生素 B₁,肌肉注射效果不及静脉滴注。一个建议的治疗方案如下:静脉内给药(IV)500 mg,输注 30 分钟,一日 3 次,连续 2 日;之后静脉内或肌内给药,一次250 mg,一日 1 次,再给药 5 日。韦尼克脑病是神经科急症,如不治疗,其病死率高达 50%,经维生素 B₁ 治疗后仍有 10%~20% 的病死率。当确诊甚至怀疑时就该用药,及时治疗不仅可以阻止疾病进一步进展,而且也不失为一个可靠的诊断方法。

后续诊疗经过

经给予维生素 B₁ 静滴治疗,同时辅以多奈哌齐、奥拉西坦、腺苷钴胺治疗,患者的行走不稳、眼球震颤有所改善,但仍有记忆力、计算力减退,此时复查 MMSE 18 分,复查头颅MRI 提示中脑导水管周围病灶消失(图 27-2)。

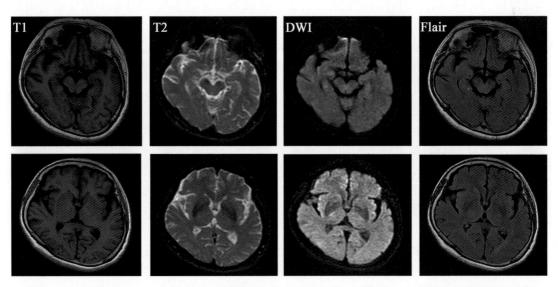

图 26-2 头颅 MRI(2013-01-14):双侧额顶叶散在小缺血灶,空蝶鞍征。中脑导水管周围未见病灶

最终诊断

Wernicke-Korsakoff 综合征,胆总管结石(ERCP 术后),继发性胰腺炎。

疾病诊疗过程总结

患者为 69 岁女性，因"记忆力下降伴行走不稳 5 月"入院。发病前因胆总管结石行 ERCP 术，伴继发性胰腺炎。随后长期禁食，接受静脉营养支持治疗（超过 2 周）。术后 25 天开始出现头晕、乏力，2 天后突发短暂性意识丧失、构音障碍、共济失调，同时伴随记忆力及计算力的减退。头颅 MRI：中脑导水管周围及双侧丘脑内侧对称性异常信号，呈长 T1、长 T2 信号。诊断"Wernicke-Korsakoff 综合征"，给予维生素 B_1 静滴治疗，同时辅以多奈哌齐、奥拉西坦、腺苷钴胺治疗，患者的行走不稳、眼球震颤、记忆力减退有所改善，复查头颅 MRI 提示中脑导水管周围病灶消失。

诊疗启迪

韦尼克脑病是神经科急症，如不治疗其病死率高达 50%，经维生素 B_1 治疗后仍有 10%～20% 的病死率。韦尼克脑病病情的好转往往呈戏剧性改变。通常，眼肌麻痹最容易恢复，可在补充维生素 B_1 后的数小时至数天内改善。精神症状治疗效果差，需小剂量抗精神病药控制。韦尼克脑病的眼球震颤或共济失调症状常改善不完全，还可留下后遗症，如眩晕、认知功能障碍及定向障碍等，提示不可逆的神经病理变化。

专家点评

1. 行业内知名专家点评（赵忠新，教授，海军军医大学附属长征医院神经内科）

本病例患者突发意识障碍、记忆力减退、共济失调，头颅 MRI 在中脑导水管周围及双侧丘脑内侧呈现对称性的特征性异常信号，再结合手术后禁食 3 周多的现病史和对于有关治疗的反应，给出了"Wernicke-Korsakoff 综合征"的明确诊断。体现了各级临床医师对于神经系统疾病定位诊断与定性诊断扎实的基本功和丰富的临床实践能力。

虽然本病例容易确诊，但从临床思维程序和教学医院任务来看，仍然需要从症状学上与其他相关疾病进行鉴别：

（1）基底动脉尖综合征（top of basilar syndrome，TOBS）：累及基底动脉、双侧大脑后动脉和双侧小脑上动脉，在双侧枕叶、小脑、脑干出现梗死灶，因而临床也可以突然出现意识障碍、记忆受损和共济失调等表现，需要与韦尼克脑病鉴别。TOBS 在头颅 MRI 的 DWI 序列上高信号和表观扩散系数（apparent diffusion coefficient，ADC）序列上低信号，以及找到责任血管，可以与韦尼克脑病鉴别。

（2）正常颅压脑积水（normal pressure hydrocephalus，NPH）：多数 NPH 患者慢性起病，缓慢进展，但部分患者可突然因意识障碍起病，出现记忆减退、精神症状和步态不稳，需要鉴别。头颅影像学检查可发现脑室扩大，Evan's 指数≥0.3，脑脊液放液试验有效等可鉴别。

（3）自身免疫性脑炎：可急性或亚急性起病，出现意识障碍、精神症状、记忆力受损等表现，影像上也可以累及丘脑、乳头体等部位，尤其当韦尼克脑病出现皮质、小脑齿状核、乳头体等不典型部位影像学表现时，应注意鉴别。可根据患者的病史，必要时行腰穿检查予以鉴别。

2. 主任点评(陈生弟,教授,上海交通大学医学院附属瑞金医院神经内科)

韦尼克脑病和科尔萨科夫综合征(Korsakoff's syndrome, KS,又称健忘综合征)分别是由硫胺素缺乏导致的急性和慢性脑病。韦尼克脑病通常与酒精中毒有关,但在其他情况下也可发生,包括吸收不良、膳食摄入不足、代谢需求增加及在透析患者中。韦尼克脑病患者存在相应的精神状态及眼动功能缺陷及步态共济失调,仅1/3的患者存在所有3个典型症状,3个症状均可能单独出现。对于存在风险的患者,当出现1个或多个症状时,应考虑韦尼克脑病。虽然韦尼克脑病患者的实验室检查和神经影像学检查结果经常为异常,但没有单个检查具有足够高的诊断准确性。

如果不进行治疗,韦尼克脑病可导致昏迷和死亡。通过迅速给予硫胺素,可改善预后。一旦考虑诊断为韦尼克脑病,需立即给予胃肠外硫胺素。在进行该治疗后,只要患者仍存在风险,推荐口服硫胺素和多种维生素补充治疗。对于硫胺素缺乏的患者,静脉内给予葡萄糖溶液可能诱发韦尼克脑病。对于易感个体,在给予葡萄糖之前或同时,应静脉内给予硫胺素100 mg。

(上海交通大学医学院附属瑞金医院 黄沛 谭玉燕)

参考文献

[1] GALVIN R, BRATHEN G, IVASHYNKA A, et al. EFNS guidelines for diagnosis, therapy and prevention of Wernicke encephalopathy [J]. Eur J Neurol, 2010,17(12):1408.

[2] SINGH S, KUMAR A. Wernicke encephalopathy after obesity surgery: a systematic review [J]. Neurology, 2007,68(11):807.

[3] BEH SC, FROHMAN TC, FROHMAN EM. Isolated mammillary body involvement on MRI in Wernicke's encephalopathy [J]. J Neurol Sci, 2013,334(1-2):172.

[4] SCHABELMAN E, KUO D. Glucose before thiamine for Wernicke encephalopathy: a literature review [J]. J Emerg Med, 2012,42(4):488.

第四章

神经肌肉疾病

病例27 发热伴肢体疼痛、无力、麻木半年——慢性炎性脱髓鞘性多发性神经根神经病？

病史摘要

现病史：患者，男性，22岁，2011年5月中旬受凉后发热，体温38℃以上，持续6天，予相应药物治疗后体温恢复正常。2天后，再次出现午后低热，持续6天。其间曾在睡气垫床后，晨起感左膝盖以下麻木，持续约半天后自行好转。当地医院查白细胞持续上升，每天上升约0.1×10⁹/L，最高达20×10⁹/L，转氨酶也增高（具体不详），诊断为"①急性甲型肝炎；②胃浅表性糜烂；③胆囊炎"。予相应治疗后，转氨酶恢复正常。住院期间曾出现用右手取物时手指疼痛。出院后恢复工作，但无明显诱因下出现左足底持续性疼痛，活动后加重，夜间左下肢抽动频繁，无法入睡。1周后体温再次上升至38℃，持续4天，故再次住院治疗，其间双侧足趾甲和手指甲出现条索状青紫，左足背斑块状青紫，予抗生素和活血化瘀治疗后体温下降，青紫好转，但小腿疼痛持续存在，并出现左侧腓肠肌萎缩，右手骨间肌萎缩，右小指、环指不能伸直，右手小指、右手环指尺侧和左足背部皮肤感觉减退，诊断为"嗜酸性细胞增多症"，予泼尼松10mg/d治疗。出院后就诊于我院门诊，为进一步治疗，于2011年12月收住院。本次发病以来，神清，精神可，二便正常。

既往史：初中起患鼻炎，胃浅表性糜烂和胆囊炎数年，2011年5月曾诊断"急性甲型肝炎"。

个人史：长期生活于原籍，否认疫水、疫区接触史，否认冶游史。每日吸烟3～4支，无饮酒嗜好。

家族史：否认家族遗传病史。

入院体检

内科系统体格检查：T 37.2℃，P 70次/分，R 20次/分，BP 110/70mmHg，心、肺、腹（一）。

神经系统专科检查：神志清楚，对答切题，计算力、定向力正常。双瞳等大圆形，直径约4mm，直接和间接对光反应灵敏，双眼各向活动自如，无眼震，额纹对称，鼻唇沟对称，伸舌居中，双侧咽反射灵敏，腭弓上抬可。四肢肌张力正常，右侧骨间肌、指间肌萎缩，左侧腓肠肌萎缩。右小指、环指不能伸直。右侧三角肌、肱二头肌肌力5级，右侧握力5级，右侧腕屈肌肌力4级。左上肢肌力5级，左侧髂腰肌肌力5级，左侧股内收肌群肌力4级，左侧胫前

肌肌力 5 级,左侧腓肠肌肌力 4 级,右下肢肌力 5 级。双侧肱二头肌、肱三头肌、桡骨膜反射
(+),双侧膝反射(++),双侧踝反射未引出。右手小指、环指尺侧和左足背部皮肤针刺觉
减退。病理征(-)。指鼻、跟膝胫试验稳准,Romberg 征(-)。步态无明显异常。脑膜刺激
征(-)。

辅助检查

外院血常规情况见表 27-1。

表 27-1　血常规的变化

日期	白细胞计数(10^9/L)	嗜酸性粒细胞计数(10^9/L)	嗜酸性粒细胞比例(%)
2011-07-07	11.0	2.58	23.5
2011-07-22	14.8	7.70	52.0
2011-08-04	10.5	0.90	8.6

初步诊断

慢性炎性脱髓鞘性多发性神经根神经病(chronic inflammatory demyelinating polyradiculoneuropathy,CIDP)。

初步诊疗经过

入院后完善相关辅助检查。血常规(2011-12-23):白细胞计数 $7.2×10^9$/L,嗜酸性粒
细胞计数 $0.97×10^9$/L,嗜酸性粒细胞比例 13.4%。肝肾功能、甲状腺功能未见明显异常。
心电图、胸片、心脏超声、颈椎 MRI:未见明显异常。肌电图检查:NCV 检测提示右尺神经
CMAP、SNAP 极其低平,MCV、SCV 明显延迟。左胫神经 CMAP 波幅显著下降,左侧胫
神经 MCV 明显延迟,左侧腓总神经 MCV 轻度延迟。左腓肠神经、腓浅神经 SNAP 波幅较
对侧明显下降,左腓肠神经 SCV 明显延迟。EMG 检测提示右尺神经支配肌肉急慢性神经
源性肌电损害。结论:右上肢、左下肢多发单神经病变(右侧尺神经、左侧胫神经、左侧腓肠
神经、左侧腓浅神经受累)。继续泼尼松 10 mg/d 口服,甲钴胺口服。症状缓解不明显。

病例讨论

住院医师

患者表现为右上肢和左下肢肌萎缩、肌力下降,远端明显,定位在周围运动神经;右手环
指尺侧和左足背部皮肤针刺觉减退,定位于右侧尺神经和左侧腓浅神经;肌电图提示“右上
肢、左下肢多发单神经病变”,综合定位于多发单神经病变,主要为右侧尺神经、左侧胫神经、
左侧腓浅神经和腓肠神经。符合多发性单神经病的特点,血管病变导致的周围神经病首先
考虑。

主治医师

患者为青年男性,急性起病,发热持续 1 周后逐渐出现肢体疼痛、肌肉萎缩,伴有双手雷

诺现象。周围神经病变呈不对称性,表现为右侧尺神经、左侧胫神经、左侧腓肠和腓浅神经病变为主,符合血管源性周围神经病变的特点;雷诺现象也提示周围小血管或结缔组织病变可能。患者血常规提示嗜酸性粒细胞增多,建议完善皮肤和腓肠神经活检,明确是否存在血管病变以及周围神经形态变化。患者口服泼尼松 10 mg/d 改善不明显,建议加用免疫抑制剂或激素冲击治疗。

主任医师

同意上述两位医生定位和定性诊断的分析。根据 Chapel Hill 共识(1994)变应性肉芽肿性血管炎(Churg-Strauss syndrome,CSS)诊断标准:"嗜酸性粒细胞和肉芽肿性炎症累及呼吸道,侵犯全身小至中等血管形成坏死性血管炎,伴随哮喘和嗜酸性粒细胞增高。"该患者出现嗜酸性粒细胞增多伴周围神经病变,既往"鼻炎"史,虽然此次发病无明显呼吸系统受累,疾病不典型,仍可首先考虑 CSS。但需要病理学的支持。

诊断 CSS 需与以下疾病相鉴别。

(1)结节性多动脉炎:结节性多动脉炎与 CSS 极其相像,均可有哮喘病史,肺脏、心脏及周围神经病变,小至中等血管的血管炎,血管内外肉芽肿形成,组织中嗜酸性粒细胞浸润,外周血嗜酸性粒细胞增多。但结节性多动脉炎多有皮损表现,尤以沿浅表动脉分布的皮下结节,血管造影可发现中小动脉有瘤样扩张。

(2)Wegener 肉芽肿:是一种坏死性肉芽肿性血管炎,属自身免疫性疾病。病变累及小动脉、静脉及毛细血管,偶尔累及大动脉,其病理以血管壁的炎症为特征,主要侵犯上、下呼吸道和肾脏,通常以鼻黏膜和肺组织的局灶性肉芽肿性炎症为开始,继而进展为血管的弥漫性坏死性肉芽肿性炎症。

(3)CIDP:该患者发热后出现周围神经症状,可能存在前驱感染史,且出现缓解复发并进行性加重,CIDP 不能排除。经典型 CIDP 主要表现为对称的肢体无力、感觉异常,偶可伴脑神经受累、自主神经症状和震颤。其电生理表现为周围神经传导速度减慢、传导阻滞及异常波形离散,需要进一步脑脊液检查协助鉴别。该患者肢体远端不对称性起病,且嗜酸性粒细胞增多也较少出现于 CIDP。

后续诊疗经过

根据病例讨论结果,进一步完善检查。p-ANCA、c-ANCA、ANA、ENA 阴性。肌酸激酶 57 IU/L↑,类风湿因子 24 IU/ml↑,C 反应蛋白(高敏)0.49 mg/L,红细胞沉降率 1 mm/h。血清寄生虫抗体检查未见明显异常。脑脊液检查提示单核细胞 1%,蛋白定量 190.00 mg/L,氯化物 126.00 mmol/L,糖 3.00 mmol/L。血清及脑脊液中均见异常 IgG 寡克隆带。骨髓穿刺提示嗜酸性粒细胞增多症。皮肤神经活检:①左下肢皮肤病理:部分血管周围见炎细胞浸润,血管周围及间质可见嗜酸性粒细胞(图 27-1,图 27-2)。②左腓肠神经病理:有髓神经纤维大量减少,少数有髓神经纤维出现 Wallerian 变性,无髓神经纤维也减少。神经束内水肿明显,血管周围可见炎细胞浸润(图 27-3)。

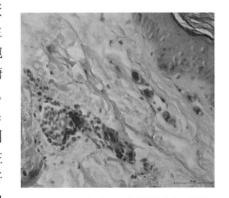

图 27-1 皮肤、血管周围炎细胞浸润(HE 染色,bar＝50 μm)

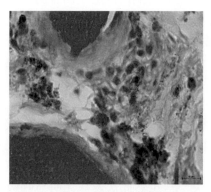

图 27-2　皮肤、血管周围嗜酸性粒细胞浸润(HE 染色,bar=10μm)

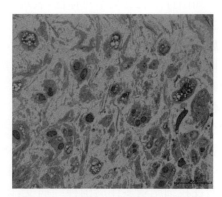

图 27-3　腓肠神经:有髓神经大量减少,轴索 Wallerian 变性,间质水肿(甲苯氨蓝染色,bar=20μm)

患者入院前已口服泼尼松 10 mg qd 5 个月余,病情稳定,但感觉减退及雷诺现象持续存在,嗜酸性粒细胞 13.4%。为进一步改善症状,予以口服泼尼松 20 mg qd,甲钴胺 500 μg tid,碳酸钙 D3 片 1 粒 qd,法莫替丁 1 粒 bid。随访 1 年余,现口服泼尼松 5 mg qd。血嗜酸性粒细胞处于正常水平,肌肉萎缩、感觉、肌电图复查较前变化不明显。天冷时,右手麻木及左下肢无力略加重。肾功能、心脏、胃肠道及中枢神经系统无明显异常。

最终诊断

Churg-Strauss 综合征(CSS)。

疾病诊疗过程总结

患者为青年男性,急性起病,发热持续 1 周后逐渐出现肢体疼痛、肌肉萎缩,伴有双手雷诺现象。外周血及骨髓穿刺提示嗜酸性粒细胞增多症,肌电图检测提示右上肢、左下肢多发性单神经病变。皮肤病理可见部分血管周围炎细胞浸润,血管周围及间质可见嗜酸性粒细胞。腓肠神经病理提示急性轴索性周围神经病,伴无髓神经减少。故诊断为 CSS。予以口服泼尼松 20 mg qd,甲钴胺 500 μg tid,碳酸钙 D3 片 1 粒 qd,法莫替丁 1 粒 bid。随访中逐渐减量泼尼松为 5 mg qd。血嗜酸性粒细胞维持在正常水平,症状平稳,未见其他系统受累。

诊疗启迪

CSS 是临床少见疾病,近年来对本病的认识有了长足的进展。由于缺乏病理学的特异性,即使活组织检查也很难做出确定性诊断。而临床上部分患者具有临床表现的非特异性,如呼吸系统、周围神经系统或肾脏损害不典型,ANCA 阴性等,也增加了诊断的困难。当患者出现不对称性多神经病变或单神经病变,同时存在嗜酸性粒细胞增多,要考虑到 CSS 的可能。以往认为本病预后凶险,但现在经过早期诊断和规范化治疗,以激素为基础的治疗方案已使本病的预后得到了改善。

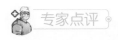 专家点评

1. 行业内知名专家点评(袁云,教授,北京大学第一医院神经内科)

该患者长期鼻窦炎史,此次以发热起病,随之出现非对称性的肢体疼痛、麻木、无力及萎缩。随着体温的恢复,不对称性肢体运动及感觉症状逐渐加重,符合血管炎性周围神经病的临床表现规律。该患者的周围神经活检尽管没有发现血管炎的典型病理改变,但其非均匀性轴索变性和明显的水肿改变都是血管炎神经病的病理改变特点,结合患者血液嗜酸性细胞增加和皮下组织出现嗜酸性细胞浸润,进一步支持临床诊断。对于CSS的早期诊断不但能够及时给予免疫抑制剂进行治疗,而且可以阻止血管损害的继续发展,也能够减轻血管损害导致的肾脏、心脏、消化系统以及神经系统的病变。

2. 主任点评(陈生弟,教授,上海交通大学医学院附属瑞金医院神经内科)

CSS是一种血管炎性疾病,表现为全身小至中等血管坏死性血管炎、血管内外肉芽肿形成、外周血嗜酸性粒细胞增多以及组织及血管周围嗜酸性粒细胞浸润。其组织学特点主要为小血管(动脉和静脉)周围嗜酸性粒细胞浸润、坏死性血管炎及血管内外肉芽肿形成。血管炎、肉芽肿和组织中嗜酸性粒细胞浸润通常很少在疾病的同一时期或同一标本中共存。该患者皮肤病理主要为嗜酸性粒细胞浸润为主,而前二者则较少出现。

CSS的临床过程大致可分为3个阶段:前驱期、嗜酸性粒细胞浸润期和血管炎期。前驱期的主要表现为哮喘,可伴有过敏性鼻炎或鼻窦炎;嗜酸性粒细胞浸润期和血管炎期可重叠存在,前者为受累器官或系统的组织中嗜酸性粒细胞浸润及肉芽肿形成及其相应临床表现,后者具有坏死性血管炎的相应表现。肺脏是最易受累的器官。周围神经病变是CSS的另一主要临床表现,发生率为65%~92%,大部分报道在70%左右。最常见的表现形式为多发性单神经炎。虽然脑出血、脑梗死、抽搐、昏迷等中枢神经受累的病例较周围神经病变少见,但却是CSS的主要死因之一。胃肠道病变的发生率报道不一,为8%~59%不等,主要为腹痛、腹泻、便血等临床表现,部分病例发生腹膜炎,偶见胰腺炎和胆囊炎。

实验室检查中,嗜酸性粒细胞增高是CSS最突出的表现之一,比例通常高于0.1或绝对值大于 $1.5 \times 10^9/L$。ANCA阳性是本病的另一实验室特点,约40%以上的CSS患者呈阳性。目前最新诊断标准为Chapel Hill共识(1994),嗜酸性粒细胞和肉芽肿性炎症累及呼吸道,侵犯全身小至中等血管形成坏死性血管炎,伴随哮喘和嗜酸性粒细胞增高。还有学者认为,极少数的CSS患者可以不具有典型的哮喘症状,本患者临床上无典型哮喘表现,ANCA为阴性,这也为CSS的诊断带来困难。

在治疗方面,糖皮质激素是CSS的首选治疗药物,约80%的病例在激素治疗后病情得到迅速控制。对于激素疗效欠佳或全身受累严重的病例,可以在激素治疗的基础上,加用环磷酰胺 2 mg/(kg.d)口服,或600~750 mg/m² 静滴。重症患者还可加用免疫球蛋白400 mg/kg,连续静滴5 d。CSS治疗后的复发率为15%~43%,复发的CSS病例应考虑环磷酰胺方案。CSS的5年存活率可达90%以上。影响预后的主要因素包括:①尿蛋白>1 g/d;②血肌酐>140 μmol/L;③心肌病变;④胃肠道受累;⑤中枢神经系统受累。

(上海交通大学医学院附属瑞金医院　栾兴华)

参考文献

[1] 赵立. Churg-Strauss 综合征[J]. 中国实用内科杂志,2008,28(8):628-630.

[2] HAMDAN MA, AL-RUMAITHI S, TOLAYMAT N, et al. Churg-Strauss syndrome presenting as an abdominal mass in a non-asthmatic child [J]. Ann Trop Paediatr, 2007,27(4):311-314.

[3] TORP CK, BRÜNER M, KELLER KK, et al. Vasculitis therapy refines vasculitis mechanistic classification [J]. Autoimmun Rev, 2021,20(6):102829.

[4] ZAMPIERI M, EMMI G, BELTRAMI M, et al. Cardiac involvement in eosinophilic granulomatosis with polyangiitis (formerly Churg-Strauss syndrome): Prospective evaluation at a tertiary referral centre [J]. Eur J Intern Med, 2021,85:68-79.

[5] SINICO RA, DITOMA L, MAGGIORE U, et al. Prevalence and clinical significance of antineutrophil cytoplasmic antibodies in Churg-Strauss syndrome [J]. Arthritis Rheum, 2005,52 (9):2926-2935.

病例28 右上肢无力 13 年——颈椎病?

病史摘要

现病史:患者,女性,40 岁。患者于 13 年前无明显诱因下出现右上肢无力,伴右侧背部针刺样疼痛,活动后加重,无胸闷、心悸,无晨轻暮重,无活动受限。症状逐渐加重,右上肢不能上举,拧毛巾费力,右侧背部疼痛加剧。2 年前至当地医院就诊,头颅 MRI、颈椎 CT 及胸部 CT 均未见明显异常,予以白芍总苷、维生素 E 等药物治疗,症状无明显缓解。于 2011 年 3 月收治入院。体重近 1 年下降 2.5 kg。

既往史:13 年前出现双乳溢乳,无血性溢液,当地医院诊断为"双侧纤维瘤",服药后症状消失。

个人史:长期生活于原籍,否认疫水、疫区接触史,否认冶游史。无烟酒嗜好。

家族史:否认家族遗传病史。

入院体检

内科系统体格检查:T 37℃,P 72 次/分,R 22 次/分,BP 120/70 mmHg,心、肺、腹(一)。

神经系统专科检查:神志清楚,对答切题,计算力、定向力正常。双瞳等大圆形,直径约 4 mm,直接和间接对光反应灵敏,双眼各向活动自如,无眼震,额纹对称,鼻唇沟对称,伸舌居中,双侧咽反射灵敏,腭弓上抬可。四肢肌张力正常,右上肢三角肌肌力 2 级,肱二头肌肌力 3 级,肱三头肌肌力 4 级,右手握力 3 级,左上肢肌力 4 级,左髂腰肌肌力 4 级,余下肢肌力 5 级。右侧肱二头肌、肱三头肌、桡骨膜反射(一),左侧肱二头肌、肱三头肌、桡骨膜反射(+),双侧膝反射(++),踝反射(+)。针刺觉及痛温觉正常。病理征(一)。指鼻、跟膝胫试验稳准,Romberg 征(一)。步态无明显异常。脑膜刺激征(一)。

辅助检查

头颅 MRI、颈椎 CT 及胸部 CT(外院 2009 年 7 月):未见异常。

初步诊断

颈椎病？

初步诊疗经过

入院后进一步完善辅助检查。血常规、肾功能、电解质、DIC、血脂、血糖、C反应蛋白、血沉、肿瘤指标、免疫球蛋白、补体、甲状腺功能、甲状旁腺激素均正常。肌酸激酶 988 IU/L↑、乳酸脱氢酶 596 IU/L↑，谷草转氨酶 71 IU/L↑。脾脏 B 超：脾内不均质团块，血管瘤可能。肝、胆囊、胰体、双肾、膀胱、输尿管、甲状腺、甲状旁腺、颈部淋巴结 B 超未见异常。颈椎MRI：椎间盘 $C_5 \sim C_6$ 向右后突出，椎间盘 $C_4 \sim C_5$ 膨出；$C_6 \sim C_7$ 水平颈髓中央管轻度扩张；颈椎退行性改变。腰椎 MRI：椎间盘 $L_4 \sim L_5$ 轻度膨出。入院后佩戴颈托，进行康复、理疗。

病例讨论

住院医师

患者为中年女性，慢性起病，右上肢无力伴右侧背部针刺样疼痛，活动后加重，进行性进展。右上肢不能上举，右侧背部疼痛加剧。临床表现类似颈肩综合征，但患者肌无力伴肌酸激酶升高，且颈椎 MRI 提示椎间盘 $C_5 \sim C_6$ 向右后突出，椎间盘 $C_4 \sim C_5$ 膨出；$C_6 \sim C_7$ 水平颈髓中央管轻度扩张，不能解释目前症状。查体发现四肢不对称性肌力减退，以右上肢为著，右上肢腱反射减弱，定位于下运动神经元，因患者肌酸激酶升高，故肌肉病可能性大。定性诊断首先考虑炎性肌肉病、代谢性肌肉病。

主治医师

同意住院医师的定位分析，患者临床表现为慢性进展的不对称的肢带肌近端无力为主，伴有肌痛，肌酸激酶升高，提示代谢性肌病、炎性肌病的可能。需要进一步完善肌电图、肌肉影像学和肌炎抗体检查。

主任医师

患者表现为不对称性肌无力、疼痛，常见于炎性、免疫性、坏死性肌病，也可见于代谢性肌病，如线粒体病、脂质沉积症或糖原累积病等。建议肌电图检查，以及肌肉活检观察病理形态，必要时行基因检测以明确诊断。

后续诊疗经过

病例讨论后，进一步完善相关检查。右肩关节 MRI 平扫：右肩撞击综合征，喙突下滑膜囊少量积液，肱二头肌变性钙化。右上臂肌肉 MRI：右上臂中下段前内肌群萎缩、变性（图 28-1）。肌电图：上下肢肌源性损害。右肱二头肌肌肉活检：肌纤维内出现脂肪沉积和镶边空泡形成，同时伴有肌纤维肥大、萎缩、坏死以及结缔组织增生，提示骨骼肌呈代谢性肌肉疾病及空泡样病理改变特点（图 28-2、图 28-3），电镜检查可见 Jordan 小体形成（图 28-4）。血涂片：有核细胞内可见脂肪滴沉积（图 28-5）。基因检测（*PNPLA2* 基因）：Exon2 G245A(p. Gly91Asp)纯合突变。

给予患者 VitB₁、VitB₂、VitB₆、甲钴胺、辅酶 Q10、泼尼松 20 mg qd、ATP、辅酶 A、FDP 治疗 1 个月后复查血谷草转氨酶 30 IU/L，乳酸脱氢酶 224 IU/L↑，肌酸激酶 198 IU/L。治疗近 2 个月后查右上肢三角肌肌力 3 级，右肱三头肌肌力 4 级，右手握力 3 级，左上肢肌力 4 级，双下肢肌力 5 级，左下肢髂腰肌肌力恢复至正常。

最终诊断

中性脂肪沉积症（neutral lipid storage disorders，NLSDs）。

疾病诊疗过程总结

该患者呈非对称性的以四肢近端为主的无力伴疼痛，肌酸激酶增高以及肌电图显示肌源性损害，定位于肌肉。再经肌肉活检发现脂质沉积合并镶边空泡形成，该病理表现可以出现在脂质沉积症中，电镜 Jordan 小体形成以及血涂片有核细胞内可见脂肪滴沉积，进一步提示中性脂质沉积症可能。最后，经基因检测明确 *PNPLA2* 基因 *Exon2 G245A*（p. Gly91Asp）纯合突变，为其致病性突变。采用激素和对症治疗后，症状稳定，下肢肌力恢复正常。

诊疗启迪

临床表现为慢性进展的肢带肌近端无力、运动易疲劳，同时伴有肌痛，提示代谢性肌病可能。肌电图支持肌源性损害。病理检查可见肌纤维脂肪滴沉积，符合脂质累积性肌病的病理特点。结合患者临床上肌无力不对称性、病理上镶边空泡的出现、电镜 Jordan 小体形成以及血涂片有核细胞内可见脂肪滴沉积，进一步提示中性脂肪沉积症可能。最后通过 *PNPLA2* 基因突变检测得到了证实。在这一类罕见肌肉疾病中，肌肉活检具有重要价值。

专家点评

1. 行业内知名专家点评（袁云，教授，北京大学第一医院神经内科）

该患者出现进行性非对称性的肌无力伴随上肢的疼痛，肌电图检查发现肌源性损害和肌酸激酶升高，提示存在骨骼肌疾病。查体发现下肢肌肉力量也下降，应当重新询问病史，确定患者四肢无力的临床表现规律，对一个症状反复推敲，才有利于提高临床能力。右侧上肢出现无力是中性脂肪沉积病的临床特点之一，尽管如此，作为一种超级罕见病，很难在临床上考虑到，只有进行了肌肉活检后才可以提示该病，通过基因检查而明确诊断。该病易合并出现心肌病，需要行常规检查。而其治疗需要进行脂肪酸代谢的修正，饮食中不要含有长链和极长链脂肪酸，可以含有短链和中链脂肪酸。应当注意对血管平滑肌细胞的保护。

2. 主任点评（陈生弟，教授，上海交通大学医学院附属瑞金医院神经内科）

该患者病理检查可见肌纤维脂肪滴沉积，符合脂质累积性肌病的病理特点。需要鉴别的疾病包括以下。

（1）中链酰基辅酶 A 脱氢酶缺乏症（medium chain acyl-CoA dehydrogenase deficiency，MCADD）是最常见的脂肪酸氧化代谢异常的疾病，美国人群发病率约 1∶15 000。本病由 Kolvraa 于 1982 年首先报道，临床症状各异，肌肉受累症状较少见。典型症状包括不能耐受饥饿，恶心，呕吐，低酮低血糖，疲劳和昏迷。肝脏增大伴肝细胞内脂肪沉积为其特征性表现，常伴有二羟酸尿，肝脏、骨骼肌和血浆中肉碱缺乏。诊断依靠血尿串联质谱检查,部分基因缺陷携带者终生无症状。补充肉碱可以缓解部分患者的症状。虽然该患者肌肉活检提示脂肪沉积,符合脂质沉积症的病理改变,但患者临床上无明显恶心、呕吐、低酮低血糖,也没有明显肝脏增大的表现,故暂不考虑 MCADD。

(2) 酰基辅酶 A 脱氢酶缺乏症可以为单个酶或多个酶的共同缺乏,多种酰基辅酶 A 脱氢酶缺乏症(muliple aeyl-CoA dehydrogenase deficiency, MADD)与编码电子转移黄素蛋白(electron transfer flavoprotein,ETF)及电子转移黄素蛋白-泛醌氧化还原酶(electron transfer flavoprotein-ubiquinone oxidoreductase, ETF-QO)的相关基因突变有关,如 *ETFA*、*ETFB* 和 *ETFDH*。主要症状为肌肉疼痛、不耐受疲劳,可伴有进行性肌无力、血肌酶水平升高,肌肉活检提示肌纤维内脂肪滴沉积、肉毒碱水平降低。维生素 B_2 可以部分或完全恢复酶的活性,从而改善症状。但该患者肌肉无力呈非对称性,肌肉疼痛不明显,且镶边空泡不能用 MADD 解释。

(3) 镶边空泡和肌纤维内脂肪增多符合中性脂肪沉积症(NLSDs)的特点。NLSDs 为一种常染色体隐性遗传性疾病,临床上可有两种表型,一种为 NLSDs 合并鱼鳞病;另一种为编码脂肪甘油三酯脂肪酶(adipose triglyceride lipase, ATGL)的 *PNPLA2* 基因突变导致的中性脂肪沉积症合并肌病(NLSD with myopathy, NLSDM)。前者由 Dorfman 和 Chanarin 等人分别于 1974 年和 1975 年报道,称为 Dorfman-Chanarin 综合征或伴鱼鳞病的中性脂质沉积病(neutral lipid storage disease with ichthyosis),主要表现为先天性非大疱性鱼鳞癣样红皮病(nonbullous congenital ichthyosiform erythroderma, NBCIE),白细胞内可见大量脂肪空泡,多个内脏器官可同时受累,所有患者均有轻到中度的 NBCIE 皮肤改变,其他组织改变主要有:脂肪肝、肌肉病、白内障和多种神经系统症状。后者在 2007 年由法国的 Fischer 等首先报道,至今仅报道 19 例,其临床特点主要为成年期出现缓慢发展的四肢无力和肌酸激酶的轻度增高,部分患者伴随心脏和肝脏等其他脏器的损害,不同器官的细胞内出现脂肪滴沉积是其主要病理改变,包括肌纤维内脂肪滴显著增多以及外周血的粒细胞内脂肪滴沉积(即 Jordan 小体)。最近也发现基因突变携带者可仅表现出肌酸激酶增高而无明显肌无力等其他系统改变,血涂片及肌肉病理均可见脂肪滴增多。本例患者也出现了上述病理改变。

远端肌肉受累和受累肌群的不对称性是 NLSDM 的重要临床特点,部分患者可以出现多系统损害,包括合并先天性心脏病以及听神经损害。此外,该病还可以合并心室扩大、心脏传导阻滞、2 型糖尿病、肝脏肿大或肝功能异常以及脾肿大。与其他脂肪沉积性肌病相比,部分患者可出现镶边空泡和继发性炎性细胞浸润,这些临床和病理特点可为本病的诊断提供重要线索。本例患者对激素、左旋肉碱和核黄素治疗效果均不佳,应以对症治疗为主。

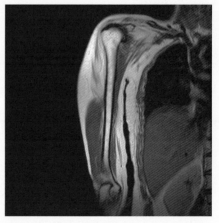

图 28-1 右上臂 MRI:右上臂中下段前内肌群萎缩变性

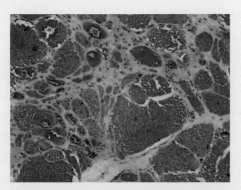

图28-2 成组和散在分布的小圆状和小角状萎缩肌纤维以及肥大肌纤维,可见镶边空泡和非镶边空泡形成(HE染色,400×)

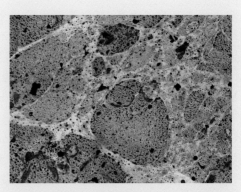

图28-3 部分空泡肌纤维内脂肪滴大量沉积(ORO染色,400×)

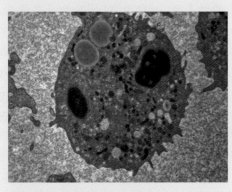

图28-4 电镜检查见有核细胞内Jordan小体形成(铅铀双染,bar=2μm)

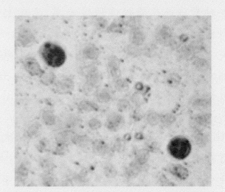

图28-5 血涂片显示有核细胞内脂肪滴沉积(ORO染色,1000×)

(上海交通大学医学院附属瑞金医院　栾兴华)

📖 参考文献

[1] 陈涓涓,洪道俊,张巍,等. 中性脂肪沉积症合并肌病一家系[J]. 中华神经科杂志,2009,42(9):592-595.

[2] PENNISI EM, ARCA M, BERTINI E, et al. Neutral Lipid Storage Diseases: clinical/genetic features and natural history in a large cohort of Italian patients [J]. Orphanet J Rare Dis, 2017, 12(1):90.

[3] CAMPAGNA F, NANNI L, QUAGLIARINI F, et al. Novel mutations in the adipose triglyceride lipase gene causing neutral lipid storage disease with myopathy [J]. Biochem Biophys Res Commun, 2008, 377(3):843-846.

[4] FIORILLO C, BRISCA G, CASSANDRINI D, et al. Subclinical myopathy in a child with neutral lipid storage disease and mutations in the PNPLA2 gene [J]. Biochem Biophys Res Commun, 2013, 430(1):241-244.

[5] FISCHER J, LEFÈVRE C, MORAVA E, et al. The gene encoding adipose triglyceride lipase (PNPLA2) is mutated in neutral lipid storage disease with myopathy [J]. Nat Genet, 2007, 39 (1): 28 – 30.

[6] JORDANS GH. The familial occurrence of fat containing vacuoles in the leukocytes diagnosed in two brothers suffering from dystrophia musculorum progressiva (ERB) [J]. Acta Med Scand, 1953, 145(6): 419 – 423.

[7] OHKUMA A, NONAKA I, MALICDAN MC, et al. Distal lipid storage myopathy due to PNPLA2 mutation [J]. Neuromuscul Disord, 2008, 18(8): 671 – 674.

[8] VASILJEVSKI ER, SUMMERS MA, LITTLE DG, et al. Lipid storage myopathies: Current treatments and future directions [J]. Prog Lipid Res, 2018, 72: 1 – 17.

病例 29　肌无力发作伴酱油色尿 3 年——横纹肌溶解？

病史摘要

现病史：患者，女性，16 岁。2008 年 9 月在学校大扫除后出现双腿酸痛，逐渐发展为全身肌肉酸痛无力，行走困难，不能下蹲，当晚出现酱油样尿。在当地医院予补钾治疗，休息 3 日后好转。病程中无肌束颤动，无心悸，无饮水呛咳、吞咽困难、咳嗽咳痰及腹痛腹泻。2011 年 7 月，患者逛街 3 小时后感到全身不适，呼吸时感觉腰痛、腿酸，休息 1 日后好转。2011 年 8 月，患者于劳累后再次出现全身肌肉酸痛、乏力，尿液呈酱油色。无咳嗽、咳痰，无腹痛、腹泻，于外院就诊，查血常规示"白细胞计数 11.5×10^9/L，中性粒细胞百分比 83.0%"，尿常规"蛋白质＋＋，隐血＋＋＋"，住院治疗 22 天，诊断考虑为"横纹肌溶解"，治疗后好转出院。出院后一直门诊复查，发现肌酸激酶升高，并持续上升，最高达 30 000 IU/L。2011 年 10 月，查肌酸激酶 1 406 IU/L，尿常规示"白细胞＋＋＋"，于外院住院治疗，诊断"横纹肌溶解症、外阴炎"，予头孢噻肟抗感染，营养心肌、利尿等治疗后肌酸激酶降至正常出院。2012 年 1 月，患者着凉后再次出现全身乏力，双下肢肌肉疼痛，不能行走。查尿常规示"蛋白质＋＋，潜血＋＋＋"，诊断为"横纹肌溶解症"，外院住院治疗 13 天，双下肢乏力、疼痛有所缓解。于 2012 年 2 月 1 日收治入我院。

既往史：2 岁时曾出现"抽搐"发作，伴高热，5 岁时有类似发作，接受丙戊酸钠（德巴金）治疗，3 年无发作，自行停药。

个人史：长期生活于原籍，否认疫水、疫区接触史，否认近期疫苗接种史，无饮酒嗜好。

家族史：患者外祖父母为近亲结婚，其兄 2 岁夭折（具体不详）。

入院体检

内科系统体格检查：T 36.8℃，P 69 次/分，R 20 次/分，BP 115/70 mmHg，心、肺、腹（－）。

神经系统专科检查：神志清楚，对答切题，计算力、定向力正常。双瞳等大圆形，直径 4 mm，双眼各向活动自如，无眼震，额纹对称，鼻唇沟对称，伸舌居中，悬雍垂居中，双侧咽反射存在。颈屈肌肌力 4 级，双侧胸锁乳突肌肌力 4 级。四肢肌张力正常，四肢肌力均为

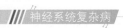

5 级。四肢腱反射(＋＋)。四肢深、浅感觉对称正常。病理征未引出。指鼻、跟膝胫试验稳准,Romberg 征阴性。步态正常。脑膜刺激征阴性。

辅助检查

肌电图(江西省人民医院,2011 年 10 月 18 日):未见神经源性及肌源性损害。

肌酸激酶(江西省人民医院,2011 年 10 月):1 406 IU/L。

初步诊断

横纹肌溶解。

初步诊疗经过

患者入院后完善相关检查。血常规、肾功能、电解质、DIC、血脂、血糖、C 反应蛋白、血沉、肿瘤指标、免疫球蛋白、补体、甲状腺功能、甲状旁腺激素均正常。AST 146 IU/L↑,LDH 395 IU/L↑,肌酸激酶 5 889 IU/L↑。头颅 MRI 平扫、超声心动图及心电图检查未见明显异常。肌电图:NCV 未见异常。EMG 显示左侧肱二头肌可见纤颤大量活动,运动单位电位时限缩短,波幅降低不明显,短棘多相波增多,募集正常,呈干扰相,其余肌肉 EMG 未见异常,提示左侧肱二头肌肌源性肌电损害。诱发电位:脑干听觉诱发电位(BAEP)、视觉诱发电位(visual evoked potential,VEP)、体感诱发电位(SEP)正常。

入院后予以每日生理盐水 3 000 ml 静滴进行水化治疗,注意休息、避免劳累。治疗后肌酸激酶水平逐渐减低,2 月 8 日复查谷草转氨酶 29 IU/L,乳酸脱氢酶 241 IU/L↑,肌酸激酶 170 IU/L。

病例讨论

住院医师

患者为青少年女性,反复劳累后肌无力伴肌肉酸痛及肌红蛋白尿,肌酸激酶增高。查体提示中轴肌受累。肌电图示短棘多相波增多,募集正常,提示肌肉病变,定位于骨骼肌。患者横纹肌溶解,缓解复发,考虑代谢性肌病可能性大,如糖原累积病等。

主治医师

同意住院医师的定位、定性分析。患者反复劳累后出现急性肌无力及横纹肌溶解,代谢性肌肉病首先考虑,建议完善肌肉活检,通过形态学观察是否存在脂肪、糖原及线粒体代谢异常。同时行血尿串联质谱分析,协助脂肪酸和氨基酸代谢途径检查,如病理及质谱分析有倾向性肌病类型,则建议行基因检测以明确致病基因。

主任医师

该患者急性起病,出现明显的肌红蛋白尿,那么什么情况下会出现肌红蛋白尿呢? 当肌肉组织被破坏或发生严重的细胞膜受损时,肌红蛋白便被释放而进入血液循环,血中的肌红蛋白能迅速由肾小球滤出进入尿中,血中或尿中含有肌红蛋白是表明肌细胞损伤的一个非常敏感和特异性的指标。由于肌红蛋白的分子量较小,很容易通过肾小球的基底膜而由尿中排出。能引起肌红蛋白尿的病因很多,包括挤压综合征、电击伤、重度烧伤以及急性心肌梗死患者。而肌肉疾病中,通常伴有肌红蛋白尿的疾病包括:极长链酰基辅酶 A 脱氢酶缺乏症(very long chain acyl-CoA dehydrogenases deficiency,VLCADD)、肉碱棕榈酰转移酶Ⅱ

(carnitine palmotoyl transferase Ⅱ，CPT2)缺陷、中央核肌病、糖原代谢异常、低钾性周期性麻痹、线粒体病、肌腺苷酸脱氨酶缺乏症。上述肌病可以通过下一步完善肌肉活检、串联质谱分析以及基因检测以明确。

后续诊疗经过

　　根据病例讨论结果，进一步完善检查。肌肉病理结果显示个别肌纤维萎缩(图29-1)，部分肌纤维内脂肪滴轻度增多(图29-2)，提示肌纤维存在脂肪代谢异常；电镜观察肌肉组织呈轻微病理改变，仅少量脂肪滴增多。血液串联质谱仪检测：酰基肉碱 C14(0.34 μmol/L)、C14∶1(0.80 μmol/L)、C16 水平(0.23 μmol/L)和 C14/C8 比值(4.92)明显升高。基因检测提示患者 ACADVL 基因存在 c.592A＞G(p.Lys198Glu)和 c.1349G＞A(p.Arg450His)两种杂合突变；其父为杂合突变 c.1349G＞A(p.Arg450His)携带者；其母亦为杂合突变 c.592A＞G(p.Lys198Glu)携带者。

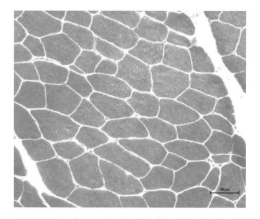

图 29-1　散在分布的小角状萎缩肌纤维，直径为 5～30 μm(HE 染色，bar＝50 μm)

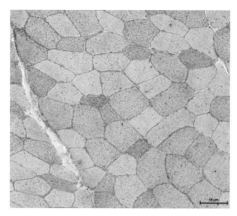

图 29-2　部分肌纤维内脂肪滴轻度增多(ORO 染色，bar＝50 μm)

　　嘱患者避免劳累、空腹，并预防感染，予以低脂高碳水化合物饮食，补充中链甘油三酯(medium-chain triglycerides，MCT)，并予以左旋肉碱口服。患者未再出现肌肉无力、酸痛，可完成日常生活与学习，目前肌酸激酶已恢复正常。

最终诊断

　　极长链酰基辅酶 A 脱氢酶缺乏症(VLCADD)。

疾病诊疗过程总结

　　患者呈现运动不耐受、缓解复发的特点，实验室检查显示肌酸激酶反复波动伴肌红蛋白尿，提示能量代谢异常，代谢性肌病可能。肌电图提示肌源性肌电损害，肌肉病理出现脂肪沉积，糖及线粒体未见明显病变，提示为脂肪代谢功能障碍。血液串联质谱分析脂肪代谢过程：C14、C14∶1、C16 和 C14/C8 比值明显升高，符合 VLCADD 表现。ACADVL 基因检测最终证实患者存在该基因杂合突变。对症治疗后，患者肌酸激酶恢复正常，肌肉无力疼痛症状缓解，可完成日常生活与学习。

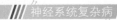

诊疗启迪

　　青少年及成年人活动不耐受及反复发作性横纹肌溶解是肌病型 VLCADD 的主要临床表现,与成人型肉毒碱棕榈酰基转移酶Ⅱ缺乏症的症状相似。当患者出现上述症状时,需考虑 VLCADD 的可能,建议常规行液相串联质谱检测,该项检测方法快速、无创,明确诊断需进行基因突变分析。

专家点评

　　1. 行业内知名专家点评(袁云,教授,北京大学第一医院神经内科)

　　患者为青少年女性,以运动不耐受、反复劳累后横纹肌溶解为主要临床表现特点,提示存在骨骼肌代谢障碍。单次出现运动诱发的骨骼肌溶解多没有明确的原因,而反复出现运动诱发的横纹肌溶解,多数情况下有基础疾病。肌肉活检没有发现特殊的改变,肌纤维内出现轻微的脂肪滴增多没有特殊意义,这样的患者首先选择基因检查,可以快速协助诊断。串联质谱分析也可以帮助患者确定为 VLCADD 的诊断。治疗主要是饮食调整。

　　2. 主任点评(陈生弟,教授,上海交通大学医学院附属瑞金医院神经内科)

　　VLCADD 是常染色体隐性遗传性疾病,极长链酰基辅酶 A 脱氢酶(VLCAD)是线粒体脂肪酸 β 氧化过程第一步的关键酶,可催化 14～18 个不同长度的碳链脱氢。极长链酰基辅酶 A 脱氢酶缺陷将导致体内长链脂肪酸不能氧化供能,积聚在细胞内,对心肌、骨骼肌、肝脏等产生毒性作用,导致一系列临床症状与体征。极长链酰基辅酶 A 脱氢酶缺乏症共有 3 种表型,以心肌病型临床最为常见,主要见于新生儿和婴儿早期发病,病情凶险、病死率高,常有心肌受累伴多脏器衰竭,例如肥厚型或扩张型心肌病、心包积液及心律失常、肌张力低下、反复低血糖发作及肝脏肿大;肝型主要在儿童期发病,表现为低血糖和异常低血酮症,肝脏肿大,几乎不累及心肌;肌病型患者主要在青少年至成年期发病,临床症状轻微,表现为反复发作性横纹肌溶解,伴有肌肉痛性痉挛或肌肉痛,较少发生低血糖。

　　VLCADD 肌病型明确诊断依赖于实验室检查。①常规血液检查:急性发作期可表现为肌酶谱水平升高,肌红蛋白尿、尿常规和肾功能异常。肌肉组织活检呈非特异性,约有 1/3 的患者可见肌纤维内脂肪滴增多蓄积于Ⅰ型肌纤维。②血液液相串联质谱仪检测:可发现多种长链酰基肉碱谱水平升高,其中以酰基肉碱 C14:1 升高最明显,且在两次发作间隙仍呈异常升高。因此,可将此项指标作为明确诊断 VLCADD 缺乏症的重要代谢指标。③基因突变分析:基因筛查是确诊 VLCADD 的金标准。VLCAD 由 *ACADVL* 基因编码,通过对其中 20 个外显子设计引物序列进行聚合酶链反应(PCR)和 DNA 测序寻找基因突变以明确诊断,有 85%～93% 的 VLCADD 患者可检测到基因突变。此外,VLCADD 的明确诊断方法还包括:检测患者成纤维细胞、外周血淋巴细胞中的极长链酰基辅酶 A 脱氢酶活性;培养患者皮肤成纤维细胞,进行脂肪酸氧化流量分析。以上两种方法检测程序复杂,尚不能在临床普及。

　　VLCADD 肌病型患者的治疗原则是避免劳累、空腹，并预防感染，高碳水化合物和低脂饮食，尤其是限制长链脂肪酸的摄入，补充中链甘油三酯。血中游离肉碱缺乏可进一步阻碍脂肪酸 β 氧化，故需补充肉碱以维持血中游离肉碱水平的稳定。

（上海交通大学医学院附属瑞金医院　栾兴华）

参考文献

［1］章瑞南，邱文娟. 极长链酰基辅酶 A 脱氢酶缺乏症研究进展［J］. 国际儿科杂志，2011，38(5)：429－433.

［2］LIN Y，ZHANG W，CHEN D，et al. Newborn screening and genetic characteristics of patients with short- and very long-chain acyl-CoA dehydrogenase deficiencies ［J］. Clin Chim Acta，2020，510：285－290.

［3］ARNOLD GL，VAN HOVE J，FREEDENBERG D，et al. A Delphi clinical practice protocol for the management of very long chain acyl-CoA dehydrogenase deficiency ［J］. Mol Genet Metab，2009，96(3)：85－90.

［4］LAFORÊT P，ACQUAVIVA-BOURDAIN C，RIGAL O，et al. Diagnostic assessment and long-term follow-up of 13 patients with very long-chain acyl-coenzyme A dehydrogenase（VLCAD）deficiency ［J］. Neuromuscul Disord，2009，19(5)：324－329.

［5］FUSEYA Y，SAKURAI T，MIYAHARA JI，et al. Adult-onset repeat rhabdomyolysis with a very long-chain acyl-CoA dehydrogenase deficiency due to compound heterozygous ACADVL mutations ［J］. Intern Med，2020，59(21)：2729－2732.

［6］VELLEKOOP P，DIEKMAN EF，VAN TUIJL I，et al. Perioperative measures in very long chain acyl-CoA dehydrogenase deficiency ［J］. Mol Genet Metab，2011，103(1)：96－97.

病例 30　四肢无力 27 年——肌营养不良？

病史摘要

　　现病史：男性，28 岁。患者在 1 岁后出现反复发热约 1 年，在当地间断予以"青霉素"治疗后好转。家人发现其不会行走，3 岁后始能行走，感双下肢乏力，行走困难、缓慢，呈腰腹部前凸，踮脚，两侧摇摆，不能跨越障碍物，易向前跌倒，长时间活动后感肌肉酸胀，无肌肉疼痛，症状呈进行性加重。18 岁双上肢开始出现乏力，20 岁不能独自站立，独自行走困难，需轮椅助行，伴有双手、双下肢不自主抖动。病程中无肢体麻木、抽搐，无肉跳，无心悸、胸闷，无尿频、尿急、尿痛，大便 3～7 天解一次，干结，时有解便困难。

　　既往史：右足背外侧烫伤史 22 年，遗留有瘢痕。否认高血压、糖尿病、心脏病病史，否认特殊药物过敏史，否认有产伤史。

　　个人史：生于贵州，彝族，大学毕业，现为小学语文教师。长期生活于原籍，否认疫水、疫区接触史，否认冶游史。近 3 年偶有饮酒，每次约 1 杯啤酒。

家族史:其母及姐姐双手小指远端外翻,双足第1跖趾短小。其父亲身高156 cm。否认家族性遗传疾病。

入院体检

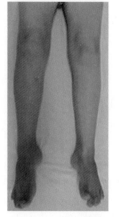

图30-1 双下肢萎缩

内科系统体格检查:T 36.7℃,P 90 次/分,R 24 次/分,BP 130/81 mmHg,心、肺、腹(一)。身高152 cm,双手小指远端外翻,双肘外翻,双下肢萎缩(图30-1),双侧马蹄内翻足,第1跖趾短小,足趾端粗大(图30-2A)。右足背外侧有一约3 cm×3 cm陈旧性瘢痕。

神经系统专科检查:神志清楚,对答切题,计算力、定向力正常。双侧瞳孔等大等圆,直径约3 mm,眼球活动各向充分,无眼震,鼻唇沟对称,伸舌居中,咽反射正常。四肢肌张力偏低。四肢肌肉萎缩,近端为主。颈屈肌4级,双上肢近端肌力3级,远端肌力4级,双下肢近端肌力2级,远端肌力4-级。双侧肱二头肌、肱三头肌、桡骨膜、膝、踝反射均未引出。四肢针刺觉对称正常,关节运动觉正常。病理征阴性。双侧指鼻试验稳准,双侧跟膝胫试验、闭目难立征不能完成。轮椅助行。脑膜刺激征阴性。

辅助检查

无。

初步诊断

肌营养不良?

初步诊疗经过

入院后完善相关检查。血、尿、便常规及肝肾功能正常。甲状腺功能、甲状旁腺激素、性激素、25-羟基维生素D未见明显异常。心肌酶谱未见异常。心脏超声检查提示先天性心脏病;房间隔缺损(继发孔型,20 mm),肺动脉高压(45 mmHg)伴轻度三尖瓣关闭不全。胸部正位片:两肺纹理增多、增粗,以左下为重;两膈位置抬高;心脏增大。肺功能检查:肺通气功能、肺弥散功能正常。左足正侧位X线摄片:左足骨质疏松,第1跖骨短小、粗大(图30-2B)。头颅MRI、脑电图未见明显异常。入院后请康复科会诊,进行康复训练。

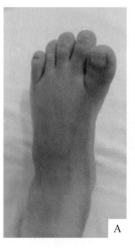
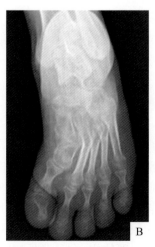

图30-2 足趾短粗(A)伴骨质疏松(B)

病例讨论

住院医师

患者为青年男性，发育里程碑延迟，四肢无力进行性进展，下肢重于上肢，查体提示四肢近端重于远端，定位于运动神经或肌肉，肌肉病可能性大，如肢带型肌营养不良。

主治医师

患者四肢无力进行性加重，但腱反射减弱或消失，且肌酸激酶未见增高，提示下运动神经元病变。建议完善肌电图检测，协助前角细胞、髓鞘或轴索病变鉴别。

主任医师

患者运动里程碑发育延迟，3 岁起开始会行走，进行性四肢肌无力，首先考虑遗传性神经肌肉病范畴，结合四肢腱反射减低、肌酸激酶正常，首先定位于运动神经系统。继续完善肌电图检查，必要时行基因检查以明确致病基因。心脏超声检查显示先天性心脏病；房间隔缺损（继发孔型，20 mm），肺动脉高压（45 mmHg）伴轻度三尖瓣关闭不全。注意是否为同一疾病导致的心脏受累。

该患者身材矮小、骨骼畸形，需要与黏多糖贮积症相鉴别。该病属于溶酶体病，黏多糖因分解代谢障碍而大量沉积于各种组织内，出现多系统病变。在骨组织沉积可导致成骨发育障碍和变形，关节沉积可引起关节硬化。临床表现分 7 种类型，其中Ⅰ型最为常见，特点为身材矮小、面容丑陋、表情迟钝、智力低下；Ⅴ型智力发育正常，骨骼改变轻微，可有腰骶部椎体向前滑脱。X 线片可见椎体变扁、唇样突出、舟样头畸形等。脊柱和手关节的 X 摄片有助于该病的鉴别。

后续诊疗经过

根据病例讨论结果，进一步完善相关检查。肌电图检查显示 MCV、SCV、CMAP、SNAP 未见明显异常，三角肌、肱二头肌、拇短展肌、腓肠肌、胫前肌 MUP 时限增宽、波幅增高、募集减少，呈慢性神经源性肌电改变。重复神经电刺激（repetitive nerve stimulation，RNS）显示左侧小指展肌及右侧三角肌低频刺激，波幅衰减阳性（25.8%～46.1%）。基因检测提示患者 *SMN1* 基因 7 号外显子和 8 号外显子纯合缺失突变。

入院后予以补充叶酸、甲钴胺，病情未有变化。心脏超声显示先天性心脏病，房间隔缺损（继发孔型，20 mm），建议心脏科行封堵术，患者暂不考虑。

最终诊断

脊髓性肌萎缩症（spinal muscular atrophy，SMA）Ⅲ型。

疾病诊疗过程总结

患者入院后完善肌电图检查，定位于前角细胞损害，结合基因检测 *SMN1* 基因 7 号外显子和 8 号外显子纯合缺失突变，SMA 诊断明确。予以对症治疗，病情无明显变化。

诊疗启迪

脊髓性肌萎缩症主要表现为对称性近端肌无力和躯干肌无力，易被误诊为肌肉疾病。

查体发现腱反射减弱或消失,尤其是肌电图发现慢性神经源性肌电改变,定位在前角细胞对于疾病的诊断起重要作用。最后基因检测确诊此病。本病应与慢性炎症脱髓鞘多发性神经根神经病(CIDP)、先天性肌营养不良、杜氏肌营养不良、强直性肌营养不良症、先天性肌无力综合征、庞贝氏病、肯尼迪病、肌萎缩侧索硬化等相鉴别。除各自疾病临床特征外,肌电图及肌活检结果是重要诊断依据。

专家点评

1. 行业内知名专家点评(袁云,教授,北京大学第一医院神经内科)

患者为一名成年男性,幼儿期开始出现肢体无力,肌无力的表现特点是下肢重于上肢,四肢近端重于远端,腓肠肌萎缩,临床表现酷似肢带型肌营养不良,但病情发展过于缓慢、肌酸激酶正常,基本可以排除具有进行性发展过程的肌营养不良,而倾向于发展相对缓慢的先天性肌肉病、先天性肌无力综合征或脊髓性肌萎缩的Ⅲ型。EMG检查发现神经源性损害,基本就可以确定诊断,进行基因检查就可以进一步明确诊断,但即使基因检查结果阴性也不能排除诊断,因为有些脊髓性肌萎缩至今也没能明确其基因突变。

2. 主任点评(周海燕,副主任医师,上海交通大学医学院附属瑞金医院神经内科)

SMA是最常见的儿童致死性常染色体隐性遗传病之一,是仅次于肌营养不良症的常见神经肌肉疾病,人群发病率约为1/6 000。SMA以脊髓前角运动神经元变性为主要病理特征,临床表现为下运动神经元损伤所致的进行性、对称性肌无力和肌萎缩。呼吸肌受累所致的呼吸系统并发症是导致多数患儿死亡的主要原因。位于5号染色体长臂5q13.3区域的运动神经元存活基因1(survival motor neuron gene 1,SMN1)为该病的致病基因,SMN1纯合突变是导致SMA的主要原因。欧美学者经过大样本的研究,目前已经明确在高加索人群中95%的SMA患者由SMN1纯合缺失所致,中国SMA患儿中SMN1基因纯合缺失约为95%,与高加索人群数据相似。

SMA的临床表型共分为5型:①SMA 0型,出生前或出生时发病,无运动里程碑,生存仅数周,不超过6个月;②SMA Ⅰ型,出生后6个月内发病,部分可实现头控制,不能独立坐立,生存中位数为8~10个月,通常在2岁前死亡;③SMA Ⅱ型,又称中间型,于出生后6~18个月发病,患儿能独立坐,但不能站立和行走,生存期超过2岁,70%可以生存至25岁,主要视呼吸系统并发症发生情况而定;④SMA Ⅲ型,一般于出生18个月后发病,患儿能够独立行走,病情进展缓慢,寿命不缩短或轻度下降;⑤SMA Ⅳ型,亦称为成年型,一般在10~30岁起病,获得各种运动里程碑,发病和进展隐匿,生存时间与正常人无异,患者可有近端肌无力和疲劳。

本例患者发育里程碑延迟,3岁能够独立行走,缓慢进展,目前需要依靠轮椅助行,符合SMA Ⅲ型。

SMA是一个需要多学科管理的疾病。目前治疗药物主要有诺西那生钠注射液,用于治疗5qSMA,5qSMA是该疾病最常见的形式,约占所有SMA病例的95%。利司扑兰口服溶液,用于治疗2月龄及以上的SMA患者。同时需要结合康复训练,以及预防肺部感染及压疮、营养不良、骨骼畸形、行动障碍和精神社会性问题。

(上海交通大学医学院附属瑞金医院　栾兴华)

参考文献

［1］季星,刘晓青,沈嘉玮,等.85例脊肌萎缩症疑诊患儿的基因诊断和临床再评估[J].中华儿科杂志,2010,48(6):425-430.

［2］北京医学会医学遗传学分会,北京罕见病诊疗与保障学会.脊髓性肌萎缩症遗传学诊断专家共识[J].中华医学杂志,2020,100(40):3130-3140.

［3］HAMILTON G,GILLINGWATER TH. Spinal muscular atrophy:going beyond the motor neuron［J］. Trends Mol Med,2013,19(1):40-50.

［4］LEE TM,KIM SW,LEE KS,et al. Quantitative analysis of SMN1 gene and estimation of SMN1 deletion carrier frequency in Korean population based on real-time PCR［J］. J Korean Med Sci,2004,19(6):870-873.

［5］BUTTERFIELD RJ. Spinal muscular atrophy treatments,newborn screening,and the creation of a neurogenetics urgency［J］. Semin Pediatr Neurol,2021,38:100899.

病例 31　双下肢乏力伴甲亢 8 年——甲亢性肌病？

病史摘要

现病史:女性,26 岁。患者于 2004 年无明显诱因下出现双下肢乏力,蹲下站起困难,行走缓慢,行走时双足内侧着地,伴有臀部的左右摆动,易跌倒,活动后加重。双上肢无明显乏力。症状无晨轻暮重,不伴有肢体麻木,无肉跳,无肌肉萎缩,无大小便失禁。曾多次至当地医院就诊,检测血钾、肌电图、腰椎 MRI 均正常。2005 年 10 月发现甲状腺功能亢进,诊断为"甲亢",给予左甲状腺素、甲巯咪唑治疗,患者双下肢乏力较前缓解。2006 年 6 月复查甲状腺指标在正常范围内后停药。2008 年 5 月再次出现双下肢乏力,且程度较前加重,检测甲状腺指标提示甲亢,再次予以左甲状腺素、甲巯咪唑治疗,3 个月后症状缓解,遂再次停药。2011 年 1 月行剖宫产后于同年 3 月份症状再次加重,11 月至当地医院行新斯的明试验(＋),予以溴吡斯的明 60 mg tid 口服 8 个月,症状未见明显缓解。2012 年 4 月来我院就诊,建议停用溴吡斯的明。甲状腺彩超示"双侧甲状腺弥漫性病变伴肿大",甲状腺功能示 TGAb 11.51 IU/ml,TRAb 16.09 IU/L,TPOAb 185.07 pg/ml,诊断为"甲亢性肌病",给予左甲状腺素 12.5 mg qd 和甲巯咪唑 10 mg qd 治疗,治疗 1 个月后无明显缓解。5 月来我院复诊查腰椎 MRI 未见异常,继续予以左甲状腺素和甲巯咪唑治疗,症状仍未见缓解。2012 年 11 月 21 日收治入院。自发病来,精神欠佳,睡眠及饮食尚可,大小便正常,体重增加约 10 kg。

既往史:自幼体育活动少。确诊甲亢约 7 年,间断服用左甲状腺素及甲巯咪唑。

个人史:生长于原籍(山东),否认长期外地久居史,否认疫水、疫区居住史,否认毒物接触史,无烟酒不良嗜好,否认冶游史。

家族史:否认类似疾病史,否认其他家族遗传性疾病史。

入院体检

内科系统体格检查:身高 166 cm,体重 63 kg,T 36.7℃,BP 110/60 mmHg,HR

78次/分,律齐,R 20次/分,甲状腺Ⅱ度肿大,心、肺、腹(一)。

神经系统专科检查:神志清,精神可,言语流利,对答切题,查体合作,定向力、记忆力、计算力正常。嗅觉无异常,视力粗测正常,双瞳等大等圆,直径约2.5 mm,直接、间接对光反射灵敏,眼球各方向活动灵活充分,眼震(一),面部感觉无异常,双侧额纹、鼻唇沟对称,鼓腮、露齿、皱眉可,听力粗测无异常,双侧气导>骨导,Weber试验居中,伸舌居中,悬雍垂居中,双侧咽反射存在,双侧软腭活动可,转颈耸肩有力。四肢肌张力正常。双上肢肌力5级,双下肢肌力4级。双侧肱二头肌、肱三头肌、桡骨膜反射(++),双侧膝、踝反射(+)。双侧针刺觉对称。双侧Hoffmann征(一),双侧Babinski征(+)。双侧指鼻试验、跟膝胫试验完成可,Romberg征(±),直线行走完成差。剪刀步态。脑膜刺激征阴性。

辅助检查

甲状腺功能(2011-10-17):FT_3 17.50 pmol/L↑,FT_4 22.41 pmol/L↑,TSH 0.007 μIU/ml↓,余正常。

甲状腺功能(2012-05-26):TSH 0.3407 μIU/ml↓,TRAb 13.35 IU/L↑,余正常。

甲状腺功能(2012-11-21):TG 465.40 ng/ml↑,TPOAb 43.38 IU/ml↑,TRAb 5.23 IU/L↑,余正常。

甲状腺超声(2012-04):双侧甲状腺弥漫性病变伴肿大。

腰椎MRI(2012-05):未见明显异常。

初步诊断

甲亢性肌病?甲状腺功能亢进症。

初步诊疗经过

患者入院后完善相关检查。血常规、尿常规、粪常规、肝功能、肾功能、血糖、肌酸肌酶正常。免疫学指标、肿瘤学指标正常。脑脊液常规生化未见异常,寡克隆带阴性。心电图、胸片正常。头颅MR平扫:未见明显异常。颈椎MRI平扫:$C_4 \sim C_5$、$C_5 \sim C_6$椎间盘略膨出,附见甲状腺弥漫性增大,信号不均匀。肌电图:双侧胫神经MCV延迟,传导速度减慢,CMAP波幅下降明显。所测肌肉中右胫前肌、右腓肠肌、左腓肠肌可见纤颤波、正相波自发电位活动,部分MUP时限增宽、募集减少,波幅无明显改变,呈神经源性肌电损害。重复电刺激:斜方肌、小指展肌低频刺激,波幅未见异常衰减。肌肉活检(右腓肠肌)提示:骨骼肌的主要病理改变为出现成组分布、累及两型的小角状萎缩肌纤维,伴随肌纤维的群组化现象以及肌纤维肥大,符合神经源性骨骼肌损害的病理改变特点。同时伴随肌纤维出现空泡样变和再生现象。非特异性酯酶染色(NSE)出现深染的肌纤维提示疾病在不断发展(图31-1)。腓肠神经活检:周围神经未见明显病理改变(图31-2)。

入院后首先控制甲亢。应用泼尼松10 mg qd、左甲状腺素12.5 mg qd及甲巯咪唑10 mg qd控制,出院后计划行甲状腺手术治疗。予甲钴胺500 μg im qd营养周围神经治疗。

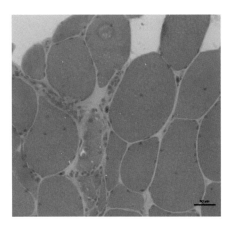

图 31-1　肌纤维肥大、萎缩及核内移现象，个别肌纤维内可见空泡形成（HE 染色，bar＝50 μm）

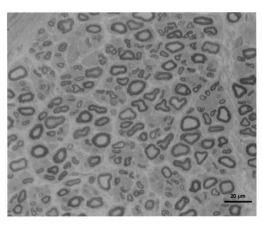

图 31-2　右腓肠神经未见明显异常（半薄切片，甲苯胺蓝染，bar＝20 μm）

病例讨论

住院医师

患者，女性，26 岁，主要表现为双下肢乏力，查体双下肢腱反射迟钝，肌力 4 级，针刺觉无明显异常，结合电生理及病理检查，首先定位于下运动神经元，运动轴索受累可能。患者行走呈剪刀步态，双侧病理征阳性，定位于双侧锥体束。本患者定性较为复杂，上下运动感神经元均有受累，结合其症状变化和甲亢病情变化的一致性，首先考虑甲亢相关的神经系统病变。

主治医师

患者临床特点为双下肢乏力症状与甲亢症状呈正相关：甲亢加重，双下肢无力也随之加重；甲亢经治疗后，甲状腺功能指标恢复，无力症状缓解。故首先考虑甲亢相关性神经系统病变。该患者同时存在下运动神经元及上运动神经元受累，肌电图提示周围神经病变，运动轴索损害为主。其他免疫指标均处于正常范围内，脑脊液检测、肿瘤指标亦无异常，故不考虑其他免疫性疾病及肿瘤性疾病。患者腰椎、颈椎及头颅 MRI 均无异常，故不考虑其他因素所致的脊髓疾病或中枢神经系统疾病。上述临床特点符合 Basedow 截瘫，可由甲亢相关性免疫异常或甲状腺毒素直接或间接侵袭神经系统所致。

主任医师

Basedow 截瘫指的是伴发于甲亢的以双下肢弛缓性瘫痪为主要表现的多发性周围神经病，临床极为罕见，个别患者也可出现痉挛性截瘫（spastic paraplegia，SPG）。Basedow 截瘫的主要临床特点：①发生于甲亢控制不良或者未控制、甲状腺功能有严重异常的患者；②以双下肢弛缓性瘫痪为主，双上肢不受累或者轻度受累；③感觉系统可以受累，但通常程度较轻，多见于病程长的患者；④括约肌功能不受影响；⑤肌电图或神经活检显示周围神经呈脱髓鞘或轴索损害；⑥少数患者可出现痉挛性截瘫；⑦周围神经病变随抗甲状腺治疗可好转。

该患者以运动神经受累为主，感觉无明显异常，电生理支持运动轴索损伤，腓肠神经活检未见脱髓鞘或轴索病变。患者肌力减退、肌张力正常，但行走呈剪刀步态、双侧病理征阳性,提示上运动神经元同时受损。Adachi 等曾将甲亢合并双下肢肌张力增高、腱反射亢进、病理征阳性的截瘫患者归于 Basedow 截瘫,也有数例甲亢患者出现痉挛性截瘫的报道。故该患者目前考虑为累及周围运动神经及上运动神经元的 Basedow 截瘫。但需要与以下疾病相鉴别。

(1)运动神经元病:本患者上、下运动神经元均受累,逐渐进展,需要与运动神经元病相鉴别,尤其是肌萎缩侧索硬化症(ALS)。该患者病程长,具有波动性,明确的甲亢病史,而"伴不明含义实验室异常的肌萎缩侧索硬化症(ALS-laboratory undetermined significance,ALS－LAUS)"的诊断也首先必须符合临床很可能或临床确诊的 ALS 的临床、电生理以及神经影像诊断标准。本患者暂不满足,需密切随访,特别是肌电图的随访将有助于鉴别。

(2)甲亢性周期性麻痹:本患者为青年女性,有甲亢病史,无力症状具有波动性,故需要与甲亢性周期性麻痹鉴别。甲亢合并周期性麻痹好发于男性青壮年,患者可先有甲亢,后合并周期性瘫痪;也可以先出现瘫痪,而后出现甲亢症状。其发病机制并不明确,可能与自身免疫性钾代谢和分布异常有关。诊断依据:①典型周期性麻痹发作的临床表现,发作时伴有血钾降低;②甲亢的高代谢症候群;③补钾治疗迅速有效;④甲亢控制后周期性麻痹多数不复发;⑤排除其他疾病引起的低血钾,如原发性醛固酮增多症、家族性周期性麻痹、库欣综合征、类癌综合征、胸腺瘤等。本患者无力发作时,血钾无明显异常,电生理和病理提示神经源性损害而非肌源性,症状缓解与是否补钾无相关性,故暂不考虑。

(3)甲亢性肌病:甲亢并发的肌肉病变统称为甲亢性肌病,依据发病特点及病变部位分为急性甲亢性肌病或甲亢伴急性延髓麻痹、慢性甲亢性肌病、甲亢伴周期性瘫痪、眼肌麻痹性突眼症及甲亢伴重症肌无力。患者有下运动神经元受累表现,需要与慢性甲亢性肌病鉴别。慢性甲亢性肌病的诊断目前尚无统一标准,常用的诊断标准为:①临床确诊甲亢;②有缓慢进展的肌无力伴或不伴肌萎缩;③肌电图和(或)肌活检提示肌源性损害;④排除其他原因引起的神经肌肉疾病。患者肌电图和肌肉活检均提示神经源性损害,故可排除。

后续诊疗经过

患者经积极规范治疗后自觉双下肢乏力较前略好转,继续随访中。

最终诊断

甲状腺功能亢进症伴 Basedow 截瘫。

疾病诊疗过程总结

患者为青年女性,慢性病程,神经科临床表现和甲亢病变程度存在一致性,结合临床表现、查体、电生理检查、周围神经及肌肉活检等辅助检查结果,考虑甲亢相关的周围神经病变。结合其上下运动神经元均有受累的特征,最终诊断为甲状腺功能亢进症伴 Basedow 截瘫。予以控制甲亢、营养神经治疗。

诊疗启迪

(1)内科疾病(甲亢)与神经科症状(肌无力)关系密切,在临床诊断时需要全面排查内科共患疾病。

(2)甲亢所致的神经科症状多样,除甲亢性周围神经病、甲亢性肌病外,Basedow 截瘫等少见症状也需要考虑。

（3）此类与甲亢相关的神经科症状,控制原发病是关键。

（4）电生理检查和神经肌肉活检病理检查在诊断中起到重要作用,需尽早完善。

 专家点评

1. 行业内知名专家点评(陈生弟,教授,上海交通大学医学院附属瑞金医院神经内科)

这是一例表现为双下肢乏力的病例,神经科查体中存在上运动神经元和下运动神经元同时受累的体征,既往有甲状腺功能亢进病史,神经科症状与甲亢症状存在关联。本病例在诊断过程中需要排除许多疾病,从累及范围上需要排查上、下运动神经元同时受累的运动神经元病,从疾病性质上需要排查发病率更为常见的甲亢性周期性麻痹、甲亢性周围神经病、甲亢性肌病等。本患者最终诊断为甲状腺功能亢进症伴 Basedow 截瘫。Basedow 截瘫指的是伴发于甲亢的以双下肢弛缓性瘫痪为主要表现的多发性周围神经病,临床极为罕见,个别患者也可出现痉挛性截瘫。这提示我们在临床诊断中除了要考虑神经科本身的疾病外,还需要考虑合并的内科共患病;在常见疾病都不能解释临床表现时,要深入挖掘罕见疾病。本患者除对症治疗外,控制原发病是关键。

2. 主任点评(周海燕,副主任医师,上海交通大学医学院附属瑞金医院神经内科)

对于甲亢并发周围神经病的发病机制有以下观点。①代谢异常:甲亢患者在高代谢状态下增多的代谢产物对周围神经产生损害。如部分患者周围神经活检可见线粒体肿胀和细胞骨架破坏。②甲状腺毒素所致:患者周围神经症状的波动与甲状腺功能控制的程度相关,随甲状腺功能控制而好转,这在该患者的病程中也有所体现。③抗甲状腺自身抗体的免疫作用:TGAb、TPOAb升高、脑脊液蛋白增高,提示周围神经的某些组分可能受到免疫攻击,发生自身免疫炎性反应,导致髓鞘或轴突变性,而部分患者经激素或免疫球蛋白治疗后的症状好转,也为免疫异常作为发病机制之一提供了依据。因此,对于病因不明的周围神经病患者,应注意进行甲状腺功能评估。甲亢并发周围神经病多发生于甲亢控制不佳的中年男性,运动神经受累较重,以双下肢迟缓性瘫痪多见,颅神经及上肢较少累及,神经病理可见轴索损害与脱髓鞘改变。在治疗甲亢的基础上,可应用免疫抑制剂如糖皮质激素或人免疫球蛋白,可能有一定疗效。

（上海交通大学医学院附属瑞金医院　杨钊　栾兴华）

参考文献

［1］黄辉,黄旭升,赵德明,等.甲状腺功能亢进并发周围神经病(附一例报告并文献复习)［J］.中国神经免疫学和神经病学杂志,2002,9(4):55-57.

［2］郑东明,刘静,张鸿,等.Basedow 截瘫的临床特点(附1例报告)［J］.临床神经病学杂志,2010,23(6):461-463.

［3］CHEN YH, LIN HJ, CHEN KT. Rare presentations of hyperthyroidism—Basedow's paraplegia and pancytopenia［J］. Am J Emerg Med,2009,27(2):258.e1-2.

［4］FEIBEL JH, CAMPA JF. Thyrotoxie neuropathy (Basedow's paraplegia)［J］. J Neurol

Neurosurg Psychiatry，1976，39(5)：491 - 497.

[5] KUNG AW. Neuromuscular complications of thyrotoxicosis [J]. Clin Endocrinol，2007，67(5)：645 - 650.

[6] PANDIT L，SHANKAR SK，GAYATHRI N，et al. Acute thyrotoxic neuropathy—Basedow's paraplegia revisited [J]. J Neurol Sci，1998，155(2)：211 - 214.

[7] SAHNI V，GUPTA N，ANURADHA S，et al. Thyrotoxic neuropathy-an under diagnosed condition [J]. Med J Malaysia，2007，62(1)：76 - 77.

病例32 渐进性双下肢无力 8 年——铅中毒引起的下运动神经元综合征？

病史摘要

现病史：患者，女性，20 岁，于 8 年前(2004 年)无明显诱因下出现双下肢无力，呈缓慢进行性加重，冬季重夏季轻，昼夜差别不大。目前可以独立行走，但上下楼梯费力，蹲下站起困难。双上肢无明显症状。自诉病程中经常出现双下肢肿胀，偶有大腿"肉跳感"，以右侧为主。1 年前(2011 年 8 月)曾于外院检测肌电图，提示"双侧胫前肌、股内肌、三角肌、第一骨间肌呈神经源性肌电损害"，同时发现甲状腺功能异常，诊断为"乏力待查、甲状腺功能减退症(甲减)"。为进一步诊治，于 2012 年 7 月收入我院。自患病来，患者神清，精神可，饮食睡眠正常，大小便正常，体重无明显改变。

既往史：接种脊髓灰质炎疫苗后曾出现发热 1 周，后自行好转。儿时(具体年龄不详)有铅中毒病史，行驱铅治疗，疗程不详，检测结果未见。11 年前(2001 年)曾因发热至当地医院就诊，当时骨髓穿刺阴性，予以抗生素治疗后好转出院。1 年前(2011 年 8 月)发现甲减。

个人史：生长居住于原籍，否认疫水、疫区接触史。

家族史：其母有甲亢病史，其父体健。

入院体检

内科系统体格检查：身高 160 cm，体重 70 kg，T 36.5℃，R 18 次/分，P 70 次/分，BP 115/60 mmHg，心、肺、腹(一)。

神经系统专科检查：神志清，精神可，言语流利，对答切题，查体合作。颅神经正常。四肢肌张力正常，双上肢肌力 5 级，双下肢近端肌力 3 级，远端肌力 5 级，未见明显肌萎缩及肥大。双侧肱二/三头肌、桡骨膜反射(＋)，双侧膝反射(＋)，右侧踝反射未引出，左侧踝反射(±)。四肢针刺觉、振动觉、位置觉、运动觉正常。病理征阴性。指鼻、跟膝胫试验稳准，Romberg 征阴性。脑膜刺激征阴性。

辅助检查

肌电图(外院，2011 年 8 月)：双侧胫前肌、股内肌、三角肌、第一骨间肌呈神经源性肌电损害。

下运动神经元综合征，慢性铅中毒？甲状腺功能减退？

入院后完善相关检查。血常规、尿常规、粪常规、肝肾功能、血糖、心肌酶谱、ANA、ENA、ANCA正常。甲状腺功能：甲状腺球蛋白抗体（TGAb）217.57 IU/ml↑，甲状腺球蛋白（TG）0.87 ng/ml↓，余正常。胸片、心电图、心脏超声、肝胆胰脾肾B超：正常。甲状腺超声：甲状腺结节样病灶。肌电图：四肢神经MCV、SCV正常，右侧股神经CMAP波幅下降，其他神经CMAP、SNAP未见明显异常。所测肌肉EMG（包括4个节段）未见自发电位，拇短展肌、肱二头肌、髂腰肌、胫前肌、腓肠肌MUP时限增宽，波幅增高，MUP募集减少（下肢为著），提示慢性神经源性肌电损害，前角细胞损害首先考虑。肌肉活检（右股四头肌）：骨骼肌的主要病理改变为累及两型成组分布的小角状萎缩肌纤维，伴随肌纤维肥大（图32-1），部分萎缩肌纤维深染（图32-2），符合神经源性骨骼肌损害的病理改变特点。

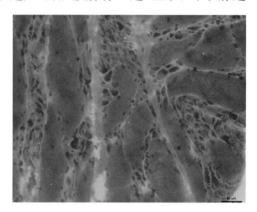

图32-1　成组萎缩的肌纤维和肥大肌纤维（HE染色，bar=50 μm）

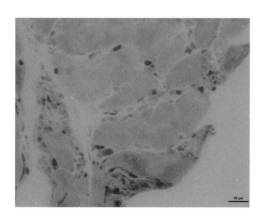
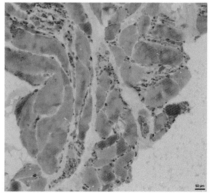

图32-2　部分萎缩的肌纤维深染

（A图NADH-TR染色，bar=50 μm；B图NSE染色，bar=50 μm）

入院后给予甲钴胺营养周围神经及康复训练。检测甲状腺功能发现TGAb和TG升高，余甲状腺功能指标未见明显异常，暂不治疗，嘱其于内分泌科随访。

住院医师

患者，女性，20岁，主要表现为双下肢肌无力，以近端为主，四肢腱反射迟钝，病理征未引出,无感觉障碍,定位于下运动神经元;肌酸激酶正常,肌电图提示上下肢慢性神经源性损害,前角细胞损害首先考虑,进一步定位于脊髓前角运动神经元可能。患者儿时有明确铅中毒病史,驱铅治疗不详,定性诊断需考虑慢性铅中毒引起的脊髓前角细胞病变可能性。

主治医师

患者为青年女性,少年起病,缓慢进行性进展,以双下肢近端无力为主,临床和肌电图提示脊髓前角运动神经元病变,肌肉病理支持神经源性损害。结合其儿时铅中毒病史,考虑铅中毒引起的前角细胞病变。受到血铅水平检测条件的限制,我院暂不能为患者完善血铅水平测定,条件允许时可考虑至职业病鉴定中心进一步检测血铅水平。但仍需要与脊肌萎缩症(SMA)相鉴别,需要基因检测进一步确认或排除。

主任医师

铅是重要的职业危害因素和环境污染物之一,人体铅浓度的增加对机体神经系统、造血系统、泌尿系统、生殖系统等均会产生不良影响。铅可通过阻碍钙对神经系统的生理作用,干扰钙对神经递质(乙酰胆碱)的释放,而神经递质释放障碍与儿童神经发育有着直接的关系。低浓度的铅可以引起包括神经细胞在内的多种细胞发生凋亡,同时也可以通过多种途径引发神经元死亡。铅具有抑制神经元生长和存活的毒性,能减低突触的数量和可塑性,影响受体和酶的特性、通道和递质的变化等。在DNA修复过程中,铅可以发挥聚合、结扎等干扰作用,从而抑制DNA的修复作用。铅对中枢和周围神经系统中的多个特定神经结构有直接的毒性作用。在中枢神经系统中,大脑皮质、海马回和小脑是铅毒性作用的主要靶组织;而在周围神经系统中,运动神经轴突则是铅的主要靶组织。临床上,铅中毒的患者可以出现中枢神经系统或周围神经的症状,例如记忆下降、吉兰-巴雷综合征或SMA样表现等。高水平铅暴露下,脑组织可产生细胞水肿、出血、失去细胞内容物等病理变化。神经纤维会发生脱髓鞘病变,皮质和海马回结构萎缩、钙化等。

对铅中毒患者的神经电生理研究发现,患者可以在没有周围神经损害症状时就出现神经源性电生理改变,运动神经传导速度与潜伏期延长仅占 $5.8\% \sim 20\%$,而肌电图的改变可达 50%,可能前角的损伤在部分患者中更为突出。该患者电生理表现为传导速度降低不明显,而针极肌电图可见 MUP 时限增宽、波幅增高、募集减少等慢性神经源性肌电损害的特点,前角病变考虑。

该患者的临床表现、电生理及病理改变符合 SMA 的特点,结合既往铅中毒史,从疾病的预后及一元论考虑,将铅中毒引起前角细胞损害所致的 SMA 样改变放在第一位考虑。但患者仍需要进一步排除 SMA Ⅳ型,后者为 *SMN1* 基因突变导致的常染色体隐性遗传疾病,青少年或成年起病,能达到跑、跳等全部运动里程碑,表现为以下肢起始的四肢近端肌肉萎缩无力,病情缓慢进展,预后较其他 SMA 类型好,寿命一般不受影响。该患者若条件允许,可完善 *SMN1* 基因检测明确诊断。

后续诊疗经过

患者因经济原因,未行基因检查。出院后嘱其注意避免铅暴露。2012 年出院初期电话随访,患者除部分体力活动外,尚可完成常规大学学习生活,无力症状较前无明显变化。2021 年患者至我院门诊复诊,完善 *SMN* 基因检测,提示 *SMN1* 基因外显子 7 拷贝数为 0,

SMN2 基因外显子 7 拷贝数为 4,*SMN1* 基因外显子 8 拷贝数为 2,*SMN2* 基因外显子 8 拷贝数为 2,考虑 *SMN1* 基因纯合缺失,可导致 SMA。现患者一般状况尚可,可完成日常工作生活。

最终诊断

脊肌萎缩症Ⅳ型。

疾病诊疗过程总结

患者为青年女性,少年时隐匿起病,有明确铅中毒病史,结合患者临床表现、电生理检测、肌肉病理检查,考虑脊髓前角病变。最初从疾病的预后及一元论考虑,首先诊断慢性铅中毒引起的前角细胞病变,予以营养神经及康复锻炼治疗。但在随访过程中进一步完善了 *SMN* 基因检测,提示 *SMN1* 基因外显子 7 拷贝数为 0,*SMN2* 基因外显子 7 拷贝数为 4,考虑 *SMN1* 基因纯合缺失,最终诊断为 SMA Ⅳ型。

诊疗启迪

该患者数年前就诊时受血铅检测条件及经济因素影响,未完善血铅水平测定及基因检测,但考虑到当时的医疗条件,对 SMA 的治疗仍没有根本措施,且铅中毒病史明确,因此从可治性角度出发,我们将铅中毒引起的前角病变放在第一位考虑。但 SMA 始终是重要的鉴别诊断,没有绝对排除。在最近的随访中,患者接受了基因检测,结果提示 *SMN1* 基因纯合缺失,最终诊断为 SMA Ⅳ型。这提示我们慢性疾病随访极为重要,新的辅助检查结果可能扭转原有的诊断,需要及时修正。

专家点评

1. 行业内知名专家点评(陈生弟,教授,上海交通大学医学院附属瑞金医院神经内科)

这是一例表现为渐进性双下肢无力的病例,查体表现为下运动神经元受累,电生理提示脊髓前角病变,肌肉病理检查支持神经源性损害。该患者为年轻女性,青少年起病,能达到跑跳等运动里程碑,需要考虑 SMA Ⅳ型。但限于当时的经济条件,患者未能接受基因检测,未能及时明确或排除该诊断。且在当时的医疗条件下,对于 SMA 的治疗仍没有根本措施,因此从可治性角度出发,将可能的后天获得性病因放在遗传性病因之前考虑。患者既往有铅中毒病史,铅中毒可引起脊髓前角病变,可以表现为类 SMA 样症状。因此当时将慢性铅中毒导致的下运动神经元综合征作为第一诊断,但慢性铅中毒需要有环境和毒物的暴露,该患者并无长期暴露于铅毒物的情况,而且铅中毒通常会伴随其他系统的症状和体征,而该患者也没有其他相关表现,这也是对该诊断准确性的一个重要警示和提醒。所幸患者一直在密切随访中,最终完善了基因检测,诊断为 SMA Ⅳ型,为他的治疗提供了新的希望。

2. 主任点评(肖勤,教授,上海交通大学医学院附属瑞金医院神经内科)

该患者曾一度被诊断为铅中毒导致的下运动神经元综合征,最终基因检测明确为

SMA。与典型 SMA 相比，该例患者起病相对较晚，症状较轻，发展较慢，这也是容易漏诊、误诊的原因。

铅中毒在临床中比较少见，但及时诊断和识别极其重要。铅是一种在环境中广泛存在的重金属污染物，可以通过呼吸道与消化道吸收两种方式进入体内。在儿童中，铅主要通过胃肠道吸收，而较少通过吸入燃烧的含铅材料（如电池）来吸收。95% 的铅进入体内后以较稳定的正磷铅贮存在骨组织内，当食物缺钙时，血钙降低，排钙量增加，骨内铅也随骨钙转移到血液；在服用大量氯化铵、碘化钾等药物或饮酒、饥饿、发热等情况下，使骨内不溶性磷酸铅转化为可溶性磷酸氢铅进入血液中，骨铅短时间内大量排出，血铅增高，可引起铅中毒急性发病或症状加剧。故在临床中，遇到曾有铅中毒病史的患者有急性症状加重或出现新发症状时，仍需要考虑到铅中毒的影响。

铅影响每个器官系统，但神经系统似乎是最敏感和主要的目标。在中枢神经系统中，大脑皮质、海马回和小脑是铅毒性作用的主要靶组织；而在周围神经系统中，运动神经轴突则是铅的主要靶组织。铅中毒可以导致亚急性运动神经病，通常首先影响腕伸肌和指伸肌，容易被误诊为运动神经元病。但铅中毒导致的运动神经病通常伴随其他系统症状如胃肠道症状、认知障碍和血液系统改变。该患者虽然儿时有铅中毒病史，但后期没有明确的铅暴露，而且也无伴随的其他症状。

而对于 SMA 而言，临床上确实存在异质性。根据起病年龄、运动里程碑，SMA 目前分为 5 型（见病例 30）。2019 年，中国大陆上市了疾病修正治疗药物诺西那生钠注射液，也相继发表了 SMA 多学科管理专家共识，这使得 SMA 患者的预后得到了较大的改善。

（上海交通大学医学院附属瑞金医院　杨钊　栾兴华）

参考文献

［1］THOMSON RM, PARRY GJ. Neuropathies associated with excessive exposure to lead ［J］. Muscle Nerve, 33(6):732,741.

［2］KARIMOOY HN, MOOD MB, HOSSEINI M, et al. Effects of occupational lead exposure on renal and nervous system of workers of traditional tile factories in Mashhad (northeast of Iran) ［J］. Toxicol Ind Health, 2010,26(9):633 - 638.

［3］KESHRI S, GOEL AK, GARG AK. Reversal of acute lead encephalopathy in a child ［J］. Cureus, 2021,13(5):e15155.

［4］北京医学会医学遗传学分会,北京罕见病诊疗与保障学会. 脊髓性肌萎缩症遗传学诊断专家共识［J］. 中华医学杂志,2020,100(40):3130 - 3140.

［5］KIRSCHNER J, DARRAS BT, FARRAR MA, et al. Interim report on the safety and efficacy of longer-term treatment with nusinersen in later-onset spinal muscular atrophy (SMA): Results from the SHINE study ［J］. Neuromuscul Dis, 2019,29(Supple 1):S184.

病例 33 左侧眼睑下垂 13 年,右侧眼睑下垂 2 年——肌病?

病史摘要

现病史:患者,男性,31 岁,于 2008 年无明显诱因出现左侧眼睑下垂,睁眼困难,熬夜后症状加重,无视物双影、肢体无力、言语不清及意识障碍,至上海市第九人民医院行肌电图示肌营养不良(具体报告未见),自诉曾行新斯的明试验,结果阴性,未行特殊治疗。后患者自觉症状加重,伴左眼视野减小、畏光、眼干涩等症状。2010 年至当地医院眼科门诊就诊,行左侧上眼睑提肌术,术后眼睑下垂症状好转。术后约 1 个月,上述症状再次出现且进行性加重,患者未再做特殊诊疗。2 年前,患者右侧眼睑开始出现下垂,进行性加重,症状同左侧眼睑,2021 年 5 月 24 日至我院门诊行眼肌薄层 CT 未见明显异常,行重复电刺激检查示斜方肌及眼轮匝肌低频刺激,CMAP 波幅无异常衰减。肌电图提示面肌肌源性损害考虑。2021 年 6 月 16 日收入院。自发病以来,神志清,精神可,饮食睡眠尚可,大小便正常,近 2 年体重减轻 2.5 kg。

既往史:2003 年行阑尾切除术,2004 年诊断为乙肝,2010 年行左侧上眼睑提肌术,2018 年摔伤左上肢骨折行钢板内固定术。

个人史:生长于原籍,否认长期外地久居史,否认疫水、疫区居住史,否认毒物接触史,有吸烟史 10 余年,半包/天,偶饮酒,否认冶游史。

家族史:母亲 10 余年前因"重症肌无力"去世,父亲体健。否认其他家族遗传性疾病史。

入院体检

内科系统体格检查:身高 173 cm,体重 60 kg,T 36.5℃,BP 124/76 mmHg,HR 76 次/分,律齐,R 16 次/分,心、肺、腹(一)。

神经系统专科检查:神志清,精神可,言语流利,对答切题,查体合作,定向力、记忆力、计算力正常。嗅觉无异常,视力粗测正常,双瞳等大等圆,直径约 2.5 mm,直接、间接对光反射灵敏,双侧上眼睑下垂,上眼睑处于瞳孔约 3 点~9 点位,双眼球各方向活动受限,眼震(一),面部感觉无异常,双侧额纹、鼻唇沟对称,鼓腮、露齿、皱眉可,听力粗测无异常,双侧气导>骨导,Weber 试验居中,伸舌居中,悬雍垂居中,双侧咽反射存在,双侧软腭活动可,转颈耸肩有力。四肢肌张力正常。四肢肌力 5 级,疲劳试验(一)。双侧肱二头肌、肱三头肌、桡骨膜、膝、踝反射(++)。双侧针刺觉对称。四肢关节运动觉、位置觉、震动觉正常。双侧 Hoffmann 征(一),双侧 Babinski 征(一)。双侧指鼻试验、跟膝胫试验完成可,Romberg 征(一),直线行走完成可。正常步态。脑膜刺激征阴性。

辅助检查

神经电生理检查(本院,2021 年 5 月 24 日):面神经 MCV、瞬目反射(blink-reflex)未见异常。EMG 所测肌肉未见纤颤、正向等自发电位活动,所检测面肌轻收缩 MUP 时限正常范围,波幅无明显变化,多向波明显增多,提示肌源性肌电改变可考虑。重复电刺激显示斜方肌及眼轮匝肌低频刺激,CMAP 波幅无异常衰减。

初步诊断

肌病,高同型半胱氨酸血症。

初步诊疗经过

入院后完善相关检查。血常规、尿常规、粪常规、肝功能、肾功能、血糖、肌酶正常。免疫学指标、肿瘤学指标正常。血浆乳酸 4.05 mmol/L↑(静息状态),同型半胱氨酸 33.2 μmol/L↑。乙型肝炎病毒全套:乙肝病毒表面抗原>250.00 IU/ml↑,乙肝病毒 e 抗体 0.01(+)↓,乙肝病毒核心抗体 9.85(+)↑,余阴性。其他肝炎病毒(−)。神经肌肉接头疾病自身抗体谱检测:AchR 抗体 IgG 0.84 nmol/L↑,其余抗体阴性。心电图、胸部 CT、胸腺 CT 正常。肌肉活检(左胫前肌):骨骼肌的主要病理改变为散在小圆状萎缩肌纤维,MGT 染色见破碎红纤维(图 33 − 1),SDH 染色见破碎蓝纤维(图 33 − 2),提示线粒体疾病。

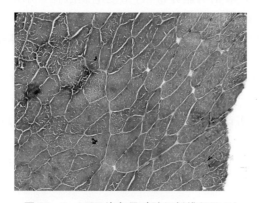

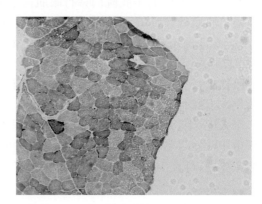

图 33 − 1 MGT 染色见破碎红纤维(200×)   图 33 − 2 SDH 染色见破碎蓝纤维(200×)

入院后完善新斯的明试验,结果为阴性。予甲钴胺片 0.5 μg tid、叶酸片 5 mg qd 口服改善代谢、降低同型半胱氨酸。

病例讨论

住院医师

患者为男性,31 岁。主要表现为先后出现双侧上眼睑下垂,查体提示双侧上眼睑下垂,上眼睑处于瞳孔 3 点~9 点位,双眼球各方向活动受限。结合病史查体,首先定位于下运动神经元病变、眼外肌受累。患者症状持续存在,无明显症状波动、病态疲劳,电生理检测提示面肌肌源性肌电改变,重复电刺激阴性,故首先考虑肌源性疾病。患者青少年起病,症状缓慢加重,定性诊断首先考虑遗传性疾病可能性大。

主治医师

患者临床特点为先后出现双侧上眼睑下垂,前后跨 11 年,间隔时间长。查体提示局限于眼外肌的骨骼肌受累。患者青少年时期起病,症状发展缓慢,入院后检查血浆乳酸高于正常,同型半胱氨酸高于正常,故首先考虑遗传代谢性疾病,线粒体异常导致的慢性进行性眼外肌瘫痪(chronic progression external ophthalmoplegia, CPEO)可能性较大。患者虽有

AchR 抗体轻度升高及母亲"重症肌无力"病史,但其疲劳试验阴性、重复电刺激阴性、新斯的明试验阴性,目前诊断重症肌无力的依据不足。检查提示免疫指标、肿瘤指标均在正常范围内,眼肌影像学检查未见异常,故不考虑其他因素导致的眼外肌疾患。

主任医师

CPEO 是线粒体肌病的典型代表疾病,是由线粒体基因或核基因缺陷导致线粒体功能障碍或结构异常而引发的一种骨骼肌病,呈母系或常染色体遗传,多在青少年期缓慢发病,主要表现为对称性持续性眼睑下垂和眼球活动障碍。其中隐性遗传性 DNAγ-聚合酶相关性眼外肌瘫痪以眼外肌慢性进行性发展的无力为主,发病数年后出现其他表现。显性遗传性 DNAγ-聚合酶相关性眼外肌瘫痪出现全身无力,伴随听力下降、轴索性神经病、共济失调、抑郁、帕金森病、性腺功能低下和白内障。

该患者在青少年时期出现眼睑下垂及眼球活动障碍,以单侧眼睑起病,但目前已累及双侧,查体双侧眼部体征基本对称,整体病程进展缓慢。结合其血浆乳酸高于正常,予以完善肌肉活检病理检测,结果支持线粒体疾病。故该患者考虑线粒体异常导致的 CPEO。

该患者需要与以下疾病相鉴别:

(1)重症肌无力(眼肌型):本患者发病初期仅为单侧上眼睑下垂,熬夜后出现症状加重,且此次住院时检测 AchR 抗体轻度升高,需要与眼肌型重症肌无力鉴别。该患者病程较长,在整体病程中,其眼外肌病态疲劳、晨轻暮重表现并不明显,且疲劳试验、新斯的明试验、重复电刺激检查结果均为阴性,最终肌肉活检病理检测提示存在线粒体异常导致的肌源性病变,故可排除。

(2)眼咽型肌营养不良:为常染色体显性遗传病,由 PABPN 1 基因内 GCN 碱基对异常扩增而产生,在 PABPN 1 蛋白的 N 端增加额外的丙氨酸残基,这与 RNA 代谢有关。一般中年发病,多在 40 岁以后出现症状;首发症状多为眼睑下垂或吞咽困难,随疾病发展出现眼球运动障碍和肢带肌无力;肌酸激酶正常或轻度升高,肌电图多为肌源性改变,极少数神经源性改变;肌肉病理见肌纤维内镶边空泡和栅栏状核内包涵体;基因检测发现 PABPN 1 基因的第一外显子存在 GCN 的异常扩增。基因检测是诊断该病的金标准。患者青少年起病,肌肉活检病理检测提示存在线粒体异常导致的肌源性病变,故可排除。

后续诊疗经过

患者眼睑下垂及眼球活动障碍目前维持稳定状态。2021 年 7 月 16 日完善全部基因外显子区域的二代测序(平均测序深度大于 100X)和 37 个线粒体 mtDNA 的二代测序(平均测序深度 3 000X)以及线粒体基因大片段变异检测,结果均未见致病性异常。继续随访中。

最终诊断

慢性进行性眼外肌瘫痪(CPEO),高同型半胱氨酸血症。

疾病诊疗过程总结

患者为青年男性,以单侧眼睑下垂隐匿性起病,逐渐进展,最终累及双侧眼睑,电生理检查支持肌源性肌电损害,肌肉病理提示线粒体疾病,最终诊断为 CPEO,予以对症支持治疗,患者症状稳定。患者基因检测目前未见确切致病性异常,可能与检测技术及组织取材有关,仍需要进一步随访。

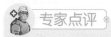

（1）上睑下垂症状需要鉴别的疾病谱非常广泛，临床医生需要对导致这种症状的所有疾病有较高的认识，以避免误诊和不必要的检查。

（2）对于肌源性疾病导致的上睑下垂病因诊断，肌肉活检病理检测仍然是基础，能帮助临床确诊。

专家点评

1. 行业内知名专家点评（陈生弟，教授，上海交通大学医学院附属瑞金医院神经内科）

这是一例青少年起病的患者，病程较长，发展缓慢，表现为先后出现双侧上眼睑下垂，神经科查体提示局限于眼外肌的临床体征。本病例累及范围较局限，但需要鉴别的疾病谱却极为广泛，机械性、腱膜性、肌源性、神经源性、神经肌肉接头处病变均需要考虑排查。而患者 AchR 抗体轻度升高及母亲重症肌无力病史的存在，又给临床增加了许多迷惑性。本患者最终根据肌肉活检病理检测诊断为 CPEO。这提示我们在临床中碰到单一症状时需要发散性思考，鉴别要全面；对待显而易见的阳性结果更要慎重，避免以偏概全；而肌肉病理对于肌源性疾病的诊断仍然不可或缺。

2. 主任点评（周海燕，副主任医师，上海交通大学医学院附属瑞金医院神经内科）

线粒体病是指以线粒体 DNA（mitochondrial DNA，mtDNA）或核 DNA 缺陷引起的线粒体呼吸链氧化磷酸化功能障碍为特点的一组遗传性疾病，不包括其他因素导致的继发性线粒体功能障碍性疾病。成年人 mtDNA 突变率为 1/5000，而线粒体病核基因突变率为 2.9/10 万。我国至今没有线粒体病的流行病学资料，但从病例报道来看，该病并不十分罕见。

线粒体病具有神经系统易于受累以及多系统损害的临床特点，当神经科患者同时存在其他多系统病变时，需要考虑到线粒体病的可能。神经系统线粒体病主要包括线粒体脑病、线粒体脑肌病、线粒体神经病、线粒体肌病四大类。CPEO 是线粒体肌病的典型代表疾病，多在青少年期缓慢发病，主要表现为对称性持续性眼睑下垂和眼球活动障碍，可伴随听力下降、轴索性神经病、共济失调、抑郁、帕金森病、性腺功能低下和白内障等表现。由于早期症状轻微且进展缓慢，CPEO 往往会被延迟诊断。

线粒体病的治疗包括饮食治疗、物理治疗、药物支持治疗和症状治疗，以及避免使用导致疾病加重的药物。而对于此类患者上睑下垂的症状，可考虑行手术以获得长期效果。

（上海交通大学医学院附属瑞金医院　杨钊）

参考文献

［1］中华医学会神经病学分会. 中国神经系统线粒体病的诊治指南［J］. 中华神经科杂志，2015，48（12）：1045－1051.

［2］DÍAZ-MANERA J，LUNA S，ROIG C. Ocular ptosis：differential diagnosis and treatment［J］. Curr Opin Neurol，2018，31(5)：618－627.

［3］CHATZISTEFANOU KI，BROUZAS D，ASPROUDIS I，et al. Strabismus surgery for diplopia in chronic progressive external ophthalmoplegia［J］. International ophthalmology，2019，39(1)：213－217.

病例34　双眼睑下垂伴眼球活动障碍 10 年——重症肌无力？

病史摘要

现病史：患者，女性，27 岁。10 年前无明显诱因下出现双眼睑下垂，眼球活动减少，右侧较左侧严重，无晨轻暮重，症状逐渐加重，最严重时右眼睑覆盖眼球约 50%，右眼球固定于外侧无法活动。无复视，无视物模糊，无畏光，无肢体乏力、麻木，无头痛。2010 年外院就诊，查视力正常，未予特殊处理。2012 年 6 月自觉眼睑下垂程度加重，右眼明显，于外院行双眼睑及眼角手术，后症状进一步加重，出现双眼不适、畏光、流泪，右眼睑闭合困难。2013 年 3 月收治入院。

既往史：否认高血压、糖尿病病史。否认肝炎、结核病史。2006 年行剖宫产手术。

个人史：否认吸烟、饮酒史，否认疫区、疫水接触史。

家族史：自述表妹有眼球固定于外展位情况，年幼时即起病。

入院体检

内科系统体格检查：T 37℃，P 67 次/分，R 14 次/分，BP 110/70 mmHg，心、肺、腹(一)。

神经系统专科检查：神志清，精神可，查体合作。双侧额纹对称，双瞳孔直径 3 mm，对光反射灵敏，双眼睑下垂，右眼较左眼明显，眼轮匝肌肌力尚可。右眼外展位、内收、上视及下视受限，左眼上视、下视、内收及外展均受限，双眼无眼震，直接及间接对光反射均正常，双侧角膜反射灵敏。鼻唇沟对称，伸舌居中，鼓腮、露齿、吹哨动作完成正常。双侧肢体肌力 5 级，肌张力正常。双侧肱二头肌、肱三头肌、桡骨膜反射消失，双膝、踝反射消失。双侧针刺觉对称存在。病理征未引出。双侧指鼻试验、跟膝胫试验完成可。步态正常。脑膜刺激征阴性。

辅助检查

外院查肌酸激酶 69 IU/L。

初步诊断

重症肌无力眼肌型？

初步诊疗经过

入院后完善相关检查。血常规、生化检查均正常。心肌蛋白、叶酸、维生素 B_{12}、甲状腺功能、肿瘤指标、乙肝、梅毒均正常。免疫:抗双链 DNA IgG、抗核抗体、抗 Jo-1 抗体、抗线粒体抗体、抗平滑肌抗体、抗中性粒细胞胞质抗体均正常。活动前后乳酸:活动前乳酸 1.76 mmol/L,活动后乳酸 1.62 mmol/L。心电图:正常心电图。胸片正位片:两肺未见明显活动性病变。头颅 MRI 平扫:未见明显异常。头颅 CTA:未见明显异常。

入院后进行新斯的明试验,结果阴性,暂予以辅酶 Q_{10} 每日 100 mg 口服治疗。

病例讨论

住院医师

患者主要表现为眼睑下垂、眼球活动障碍,无波动性,查体提示眼外肌麻痹,故定位于眼外肌或调控眼动的颅神经。但目前头颅 MRI、头颅 CTA 未见明显异常,血管性或炎性因素未见异常,首先考虑重症肌无力眼肌型。

主治医师

患者以眼外肌瘫痪为主要症状,青少年期起病,进行性发展,且家族史阳性,首先考虑遗传性眼外肌病变,如线粒体病变所致的慢性进行性眼外肌瘫痪。建议完善肌电图、重复电刺激检查,鉴别肌病、神经肌肉接头及神经病变。可以行肌肉活检进行形态学观察,注意是否存在破碎红纤维。

主任医师

患者眼睑下垂、眼球冻结,进行性进展,新斯的明试验阴性,重症肌无力眼肌型暂不符合。结合阳性家族史,慢性进行性眼外肌瘫痪需要考虑。建议完善肌肉活检,以及核基因、线粒体基因测序,以求达到明确诊断。

后续诊疗经过

病例讨论后,进一步完善各项检查。电生理检查:肌电图、神经传导速度、重复电刺激未见明显异常。肌肉病理检查(左侧肱二头肌):骨骼肌的主要病理改变显示典型和不典型的破碎红纤维(ragged red fiber,RRF)、破碎蓝纤维(ragged blue fiber,RBF)和细胞色素 C 氧化酶(cytochrome C oxidase,COX)阴性的肌纤维(图 34-1、图 34-2)。

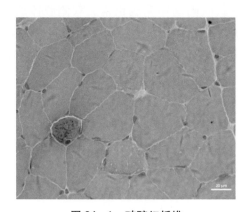

图 34-1　破碎红纤维

(MGT 染色,bar＝20 μm)

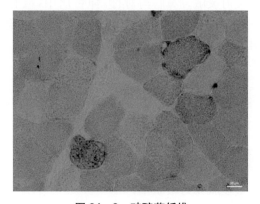

图 34-2　破碎蓝纤维

(SDH 染色,bar＝20 μm)

最终诊断

慢性进行性眼外肌瘫痪(CPEO)。

疾病诊疗过程总结

患者以"双眼睑下垂伴眼球活动障碍 10 年"收入院,症状无明显晨轻暮重,且肌电图、重复电刺激以及新斯的明试验未见异常,故对该诊断提出质疑。通过肱二头肌活检,发现骨骼肌的主要病理改变为 MGT 染色显示典型和不典型的破碎红纤维、SDH 染色显示破碎蓝纤维和 COX 阴性的肌纤维,证实线粒体功能障碍。结合家族性慢性眼外肌麻痹,明确 CPEO 诊断。其后予以辅酶 Q_{10}、维生素 B_1、维生素 C 等治疗,患者症状无明显变化,继续随访中。

诊疗启迪

线粒体病是一组多系统疾病,最易受到影响的组织是:脑、骨骼肌及心肌。其神经系统损害表现为:眼外肌瘫痪、青年人卒中、癫痫发作、肌阵挛、视神经病、肌病、偏盲、脑脊液蛋白升高、神经性耳聋、共济失调、痴呆、周围神经病及肌张力障碍等。多系统损害表现为:心脏传导阻滞、心肌病、糖尿病、身材矮小、甲状腺功能低下、视网膜色素变性(可能与色素细胞的生理活动需较高能量相关)、白内障、乳酸酸中毒、耳聋、近端肾小管功能缺陷、肾小球疾病、肝病、小肠假性梗阻、发作性呕吐、全血细胞减少、胰腺功能失调及精神性疾病(特别是抑郁)。线粒体病合并的实验室检查异常有(以发生多寡为序):骨骼肌活检中破碎红纤维、血清和脑脊液中的乳酸水平增高、肌电图肌源性损害、周围神经病、听力图检查示神经性耳聋、基底节钙化或局限性信号异常、氧化磷酸化酶的缺陷及基因突变。体格检查时常无局灶体征,肌肉萎缩者少见,部分病例可查出深感觉减退、肌肉压痛。对于眼外肌麻痹的患者,尤其有家族史者,应考虑 CPEO 的可能。

专家点评

1. 行业内知名专家点评(袁云,教授,北京大学第一医院神经内科)

本例患者表现为周围性眼肌麻痹,有家族史,病程中无明显疲劳现象、无晨轻暮重现象,应考虑线粒体病可能。患者曾在外院眼科就诊,因眼部检查无特殊发现,未予明确诊治。从该病例中可得到的经验教训,对不明原因的眼睑下垂、眼球活动障碍,除眼球病变导致外,更应考虑神经系统病变导致的眼肌麻痹,应及时提醒患者至神经科就诊,以免延误诊治。患者眼外肌麻痹不能用多颅神经病变解释时,应考虑线粒体病可能,予以神经电生理和病理检查。该患者病理诊断明确,治疗主要以对症治疗和线粒体"鸡尾酒"疗法为主。

2. 主任点评(陈生弟,教授,上海交通大学医学院附属瑞金医院神经内科)

线粒体病的病变如侵犯骨骼肌为主,称为线粒体肌病。如病变除侵犯骨骼肌外,还侵犯中枢神经系统,则称为线粒体脑肌病,主要包括:Kearns-Sayre 综合征(Kearns-Sayre syndrome, KSS)、CPEO、肌阵挛性癫痫伴蓬毛样红纤维(myoclonus epilepsy with regged-red-fiber, MERRF)、线粒体脑肌病伴高乳酸血症和卒中样发作(mitochondrial encephalomyopathy, lactic acidosis, and stroke-like episodes, MELAS)。如

病变侵犯中枢神经系统为主,则称为线粒体脑病,如 Leber 遗传性视神经病(Leber's hereditary optic neuropathy,LHON)、亚急性坏死性脑脊髓病(subacute necrotizing encephalomyelopathy,SNE)等。

线粒体肌病以骨骼肌极度不能耐受疲劳为主要特征。CPEO 表现为单纯眼外肌瘫痪。KSS 除有眼外肌瘫痪外,尚伴有视网膜色素变性和(或)心脏传导阻滞,以及身材矮小、智能减退、神经性听力下降,小脑性共济失调等,脑脊液蛋白含量多增高。MELAS 以卒中样发作为特点,同时伴有身材矮小、智能减退、神经性听力下降,血乳酸增高,但脑脊液蛋白含量正常。MERRF 多见于儿童,有明显家族史,以肌阵挛性癫痫发作为特征,伴智能减退、小脑性共济失调等。LHON 表现为由双侧视神经萎缩引起的急性或亚急性视力丧失,通常好发于 18~30 岁,多数患者为男性。

肌肉活检是诊断本组疾病必不可少的手段。MGT 染色可发现肌膜下不规则的红色颗粒,为 RRF。破碎红纤维多数出现在 I 型纤维,如超过 4% 则对诊断本病有重要价值。与 mRNA 缺失及 tRNA 基因点突变相关的疾病往往伴有 RRF,而与 mtDNA 结构基因点突变相关的疾病往往不伴有 RRF。氧化酶染色可见一些肌纤维肌膜下及肌原纤维间氧化酶阳性颗粒状物质(线粒体)增多。有时细胞色素 C 氧化酶(COX)反应降低。PAS(+)、油红 O(+)等见于合并糖原沉积或脂质沉积的线粒体肌病。电镜检查:肌膜下和肌原纤维间大量异常线粒体堆积,形态大小不一,线粒体嵴变平或延长并旋绕成同心圆,线粒体内出现嗜锇小体及类结晶样包涵体。

线粒体病的治疗包括饮食治疗、代谢治疗、对症治疗等。饮食治疗能减少内源性毒性代谢产物的产生。高碳水化合物饮食能代偿受损的糖异生,减少脂肪分解。对于肉毒碱缺陷的患者,应限制脂肪摄入。生酮饮食有利于丙酮酸脱氢酶缺失的患者。对于丙酮酸羧化酶缺失的患者,则推荐高蛋白、高碳水化合物、低脂肪饮食。代谢治疗包括:氧化磷酸化辅助因子的补充;建立代谢旁路;刺激丙酮酸脱氢酶;防止氧自由基对线粒体内膜的损害。治疗方式包括静脉滴注 ATP、皮质激素、B 族维生素、维生素 C+维生素 K_3、辅酶 Q10 等药物。过度的体力活动可以促使无氧酵解,加重酸中毒,因此体育锻炼应适度。线粒体病的患者对低氧和高碳酸的反应性下降,因此在施行麻醉时要十分慎重,避免使用引起心脏传导阻滞的药物。

(上海交通大学医学院附属瑞金医院　栾兴华)

参考文献

[1] AKMAN HO, DORADO B, LOPEZ LC, et al. Thymidine kinase 2 (H126N) knockin mice show the essential role of balanced deoxynucleotide pools for mitochondrial DNA maintenance [J]. Hum Mol Genet,2008,17(16):2433-2440.

[2] ALBERIO S, MINERI R, TIRANTI V, et al. Depletion of mtDNA: Syndromes and genes [J]. Mitochondrion,2007,7(1-2):6-12.

[3] BARUFFINI E, FERRERO I, FOURY F. Mitochondrial DNA defects in Saccharomyces cerevisiae caused by functional interactions between DNA polymerase gamma mutations

associated with disease in human [J]. Biochim Biophys Acta，2007，1772(11 - 12)：1225 - 1235.

[4] BARUFFINI E，HORVATH R，DALLABONA C，et al. Predicting the contribution of novel POLG mutations to human disease through analysis in yeast model [J]. Mitochondrion，2011，11 (1)：182 - 190.

[5] CALDAS VM，HEISE CO，KOUYOUMDJIAN JA，et al. Electrophysiological study of neuromuscular junction in congenital myasthenic syndromes，congenital myopathies，and chronic progressive external ophthalmoplegia [J]. Neuromuscul Disord，2020，30(11)：897 - 903.

[6] BLAKELY E，HE L，GARDNER JL，et al. Novel mutations in the TK2 gene associated with fatal mitochondrial DNA depletion myopathy [J]. Neuromuscul Disord，2008，18(7)：557 - 560.

[7] LV H，QU Q，LIU H，et al. Clinical，neuroelectrophysiological and muscular pathological analysis of chronic progressive external ophthalmoplegia [J]. Exp Ther Med，2020，20(2)：1770 - 1774.

[8] CHAN SS，COPELAND WC. DNA polymerase gamma and mitochondrial disease：Understanding the consequence of POLG mutations [J]. Biochim Biophys Acta，2009，1787(5)：312 - 319.

第五章

神经免疫疾病

病例35 发热、头痛半个月,伴不自主运动3天——自身免疫性脑炎?

病史摘要

现病史:患者,女性,16岁,半个月前无明显诱因下出现发热及头痛,最高体温38.5℃,无恶心、呕吐。当地医院诊断考虑病毒性脑炎,予以头孢他啶、阿昔洛韦等抗感染治疗,效果不显著,患者仍有间断性发热。患者述自发热起,记忆力有所下降,时常不能回忆即刻发生的事件,并呈进行性加重的过程。入院前3天,患者母亲述患者反复出现口面部不自主咀嚼样动作,右侧肢体远端不自主"指划"样动作,脾气性格有改变,时有兴奋、叫喊,于2014年8月收入我院神经内科。

自发病以来,患者饮食差,嗜睡,体重下降2 kg,二便基本正常,无夜间盗汗,无腹泻。发病前,无上呼吸道感染、腹泻病史,无口唇疱疹病史。发病过程中,无多汗、失眠、自主神经功能不稳、中枢性低通气等症状。无肌肉痛性痉挛,无神经性肌强直样表现。

既往史:无特殊。

个人史:长期居住、生活于原籍,否认疫区、疫水接触史。足月产,出生评分好。学习成绩优异。

婚育史:未婚未育。

月经史:3~4天/28。

家族史:无家族相关性疾病史。

入院体检

内科系统体格检查:T 37.8℃,P 92次/分,R 16次/分,BP 105/65 mmHg。

神经系统专科检查:嗜睡,精神差,复杂问题无法理解,计算能力下降。短期记忆力下降,远期记忆力尚可;患者有明显的模仿重复语言行为。问:早上吃过橘子吗?患者答:吃橘子、吃橘子、吃橘子……MMSE评分18分。双瞳孔等大等圆,直径3 mm,对光反射灵敏,双眼各方向运动正常,脸部感觉正常,下颌反射(一)。双侧鼻唇沟对称,伸舌居中,无舌肌萎缩、纤颤。眼底检查无视网膜色素变性。四肢肌张力正常,肌力5级。双侧肱二头肌、肱三头肌、桡骨膜、膝、踝反射均(+++)。浅、深感觉及皮质复合感觉正常。双侧指鼻试验、跟膝胫试验完成可。脑膜刺激征阴性。病理征阴性。患者口面部可见不自主咀嚼样动作。右侧肢体远端呈现不自主屈伸、扭转样刻板动作。步态基本正常。

辅助检查

无。

初步诊断

自身免疫性脑炎？病毒性脑炎？

初步诊疗经过

入院后完善相关检查。血常规、肝肾功能、电解质、血糖、血脂、尿常规、甲状腺功能全套基本正常，TPO 抗体（－），血气分析正常。Ⅰ型胶原羧基端肽 β 特殊序列、总Ⅰ型前胶原氨基末端肽、铁蛋白、CA125、CA153、CA199、癌胚抗原、AFP、CEA、NSE、细胞角蛋白、甲状旁腺素、促黄体生成激素、促卵泡成熟激素、雌二醇、骨钙素（osteocalcin，OC）均为正常范围。p - ANCA（－），c - ANCA（－），抗核抗体（－），抗核糖核蛋白（ribonucleoprotein，RNP）/Smith(Sm)抗体（－），抗 Sm 抗体（－），抗 SSA 抗体（－），抗 SSB 抗体（－），抗 SCL - 70 抗体（－），抗 Jo - 1 抗体（－）。循环免疫复合物、类风湿因子、抗链球菌溶血素"O"、IgG、IgA、IgM、血清铁、转铁蛋白、C -反应蛋白均正常。HIV 抗体阴性，梅毒螺旋体 RPR 阴性。血清水通道蛋白抗体（－）。

脑脊液检查：压力 150 mmH_2O，细胞数、蛋白、糖、氯化物均正常范围。脑脊液单纯疱疹病毒（herpes simplex virus，HSV）1 型和 2 型病毒 PCR 检测（－）。脑脊液自身免疫抗体检测：抗 Hu、Yo、Ri、Ma2、坍塌反应调节蛋白 5（collapsin response mediator protein 5，CRMP5）、GAD、两性蛋白（amphiphysin）、γ -氨基丁酸 B 型受体（γ-aminobutyric acid B receptor，GABABR）、α -氨基- 3 -羟基- 5 -甲基- 4 -异唑酸受体（α-amino-3-hydroxy-5-methyl-4-isox-azolepropionic acid receptor，AMPAR）、二肽基肽酶样蛋白- 6（dipeptidyl-peptidase-like protein 6，DPPX）、电压门控钾离子通道（voltage-gated potassium channels，VGKC）、富亮氨酸胶质瘤失活蛋白 1（leucine rich glioma inactivated 1，LGI1）、甘氨酸（Glycine）R 均阴性。抗 N -甲基- D -天门冬氨酸受体（N-methyl-D-aspartate receptor，NMDAR)抗体（＋）。

心电图正常。脑电图：非特异性慢波，未见"delta-brush"。头颅 MRI 平扫＋弥散成像：3T MRI 未见异常，未见边缘叶异常信号（图 35 - 1A）。

住院后患者认知功能进一步减退，无法进行简单的算术。发病 3 周左右，出现反复的模仿语言和重复刻板动作。例如，问患者今天早上吃得是什么，患者答：吃得是什么，是什么，是什么……患者右侧肢体时常出现不自主屈伸、扭转等刻板样动作。治疗过程中，患者出现一次强直阵挛发作，表现为突发神志不清，双眼上翻，四肢抽搐，持续 10 分钟缓解。

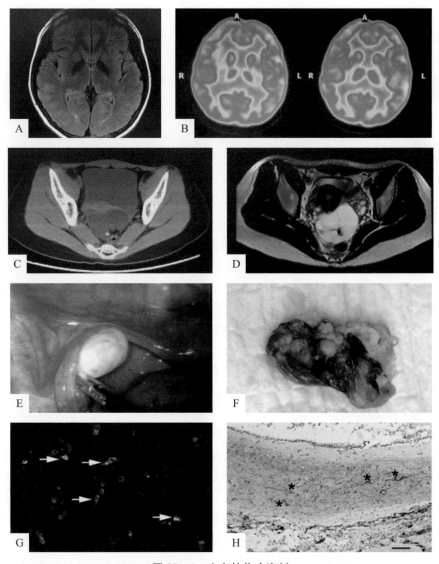

图 35‐1　患者的临床资料

A. 正常头颅 MRI；B. FDG‐PET 提示右侧颞叶和双侧枕叶低代谢；C、D. 盆腔 CT 和 MRI 发现附件区域的囊性病灶，有钙化，提示畸胎瘤；E. 腹腔镜术中发现卵巢畸胎瘤；F. 切除的畸胎瘤包含毛发、牙齿、神经组织、脂肪；G. 患者脑脊液接种 HEK293 细胞，箭头所指阳性结果；H. 患者卵巢畸胎瘤行抗 NMDAR NR1 受体免疫组化染色，星号提示染色阳性的含 NMDAR NR1 受体的神经元

病例讨论

住院医师

定位诊断：①该患者系年轻女性，主要表现是进行性加重的认知功能障碍、记忆力下降、重复模仿语言（echolalia）、重复的刻板动作（stereotype），故定位在颞叶内侧边缘系统和锥体外系。②患者有过一次强直阵挛发作，伴皮质受累不能除外。③患者有人格改变，易激惹、兴奋，故额叶内侧受累不能除外。

定性诊断：①急性起病，发热、头痛，考虑炎症或脑病；②脑脊液基本正常排出细菌、真菌的感染。倾向于病毒性或者自身免疫性脑病。

主治医师

青年女性或儿童的边缘性脑炎潜在的原因：第一步，排除 HSV、HIV、梅毒螺旋体、桥本脑炎、结缔组织血管炎。第二步，筛查脑脊液自身免疫性脑炎、脑病相关抗体。包括抗(Hu、Yo、Ri、Ma2、CRMP5、GAD、两性蛋白、GABABR、AMPAR、DPPX、VGKC、LGI1、Glycine R、NMDAR)抗体等。第三步，抗体阳性，依据不同的抗体谱对应的潜在肿瘤谱筛查相关肿瘤。本例是抗 N-甲基-D-天门冬氨酸受体脑炎(anti-N-methyl-D-aspartate receptor encephalitis，抗 NMDAR 脑炎)，需要筛查畸胎瘤。如是抗 Ma2 脑炎/脑病，应当筛查男性睾丸肿瘤等。

主任医师

同意上述医生的分析，年轻女性急性起病的边缘性脑炎＋运动障碍需要警惕自身免疫性脑炎的可能；当然，其他感染性疾病和结缔组织疾病也需要排除。自身抗体的筛查非常重要。

后续诊疗经过

进一步完善相关检查，因发现血清和脑脊液 NMDAR 抗体均(＋)，遂进行畸胎瘤的筛查。盆腔 CT 和 MRI：发现附件区域的囊性病灶，有钙化，提示畸胎瘤(图 35-1C、D)。头颅 FDG-PET：提示右侧颞叶和双侧枕叶低代谢(图 35-1B)。患者最终明确抗 NMDAR 脑炎，畸胎瘤；立即进行了丙种球蛋白[0.4 g/(kg·d)×5 天]、甲泼尼龙(500 mg×5 天，之后减量)治疗；并联系妇科会诊，进行了畸胎瘤手术切除(图 35-1E、F)。术后第 3 天，患者症状逐步恢复，精神症状及不自主运动均好转，激素减量治疗中。

最终诊断

抗 NMDAR 脑炎，畸胎瘤。

疾病诊疗过程总结

患者以头痛发热伴记忆下降及不自主运动收入院，血清和脑脊液 NMDAR 抗体均(＋)，提示 NMDAR 脑炎，进一步筛查，发现畸胎瘤并进行手术切除，予丙种球蛋白和甲泼尼龙治疗后，症状改善。脑脊液接种 HEK293 细胞(图 35-1G)和畸胎瘤组织免疫组化染色(图 35-1H)进一步验证了 NMDAR 抗体阳性结果。

诊疗启迪

尽快进行免疫治疗对于疾病的预后至关重要。一线用药推荐使用静脉内免疫球蛋白(intravenous immunoglobulin，IVIg)0.4 g/(kg·d)，连续使用 5 天或采用血浆交换。大剂量激素如甲泼尼龙 500~1 000 mg 3~5 天后减量至停药。发现畸胎瘤的患者应当尽快行肿瘤切除。绝大部分畸胎瘤切除的患者均能够恢复正常生活，无须激素维持治疗。未能发现畸胎瘤的患者，如没有生育要求，可以考虑行卵巢切除。

一线的免疫治疗无效或效果不理想的患者可以考虑采用二线治疗，包括利妥昔单抗、环磷酰胺等，尤其对于那些没有发现肿瘤的患者。其他的药物包括硫唑嘌呤和吗替麦考酚酯。

抗 NMDAR 脑炎若能发现肿瘤,应及时切除及早期使用免疫治疗,超过 80% 的患者能够完全恢复。小于 20% 的患者遗留后遗症。少数患者可能复发,其中部分原因在于畸胎瘤的复发和肿瘤切除的不完整。有时,畸胎瘤可以发生在双侧卵巢,单侧的切除可能复发,行畸胎瘤评估时应当注意。致残和死亡主要发生在没有及时诊断、病程较长、自主神经功能严重不稳的患者中。该患者在进行了免疫球蛋白治疗和行腹腔镜下畸胎瘤切除后,症状完全恢复。半年后的随访,脑电图正常,目前已经完全停用激素和抗癫痫药物治疗。

专家点评

1. 行业内知名专家点评(陈向军,教授,复旦大学附属华山医院神经内科)

该患者为青年女性,急性起病,首发症状为发热伴头痛,诊断为脑炎综合征。病程中的突出表现为:以短期记忆力、计算力下降为主的进行性认知障碍,以口面部咀嚼样、右侧肢体远端"划指"样不自主动作和屈伸、扭转样刻板运动为特征的运动障碍及表现为重复言语的言语障碍和表现为脾气、性格改变伴喊闹的精神行为异常。上述临床表型加上合并卵巢畸胎瘤强烈指向抗 NMDAR 脑炎。该例有抗 NMDAR 脑炎 6 个核心症状中的 5 个(精神行为异常、认知减退、言语障碍、癫痫发作、运动障碍、意识障碍)。同步排查感染并验证血清及脑脊液自身免疫性脑炎抗体。该患者脑脊液抗 NMDAR 抗体阳性进一步证实了这一诊断,符合确诊的抗 NMDAR 脑炎诊断标准。

此患者未出现明显意识障碍,也无多汗、中枢性低通气等自主神经系统症状,尽管这两组症状也常为这一疾病常见的特征性临床表型。辅助检查中,EEG 可见非特异性慢波,抗 NMDAR 脑炎可无或仅有轻度异常 MRI 表现,不具有特征性。[18]F-FDG PET/CT,作为一种无创的、兼顾形态学和功能学特征的检查,常可用于显示抗 NMDAR 脑炎患者不同脑区代谢的异常,可提示相应脑区的功能改变。FDG-PET 呈混合代谢模式(颞叶、岛叶和小脑局灶性/双侧代谢亢进;枕叶和顶叶严重的双侧代谢过低),枕叶代谢减低是特征性表现,伴畸胎瘤的 FDG 异常代谢通常是相对对称的。

对育龄期女性,应常规、必要时应纵向随访筛查是否有卵巢或其他部位畸胎瘤。抗 NMDAR 脑炎的治疗主要为免疫治疗,一旦诊断明确应予大剂量激素冲击和(或)使用丙种免疫球蛋白/血浆置换。对一线治疗反应不佳者应评估使用包括抗 CD20 单抗、环磷酰胺在内的二线免疫治疗。对合并畸胎瘤的患者应尽早手术切除肿瘤,亦有助于控制该病病情。抗 NMDAR 脑炎复发率约为 12%,可单次复发或多次,通常复发时的病情较首次发病时轻,多发生于免疫治疗减量或停用期间,也可能与肿瘤的漏诊相关。

2. 主任点评(陈晟,副教授,上海交通大学医学院附属瑞金医院神经内科)

抗 NMDAR 脑炎是自身免疫性脑炎中最常见的一种。经典的抗 NMDAR 脑炎常发生在有卵巢畸胎瘤的年轻女性、儿童中,但该病可以见于任何年龄的患者。女性发病率明显高于男性,且合并肿瘤明显高于男性。90% 以上的患者合并畸胎瘤。小于 5% 的患者合并其他肿瘤如神经母细胞瘤和霍奇金淋巴瘤。值得注意的是,极小部分卵巢畸胎瘤的患者由于肿瘤非常微小,使得常规的影像学未能够发现。无须生育的患者行卵巢切除对于疾病治疗有效支持上述观点。此外,许多研究证实,病毒感染是引发抗 NMDAR 脑炎的机制,目前报道涉及的病原体有单纯疱疹病毒、带状疱疹病毒、流感病毒等。其中,单纯疱疹病毒感染引起的单纯疱疹病毒性脑炎(herpes simplex encephalitis, HSE)与抗 NMDAR 脑炎最为密切相关。一项前瞻性多中心观察研究对 54 例 HSE 患者在发病 2、6、12 个月分别进行门诊随访,结果 14 例患者继发了自身免疫性脑炎(其中 9 例出现抗 NMDAR 抗体,5 例出现其他未知抗体),这种自身免疫性脑炎通常在单纯疱疹治疗后 2 个月内出现,患者的症状也具有年龄依赖性,4 岁及以下的患儿出现了明显的舞蹈病、意识水平下降以及频繁的癫痫,他们从 HSE 发展至自身免疫性脑炎的间隔更短、预后更差。而 4 岁以上的儿童及成人表现出明显的行为改变与精神症状,舞蹈病与癫痫的发病率较低。

抗 NMDAR 脑炎与基因的关联成为近年来的研究热点,Frank 等最近的一项研究显示,对 1 194 例对照组和 150 例抗 NMDAR 脑炎及抗 LGI1 脑炎(其中抗 NMDAR 脑炎 96 例,抗 LGI1 脑炎 54 例)进行全基因组关联研究,发现抗 LGI1 脑炎具有由主要组织相容性复合体(major histocompatibility complex,MHC)Ⅱ等位基因 *DRB1 * 07：01*、*DQA1 * 02：01* 和其他基因组介导的强遗传倾向,而抗 NMDAR 脑炎样本中没有发现全基因组的显著相关性,仅发现与 *MHC Ⅰ B * 07：02* 有较小的相关性。

抗 NMDAR 脑炎多急性或亚急性起病。前驱症状如发热、头痛、乏力等非特异的病毒感染症状出现在 60%～70% 的患者中。进行性的认知功能减退及精神行为异常是突出的表现。情感障碍如冷漠、抑郁、孤独感或恐惧感;思维障碍、强迫症、幻觉、妄想、意识障碍、人格行为的改变等也时常能够见到,行为异常如阵发性的怪笑。模仿语言(echolalia)和模仿动作(echopraxia)见于 50% 左右的患者,对于疾病诊断有一定的特异性。如问患者你今天早晨吃的什么? 她会回答吃的什么,吃的什么,吃的什么……这和边缘叶、额叶眶面受累可能有关。认知功能和记忆力减退,并逐渐加重,最终出现痴呆。绝大多数患者会继而进入强直少语期。表现为沉默寡言、运动不能、四肢肌张力增高呈痉挛样状态。口面部异动(oral-facial dyskinesia)和口面部节律性运动(oral-facial myoarrhythmia)是具有特征性的表现,对于诊断和鉴别有价值。具体表现为反复舔舌头、咀嚼动作、不停做鬼脸等症状。部分患者也可以出现上肢舞蹈样动作或刻板动作。痫性发作甚至癫痫持续状态亦能见到。自主神经紊乱症状,如大汗、血压不稳、心律失常、中枢性低通气等,尤其是中枢性低通气,也是特征表现。发生自主神经不稳的患者有猝死风险,应该密切监护。抗 NMDAR 脑炎若能够早期明确诊断并实施免疫治疗,同时行肿瘤的切除,疾病通常可逆,除少数患者有后遗症外,绝大部分能够完全恢复。如发现较晚,则预后差。

对存在肿瘤的患者,切除肿瘤可以显著改善患者的症状;如果同时伴有免疫治疗,则效果更好。对于不存在肿瘤的患者,首选免疫治疗。一线免疫治疗包括皮质类固醇激素、静脉内注射免疫球蛋白和(或)血浆交换,二线免疫治疗包括利妥昔单抗、环磷酰胺等免疫抑制剂。大多数患者对一线治疗反应良好,当患者对一线治疗无反应或治疗后复发时,则采用二线治疗。部分患者对二线治疗反应较差,此时使用托珠单抗(抗 IL - 6 受体的单克隆抗体)和硼替佐米(蛋白酶抑制剂)可能会有相应的临床改善。

(上海交通大学医学院附属瑞金医院 倪优 陈晟)

参考文献

[1] HACOHEN Y，DEIVA K，PETTINGILL P，et al. N-methyl-D-aspartate receptor antibodies in post-herpes simplex virus encephalitis neurological relapse [J]. Mov Disord，2014，29（1）：90－96.

[2] TITULAER MJ，HÖFTBERGER R，IIZUKA T，et al. Overlapping demyelinating syndromes and anti-N-methyl-D-aspartate receptor encephalitis [J]. Ann Neurol，2014,75(3):411－428.

[3] GE J，DENG B，GUAN Y，et al. Distinct cerebral ^{18}F-FDG PET metabolic patterns in anti-N-methyl-D-aspartate receptor encephalitis patients with different trigger factors [J]. Ther Adv Neurol Disord，2021,14:1756286421995635.

[4] 倪优、陈晟. 抗 N-甲基-D-天冬氨酸受体脑炎发病机制及临床研究进展[J].上海交通大学学报（医学版）,2019,39(9):1096－1099.

[5] 陈晟. 自身免疫性脑炎的昨天、今天与明天[J]. 中国现代神经疾病杂志. 2020,20(1):4－8.

病例36 间歇性头晕、食欲缺乏、复视 2 年余，视力减退 1 年余——渗透性脱髓鞘脑病?

病史摘要

现病史：患者，女性，31 岁，2012 年 6 月无明显诱因下出现头晕、食欲缺乏、恶心、呕吐和乏力感，检查提示低钠血症，考虑"抗利尿激素异常分泌综合征"可能，给予限水、补钠等治疗，低钠血症略好转，但未完全恢复正常，患者仍有头晕、恶心和呕吐。3 个月后因出现复视收入院，头颅 MRI 显示两侧中脑背盖、三脑室、中脑导水管、右侧基底节异常信号，腰穿显示脑脊液压力正常，有核细胞计数 $1.0×10^6$/L，蛋白定量 437 mg/L，氯化物 125 mmol/L，糖 3.00 mmol/L，血清和脑脊液未见寡克隆带，结合低钠血症，考虑"渗透性脱髓鞘脑病"，给予大剂量甲泼尼龙冲击治疗 3 日（500 mg/d），后症状逐渐缓解，1 个月后复查头颅 MRI 显示颅内病灶部分缩小或消失。2013 年 7 月无明显诱因下出现左眼疼痛，伴视力下降至仅存光感，其间未就诊及治疗。2014 年 9 月无明显诱因下出现头痛，位于右侧额颞部，呈胀痛，无明显恶心、呕吐，头颅 MRI 显示右侧侧脑室旁后角异常信号，以"颅内脱髓鞘病变"于 9 月 25 日收治入院。

既往史：否认自身免疫性疾病史，否认高血压、糖尿病、冠心病史。

个人史：长期生活于上海地区，否认疫水、疫区接触史，否认近亲结婚史及冶游史。否认吸烟、饮酒史。无特殊药物、毒物接触史。

家族史：否认家族遗传病史及肿瘤家族史。

入院体检

内科系统体格检查：T 37℃，P 80 次/分，R 20 次/分，BP 104/69 mmHg，心、肺、腹（一）。

神经系统专科检查：神清，计算力、定向力正常。左眼仅有光感，右眼视力正常。左侧瞳孔直径 3.5 mm，直接光反应（±）、间接光反射（＋），右侧瞳孔直径 3.0 mm，直接及间接光反射(＋)，眼球各向活动充分，未见眼震；两侧额纹对称，双侧鼻唇沟对称，伸舌居中，悬雍垂居中，双侧咽反射迟钝，腭弓上抬尚可。四肢肌张力正常，四肢肌力5级。双侧肱二头肌、肱三头肌反射(＋＋)，桡骨膜转化(－)，双侧膝、踝反射(＋)。深浅感觉检查均无明显异常。病理征未引出。指鼻、跟膝胫试验完成好，Romberg征阴性。步态正常，脑膜刺激征阴性。

辅助检查

脑脊液(2012年9月17日)：压力正常，有核细胞计数为$1.0×10^6/L$，蛋白定量为437 mg/L，氯化物125 mmol/L，糖3.00 mmol/L，血清和脑脊液寡克隆带(－)；乳胶凝集试验(－)，细菌、真菌及抗酸杆菌涂片和培养(－)；未见异型淋巴细胞。

头颅MRI(2012年9月13日)：两侧中脑背盖、三脑室、中脑导水管、右侧基底节异常信号，无明显增强(图37－1 A～C)。

头颅MRI(2012年10月31日)：两侧中脑背盖、三脑室、中脑导水管、右侧基底节异常信号，病灶较9月13日明显缩小(图37－1 D～F)。

头颅MRI(2013年2月25日)：两侧中脑背盖、三脑室、中脑导水管、右侧基底节异常信号，病灶较2012年10月明显缩小(图37－1 G～I)。

头颅MRI(2014年9月24日)：右侧侧脑室旁后角异常信号(图37－1 J～L)。

眼底检查(2014年9月24日)：左侧视神经萎缩。

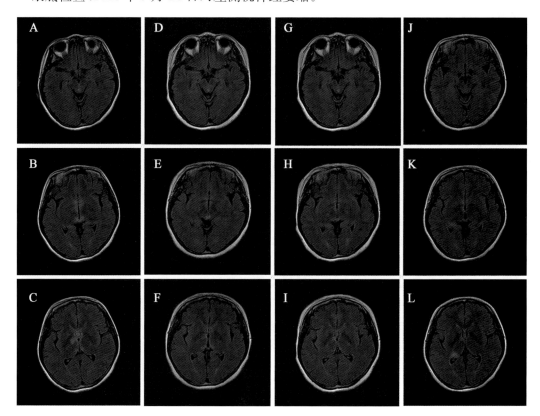

图36－1　头颅MRI FLAIR相表现

A～C为2012年9月，D～F为2012年10月，G～I为2013年2月，J～L为2014年9月

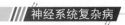

初步诊断

脱髓鞘性脑病，中枢性低钠血症。

初步诊疗经过

入院后完善相关检查。血糖、糖化血红蛋白、肝肾功能、电解质、DIC全套以及叶酸、维生素 B_{12}、同型半胱氨酸等均正常。甲状腺全套、TRAb以及TPOAb均正常。抗核抗体、抗RNP/Sm抗体、抗Sm/SSA/SSB/SLL-70/Jo抗体以及抗双链DNA IgG抗体(-)；p-ANCA、c-ANCA、抗中性粒细胞胞质抗体靶抗原(PR3)和髓过氧化物酶(MPO)均为(-)。血清CRP、类风湿因子(RF)、抗链球菌溶血素O(ASO)以及血清IgA、IgM、IgG、IgE均在正常范围内。HIV及梅毒抗体检测(-)。血清肺源支原体抗体、抗呼吸道合胞病毒抗体、抗甲流病毒抗体、抗乙流病毒抗体、抗副流1/2/3型病毒抗体、抗军团菌1型抗体、抗Q热立克次体抗体、抗肺炎衣原体抗体、抗腺病毒抗体的IgM和IgG亚型均为(-)。血清AFP、CA125、CA199、fPSA、PSA、NSE均在正常范围内。

入院后给予大剂量甲泼尼龙冲击治疗(500 mg/天，共5天)后，头痛缓解，但视力没有恢复。

病例讨论

住院医师

定位诊断：患者表现为持续低钠，提示抗利尿激素分泌异常，定位于下丘脑；反复头晕，伴恶心和呕吐，排除消化道疾病和颅内压增高后，定位于导水管周围呕吐中枢；左眼疼痛，伴视力下降，定位于左侧视神经；结合头颅MRI检查结果，定位于颅内白质为主(两侧中脑背盖、三脑室、中脑导水管、右侧基底节、右侧侧脑室旁后角)和左侧视神经。

定性诊断：青年女性，急性起病，呈多次复发，累及视神经和颅内多个部位，以白质为主，对大剂量激素治疗有效，定性为中枢神经系统脱髓鞘性或炎性病变。

主治医师

渗透性脱髓鞘脑病多见于过快纠正低钠时，特征性表现为脑桥中央对称性脱髓鞘病灶，也可位于脑桥外部位，如基底节区。头颅MRI显示对称性分布的T1WI低信号，T2WI和FLAIR高信号病灶，一般无强化效应，在MRI轴位上通常显示脑桥基底部对称的三角形或蝴蝶形，矢状位上呈卵圆形，冠状位上呈特征性蝙蝠翼样(bat wing)。该患者首次发病症状为持续低钠，补钠中颅内出现多发脱髓鞘病变，需要考虑渗透性脱髓鞘脑病。但后续患者出现视神经炎的表现，是否和渗透性脱髓鞘脑病有关存在疑问，两次病史是否存在内在的联系，是否为一种疾病的两次发作，还是渗透性脱髓鞘性脑病合并视神经脊髓炎，需要进一步随访病史，完善各项免疫指标，尤其是视神经脊髓炎、自身免疫性脑炎等相关抗体检测来明确。

主任医师

该患者考虑以颅内病变为首发的视神经脊髓炎谱系病(neuromyelitis optica spectrum disorders，NMOSD)的可能性大，其颅内的症状表现为嗜睡、头晕、恶心和呕吐，持续性的低钠血症,头颅 MRI 显示对称性下丘脑和中脑导水管周围的病变,符合 NMOSD 的急性间脑综合征和脑干综合征的临床特征。第二次发作为左侧急性视神经炎发作,第三次发作临床表现为头痛,头颅 MRI 显示右侧脑室旁的新发病灶,建议完善抗 AQP4 抗体的检测。NMOSD 通常可以嗜睡、低钠和顽固性呃逆等起病,有些患者就诊于内分泌或消化科,没能及时完善头颅 MRI 和血 AQP4 的检测,导致诊断和治疗的延误,未能早期预防,导致该患者的视力永久性受损。

后续诊疗经过

患者抗 AQP4 抗体(2014 年 9 月)为 40 IU/L↑。在激素逐渐减量的过程中,建议加用硫唑嘌呤治疗,但患者拒绝后出院,未能接受进一步随访。

最终诊断

NMOSD。

疾病诊疗过程总结

该患者的疾病演变过程一波三折,从 2012 年低钠血症合并颅内下丘脑脱髓鞘病变,大剂量激素治疗,患者症状改善,治疗正确且有效,但未能进行鉴别诊断的排查,诊断为与补钠治疗相关的"渗透性脱髓鞘性脑病"。2013 年出现左眼疼痛伴视力下降,可能存在视神经炎发作,患者本人未予重视和及时就诊,错过了明确诊断的时机,导致左侧视力下降的后遗症。直到 2014 年出现非特异的头痛症状合并颅内其他部位的脱髓鞘病变时,再次大剂量激素治疗有效,且及时完善了 AQP4 的检测,最终明确诊断为 NMOSD,建议启动疾病修饰治疗,患者未能接受建议,出院后失访。

诊疗启迪

以颅内病变为首发症状的 NMOSD 并非罕见,病灶比较容易累及以下几个方面:
(1)延髓最后区病变:一般表现为顽固性呃逆、延髓功能障碍,见图 36 - 2A。
(2)脑干综合征:四脑室周围、小脑、中脑导水管周围,见图 36 - 2B。
(3)间脑综合征:丘脑、下丘脑、三脑室周围,见图 36 - 1A～C。
(4)大脑综合征:单侧或双侧的大脑白质病变,见图 36 - 2C。
(5)长胼胝体病变,见图 36 - 2D。
这些部位的病灶可表现为嗜睡、低钠和顽固性呃逆,容易就诊于其他科室,如内分泌科和消化科,被误诊为其他疾病。例如该病例,以嗜睡和低钠起病,补钠后好转不明显,出现颅内病灶,被误诊为过快补钠引起的渗透性脱髓鞘性脑病。其实颅内的病灶位于下丘脑、导水管附近,是 NMOSD 常见的部分,其中下丘脑病变本身会引起低钠。"低钠"是结果,而不是"病因"。此外,患者既往有视神经炎病史,并没有及时关注,忽略了其内在的联系,延误了诊治,可能导致不可逆的神经后遗症。

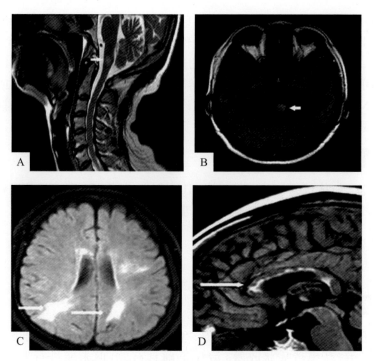

图36-2 NMOSD颅内病变的典型改变

A. 最后区病灶;B. 四脑室周围病灶;C. 大脑白质病灶;D. 长胼胝体病灶

专家点评

1. 行业内知名专家点评(陈向军,教授,复旦大学附属华山医院神经内科)

随着对AQP4介导的视神经脊髓炎认识的加深、抗体检测技术的发展,以长节段脊髓炎或视神经炎起病的NMOSD患者,常常能够引起专科医生的重视进而得到迅速而准确的诊断。

相应地,应加强对以顽固性呕吐、呃逆为标志的极后区综合征,以低钠血症、嗜睡等为特征的间脑综合征的识别,并注意到脑干综合征、大脑综合征诊断为NMOSD的可能。该青年女性患者即为后一种情况的典型病例。其呈反复发作的病程,具有典型的间脑、脑干、导水管周围等部位的病灶与相应的临床症状,特别是其头颅MRI上特征性的间脑与导水管周围的表现。后续出现视力下降、眼痛等视神经炎,进一步提示炎性脱髓鞘类疾病。AQP4抗体的发现则进一步补全了NMOSD诊断的证据链。该患者仍需进一步彻查是否合并全身风湿免疫病,特别是干燥综合征,如合并存在,也强烈支持NMOSD的诊断。

渗透性脱髓鞘病,包括脑桥中央髓鞘溶解、桥外渗透性脱髓鞘脑病,与快速纠正低钠血症有关,后者更罕见。该患者具体血钠水平与治疗情况未知。更重要的是,其影像学表现并不符合这一疾病的典型表现。

急性期治疗为糖皮质激素冲击、丙种球蛋白、血浆置换中的一种或数种,序贯治疗包括单克隆抗体及免疫抑制剂,其中补体抑制剂、IL-6受体阻断剂及B细胞竭耗剂(如

CD20单抗)已正式批准用于治疗NMOSD。对于AQP4-IgG阳性患者,一经诊断,应尽早开始序贯治疗,并坚持长程治疗。对育龄期女性,激素及丙种球蛋白是安全的,其他免疫抑制剂及单克隆药物缺乏完备的临床循证依据,须谨慎使用。AQP4-IgG阳性的NMOSD患者发生妊娠风险很高,尤其在未接受预防性免疫治疗的情况下。研究显示,NMOSD的产后复发率高于孕前复发率,产后3个月是复发的高危时期。较小的年龄、较高的AQP4-IgG滴度和不充分的治疗是妊娠相关发作的危险因素。

2. 主任点评(马建芳,教授,上海交通大学医学院附属瑞金医院神经内科)

NMOSD是指临床表现与NMO相似,但又不完全符合NMO诊断标准(Wingerchuk的2006版)的一组疾病。中国在2016年制定了NMOSD诊断标准的专家共识,按照抗AQP4抗体阳性分为两种类型(表36-1)。以颅内病变为的NMOSD并不少见,常见的颅内病变累及下丘脑、延髓最后区、桥脑的脑室周围,临床表现为低钠、嗜睡、反复呃逆、复视等症状,多首诊为非神经科室,如内分泌科、消化科和眼科等,如能早期识别可及早诊断,避免治疗上的延迟。

表36-1　中国视神经脊髓炎谱系疾病(NMOSD)成人诊断标准

AQP4-IgG阳性的NMOSD诊断标准: (1) 至少1项核心临床特征。 (2) 用可靠的方法检测AQP4-IgG阳性[推荐基于细胞底物的试验(cell based assay, CBA)法]。 (3) 排除其他诊断。
AQP4-IgG阴性的NMOSD诊断标准: (1) 在1次或多次临床发作中,至少2项核心临床特征并满足下列全部条件:(a)至少1项临床核心特征:视神经炎(optic neuritis, ON)、急性LETM或延髓最后区综合征;(b)空间多发(2个或以上不同的临床核心特征);(c)满足MRI附加条件。 (2) 用可靠的方法检测AQP4-IgG阴性或未检测。 (3) 排除其他诊断。
核心临床特征: (1) 视神经炎(ON)。 (2) 急性脊髓炎。 (3) 最后区综合征,无其他原因能解释的发作性呃逆、恶心、呕吐。 (4) 其他脑干综合征。 (5) 症状性发作性睡病、间脑综合征、脑MRI有NMOSD特征性间脑病变。 (6) 大脑综合征伴有NMOSD特征性大脑病变。
AQP4-IgG阴性或未知状态下的NMOSD的MRI附加条件: (1) 急性ON:需脑MRI有下列之一表现:(a)脑MRI正常或仅有非特异性白质病变;(b)视神经长T2信号或T1增强信号>1/2视神经长度,或病变累及视交叉。 (2) 急性脊髓炎:长脊髓病变>3个连续椎体节段,或有脊髓炎病史的患者相应脊髓萎缩>3个连续椎体节段。 (3) 最后区综合征:延髓背侧/最后区病变。 (4) 急性脑干综合征:脑干室管膜周围病变。

本例患者以低钠和嗜睡为首次发作,病变累及下丘脑,有NMOSD的特征影像学表现,AQP4表达增高,及时急性激素冲击治疗后好转,1年后再次出现视神经和颅内其他病灶,进一步支持NMOSD。低钠患者在快速补钠后也会出现颅内脱髓鞘性病变,多为

对称性,累及脑桥等其他部位,激素治疗有效,很容易和 NMOSD 混淆。这个病例提示我们需要对 NMOSD 的影像学特征熟悉,对不明原因低钠尤其是激素治疗有效的患者,应及时进行 NMOSD 的抗体检测,早期规范化治疗,预防再次发作,提高患者生活质量。

最新的指南推荐 AQP4 阳性的 NMOSD 的治疗同 NMO,首次发作除急性期治疗外,可启动序贯治疗(免疫抑制治疗),以预防复发,减少神经系统残障。可选用的药物包括硫唑嘌呤、吗替麦考酚酯、甲氨蝶呤、利妥昔单抗(rituximab)等。

(上海交通大学医学院附属瑞金医院　王佩　马建芳)

参考文献

[1] WINGERCHUK DM, BANWELL B, BENNETT JL, et al. International consensus diagnostic criteria for neuromyelitis optica spectrum disorders [J]. Neurology,2015,85(2):177 - 189.

[2] SINGH TD, FUGATE JE, RABINSTEIN AA. Central pontine and extrapontine myelinolysis: a systematic review [J]. Eur J Neurol,2014,21(12):1443 - 1450.

病例37　记忆力下降伴精神行为异常、失眠 2 周——自身免疫性脑炎?

病史摘要

现病史:患者男性,72 岁。入院前 3 周出现感冒并伴有腹泻,后逐渐出现记忆力下降、精神行为异常,主要表现为记忆力下降,不认识家人,不能回忆刚发生的事情,日夜颠倒;易激惹多虑,情绪烦躁不安,入睡困难并易醒,整日在房间内不停行走,有被害妄想倾向,无肢体无力、意识不清、畏寒、发热。入院前 2 天曾至外院就诊,头颅 MRI 提示"双侧额顶叶及侧脑室伴多发缺血梗死灶,脑萎缩",为进一步诊治,收治我科。患者发病以来精神、食欲、睡眠差,体重无明显变化。

既往史:患者高血压病史 15 年,血压最高 185/110 mmhg,口服厄贝沙坦片 150 mg qd 控制血压;否认肝炎、结核等传染病史,否认食物、药物过敏史。

个人史:无殊。

家族史:否认家族史。

入院体检

内科系统体格检查:T 36.8℃,P 69 次/分,R 20 次/分,BP 115/70 mmHg,心、肺、腹(一)。

神经系统专科检查:神清,认知功能衰退,MMSE 评分 18 分,对答不切题,记忆力、计算力、定向力减退,双侧额纹鼻唇沟对称,双侧瞳孔等大等圆,直径 3 mm,对光反射灵敏,四肢肌力肌张力正常,双侧腱反射对称(＋＋),指鼻、跟膝胫试验检查不合作,针刺觉检查不合作,双侧病理征(－),脑膜刺激征(－)。

辅助检查

头颅 MRI(外院):双侧额顶叶及侧脑室伴多发缺血梗死灶,脑萎缩。

初步诊断

自身免疫性脑炎?

初步诊疗经过

入院后完善相关检查。血尿粪常规、肝肾功能、心肌酶谱和血电解质检查各项指标均在正常范围内,抗癌指标(fPSA/tPSA、fPSA、tPSA、AFP、NSE、CA125、CA153、CA199、CA724、CEA、CYFRA21-1)无异常。风湿病相关抗体均呈阴性。HIV、梅毒螺旋体阴性。血清抗单纯疱疹病毒 I 型 IgG(＋),免疫球蛋白 IgA 523 mg/dl↑,轻链 κ 6.170 g/L↓,κ/λ 1.244↓。尿液中轻链 κ 0.035 g/L↑。

脑脊液检查:压力 190 mmH$_2$O,有核细胞计数 1.00×10^6/L,蛋白定量 360.17 mg/L,氯化物 131.00 mmol/L,葡萄糖 5.00 mmol/L,未见细菌、真菌、结核菌、新型隐球菌等微生物。

^{18}F-FDG PET-MRI 检查:①双侧额顶枕叶、左侧基底节区腔隙灶;②右侧基底节区异常信号灶,考虑小囊性灶或血管周围间隙扩大;③双侧丘脑代谢降低(图 37-1C),左侧丘脑 FLAIR 信号较右侧稍高;④左侧海马萎缩,双侧颞叶代谢减低(图 37-1A、B)。

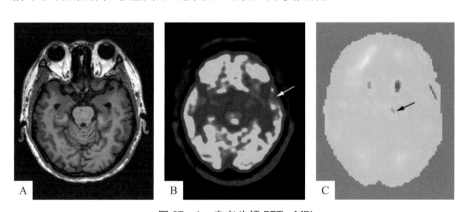

图 37-1　患者头颅 PET-MRI

A. T1　FLAIR 提示左侧海马略萎缩;B. 双侧颞叶代谢减低,左侧更明显;C. 双侧丘脑代谢降低

病例讨论

住院医师

病例特点:①快速进展型认知障碍,严重的睡眠障碍、精神行为异常;②可疑的前驱感染,有感冒、腹泻;③^{18}F-FDG PET-MRI 见双侧颞叶代谢减低,双侧丘脑代谢下降。

定位诊断:患者认知功能障碍和精神障碍,故主要定位于高级皮质;有失眠,定位于丘脑。

定性诊断：患者老年男性，亚急性起病，主要表现为快速进展型的认知障碍伴随精神行为异常。其内在原因可以参考快速进展性痴呆的鉴别诊断。什么是快速进展型痴呆（rapidly progressive dementia，RPD）。RPD是表现为急性或者亚急性起病，在数周至数月内发生的认知功能减退。引起RPD的原因种类众多，但是有学者将其进行了大致分类，即"VITAMINS"原则，即血管性（vascular）、感染性（infection）、中毒代谢性（toxic-metabolic）、自身免疫性（autoimmune）、肿瘤性（malignancies）、医源性（iatrogenic）、神经变性疾病（neurodegeneration）和系统性疾病（systemic）。该患者发病前有可疑的前驱感染（腹泻、感冒），故需考虑感染性，其次需要排除自身免疫性、副肿瘤等原因。

主治医师

患者为老年男性，表现为快速进展的认知功能衰退伴精神行为异常，在排除常规病毒、螺旋体感染后，的确需要考虑副肿瘤及其他类型自身免疫性脑炎的可能。朊蛋白病［尤其是克雅病（CJD）］也常常表现为快速进展性痴呆，需要警惕；但患者常规核磁共振检查没有发现花边征，脑电图也不支持，患者也没有肌阵挛表现，目前不符合。经典的CJD一般数月加重，该患者发展略快，不典型；如果自身抗体筛查无阳性发现，仍然需要排除朊蛋白病可能。

主任医师

同意前面医生的分析，从可治性疾病角度考虑，首先要想到病毒性脑炎、梅毒螺旋体感染、自身免疫性脑炎（包括副肿瘤性自身免疫性脑炎）、维生素缺乏（B₁、B₁₂）的可能。如果相应的辅助检查均排除这些疾病以后，进一步考虑则需要警惕包括CJD在内的不可治性疾病。注意该患者睡眠障碍较为突出，某些特定抗体介导的自身免疫性脑炎可以出现严重的睡眠障碍，包括NMDAR、IgLON家族成员5（IgLON5）、DPPX、接触蛋白相关蛋白样蛋白2（contactin associated protein-like 2，CASPR2）抗体等，需要优先筛查。

后续诊疗经过

患者自身免疫性脑炎抗体检测提示血清抗DPPX抗体阳性（血清1：100，脑脊液1：32）（图37-2）。该患者住院期间予以丙种球蛋白冲击治疗［0.4 g/(kg·d)，连续使用5天］联合激素冲击治疗（500 mg甲泼尼龙，5天），奥氮平和利培酮控制精神症状，奥拉西坦改善认知，同时予以口服激素逐步减量，治疗10天后患者情绪稳定，对答已基本切题，查体基本合作。出院3个月后患者于门诊随访，已经恢复日常独立生活能力，MMSE 26分，未诉明显不适。出院1年后患者症状完全恢复，血清和脑脊液DPPX抗体复查均阴性，MMSE 28分。

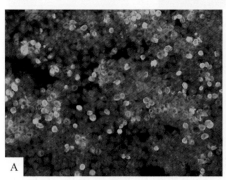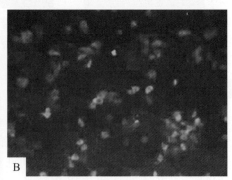

图37-2 患者血清＋脑脊液DPPX抗体（＋）（CBA法）

● **最终诊断**

自身免疫性脑炎（DPPX 抗体相关）。

疾病诊疗过程总结

患者因记忆力下降伴精神行为异常、失眠 2 周入院，自身免疫性脑炎抗体检测提示 DPPX 抗体阳性，进一步筛查未发现合并肿瘤，包括淋巴瘤。在接受免疫治疗之后，症状趋于好转，包括认知障碍、睡眠障碍等均好转。提示抗 DPPX 脑炎患者对免疫治疗有效。

● **诊疗启迪**

抗 DPPX 脑炎是一种较为罕见的自身免疫性脑炎，由 Boranat 等人于 2013 年最先进行报道。通过对前期文献的搜索，我们发现至今为止仅有 39 例抗 DPPX 脑炎病例报道。DPPX 是一种 Kv4.2 通道的调节蛋白，其可以增强 Kv4.2 通道的功能。Kv4.2 通道广泛分布于中枢神经系统的神经元胞体和树突中，因此 DPPX 的异常可以引发多种神经系统异常表现，常表现为中枢神经系统的过度兴奋，如躁动、认知障碍、精神异常、肌阵挛、震颤、癫痫和睡眠障碍等，还常伴随多器官（胃肠道、膀胱、心脏等）自主神经功能失调，大部分患者有腹泻表现，因此常常出现体重下降。而在我们的病例中并未发现肌阵挛、震颤和癫痫等，同时患者腹泻仅持续了 2 天，也未出现明显的体重下降。而在以往的报道中，大多数病例表现为慢性病程，平均需要 8 个月才会到达神经系统症状的高峰期，这与该患者的亚急性起病过程有所不同。此外，抗 DPPX 脑炎还常与一些肿瘤相关，特别是 B 细胞淋巴瘤，在该患者身上我们没有发现肿瘤证据，在之后的随访中也无相关发现，但是仍需要延长随访时间，保持对肿瘤的监测。

综上，在临床中面对快速进展型痴呆患者，伴有胃肠道功能紊乱、严重的精神行为异常和睡眠障碍的，我们需与抗 DPPX 脑炎相鉴别，而免疫调控治疗对该疾病治疗通常有效，需要坚持随访，保持对肿瘤的检测。

 专家点评

1. 行业内知名专家点评（王丽华，教授，哈尔滨医科大学附属第二医院神经内科）

毋庸置疑，神经免疫是当今神经科学领域发展最为迅猛的亚专科之一，也是可治性最强的亚专科之一。无论是自身抗体谱的拓宽，精准免疫治疗的新高度，或是未来免疫转化研究的新契机，都印证了神经免疫的发展势不可挡。站在临床一线医生角度举例：更多既往不明原因的脑炎、脊髓炎患者找到了致病元凶——责任抗体，更多的既往难治性免疫疾病患者从精准治疗中获益。该患者如果发病在 5 年之前，是很难诊断明确的。但是，我们也需要清醒地认识到，在欢呼"新抗体"被发现、新疾病被诊断的同时，更要保持审慎的态度分清这些"新抗体"到底是"责任抗体""致病抗体"，还是无辜的"旁观者"。在本例患者中，RPD 伴精神症状＋睡眠障碍＋免疫治疗后症状缓解、抗体滴度降低是符合抗 DPPX 脑炎的诊断的，也就是完整的"证据链"。但更多的情况下，我们无法确定筛查出的自身抗体和临床表型间的关联，或是带有很大的疑问。这就需要我们建立动物模型,从临床-科研转化的角度去思考抗体致病性这一科学问题。

2. 主任点评(陈晟,副教授,上海交通大学医学院附属瑞金医院神经内科)

自身免疫性脑炎(autoimmune encephalitis,AE)泛指一类由自身免疫机制介导的脑炎。抗DPPX抗体相关脑炎为AE少见类型之一,主要是由DPPX抗体介导,具有中枢和周围神经系统受累的表现。在抗PDDX抗体脑炎的各项辅助检查中,血清或脑脊液DPPX抗体阳性最具诊断价值。抗DPPX的IgG抗体主要为IgG1和IgG4,与认知障碍和中枢神经系统过度兴奋症状有关,这些症状通常出现在腹泻、其他胃肠道症状和体重减轻之前。抗DPPX抗体脑炎的治疗原则以免疫调节治疗为主,一线免疫治疗药物推荐糖皮质激素、静脉注射免疫球蛋白、血浆置换疗法或联合免疫疗法;对一线治疗药物反应欠佳者,可选择利妥昔单抗或环磷酰胺等二线药物;反复发作者,则需长期应用免疫抑制剂,如硫唑嘌呤或麦考酚酯,似乎对患者早期启动免疫治疗预后良好。同时还应加强对B细胞淋巴瘤、胃肠滤泡性淋巴瘤、慢性淋巴细胞性白血病的筛查,共病兼治。AE的诊疗目前还存在诸多问题与难点需要解决,对新的、未知的抗神经抗体的探索仍在进行当中,一些抗体的临床意义有待评估。同时,对重症、难治性、复发性AE的治疗方案也有待探索,应从AE的病理与免疫机制上寻找突破点。

(上海交通大学医学院附属瑞金医院 周勤明 陈晟)

参考文献

[1] BORONAT A, GELFAND JM, GRESAARRIBAS N, et al. Encephalitis and antibodies to dipeptidyl-peptidase-like protein-6, a subunit of Kv4.2 potassium channels [J]. Ann Neurol, 2013,73(1):120-128.

[2] TOBIN W, LENNON VA, KOMOROWSKI L, et al. DPPX potassium channel antibody: Frequency, clinical accompaniments, and outcomes in 20 patients [J]. Neurology, 2014,83(20): 1797-1803.

[3] GRAUS F, TITULAER MJ, BALU R, et al. A clinical approach to diagnosis of autoimmune encephalitis [J]. Lancet Neurol, 2016,15(4):391-404.

[4] ZHOU Q, ZHU X, MENG H, et al. Anti-dipeptidyl-peptidase-like protein 6 encephalitis, a rare cause of reversible rapid progressive dementia and insomnia [J]. J Neuroimmunol 2020, 339:577114.

病例38 进行性记忆下降3个月——中枢神经系统感染?

病史摘要

现病史:患者,女性,46岁。3个月前无明显诱因下出现记忆力减退,无法回忆刚刚做过的事情,对即时发生的事件转瞬就忘记。2个月前症状逐渐加重。家人发现患者精神行为怪异;时常半夜起床,独自站立,自言自语;易兴奋和激惹,时常不能控制情绪和脾气。1个月前,患者计算能力也出现减退,日常生活能力受到影响。当地医院行 EEG 检查发现弥漫性背景节律异常,考虑病毒性脑炎,予以阿昔洛韦等常规抗病毒治疗,效果不佳。于 2014 年6月以"中枢神经系统感染"收治入院。

追问病史,患者自 25 岁起,就发现血糖增高,最高值处于 25~30 mmol/L,被诊断为糖尿病,但具体类型不详。口服降糖药物,未用胰岛素治疗。发病前,无明显呼吸道感染、腹泻病史;发病以来无发热、头痛、盗汗。睡眠饮食不受影响,体重无变化,二便正常。

既往史:糖尿病 20 余年。

个人史:长期居住生活于原籍,否认疫区、疫水接触史。足月产,出生评分好。

婚育史:未婚未育。

家族史:无家族相关性疾病史。

入院体检

内科系统体格检查:T 37℃,P 82 次/分,R 16 次/分,BP 110/68 mmHg,心、肺、腹(一)。

神经系统专科检查:神清,反应迟钝,复杂问题无法理解,查体合作,计算能力下降。瞬时记忆力下降:皮球、国旗、树木 3 个问题,5 分钟后均不能回忆。MMSE 评分 16 分。命名尚可,阅读、书写、运用功能尚可。双眼各方向运动正常,双瞳孔等大等圆,直径 3 mm,对光反射灵敏,下颌反射(一)。双侧鼻唇沟对称,伸舌居中,无舌肌萎缩、纤颤。四肢肌张力正常,肌力 5 级。双侧肱二头肌、肱三头肌、桡骨膜、膝、踝反射均(+++)。浅、深感觉及皮质复合感觉正常。双侧指鼻试验、跟膝胫试验完成差。步态基本正常。病理征阴性。脑膜刺激征阴性。眼底检查无视网膜色素变性。

辅助检查

EEG 检查(外院):弥漫性背景节律异常。

初步诊断

中枢神经系统感染? 糖尿病。

初步诊疗经过

入院后完善相关检查。血常规、肝肾功能、电解质、血脂、血清铁、尿常规正常。甲状腺功能全套提示 TPO 抗体:463 μIU/ml↑。血气分析:正常。空腹血糖:14 mmol/L↑,餐后2 小时血糖:23 mmol/L↑。免疫学:p - ANCA(一),c - ANCA(一),Ⅰ型胶原羧基端肽 β特殊序列、总Ⅰ型前胶原氨末端肽、铁蛋白、CA125、CA153、CA199、CEA、AFP、NSE、细胞角蛋白、甲状旁腺激素、黄体生成素、卵泡刺激素、雌二醇、骨钙素均为正常范围。抗核抗体(一),抗 RNP/Sm 抗体(一),抗 Sm 抗体(一),抗 SSA 抗体(一),抗 SSB 抗体(一),抗 SCL - 70 抗体(一),抗 Jo - 1 抗体(一)。循环免疫复合物、类风湿因子、抗链球菌溶血素"O"、IgG、IgA、IgM、转铁蛋白、C-反应蛋白均正常。HIV 抗体、梅毒螺旋体 RPR(一)。

心电图正常。脑脊液检查:压力 160 mmH$_2$O。细胞数、蛋白、糖、氯化物均在正常范围。

脑脊液 HSV1 型和 2 型病毒 PCR 检测(一)。脑电图:非特异性慢波,未见"delta-brush"。头颅 CT:未见异常。头颅 MRI 平扫＋弥散成像:双侧颞叶内侧 T2 FLAIR 高信号(图 38 - 1)。

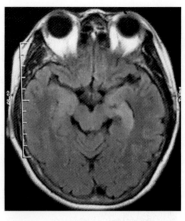

图 38 - 1　患者头颅 MR 平扫＋弥散成像提示双侧颞叶内侧 T2 FLAIR 高信号

病例讨论

住院医师

定位诊断:①该患者系中年女性,主要表现为进行性加重的认知功能障碍、记忆力下降,故定位在颞叶内侧边缘系统。②患者有人格改变,精神行为异常,易激惹和兴奋,情绪控制不佳,故额叶内侧受累不能除外。③查体发现患者双侧共济运动差,故小脑皮质和齿状核可能受累。

定性诊断:①亚急性起病,考虑非特异性感染或脑病。②脑脊液基本正常,排除细菌、真菌感染。病程太长,不考虑常见病毒的感染。倾向于自身免疫性脑病。

主治医师

此患者最大特点是快速进展性痴呆(RPD),临床分析思维应当聚焦 RPD 的鉴别。VITAMINS 原则(V-vascular;I-infection;T-toxic-metabolic;A-autoimmune;M-metastases/neoplasm;I-iatrogenic;N-neurodegenerative;S-systemic)是非常好的记忆方法。但是,建议临床医生需要有"先考虑可治性疾病"的思维。在 RPD 中,能够治疗的疾病最常见于感染(比如梅毒螺旋体感染导致的快速进展性痴呆),自身免疫性疾病(如自身免疫性脑炎和其他结缔组织疾病),代谢(比如维生素 B_1、B_{12} 缺乏等)。这些疾病如果及时治疗,时常能够有效地控制。尽管 CJD 也是 RPD 的原因之一,但是预后不佳。所以,进一步决策需要首先针对这些可治性的 RPD 疾病进行筛查。

主任医师

(1)有没有注意到,这个患者有很长时间的高血糖,控制不佳,能否与 RPD 用同样的原因解释?

(2)该女性患者长期血糖增高实为 1 型糖尿病。1 型糖尿病＋边缘性脑炎/脑病＋小脑共济失调＝GAD 抗体筛查。

同时需要排除以下疾病。

(1)颅内感染性疾病:如 HSV、HIV、梅毒螺旋体等,这些疾病可治,要鉴别。实验室检查为关键,如血清或脑脊液的抗体检测(HIV、RPR、TPPA 等)。该患者相关抗体检测均为阴性,故排除。

(2)系统性自身免疫性疾病相关性脑病:如红斑狼疮、干燥综合征、类风湿关节炎等,此类疾病一般有全身其他器官系统的临床表现,如皮肤、肾脏、关节等,再结合相关抗体的检测结果,鉴别不难。但部分患者以神经系统症状首发,以后再出现其他系统的症状。该患者缺乏其他系统的临床表现,相关抗体如 ANA、SSA 等为阴性,目前排除。

(3)代谢性疾病如维生素 B_1、B_{12} 缺乏,中毒性疾病,快速进展的肿瘤(包括淋巴瘤和胶质瘤等),目前都不符合,排除。

后续诊疗经过

患者进一步完善相关检查。脑脊液自身免疫抗体检测：抗 Hu、Yo、Ri、Ma2、CRMP5、两性蛋白、GABABR、AMPAR、DPPX、VGKC、LGI1、Glycine R 均阴性；抗 NMDAR（一）；血清水通道蛋白抗体（一）；脑脊液和血清 GAD 65 抗体（＋）；提示 GAD 抗体自身免疫性脑炎。明确诊断后接受 IVIg 治疗，0.4 g/(kg·d)，连续使用 5 天；甲泼尼龙 500 mg 冲击治疗 5 天后减量，后以泼尼松 1 mg/(kg·d)、每 2 周减少 5 mg 维持治疗。患者血糖增高，增加胰岛素应用并密切监测血糖。经过一线的免疫治疗后症状明显改善，MMSE 评分恢复至 25 分，认知逐步趋于正常；同时共济失调、行走不稳也明显好转。

最终诊断

GAD 抗体自身免疫性脑炎。

疾病诊疗过程总结

患者以进行性记忆下降 3 个月入院，脑脊液和血清谷氨酸脱羧酶 GAD 65 抗体（＋），并排除其他感染、代谢等病因。明确诊断后，进行激素和静脉丙种球蛋白治疗，治疗后认知功能明显改善，小剂量激素维持中。

诊疗启迪

对于快速起病的认知障碍＋共济失调的患者，需要考虑自身免疫性脑炎的可能，及时治疗能使大部分患者有所恢复。当然，抗体种类不同及是否合并肿瘤等也与预后相关。GAD 抗体自身免疫性脑炎通常对免疫治疗敏感，但可能需要长期维持治疗。激素减量过快可能引起疾病的复发。但是 GAD 抗体导致的伴有肌强直和肌阵挛的进展性脑脊髓炎（progressive encephalomyelitis with rigidity and myoclonus，PERM）预后不佳。GAD 抗体合并肿瘤风险较低，但常规的肿瘤筛查仍然必要。

有人可能会提问，这位患者甲状腺过氧化物酶抗体（TPO）抗体也升高，为什么不考虑桥本脑病？事实上，这二者很难区分。一元论的原则更支持 GAD 抗体相关综合征，即边缘性脑炎＋小脑共济失调＋1 型糖尿病。研究报道，在 GAD 抗体相关综合征患者中，桥本甲状腺炎的发生率在 20%～40%。似乎很难明确哪种抗体才是神经元损伤的真正元凶，或是二者皆有作用。从临床表现来看，桥本脑病很少直接导致小脑共济失调，也不会导致 1 型糖尿病；此外，该患者血液中 TPO 抗体的滴度不是很高，并未超过 1 000 μIU/ml，文献报道的桥本脑病，TPO 抗体滴度多超过 1 000 μIU/ml。此外，该患者血清和脑脊液 GAD 抗体均阳性也支持 GAD 抗体谱系疾病的诊断。其实，对疑似桥本脑病的患者也应当筛查 GAD 抗体，排除 GAD 抗体谱系疾病的可能。

专家点评

1. 行业内知名专家点评（陈向军，教授，复旦大学附属华山医院神经内科）

患者为中年女性，有 1 型糖尿病病史 20 余年。亚急性病程，突出临床表现为近事遗忘伴言行紊乱、易怒等精神症状；影像学检查示双侧颞叶内侧 T2 FLAIR 高信号；脑电图示弥漫性背景节律异常；符合 2016 年由 Graus 等提出的自身免疫性脑炎临床路径中有关确诊的自身免疫性边缘性脑炎的定义。进一步行相关抗体筛查发现该患者血清与脑脊液 GAD 抗体阳性，考虑诊断 GAD 抗体脑炎。挖掘该患者的临床病史，其有糖尿病病史且查体提示共济失调，符合 GAD 抗体相关疾病的临床核心表现。后者包括 1 型糖尿病、僵人综合征（stiff-person syndrome，SPS）、小脑性共济失调（cerebellar ataxia，CA）、颞叶癫痫（temporal epilepsy，TE）或边缘性脑炎（limbic encephalitis，LE）。

典型的以对称性双侧颞叶内侧、海马等边缘系统受累为主的边缘性脑炎/脑病常与以下病因相关：①感染，如人类疱疹病毒-6 引起的病毒性脑炎；②抗神经元胞内成分抗体相关副肿瘤综合征，如小细胞肺癌相关抗 Hu 抗体、睾丸癌相关抗 Ma-2 等，小细胞肺癌或胸腺瘤相关抗 CV2/CRMP5 抗体等；③抗神经元表面与突触成分抗体，如抗 LGI1、CASPR2、GABABR、AMPRAR 抗体，相关自身免疫性脑炎。不对称或累及但不局限于边缘系统者尚需考虑其他病因，如大脑后动脉闭塞引起的颞叶内侧梗死、单纯疱疹病毒引起的急性坏死出血性脑炎或累及颞叶的胶质瘤等。

目前有关 GAD 抗体引起神经系统相关症状的致病性尚存在争议。但总体而言，出现典型的表现如颞叶癫痫、边缘性脑炎、小脑性共济失调、僵人综合征谱系者并伴随有高抗体滴度、脑脊液 GAD 抗体阳性或鞘内合成者诊断 GAD 抗体相关疾病把握较大。

血清抗 GAD 抗体滴度与临床表现存在相关性，高滴度抗 GAD 抗体主要见于各种神经综合征及重叠神经综合征，而 70% 伴血清低滴度抗体患者患有 1 型糖尿病，部分血清低滴度抗体还可见于其他器官特异性自身免疫性疾病患者（如甲状腺功能异常或甲状腺抗体阳性）或健康人群，但目前尚没有明确的临界值来区分抗体滴度的高低。抗 GAD 抗体相关神经综合征合并肿瘤少见，但对于 SPS 或 CA 合并 1 型糖尿病或其他自身免疫性疾病时，应高度怀疑潜在肿瘤的可能性（如乳腺癌、胸腺瘤等）。抗 GAD 抗体相关神经综合征总体预后较差，回顾性研究表明，40% 的 SPS 患者免疫治疗无效，且在 5 年随访中不能行走。仅有 35% 的 CA 患者在亚急性进展期予免疫治疗后症状得到改善。长期来看，抗 GAD 抗体相关 TE 患者，即使在行颞叶切除术后，仍有癫痫发作。

与副肿瘤抗体类似，抗 GAD 抗体属于抗神经元胞内抗体，其致病性有待考证。抗 GAD 抗体是否是相关疾病的责任抗体（参见责任抗体文献），或仅是伴随的生物标记物，需要未来研究验证。

2. 主任点评（陈晟，副教授，上海交通大学医学院附属瑞金医院神经内科）

自身免疫性脑炎的研究进展得很快，抗体谱不断地被拓宽。2019 年，Mandel-Brehm 等在 N Engl J Med 发表了一组全新的自身免疫性脑炎抗体——精原细胞瘤相关副肿瘤性脑炎中的 Kelch 样蛋白 11（KLHL11）抗体；抗 KLHL11 脑炎患者的临床特点是脑干脑炎和共济失调、抗 Ma2 抗体阴性、免疫治疗有效。由此可见自身免疫性脑炎发展的速度，但是自身免疫性脑炎的致病机制目前还不完全清楚。如果抗体针对的是细胞表面的受体，则致病性能够确定；但是如果抗体针对的抗原是细胞内的靶抗原，如 GAD 等，那么，抗体的致病机制有待进一步的研究。

GAD抗体相关综合征也称GAD抗体谱系疾病,是一组与GAD抗体密切相关的神经综合征,与肿瘤关系不密切,但患者可以合并1型糖尿病。临床表现为经典的边缘性脑炎,快速进展的认知功能障碍、癫痫、亚急性起病的小脑共济失调,急性或亚急性PERM或僵人综合征中的一种或几种表现。临床诊断主要依靠血清和脑脊液GAD抗体的检测,阳性率为90%。尤其对于脑病症候群同时伴有不明原因糖尿病的患者要注意筛查GAD抗体。GAD抗体相关综合征对于激素和免疫球蛋白治疗有效。对于躯干强直、痛性痉挛的患者如怀疑合并僵人综合征,可以行肌电图明确,治疗可以加用苯二氮䓬类药物(如地西泮)控制痉挛。

GAD是位于细胞内的靶抗原,抗GAD自身免疫性脑炎的发生机制可能与酶活性异常有关。但也有学者持不同意见,他们认为GAD抗体不具备致病性,原因在于在患者观察中,症状的好转与GAD抗体滴度不一定有关联,而且GAD抗体不容易被清除。与其他细胞内肿瘤神经抗原不同,GAD抗体阳性的自身免疫性脑炎似乎与恶性肿瘤关系并不算密切,且对免疫治疗敏感,但更倾向复发。GAD抗体阳性还可以见于SPS、亚急性CA、PERMS以及1型糖尿病。如果患者同时存在自身免疫性脑炎症状和难以控制的糖尿病时,应当筛查GAD抗体。

(上海交通大学医学院附属瑞金医院　高一宁　陈晟)

参考文献

[1] BORONAT A, GELFAND JM, GRESA-ARRIBAS N, et al. Encephalitis and antibodies to dipeptidyl-peptidase-like protein-6, a subunit of Kv4.2 potassium channels [J]. Ann Neurol, 2013,73(1):120-128.

[2] FAUSER S, UTTNER I, ARIÑO H, et al. Long latency between GAD-antibody detection and development of limbic encephalitis—a case report [J]. BMC Neurol, 2015,15:177.

[3] FOUKA P, ALEXOPOULOS H, AKRIVOU S, et al. GAD65 epitope mapping and search for novel autoantibodies in GAD-associated neurological disorders [J]. J Neuroimmunol, 2015,281:73-77.

[4] MARKAKIS I, ALEXOPOULOS H, POULOPOULOU C, et al. Immunotherapy-responsive limbic encephalitis with antibodies to glutamic acid decarboxylase [J]. J Neurol Sci, 2014,343(1-2):192-194.

[5] LOPEZ-SUBLET M, BIHAN H, REACH G, et al. Limbic encephalitis and type 1 diabetes with glutamic acid decarboxylase 65 (GAD65) autoimmunity: improvement with high-dose intravenous immunoglobulin therapy [J]. Diabetes Metab, 2012,38(3):273-275.

[6] AKMAN CI, PATTERSON MC, RUBINSTEIN A, et al. Limbic encephalitis associated with anti-GAD antibody and common variable immune deficiency [J]. Dev Med Child Neurol, 2009,51(7):563-567.

[7] 陈向军,李海峰,邱伟,等. 神经免疫疾病与责任抗体[J]. 中国神经免疫学和神经病学杂志,2021,28(7):283-287.

病例 39 反复发热伴头痛半年——颅内感染？

病史摘要

现病史：患者，男性，37 岁，于 2019 年 11 月 22 日出现头痛，表现为全头部胀痛，伴低热，体温约 37.5℃，无恶心、呕吐等不适，无肢体活动受限，无言语不利，无视物模糊，无意识障碍。患者遂就诊于当地诊所，予以输液治疗（具体用药用量不详），2 天后患者体温降至正常，但自觉头痛缓解不明显。后于 2019 年 11 月 24 日头痛、发热再发，自测体温约 38℃余，行头颅 CT 检查未见异常，当地诊断考虑"病毒性脑炎（可能）"，并予以抗病毒、止痛等治疗，其间仍有间断发热，最高体温 39.7℃，住院期间呕吐 2 次，呕吐物为胃内容物；2019 年 11 月 29 日于安徽某医院住院治疗，行头颅 CT 检查未见异常，考虑"中枢神经系统感染"，并给予更昔洛韦抗病毒、甘露醇脱水降颅压等治疗。患者 2019 年 11 月 30 日出现烦躁、走动等精神行为异常，予氟哌啶醇针对症处理，2019 年 12 月 1 日烦躁好转，后未再发作类似精神行为异常，住院期间仍间断发热，最高体温 38.7℃。为求进一步系统诊疗，2019 年 12 月 2 日就诊于我院急诊神经内科，急诊以"颅内感染"收住我科。患者自发病以来，精神差，饮食、睡眠欠佳，大小便正常，体重较前无明显增减。

追问病史，患者曾于 2019 年 3 月 27 日出现头痛、发热，后于 2019 年 4 月 30 日至我科住院治疗，完善检查后考虑"病毒性脑炎"，给予抗病毒等治疗，好转后于 2019 年 5 月 17 日出院。

既往史：2014 年有"病毒性脑炎"病史；12 年前曾行腹股沟疝手术；患"寻常性银屑病"病史数年；否认"高血压病、糖尿病、心脏病"病史；否认"肝炎、结核"病史；否认食物及药物过敏史；否认输血史。

个人史：吸烟 10 余年，10～20 支/天，偶有饮酒。

家族史：否认阳性家族史。

入院体检

内科系统体格检查：T 36.7℃，P 80 次/分，R 15 次/分，BP 100/65 mmHg，心、肺、腹（一）。

神经系统专科检查：神志清，精神差，言语流利，对答基本切题，查体欠配合，双侧瞳孔等大等圆，直径约 2.5 mm，对光反射灵敏，双眼球各方向活动可，双侧额纹及鼻唇沟对称，伸舌居中，四肢肌力 5 级，肌张力正常，四肢腱反射（＋），双侧 Babinski 征、Chaddock 征、Oppenheim 征阴性。颈抵抗阳性，Kernig 征阳性，Brudzinski 征阴性。

辅助检查

头颅 CT（外院）：未见异常。

初步诊断

颅内感染(病毒性脑膜炎可能)。

初步诊疗经过

入院后考虑颅内感染(病毒性可能大),予阿昔洛韦抗病毒、头孢曲松抗感染治疗。脑脊液检查:压力 300 mmH$_2$O。无色,清亮,无凝固物,镜检可见少量红细胞,有核细胞计数 114.00×10^6/L,多核细胞比例 4.9%,单个核细胞比例 95%,潘氏试验(+)。蛋白定量 929.69 mg/L,脑脊液氯化物 120.00 mmol/L,脑脊液糖 2.80 mmol/L。腰穿同步血生化:葡萄糖 6.50 mmol/L,总蛋白 74 g/L,氯 95 mmol/L↓。脑脊液涂片未找到新型隐球菌、真菌、细菌,新型隐球菌乳胶凝集试验(-)。用药后患者烦躁、头痛症状较前稍好转,但发热症状无明显变化,目前该患者定性诊断困难,病原仍未明确,多次脑脊液测序未见病原体,颅内感染存疑。

病例讨论

住院医师

定位诊断:患者有精神行为异常,定位于大脑皮质;查体颈抵抗及克氏征阳性,定位于脑膜。

定性诊断:患者为青年男性,急性起病,临床表现为头痛、发热、精神行为异常,既往有病毒性脑膜炎病史,目前定性颅内感染可能性大。脑脊液细胞数增高,也支持颅内感染;但多次脑脊液基因测序未见病原体;需要完善自身免疫性脑炎抗体的筛查,排除自身免疫因素。

主治医师

患者为青年男性,急性起病,目前临床表现主要为发热、头痛、精神行为异常,结合查体提示颈抵抗、脑膜刺激征阳性,定位于大脑皮质及脑膜,临床考虑脑膜脑炎诊断明确,但可能导致脑膜脑炎的原因较多。患者脑脊液检测提示脑脊液细胞数及脑脊液蛋白增多,且以单个核细胞计数上升为主,提示颅内感染,特别是病毒性脑膜脑炎的可能性大。目前患者抗病毒治疗尚未达到足够疗程,治疗上应继续使用抗病毒药物并观察患者症状变化,必要时复查脑脊液常规及生化,以及头颅 MRI 增强,明确患者脑脊液及颅内病灶变化。鉴别诊断包括累及脑膜、脑实质的其他疾病,如自身免疫性脑膜脑炎、脑膜转移性肿瘤等。

主任医师

患者脑膜炎或脑膜脑炎诊断基本明确,关键是定性。患者有多次类似脑炎样发作,使用一元论分析,颅内感染无法解释反复发作的病程。最常见出现复发病程且有自行缓解倾向的主要为自身免疫性脑膜脑炎。此类以抗体介导的免疫炎症中,胶质纤维酸性蛋白(glial fibrillary acidic protein,GFAP)抗体、髓鞘少突胶质细胞糖蛋白(myelin oligodendrocyte glycoprotein,MOG)抗体介导者可以表现为反复发作的脑膜脑炎,需要重点筛查。

后续诊疗经过

为进一步明确病因,排除自身免疫、副肿瘤等,患者再次行腰椎穿刺复查脑脊液二代测序及血+脑脊液中枢神经系统脱髓鞘、副肿瘤、自身免疫性脑膜脑炎等相关抗体,检测结果如下。

（1）脑脊液常规：无色，清亮，无凝固物，少量红细胞（镜检），有核细胞计数 $30.00\times10^6/L$，多核细胞比例 3%，单个核细胞比例 97%，潘氏试验（＋）。

（2）脑脊液生化：脑脊液蛋白定量 $1\,038.35\,mg/L$，脑脊液氯化物 $133.00\,mmol/L$，脑脊液糖 $2.70\,mmol/L$。

（3）脑脊液同步血生化：葡萄糖 $5.64\,mmol/L$，总蛋白 $78\,g/L$，氯 $99\,mmol/L$。

（4）脑脊液涂片＋新型隐球菌乳胶凝集试验：脑脊液涂片未找见真菌、新型隐球菌、细菌，新型隐球菌乳胶凝集试验（一）。

（5）脑脊液二代测序 DNA＋RNA：阴性。

（6）血清自身免疫性脑炎抗体系列＋副肿瘤抗体系列：阴性。

（7）血清 MOG 抗体 IgG：阴性。

（8）血清 GFAP 抗体 IgG：阳性[图 39－1D～F，基于细胞底物的试验（CBA）＋基于组织底物的试验（tissue based assay，TBA）检测]。

（9）脑脊液抗 GFAP 抗体 IgG：阴性。

（10）头部 MRI：FLAIR 示脑沟内弥漫信号增高（图 39－1B）；增强 MRI 提示脊膜强化（图 39－1A）。

结合患者影像学变化及血清抗体结果回报，目前患者 GFAP 抗体相关性自身免疫性脑脊髓膜炎诊断明确，给予甲泼尼龙 $500\,mg/d$ 冲击治疗 5 日后逐渐减量，并加用丙种球蛋白 $0.4\,g/(kg\cdot d)$，连续使用 5 天治疗，治疗后患者精神症状较前明显好转，半年后复查头部 MRI，提示前期脑膜病灶消失（图 39－1C）。

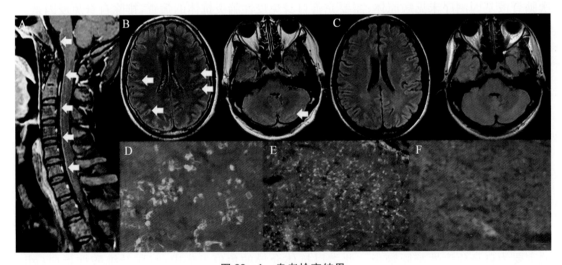

图 39－1　患者检查结果

A. 增强 MRI 提示脊膜明显强化；B. 治疗前头颅 MRI T2 FLAIR 提示脑沟内异常信号；C. 治疗后头颅 MRI 未见异常；D、E. 分别 CBA、TBA 检测血清 GFAP 抗体阳性；F. 正常对照

最终诊断

GFAP 抗体相关性自身免疫性脑脊髓膜炎。

◎ 疾病诊疗过程总结

患者以"反复发热、头痛半年余"入院,查体提示颈抵抗、脑膜刺激征阳性,临床考虑脑膜脑炎诊断明确,脑脊液检测提示脑脊液细胞数及脑脊液蛋白增多,且以单个核细胞计数上升为主,宜考虑颅内感染,特别是病毒性脑膜脑炎可能性大。但注意到患者存在既往多次类似脑炎样发作,颅内感染无法解释反复发作的病程,考虑自身免疫性脑膜脑炎,需要进一步明确。查自身免疫性抗体提示血清 GFAP 抗体 IgG 阳性,结合头颅＋脊髓影像学结果,诊断为 GFAP 抗体相关性自身免疫性脑脊髓膜炎。明确诊断后进行甲泼尼龙＋丙种球蛋白治疗,患者精神症状及发热明显好转。

◎ 诊疗启迪

GFAP 抗体相关性脑脊髓膜炎是一种罕见的自身免疫性疾病,常见于 40 岁以上的中青年患者,大多数患者病情呈急性或亚急性发作,该病临床表现异质性较大,除了最常见的症状如亚急性头痛、视力异常、发热和共济失调外,还可能出现包括精神行为异常、运动障碍、失眠、痴呆和癫痫发作等非典型的临床表现。尽管近年来已有数例 GFAP 抗体相关性疾病的病例得到报告,但遗憾的是,至今 GFAP 抗体相关性脑脊髓膜炎仍然没有统一的诊断标准。前期研究提示,GFAP 抗体相关性中枢神经系统疾病的头部 MRI 影像学特征为脑膜、皮质下白质、下丘脑、中脑、脑桥、延髓、小脑等区域 T2 高信号。另外,在脑膜、脊髓和视神经中常可发现增强病灶。但抗 GFAP 相关性疾病的影像学表现如同其临床症状,常存在相当的异质性,而这一异质性的存在可能是本患者最初未获得正确诊断的原因。

本例患者影像学上的主要表现为脑脊膜的广泛强化,但这种改变是非特异性的,感染等病因在存在这种影像学表现的患者中占据了很大一部分比例。而自身免疫性脑脊髓膜炎作为一种罕见的疾病类型,其临床表现中的发热、脑膜刺激征阳性等症状和体征更加剧了 GFAP 抗体相关脑脊髓膜炎误诊的发生。因此,对于脑脊膜广泛强化的患者,当其脑脊液未发现明显病原体存在的依据时,与 GFAP 抗体相关性脑脊髓膜炎进行鉴别是十分必要的。

总之,GFAP 抗体相关性疾病是一类主要影响脑膜、脑、脊髓和视神经的自身免疫性疾病。虽然不同患者之间存在受累部位差异的原因尚不清楚,但是大多数被诊断为 GFAP 相关性脑膜炎的患者可能会出现头痛、视力异常和发热。这种情况提醒我们,对于无法解释的脑膜炎患者应考虑 GFAP 相关性脑膜炎的诊断。尽管没有统一的诊断标准,但目前的研究表明,通过脑 MRI 影像中典型受累部位的病灶以及通过 TBA 或 CBA 方法进行的脑脊液/血清抗 GFAP 抗体检测是诊断的核心。在患者明确诊断之后,为了获得更好的预后,可能需要对这些患者进行肿瘤筛查。对于已被确诊的个体,虽然大多数患者对皮质类固醇有良好疗效,但仍需要长期的免疫抑制剂加以维持。

🧑‍⚕️ 专家点评

1. 行业内知名专家点评(陈生弟,教授,上海交通大学医学院附属瑞金医院神经内科)

GFAP 抗体相关的脑脊髓膜炎(也称为 GFAP 抗体相关星形细胞病)是少见的累及中枢神经系统和视神经的自身免疫性疾病。在不明原因的脑脊髓膜炎患者中,此病占有一定的比例。侧脑室旁的放射状病灶是经典的影像表现之一。此外,脑膜、脊髓膜的强化,长节段的脊髓炎,颅内急性播散性脑脊髓炎(ADEM)样病灶,也是此病重要的影像表现。血清和脑脊液抗体的检测有助于疾病的诊断。本例患者多次脑膜脑炎发作,未能明确原因。头颅影像提示脑膜、脊髓膜的异常强化是疾病诊断的重要影像线索。尽管本例患者脑脊液 GFAP 抗体呈阴性结果,但血清 CBA、TBA 法均呈现阳性反应,且免疫治疗有效,故 GFAP 抗体相关的脑脊髓膜炎诊断明确。其实,该患者早期阶段就已经显示了自身免疫病的端倪,包括银屑病病史、反复发作的脑炎等线索。不可否认,近年来,神经免疫领域发展迅速,不断有新的抗体被发现。临床神经科一线医生需要打破传统诊疗思维,及时跟进最前沿的知识。

2. 主任点评(陈晟,副教授,上海交通大学医学院附属瑞金医院神经内科)

GFAP 抗体相关的脑脊髓膜炎是一种新发现的疾病,目前对于这个疾病,业界存在不同的观点。多数学者认为,这是一种独立的疾病,临床特点异质性较强。非特异症状表现为发热、头痛。神经系统表现包括视神经受累导致的视力减退、长节段脊髓炎、脑膜脑炎、脑膜刺激征及各种脑叶受累的症状等。脑脊液检查提示细胞数增多,蛋白增高,糖、氯化物正常。增强磁共振可显示脑膜脑实质、脊髓病灶,尤其以侧脑室旁的放射状病灶为其特征,提示髓静脉扩张。治疗方面主要包括人免疫球蛋白和大剂量激素冲击治疗,预后较好。但也有学者持有不同观点,认为 GFAP 抗体并不具备致病性,而仅仅只是中枢神经系统损伤后的生物学标记物而已。中枢神经系统感染或其他原因导致的损伤,有可能使得抗体一过性转阳。在笔者随访的病例中,发现部分患者发病前有病毒性脑炎的病史,血清、脑脊液中 GFAP 抗体阳性,治疗后迅速好转。有研究发现,GFAP 抗体阳性的患者,其星形胶质细胞未有病理改变。所以,GFAP 抗体致病性的研究是未来"解开"GFAP 抗体相关的脑脊髓膜炎发病机制非常重要的内容。此外,GFAP 抗体也能合并其他自身抗体,如合并 NMDAR 抗体、MOG 抗体等,提示这类患者可能存在 B 细胞功能的紊乱。

GFAP 抗体相关性自身免疫性脑脊髓膜炎作为一种罕见的自身免疫性疾病,其病程常表现为急性或亚急性发作,且一些研究发现该病的发生与多种肿瘤的发生存在密切的联系。目前已经发现前列腺癌、胃食管腺癌、骨髓瘤、黑素瘤、结肠类癌、腮腺多形性腺瘤、畸胎瘤,都与 GFAP 相关的星形细胞病的发生存在密切相关。

GFAP 是星形胶质细胞中微丝和微管之间的中间蛋白,也是中枢神经系统中星形胶质细胞病理学的靶标和生物标志物。目前已经明确 GFAP 相关性疾病与自身免疫反应之间存在显著关系。已有报道称,GFAP 抗体存在于抗 GFAP 抗体相关脑脊髓膜炎患者的脑脊液或血清中。然而,该病的发病机理尚未完全了解。组织病理学分析显示,GFAP 抗体相关性脑脊髓膜炎大概是由 GFAP 特异性细胞毒性 CD8[+]T 细胞介导的。GFAP 抗体本身不会引起病理变化,它只是免疫炎症过程的生物标志物。GFAP 相关性脑膜脑脊髓炎的潜在发病机制仍需进一步研究发现。

GFAP 抗体相关性疾病与 CD8[+]T 细胞之间的紧密联系表明,针对 GFAP 抗体相关的脑脊髓膜炎,靶向 T 细胞的免疫疗法至关重要。在这种情况下,靶向 GFAPα 的自身抗体表明 GFAP 相关的脑脊髓膜炎对皮质类固醇有反应。GFAP 脑脊髓膜炎的免疫疗法包括大剂量皮质类固醇、IVIg 和血浆置换，以及口服类固醇和免疫抑制剂以进行长期治疗。据报道，大约 70% 的患者对类固醇治疗反应良好，尽管有些患者可能会因长期无免疫抑制而复发。我们推测，与 GFAP 脑脊髓膜炎相关的恶性肿瘤是 GFAP 抗体相关性疾病疗效不佳的重要原因。早期研究表明，约 38% 的 GFAP 相关疾病患者伴有恶性肿瘤。肿瘤可在 GFAP 相关疾病发作之前或之后发生，这给我们的诊断带来了困难。这种情况提示我们，当我们诊断与 GFAP 相关的疾病时，有必要对这些患者进行肿瘤筛查。

（上海交通大学医学院附属瑞金医院　孟环宇　陈晟）

📖 参考文献

［1］SHAN F，LONG Y，QIU W. Autoimmune glial fibrillary acidic protein astrocytopathy：A review of the literature ［J］. Front Immunol，2018，9：2802.

［2］SHU Y，LONG Y，CHANG Y，et al. Brain immunohistopathology in a patient with autoimmune glial fibrillary acidic protein astrocytopathy ［J］. Neuroimmunomodulation，2018，25 (1)：1 - 6.

［3］FANG B，MCKEON A，HINSON SR，et al. Autoimmune glial fibrillary acidic protein astrocytopathy：A novel meningoencephalomyelitis ［J］. JAMA Neurol，2016，73(11)：1297 - 1307.

［4］LONG Y，LIANG J，XU H，et al. Autoimmune glial fibrillary acidic protein astrocytopathy in Chinese patients：A retrospective study ［J］. Eur J Neurol，2018，25(3)：477 - 483.

［5］YANG X，XU H，DING M，et al. Overlapping autoimmune syndromes in patients with glial fibrillary acidic protein antibodies ［J］. Front Neurol，2018，9：251.

［6］IORIO R，DAMATO V，EVOLI A，et al. Clinical and immunological characteristics of the spectrum of GFAP autoimmunity：a case series of 22 patients ［J］. J Neurol Neurosurg Psychiatry，2018，89(2)：138 - 146.

［7］YAMAKAWA M，HOGAN KO，LEEVER J，et al. Autopsy case of meningoencephalomyelitis associated with glial fibrillary acidic protein antibody ［J］. Neurol Neuroimmunol Neuroinflamm，2021，8(6)：e1081.

病例40　腹肌不自主抽动 8 个月——肌张力障碍？

病史摘要

现病史：患者，男性，61 岁，2020 年 2 月无明显诱因出现腹肌抽动，开始时偶尔发生，后频率逐渐增多，坐起后腹肌抽动可缓解，卧位时明显增加，严重影响患者入睡，以至患者夜间坐着睡觉。2020 年 6 月患者腹肌抽动加重，发作次数频繁，坐起后腹肌抽动也无法缓解，同时逐渐出现声音嘶哑,偶有饮水呛咳和吞咽困难,伴有双下肢无力、走路不稳。为求诊治于2020年10月收入我院。患者自发病以来,无明显性格改变,精神、饮食尚可,睡眠差,二便正常,体重2个月内减轻7.5 kg。

既往史:高血压病史,血压控制可。冠脉支架置入术后。否认糖尿病等其他慢性病及传染病史。

个人史:吸烟40年,职业司机,否认毒物接触史。

家族史:否认阳性家族史。

入院体检

内科系统体格检查:T 36.7℃,P 90次/分,R 24次/分,BP 130/81 mmHg,心、肺、腹(一)。

神经系统专科检查:神志清楚,言语欠清,对答切题。时间空间定向力可,执行力可,双眼各向活动自如,双瞳孔等大等圆,直径3 mm,对光反射灵敏,两侧额纹对称,双侧鼻唇沟对称,伸舌居中,悬雍垂居中,软腭上抬有力,咽反射减弱,颈软。四肢肌力、肌张力正常。双侧肱二头肌反射对称(＋＋＋),双侧桡骨膜对称(＋＋),双侧膝腱反射对称(＋＋),双踝反射对称(＋＋)。双侧病理征(一),针刺觉未见明显异常,深感觉未见明显异常,双侧指鼻试验差,双侧跟膝胫试验可。行走不稳,直线行走不能,闭目难立征(＋)。

辅助检查

无。

初步诊断

肌张力障碍。

初步诊疗经过

入院后完善相关检查。血常规、肝肾、电解质、DIC、BNP、甲状腺功能、血清自身免疫全套未见明显异常。肌酸激酶396 IU/L↑,CK-MB质量6.3 ng/ml↑,肌红蛋白定量102.0 ng/ml↑,肌钙蛋白I 0.01 ng/ml。神经元特异性烯醇化酶18.08 ng/ml↑,余正常范围。EB病毒早期抗原(early antigen, EA)IgG <5.00 U/ml,EB病毒(Epstein-Barr virus, EBV)IgM <10.00 U/ml,EB病毒衣壳抗原(VCA)IgG >750.00 U/ml↑,EB病毒核抗原(EBNA)IgG >600.00 U/ml↑,EB病毒$3.5×10^3$ copies/ml。肌电图:本次检测神经MCV、SCV正常,CMAP、SNAP波幅无明显异常改变;F波潜伏期正常;EMG所测肌肉提示双侧腹外斜肌自发运动单位活动,未见其他异常。脑电图:未见明显异常。头颅MRI平扫(图40-1):脑干、两侧大脑、小脑白质异常信号,拟脑白质变性,考虑脱髓鞘病。先后给予巴氯芬、硫必利以及苯海索对症治疗,腹肌抽动均未见明显好转。

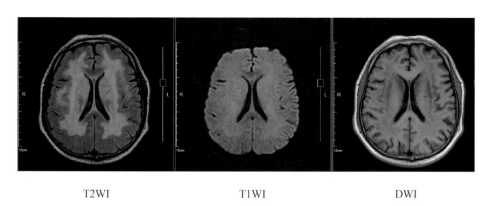

T2WI　　　　　　　　T1WI　　　　　　　　DWI

图 40-1　患者头颅 MRI 提示弥漫白质脑病,脑室周围明显

病例讨论

住院医师

患者为中老年男性,慢性病程。因"腹肌抽动 8 个月,行走不稳 2 个月余"入院。

定位诊断:患者存在声音嘶哑,偶有饮水呛咳,咽反射减弱,定位在延髓。查体可见患者双侧指鼻试验略差,走路不稳,直线行走不能,闭目难立征(+),考虑小脑性共济失调,定位于小脑。腹肌痉挛定位于脑干或者脊髓可能。但结合患者影像学表现,主要累及脑干及脑白质。

定性诊断:患者头颅 MRI 提示对称性脑白质病变,2 个月内体重减轻 7.5 kg,肿瘤指标神经元特异性烯醇化酶增高(18.08 ng/ml)。目前肿瘤因素不能排除。

主治医师

从症状学上看,患者的主要表现为腹肌不自主活动,但对症治疗后未见好转。另一个疾病特点为影像学上表现为双侧对称性的脑白质病变。从脑白质病变这一特点出发,需要鉴别的疾病很多。脑白质病变分为遗传性(脑白质营养不良)和获得性。根据患者发病年龄,考虑获得性病变可能大。获得性脑白质病变,包括一系列中毒性(甲醇中毒、海洛因海绵状脑病、CO 中毒迟发性脑病等)、血管性(中枢神经系统血管炎等)、肿瘤性(大脑胶质瘤病、淋巴瘤病)、免疫性结缔组织疾病(特殊抗体介导中枢神经系统脱髓鞘、白塞综合征、干燥综合征等)。根据该患者的病史及现有检查,目前肿瘤性和免疫性因素不能排除,需要进一步完善腰椎穿刺检查。

主任医师

同意前面医生的定位诊断思路。在定性诊断上,需要特别留意免疫相关的疾病,患者EB 病毒拷贝数明显增高,EB 病毒感染后继发的自身免疫反应不能忽视。神经自身抗原所产生的异常免疫反应会引发一系列运动障碍疾病,也就是抗体介导的运动障碍,在临床并非罕见。在影像上也可表现为各种脑白质病变。其运动障碍表现多样,几乎可涵盖所有的症状类型,包括:运动过多综合征,如舞蹈症、肌阵挛、肌张力障碍和抽搐;运动减少综合征,如帕金森综合征、共济失调等;部分疾病也可呈现出混合型运动障碍。另外,EB 病毒感染与淋巴瘤、鼻咽癌、胃癌等多种肿瘤的发生也密切相关,需要警惕未来向这些疾病转变的可能。建议患者进行腰椎穿刺完善自身免疫性脑炎、脱髓鞘等相关抗体检测,同时可以完善 PET/

CT 排除肿瘤等因素。

总结:根据患者目前的病情及初步检查结果,患者脑白质病变待查,考虑免疫及肿瘤相关。需要进一步完善腰椎穿刺及 PET/CT 检查。

后续诊疗经过

进一步完善脑脊液检查和 PET/CT 检查。脑脊液检查:压力 150 mmH$_2$O,有核细胞计数 6.00×10^6/L,潘氏试验(+),脑脊液蛋白定量 623.36 mg/L↑,脑脊液氯化物 130.00 mmol/L,脑脊液糖 3.70 mmol/L。病原学检查阴性。脑脊液和血清中均未见 IgG 寡克隆带。脑脊液和血清免疫抗体,包括副肿瘤、自身免疫性脑炎、抗 GFAP 抗体检测:自身免疫性脑炎谱显示脑脊液抗 IgLON 家族成员 5(IgLON5)抗体 IgG(++)(1:100),血清抗 IgLON5 抗体 IgG(++)(1:100),余阴性。PET/CT 提示:①双侧脑白质对称性密度及代谢弥漫性降低,请结合临床;②双肺尖肺气肿;③双侧腋下及腹股沟、纵隔多发小淋巴结显示,代谢不高,随诊;④前列腺增生;⑤脊柱退行性病变。给予静脉人丙种球蛋白冲击治疗 5 天,患者腹肌痉挛及步态有所改善。

最终诊断

抗 IgLON5 抗体脑病。

疾病诊疗过程总结

该患者因"腹肌抽动 8 个月,行走不稳 2 个月余"入院,查体及辅助检查提示脑干、小脑及白质受累;EB 病毒拷贝数明显增高。自身免疫性脑炎需考虑。最终发现脑脊液抗 IgLON5 抗体 IgG(++)(1:100),血清抗 IgLON5 抗体 IgG(++)(1:100),诊断为抗 IgLON5 抗体脑病。给予静脉人丙种球蛋白冲击治疗 5 天,患者腹肌痉挛及步态有所改善。

诊疗启迪

抗 IgLON5 抗体脑病是一种比较新的神经系统自身免疫性脑炎,其突出表现为睡眠障碍,部分患者以球部症状或舞蹈病、帕金森综合征等运动症状为首发和突出特征。该患者以运动障碍为首发和突出症状,同时病程中伴有球部症状,但患者病程中无明显的睡眠障碍,这一不典型特点给临床诊断带来了一定难度。抗 IgLON5 抗体脑炎无特异性影像学表现,该患者存在对称性脑白质病变也增加了疾病的鉴别诊断难度。最终通过血和脑脊液自身免疫性脑炎抗体检测锁定了 IgLON5 抗体这一元凶,经过静脉人丙种球蛋白治疗后患者症状得到改善。

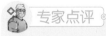 专家点评

1. 行业内知名专家点评(王丽华,教授,哈尔滨医科大学附属第二医院神经内科)

该患者考验着神经科医生对于弥漫性白质脑病的鉴别诊断功力。弥漫、非强化的白质脑病常见于各类脑白质营养不良、有机类溶剂中毒、特殊抗体介导的脑病、结缔组织疾病(如干燥综合征、白塞综合征),遗传、非遗传性小血管疾病,也可见于特殊类型的

肿瘤(如淋巴瘤、胶质瘤)等。最后,在患者血清和脑脊液中都找到了 IgLON5 抗体,从而拟诊抗 IgLON5 抗体脑病。后续随访仍然重要,因为需要认定此抗体系"责任抗体"而非"旁观者"。进一步的基因筛查(尤其是人类白细胞抗原分型)及长期的随访观察是必要的。此外,抗体亚型的进一步鉴定(IgG1 为主还是 IgG4 为主)有助于疗效和预后的评估。

值得注意的是,该患者 EBV 感染证据较为充分,我们需要进一步思考两点。

(1) 抗体产生是否与感染相关? 众所周知,包括 NMDAR 抗体在内的诸多脑炎抗体产生与病毒感染有关,但 IgLON5 抗体是否亦如此呢? 这需要时间来证明。

(2) EBV + 白质脑病需要警惕未来向淋巴瘤等淋巴细胞增殖性疾病转变的可能。

综上,这是一个值得进一步研究的病例,拓宽了我们对于 IgLON5 抗体的认识,但我们仍然需要以科学、谨慎的态度去认识 IgLON5 抗体的致病性。

2. 主任点评(陈晟,副教授,上海交通大学医学院附属瑞金医院神经内科)

抗 IgLON5 又称为抗 IgLON5 抗体相关 tau 蛋白病,自 2014 年首次被报道以来,全球确诊病例百余例,国内也比较罕见。该病既有自身免疫性疾病的特点,也有神经退行性疾病的特点。其特征包括独特的睡眠障碍、步态不稳和脑干功能障碍。特征性睡眠障碍见于多达 90% 的患者,是某些患者就诊的主要原因,主要表现为异态睡眠和睡眠呼吸暂停,部分患者白天过度睡眠。同步视频多导睡眠图(video polysomnography,V - PSG)显示非快速眼动(non-rapid eye movement,NREM)期和快速眼动(rapid eye movement,REM)期睡眠行为异常和睡眠结构紊乱。尽管睡眠障碍的发生频率很高,但其他神经系统症状(如步态困难、延髓症状或意识障碍)也很重要。至少有 10% 的患者可能没有睡眠障碍,而在 20% 的病例中,睡眠症状在发病时不出现。高达 65% 的患者会发生多种运动障碍,包括舞蹈病、震颤、肌张力障碍、肌阵挛、帕金森综合征和异常的颌面运动,少数病例报道了躯干或腹部的肌阵挛运动。抗 IgLON5 脑病在影像表现上没有特异性。根据现有的病例报道,抗 IgLON5 脑病也可出现累及脑干、小脑、丘脑的脑白质异常信号。对于慢性起病,存在明显睡眠障碍的患者,要注意想到抗 IgLON5 脑病的可能。但是睡眠以外的神经系统症状和临床表型对于抗 IgLON5 脑病的疑诊也很重要。

对于可疑患者应进行系统的睡眠评估,行血清与脑脊液抗 IgLON5 抗体检测。早期应用免疫调节治疗对于抗 IgLON5 脑病有一定效果,进一步的基因筛查[尤其是人类白细胞抗原分型:HLA - DRB1 * 1001 和(或)HLA - DQB1 * 0501 异常]及长期的随访观察是必要的。同步视频多导睡眠图(V - PSG)可见阻塞性睡眠呼吸暂停、喘鸣、快速眼动睡眠(rapid eye movement sleep,REMS)行为障碍,也可见非快速眼动睡眠(non-rapid eye movement sleep,NREMS)和 REMS 均出现的异常运动、睡眠结构异常。主要表现为 N2 期简单和复杂的发声运动,REMS 插入 N2 期,表现为简单的肢体运动且肌紧张异常增加,但 N3 期睡眠正常,常伴随喘鸣。神经病理学检查可见神经元丢失与 tau 蛋白沉积,以脑干被盖与下丘脑受累明显,值得神经变性病领域关注。

(上海交通大学医学院附属瑞金医院 杨晓东 陈晟)

参考文献

[1] GAIG C，COMPTA Y． Neurological profiles beyond the sleep disorder in patients with anti-IgLON5 disease [J]． Curr Opin Neurol，2019，32(3)：493 - 499．

[2] BALINT B，VINCENT A，MEINCK HM，et al． Movement disorders with neuronal antibodies：syndromic approach，genetic parallels and pathophysiology [J]． Brain，2018，141(1)：13 - 36．

病例41 视物重影伴行走不稳 20 天——中枢脱髓鞘疾病？

病史摘要

现病史：患者，男性，49 岁，于 2012 年 2 月 4 日 14：00 左右工作时突发视物重影、头晕，伴喷射状呕吐 1 次，呕吐物为胃内容物，无视物旋转，伴站立及行走不稳，14：45 左右于外院就诊，头颅 CT 平扫示"右侧基底节区缺血灶"，拟诊"脑梗死"，予以天麻、长春西汀等活血、营养脑神经药物治疗，甲磺酸倍他司汀片改善头晕。治疗 10 余天，感头晕稍好转，但仍有视物重影、行走不稳，走直线易向右侧倾斜。17 日开始出现左侧肢体麻木感，逐渐加重，右眼眨眼减少。19 日晨起时发现口角左歪，右侧面部活动不利，伴言语不清、味觉减退。21 日外院查头颅 MRI 示"桥脑、两侧小脑、基底节、放射冠陈旧性梗死，双侧副鼻窦炎症"，考虑"右侧面神经炎"，予以泼尼松 30 mg、早上顿服，甲钴胺片营养神经、理疗等配合治疗，症状未见明显缓解。为进一步诊治于 27 日收入我院。追问病史，否认近期发热、咽痛、腹泻等感染史。本次发病以来，食欲、精神、睡眠尚正常，二便无殊，体重无明显改变。

既往史：有高血压病 2 年，最高 180/100 mmHg，未予诊治，偶有头晕。10 余年前有"肝炎史"，具体不详。

个人史：吸烟史 20 余年，20 支/日，未戒。否认饮酒史。否认疫区、疫水接触史，否认近亲结婚史及冶游史。无特殊药物毒物接触史。

家族史：已婚，育 1 子。父母及一弟兄均有"脑梗死"病史。

入院体检

内科系统体格检查：T 36.6℃，P 78 次/分，R 19 次/分，BP 175/90 mmHg。心、肺、腹（－）。

神经系统专科检查：神清，精神正常，口齿稍含糊。定向力、理解力、记忆力正常。颅神经查体欠配合，嗅觉及双眼视力欠配合。双瞳等大等圆，直径 3 mm，对光反射稍迟钝。左眼活动正常；右眼外展受限，露白 3 mm，右眼旋转性眼震。左眼水平性眼震，右眼角膜反射（－），左眼角膜反射（＋），右额纹减少，右侧眼裂较对侧宽。右侧鼻唇沟浅，悬雍垂居中，双侧咽反射（±），舌肌未见明显萎缩，伸舌未见明显偏斜。四肢肌张力正常。左上肢肌力 5 级，左髂腰肌、股后肌群、胫前肌 4 级，股四头肌、腓肠肌 5 级，右侧肢体肌力 5 级。腱反射：左肱二头肌反射（＋＋），右肱二头肌反射（＋），双侧肱三头肌反射、桡骨膜反射（＋），右膝反射(+),左膝反射(++),双踝反射(+)。左侧面部、肢体针刺觉、温度觉减退。余未见明显异常。关节位置觉、震动觉粗测正常。病理反射未引出。指鼻、跟膝胫试验稳准,Romberg征(±)。步态摇晃欠稳。脑膜刺激征阴性。

辅助检查

头颅 CT 平扫(外院 2012 - 02 - 04):右侧基底节区缺血灶。

头颅 MRI(外院 2012 - 02 - 21):桥脑、两侧小脑、基底节、放射冠陈旧性梗死,双侧副鼻窦炎症。

血常规(2012 - 02 - 25):白细胞 $11.20 \times 10^9/L \uparrow$,中性粒细胞数值 $7.55 \times 10^9/L \uparrow$,中性粒细胞百分比 67.4%。

初步诊断

中枢脱髓鞘疾病?

初步诊疗经过

入院后完善相关检查。肝肾功能、电解质、血糖、血脂、DIC、乙肝及丙肝抗体、消化道肿瘤标记物、呼吸道肿瘤标记物、前列腺肿瘤标记物、HIV、PRR、TPPA、CRP、降钙素原、血沉、抗呼吸道九联病毒抗体、抗 EB 病毒抗体、抗军团菌抗体、抗 Q 热立克次体抗体、抗巨细胞病毒抗体、糖化血红蛋白、血 T - SPOT 均正常。血细胞分析、脑脊液及同步血相关检查分别见表 41 - 1 和表 41 - 2。

表 41 - 1 血细胞分析

时间	白细胞数值	中性粒细胞数值	中性粒细胞百分比
2012 - 02 - 25	$11.20 \times 10^9/L \uparrow$	$7.55 \times 10^9/L \uparrow$	67.4%
2012 - 03 - 03	$13.20 \times 10^9/L \uparrow$	$9.90 \times 10^9/L \uparrow$	$74.9\% \uparrow$
2012 - 03 - 08	$14.41 \times 10^9/L \uparrow$	$10.45 \times 10^9/L \uparrow$	$72.6\% \uparrow$

表 41 - 2 脑脊液及同步血相关检查

时间	压力 (mmH$_2$O)	有核细胞计数	多核细胞	单个核细胞	蛋白定量	氯化物	糖
2012 - 02 - 28	210	$32 \times 10^6/L$	30%	70%	665 mg/L↑	131.00 mol/L	4.0 mmol/L
2012 - 02 - 29	225	$19 \times 10^6/L$	20%	80%	716 mg/L↑	129 mmol/L	5.0 mmol/L
2012 - 03 - 19	160	$16 \times 10^6/L$	20%	80%	596 mg/L↑	116 mmol/L↓	5.0 mmol/L

脑脊液涂片未找见细菌、真菌、抗酸杆菌。寡克隆带+IgG 指数:脑脊液白蛋白定量正常,IgG 轻度增高,IgG 指数轻度增高,未见异常 IgG 寡克隆带。血、CSF 乳胶凝集试验阴性。血清 GM1 - IgM 抗体 P/N 值 2.82↑;脑脊液 GM1 - IgG 抗体 P/N 值 2.5↑;血清 GQ1b - IgG 抗体 P/N 值 3.48↑;脑脊液 GQ1b - IgG 抗体 P/N 值 2.76↑。

头颅 MRI 平扫＋增强(2012-03-01)：脑干、右侧侧脑室体旁及双侧额顶叶脑梗死，双侧小脑半球陈旧性出血性脑梗死改变；副鼻窦炎(图 41-1)。主动脉弓上水平 MRA(2012-03-01)：左侧椎动脉起始部轻度变窄，双侧椎动脉管腔欠清晰；基底动脉起始部开窗畸形。头颅 MRA(2012-03-01)：右侧大脑中动脉 M2 段起始部管腔狭窄；基底动脉起始部开窗畸形。

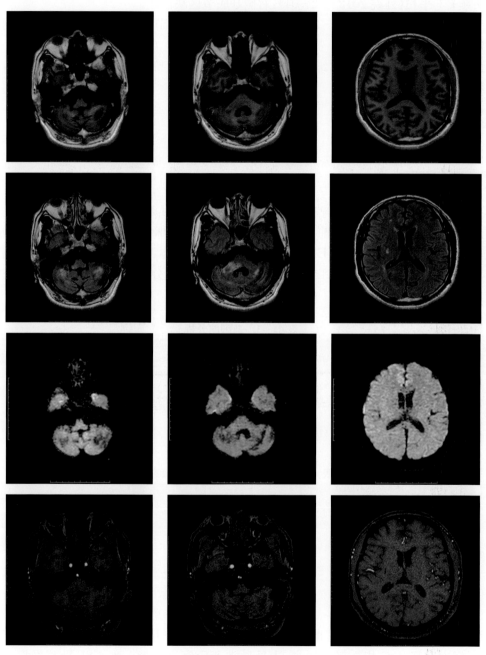

图 41-1　头颅 MRI 平扫＋增强(2012-03-01)

肌电图(2012－03－12)：右侧面神经 CMAP 波幅下降。其余 NCV、EMG 检测未见异常。诱发电位(2012－03－12)：BAEP、VEP、SEP 诸波形态较差，潜伏期均正常范围。

经糖皮质激素冲击及静脉注射丙种球蛋白治疗后，患者头晕及行走不稳明显改善。复查头颅 MRI 增强(2012－03－21)：脑干、双侧小脑、右侧侧脑室体旁及双侧额顶叶多发异常信号，与 2012－03－01 相比，右侧桥脑臂病灶范围缩小，左侧延髓内见新病灶出现；双侧小脑半球陈旧性出血性脑梗死改变；副鼻窦炎(图 41－2)。

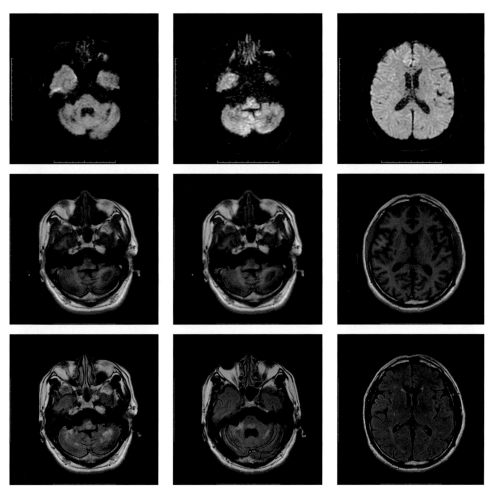

图 41－2　头颅 MRI 复查(2012－03－21)

● **病例讨论** ▶▶▶

住院医师

定位诊断：本例患者以右侧周围性面瘫、左侧肢体感觉及平衡异常为主要症状；查体右眼外展受限，右眼有旋转性眼震，左眼水平性眼震，双侧咽反射(±)，舌肌未见明显萎缩，伸舌未见偏斜；左侧偏身针刺觉减退，左下肢肌力减退；Romberg 征(±)，定位在脑干和小脑，Ⅴ、Ⅵ、Ⅶ、Ⅸ、Ⅻ均不同程度受累，考虑桥脑受累为主，累及延髓、中脑。影像学上提示右侧桥脑延髓和小脑信号不均的长 T1、长 T2 信号，支持该定位。

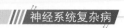

定性诊断：本例患者为急性起病，亚急性进展，否认前驱感染史，症状表现多样，以眼外肌麻痹、周围性面瘫、小脑性共济失调、脑干长束受累为主要表现，血及脑脊液未找到病原学证据，血 T - SPOT 阴性，CSF 蛋白增高，抗 GM1 抗体、抗 GQ1b 抗体阳性，头颅 MRI 示脑干多发不均异常信号灶，经糖皮质激素冲击及静脉注射丙种球蛋白治疗后症状和体征有好转，定性考虑为中枢脱髓鞘疾病，Bickerstaff 脑干脑炎可能性大。

主治医师

患者入院时根据其急性起病、进展不快，以及相关临床症状及体征，并结合头颅 MRI"脑干信号不均影"，考虑为"脑干脑炎可能"，但不能确定性质，予小剂量糖皮质激素及抗血小板聚集、活血治疗，同时完善检查。行血、CSF 检查未找到感染病原学证据，CSF 示蛋白升高、白细胞计数升高、IgG 轻度升高、OB(-)，血清 GM1 - IgM 抗体、CSF GM1 - IgG 抗体、血清 GQ1b - IgG 抗体阳性，考虑中枢神经系统脱髓鞘性疾病，予静脉注射丙种球蛋白 5 天联合甲泼尼龙冲击治疗，治疗期间患者颅神经受损症状出现动态变化。虽然 Bickerstaff 脑干脑炎无诊断学金标准，仍考虑该病可能性最大。但与既往报道不同，该患者头颅 MRI 显示脑干病变。此外，脑脊液抗 GQ1b 抗体阳性也支持 BBE 的诊断。

主任医师

患者急性起病、进展不快，结合相关临床症状及体征，以及头颅 MRI"脑干信号不均影"、DWI 高信号，细胞水肿坏死需要考虑。该患者的确存在部分缺血性脑梗死的高危因素，脑干梗死是应该考虑的一个疾病。但如果该患者颅神经受累提示脑干各部位病灶，应该造成更严重的症状，如肢体瘫痪、意识障碍、生命中枢受累等；并且多部位的脑干梗死多见于椎基底动脉多发的病变，该患者所行头颅 MRA 及弓上 MRA 均示血管未见明显异常；再者，该患者症状可因激素及丙种球蛋白治疗出现动态变化，故基本排除该疾病。另外需要考虑的是多发性硬化，它是一种中枢神经系统的慢性、炎症性、脱髓鞘性疾病，可引起各种症状，包括感觉改变、视觉障碍、肌无力、忧郁、严重的疲劳、认知障碍、平衡障碍、疼痛等，严重的可以导致肢体瘫痪和残疾。

多发性硬化的平均发病年龄一般在 20～40 岁，女性患者两倍于男性。该患者为 49 岁男性，眼肌麻痹、共济失调、CSF IgG 指数轻度增高，需排除多发性硬化可能，但目前患者为首次发病，临床证据不足，需随访。

另外，患者血清 GM1 - IgM 抗体、CSF GM1 - IgG 抗体、血清 GQ1b - IgG 抗体阳性。Miller-Fisher 综合征为吉兰-巴雷综合征的特殊变异型，其典型的三联征为眼外肌麻痹、腱反射消失、共济失调。二者在临床症状上有一定的重叠，且多数有血清神经节苷脂抗体阳性，但前者是以周围神经系统受累为主的一种疾病，而 Bickerstaff 脑干脑炎以中枢神经系统受累为主。该患者有多组颅神经受损、长束征、小脑性共济失调，头颅 MRI 可见多发的不均匀性长 T1 长 T2 病灶，神经传导速度仅右侧面神经 CMAP 波幅下降，各种诱发电位异常，以上证据均提示该患者的责任病灶在脑干，故可排除 Miller-Fisher 综合征。

后续诊疗经过

给予静脉注射丙种球蛋白联合甲泼尼龙冲击治疗，治疗期间患者颅神经受损症状改善，眼球各向活动到位，双眼侧视时仍有短暂水平眼震，四肢肌力 5 级。3 月 21 日复查头颅 MRI 与临床表现相符，复查 CSF 蛋白含量、白细胞计数较入院时下降，病情趋向稳定，故予以出院继续口服激素治疗。

最终诊断

Bickerstaff 脑干脑炎。

疾病诊疗过程总结

患者急性起病、进展不快，头颅 MRI"脑干信号不均匀"，患者的定性诊断有一定的不典型性，首先考虑免疫可能，给予小剂量糖皮质激素，同时血管性不能完全排除，故给予抗血小板聚集、活血治疗。进一步完善检查后明确诊断。血清 GQ1b‑IgG 抗体阳性，考虑中枢神经系统脱髓鞘性疾病，明确诊断后修正治疗，予静脉注射丙种球蛋白 5 天联合甲泼尼龙冲击治疗，治疗后患者神经缺损症状好转。

诊疗启迪

Bickerstaff 脑干脑炎目前尚无诊断的金标准，多依据临床症状，在排除其他类似疾病后考虑该诊断。以下几点可能有助于本病的诊断：①任何年龄均可发病，但以青壮年居多；②急性或亚急性起病，绝大多数患者有上呼吸道或消化道感染的前驱症状；③表现为单侧或两侧脑干受损的症状及体征；④脑脊液常规及生化基本正常；⑤影像学出现责任病灶，有助于与脑干肿瘤、血管病及多发性硬化等鉴别；⑥对糖皮质激素治疗有效，预后较好；⑦呈单相病程无复发。

Bickerstaff 脑干脑炎虽然临床并不多见，但作为一种临床表现多样、诊断困难的疾病，应引起临床医师的关注，遇到以脑干受损为主要表现的患者时，除考虑临床常见累及脑干的疾病外，还应考虑 Bickerstaff 脑干脑炎可能。

专家点评

1. 行业内知名专家点评（王丽华，教授，哈尔滨医科大学附属第二医院神经内科）

Bickerstaff 脑干脑炎是一组以意识障碍、眼外肌麻痹、对称性弛缓性四肢瘫、共济失调、双侧面瘫、Babinski 征、瞳孔异常和球麻痹等为表现的临床综合征。任何年龄及性别人群均可发病，以青壮年多见，多为急性或亚急性起病，临床以多组颅神经及长传导束功能受损为主要特征。

本例患者存在多组颅神经受损、长束征、小脑性共济失调，头颅 MRI 显示脑干病变，CSF IgG 指数轻度增高；另外，患者血清 GM1‑IgM 抗体、CSF GM1‑IgG 抗体、血清 GQ1b‑IgG 抗体阳性，激素和丙种球蛋白治疗有效，可排除脑干梗死，但患者临床表现与 Miller‑Fisher 综合征存在一定重叠，需要鉴别。Miller‑Fisher 综合征主要为周围神经系统受累，本患者以中枢神经系统受累为主，因此考虑诊断为"Bickerstaff 脑干脑炎"。目前，已确认的本病前驱感染病原体只有空肠弯曲菌，空肠弯曲菌可表达 GQ1b 抗体，可通过血脑屏障薄弱区域进入脑干，导致病变，但其具体发病机制目前尚不明确。本病通常为单相病程，治疗方案主要包括激素治疗、免疫球蛋白疗法、血浆置换、免疫抑制剂等，多数患者预后较好，但发病后需及时就诊以明确诊断，如不能早期诊断及治疗，

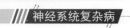

患者可能出现意识障碍甚至昏迷,危及生命。因此,建议出现相关症状后及早就医,避免延误。

2. 主任点评(刘建荣,教授,上海交通大学医学院附属瑞金医院神经内科)

Bickerstaff 脑干脑炎的病因及发病机制目前尚不清楚,多数学者认为与病毒或细菌等感染有关。患者大多数有前驱性感染,如流感、单纯疱疹病毒、巨细胞病毒、EB 病毒、带状疱疹病毒、弯曲菌、支原体等。根据文献报道主要有两种观点,即免疫受损学说和病毒感染学说。前者通过免疫介导产生迟发性过敏反应,以脑干白质为主的斑片状脱髓鞘软化灶,血管充血,血管周围淋巴细胞浸润,血管袖套形成,灰质神经胶质细胞受累较轻,无明显神经元被噬现象和胶质瘢痕形成。如病毒直接侵犯脑干可见神经元被噬现象、胶质增生和胶质瘢痕形成,而白质无明显脱髓鞘改变。严重者可见组织坏死、出血灶、大片状脱髓鞘及轴索破坏等改变。

临床特点为男性明显多于女性,男女之比为(2~3):1;以青壮年为主,平均年龄35.2 岁。神经系统症状和体征大多以单个或多个颅神经受损为首发症状,相继出现单侧或双侧肢体无力、麻木等长束征,颅神经损害多局限于一侧,可以表现为多组颅神经同时麻痹,以面神经、前庭神经、外展神经、舌咽神经、三叉神经麻痹最多见;其次为滑车神经、动眼神经及听神经,三叉神经中以眼支、上颌支多见,运动长束和感觉长束受损一般较轻,多以一侧损害为主,并可与颅神经受损一起呈不典型的交叉性瘫痪。所有患者均可见单相缓解病程,预后较好;Bickerstaff 脑干脑炎严重者可见昏迷、呼吸衰竭、死亡。

实验室检查主要发现为:①脑脊液检查显示常规及生化可正常,或见轻度蛋白升高及白细胞数增多,部分见相关病原学抗体阳性,部分见神经节苷脂抗体阳性;②血清学检查可有抗空肠弯曲菌、巨细胞病毒、EB 病毒、单纯疱疹病毒等抗体;可有抗神经节苷脂抗体阳性,如 GQ1b-IgG 抗体等;③头颅 MRI 约 30% 患者可见异常损害表现,T2WI 相呈对称或不对称高信号,常出现在脑桥、延髓、中脑及丘脑大脑脚及内囊区域,强化时T1 相呈不明显、轻微边缘强化或高度强化,T2 相呈斑片状或中央低强化边缘高度强化;FLAIR 像为对称性的高信号,在上延髓、脑桥、中脑、大脑脚及内囊区或丘脑等区域。

Bickerstaff 脑干脑炎目前尚无诊断的金标准,多依据临床症状,在排除其他类似疾病后考虑该诊断。Bickerstaff 脑干脑炎目前也无统一的治疗方案,一般为对症支持治疗、糖皮质激素治疗,对于神经节苷脂抗体阳性的患者可予静脉注射丙种球蛋白或血浆置换。本病单向病程,一般预后好,较少遗留后遗症。

(上海交通大学医学院附属瑞金医院　潘静　刘建荣)

参考文献

[1] KUWABARA S. Fisher syndrome and Bickerstaff brainstem encephalitis [J]. Brain Nerve, 2015,67(11):1371-1376.

［2］WAKERLEY BR，KOK UBUN N，FUNAKOSHI K，et al. Clinical classification of 103 Japanese patients with Guillain-Barré syndrome ［J］. J Neurol Sci，2016，369：43 – 47.

［3］ISHII J，YUKI N，KAWAMOTO M，et al. Recurrent Guillain-Barré syndrome，Miller Fisher syndrome and Bickerstaff brainstem encephalitis ［J］. J Neurol Sci，2016，364：59 – 64.

［4］SEKIGUCHI Y，MORI M，MISAWA S，et al. How often and when Fisher syndrome is overlapped by Guillain-Barré syndrome or Bickerstaff brainstem encephalitis ［J］? Eur J Neurol，2016，23（6）：1058 – 1063.

第六章

神经遗传疾病

病例42 进行性双下肢乏力伴酸胀感5年——痉挛性截瘫？

病史摘要

现病史：患者，女性，19岁，在14岁左右无明显诱因下逐渐出现左下肢乏力伴酸胀感，起初不影响日常生活及活动，但之后酸胀、沉重感、乏力感逐渐加重，并累及右下肢，但上肢始终未受影响。后患者双下肢僵硬、乏力感进一步加重，出现行走姿势怪异，行走时双腿内收逐渐明显，双足类似内翻，鞋子外侧常常磨损严重。患者由于异常姿势以及下肢乏力感，无法进行正常跑跳等运动。15岁后患者自觉记忆力减退，学习成绩愈发落后。18岁时患者出现尿急、尿失禁。病程中患者无肢体麻木、言语含糊、吞咽困难等不适。目前患者尚能独自行走，但行走缓慢，姿势异常。

既往史：既往无殊。

个人史：足月顺产，1岁行走，5岁讲话。自幼学习成绩落后，中专毕业。

家族史：父母为表兄妹近亲结婚，家族中无类似疾病。家系图如图42-1所示。

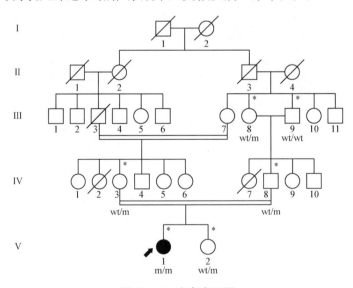

图42-1 患者家系图

入院体检 >>>

内科系统体格检查：T 37.0℃，P 68 次/分，R 20 次/分，BP 112/68 mmHg，心、肺、腹(一)。

神经系统专科检查：神志清楚，反应差，记忆力减退。MMSE 22 分。双瞳等大等圆，直径 3 mm，直接和间接对光反应灵敏，眼球各方向活动好，无眼震，双侧鼻唇沟对称，伸舌居中，双侧咽反射灵敏。双上肢肌张力正常，双下肢肌张力明显增高，左上肢肌力 5－级，双下肢肌力 4 级，高弓足。双上肢腱反射(＋)，双下肢腱反射(＋＋＋)，髌阵挛、踝阵挛(＋)，双侧 Babinski 征(＋)。深浅感觉正常。共济运动正常。剪刀步态。脑膜刺激征阴性。

辅助检查 >>>

无。

初步诊断 >>>

痉挛性截瘫。

初步诊疗经过 >>>

入院后完善相关检查。血常规、肝肾功能、血电解质、甲状腺功能、血清叶酸、血清维生素 B_{12} 检测均未见异常。头颅 MRI 检查如图 42－2 所示。入院后予以巴氯芬缓解下肢肌张力增高。

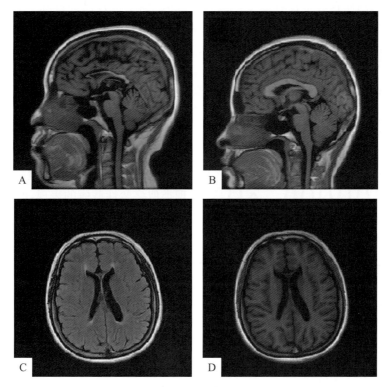

图 42－2　头颅 MRI

A. 矢状位 T1 显示胼胝体明显变薄；B. 正常头颅 MRI 矢状位 T1 示胼胝体形态正常；C、D. 横断面提示脑室旁白质高信号，脑室略增宽

病例讨论

住院医师

患者主要症状表现为双下肢乏力,查体发现双下肢肌张力增高,腱反射亢进,肌力减退,且双侧下肢病理征阳性,感觉正常,提示双侧下肢锥体束受累。此外,患者存在学习能力下降,高级认知功能评定发现存在认知减退,影像学检查发现胼胝体萎缩。综上,定位双下肢锥体束以及胼胝体。患者青少年,隐匿起病,进行性加重,且父母近亲结婚,遗传变性性疾病首先考虑。

主治医师

患者为青少年女性,慢性病程,进行性加重,临床症状主要表现为双下肢乏力以及高级认知功能的减退。双下肢乏力根据体格检查体征考虑上运动神经元病变,定位锥体束。结合患者病史、病程、父母婚配史,不支持感染、外伤、中毒、血管、肿瘤等性质的病变,首先考虑遗传变性相关疾病。

主任医师

根据本患者临床症状、相关病史结合体格检查,首先考虑遗传性痉挛性截瘫。虽然患者合并有认知功能落后,且头颅 MRI 发现胼胝体的萎缩,符合复杂型痉挛性截瘫尤其是 11 型的表现,但需要注意的是,遗传性痉挛性截瘫的诊断前提是排除其他继发性的因素。需要与痉挛性截瘫相鉴别的疾病包括脊髓的占位、炎性病变、代谢性疾病(包括亚急性脊髓联合变性以及肾上腺脑白质营养不良脊髓型)等。患者的影像学检查已经排除了占位以及脊髓炎的诊断,但其他代谢性因素导致的脊髓病变还需进一步排查落实。

后续诊疗经过

患者临床诊断考虑痉挛性截瘫,定性考虑遗传性可能大。由于遗传性痉挛性截瘫是排他性诊断,需要进一步排除继发性的因素,因此后续为患者完善了脊髓的 MRI、感染指标等一系列检查,结果都未发现明显异常。此外,肾上腺脑白质营养不良脊髓型也可能出现类似痉挛性截瘫的表现,但患者为女性,头颅 MRI 没有发现白质病变的情况,后续的激素水平检查也无异常,因此,不支持肾上腺脑白质营养不良脊髓型的诊断。因此,该患者最终诊断仍然考虑遗传性痉挛性截瘫。后续进一步完善痉挛性截瘫基因筛查,发现患者携带 SPG11 基因 c.4561delT 纯合变异,其父母分别携带该位点杂合变异,根据 ACMG 指南,可评估为致病(图 42 - 3)。患者经基因检测诊断明确,目前遗传性痉挛性截瘫尚缺少针对性治疗药物,患者予巴氯芬片改善下肢痉挛症状,并予以康复训练治疗。智能

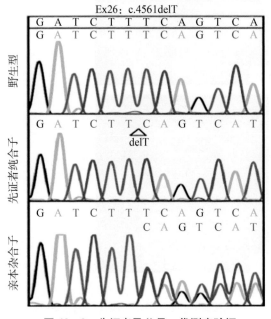

图 42 - 3　先证者及父母一代测序验证

减退尚无针对性治疗方法。

最终诊断

遗传性痉挛性截瘫(SPG)11 型。

疾病诊疗过程总结

本患者因双下肢进行性乏力伴认知功能减退就诊,运动方面主要症状以及体征为双下肢锥体束受损,结合患者患病年龄、病程以及父母近亲婚配史,在排除了其他继发性病因的基础上考虑遗传性痉挛性截瘫的诊断。由于患者合并有认知功能减退以及胼胝体萎缩,因此临床分型上考虑复杂型痉挛性截瘫(11 型可能大)。后患者经基因检测明确遗传性痉挛性截瘫 11 型的诊断,然而目前遗传性痉挛性截瘫尚缺少针对性治疗药物,本患者应用巴氯芬改善下肢痉挛症状,并予以康复训练治疗。智能减退尚无针对性治疗方法。

诊疗启迪

遗传性痉挛性截瘫是神经遗传性疾病中的常见疾病之一,具有临床和遗传的高度异质性。其核心症状为进行性加重的痉挛性双下肢乏力,在此基础上部分类型可合并多种其他神经系统受累表现,例如认知功能减退、周围神经病变、脑白质病变、癫痫等。在临床诊断上,需要注意的是遗传性痉挛性截瘫应建立在排除其他继发性原因的基础之上,需排除的疾病包括血管性、炎症性、代谢性、外伤性等,还需和其他具有类似表现的遗传性疾病相鉴别,尤其是肾上腺脊髓神经病。因此,全面的病史回顾、查体以及必要的辅助检查至关重要。对于高度疑似的患者,分子学检测是诊断的"金标准"。治疗方面,目前遗传性痉挛性截瘫仍然以对症处理为主,但针对不用亚型的发病机制始终在进行中,期望能为今后的治疗提供基础和方向。

◆ 专家点评 ◇

1. 行业内知名专家点评(曹立,教授,上海交通大学医学院附属第六人民医院神经内科)

患者表现为剪刀步态,双下肢肌张力增高,腱反射亢进,髌踝阵挛阳性,双下肢病理征阳性,提示锥体束受累。年轻女性,青春期起病,首发症状为步态异常,同时伴有认知功能减退,症状进行性加重,父母近亲婚配,故定性考虑遗传性神经变性疾病。结合患者双下肢无力、肌张力增高的首发症状,考虑遗传性痉挛性截瘫。但遗传性痉挛性截瘫的诊断需建立在排除其他继发性因素之上,继而完善检查,排除了脊髓占位、感染、炎症、代谢等病变,并且排除了与痉挛性截瘫症状非常相似的肾上腺脑白质营养不良脊髓型。因此,本患者遗传性痉挛性截瘫的诊断明确。而该患者除了遗传性痉挛性截瘫的典型表现外,还存在认知功能下降,因而诊断为复杂型遗传性痉挛性截瘫。患者的头颅 MRI 发现存在胼胝体萎缩,在复杂型痉挛性截瘫的各种类型中,合并认知障碍且有胼胝体萎缩的最常见亚型为遗传性痉挛性截瘫(SPG)11 型,并且 SPG11 型也是常染色体隐性遗传痉挛性截瘫中最常见的亚型。因此,结合本患者常染色体隐性遗传的遗传方式以及合并认知减退、胼胝体萎缩的症状,推测其很有可能是 SPG11 型,进一步的基因

检测结果显示患者 *SPG11* 基因携带 c.4561delT 纯合变异,其父母分别携带该位点杂合变异,进而证实了这一诊断。

2. 主任点评(陈生弟,教授,上海交通大学医学院附属瑞金医院神经内科)

遗传性痉挛性截瘫是一组具有高度临床及遗传异质性的疾病。其病理基础为基因突变引起的双侧皮质脊髓束和后索轴索变性,以胸段病变明显,由此表现为对称性双下肢进行性肌无力和肌张力增高,可伴有膀胱括约肌功能障碍及深感觉障碍。根据临床特征可分为单纯型和复杂型。复杂型痉挛性截瘫是指在双下肢肌无力、肌张力增高、反射亢进的基础上合并其他特殊的临床表现,例如痴呆、小脑萎缩、癫痫、胼胝体萎缩、白质病变、周围神经病、骨骼异常、肌肉萎缩及视神经萎缩等。根据遗传方式的不同,遗传性痉挛性截瘫可分为常染色体显性遗传性痉挛性截瘫、常染色体隐性遗传性痉挛性截瘫、X连锁遗传性痉挛性截瘫以及线粒体遗传性痉挛性截瘫。截至目前遗传性痉挛性截瘫已定位72型,其中已有55型的致病基因被克隆。在常染色体隐性遗传性痉挛性截瘫中已定位48型基因,其中41型被克隆。

由 *SPG11* 基因突变引起的 SPG11 型是常染色体隐性遗传性痉挛性截瘫(autosomal recessive hereditary spastic paraplegia, ARHSP)中最常见的原因,约占ARHSP患者的18.9%。*SPG11* 基因含有40个外显子,其编码的 spatacsin 蛋白含有2443个氨基酸残基,有4个跨膜区域,属于芳香族二氧化酶超级家族成员,表达于中枢神经系统的大脑皮质、小脑、海马、松果体等。Spatacsin 蛋白的功能目前尚不明确,但它似乎对于保持神经元的存活是必不可少的。*KIAA840* 基因的多种突变类型均导致蛋白功能的缺失。SPG11 型患者父母为近亲结婚者多见,常于婴儿期或青少年起病(1~31岁),临床特点有首发步态异常、智力发育迟缓(许多早发患者表现为儿童期学习困难、智商低)、胼胝体发育不良(thin corpus callosum,TCC)、周围神经病变、手部肌萎缩和小脑共济失调。起病后约10年,患者出现 *SPG11* 突变的所有临床表现,包括进展性的下肢痉挛、胼胝体萎缩、智力低下和(或)认知倒退,并在发病10~20年后逐渐发展至无法独立行走。患者的认知倒退严重程度与其病程相关,包括严重的近期记忆障碍、情绪不稳、言语流畅度下降、执行能力下降、注意力缺陷、MMSE评分低,精神问题伴行为障碍的病例亦有报道。

SPG11 基因突变患者的其他特点包括构音障碍、高弓足、脊柱侧弯、帕金森症状,而病程长的患者还可能发生吞咽困难。超过90%的SPG11异常患者头颅MRI可观察到TCC。此外,头颅MRI可观察到脑室旁白质高信号及额叶皮质萎缩。因此,认知障碍和TCC是SPG11可靠的表型特征。而结合本例中患者的临床表现,患者具有典型的痉挛性截瘫步态异常,此外合并有明显的认知功能障碍,头颅MRI可见典型的胼胝体萎缩及轻度脑白质病变。故通过此例,读者可了解到在合并有认知功能减退、胼胝体萎缩的复杂型痉挛性截瘫中,SPG11型可能是首先需要考虑的。

SPG11 基因突变已被认为约与40%的青年型肌萎缩性侧索硬化症5型相关,同时也与 Kjellin 综合征相关,其临床特征除痉挛性截瘫以及胼胝体萎缩外,还表现为中央视网膜变性、智力低下及肌萎缩。平均而言,该疾病患者在发病16年后丧失独立行走

能力。这3种疾病的共同特点除痉挛性截瘫以及胼胝体萎缩以外，还包括轴索性神经病和小脑体征，因此认为上述表型可能与中枢及外周神经轴索的联合变性以及皮质、丘脑、脊髓神经元丢失有关。

（上海交通大学医学院附属瑞金医院　黄啸君）

参考文献

[1] BAUER P, WINNER B, SCHÜLE R, et al. Identification of a heterozygous genomic deletion in the spatacsin gene in SPG11 patients using high-resolution comparative genomic hybridization [J]. Neurogenetics, 2009, 10(1): 43 – 48.

[2] BLACKSTONE C. Cellular pathways of hereditary spastic paraplegia [J]. Annu Rev Neurosci, 2012, 35(1): 25 – 47.

[3] FINSTERER J, LÖSCHER W, QUASTHOFF S, et al. Hereditary spastic paraplegias with autosomal dominant, recessive, X-linked, or maternal trait of inheritance [J]. J Neurol Sci, 2012, 318(1 – 2): 1 – 18.

[4] ORLACCHIO A, BABALINI C, BORRECA A, et al. SPATACSIN mutations cause autosomal recessive juvenile amyotrophic lateral sclerosis [J]. Brain, 2010, 133(Pt 2): 591 – 598.

[5] ORLéN H, MELBERG A, RAININKO R, et al. SPG11 mutations cause kjellin syndrome, a hereditary spastic paraplegia with thin corpus callosum and central retinal degeneration [J]. Am J Med Genet B Neuropsychiatr Genet, 2009, 150B(7): 984 – 992.

[6] PIPPUCCI T, PANZA E, POMPILII E, et al. Autosomal recessive hereditary spastic paraplegia with thin corpus callosum: a novel mutation in the SPG11 gene and further evidence for genetic heterogeneity [J]. Eur J Neurol, 2010, 16(1): 121 – 126.

[7] SCHÜLE R, SCHÖLS L. Genetics of hereditary spastic paraplegias [J]. Semin Neurol, 2011, 31(5): 484 – 493.

[8] SOUTHGATE L, DAFOU D, HOYLE J, et al. Novel SPG11 mutations in Asian kindreds and disruption of spatacsin function in the zebrafish [J]. Neurogenetics, 2010, 11(4): 379 – 389.

[9] LO GIUDICE T, LOMBARDI F, SANTORELLI FM, et al. Hereditary spastic paraplegia: Clinical-genetic characteristics and evolving molecular mechanisms [J]. Exp Neurol, 2014, 261: 518 – 539.

病例43　进行性行走困难30年，伴发作性肢体抽搐10年——遗传性痉挛性截瘫？

病史摘要

现病史：患者，男性，35岁，4岁时出现双足背屈困难，行走时脚尖着地。起初不明显，后逐渐加重，并且长时间行走后出现双膝关节疼痛。5岁出现行走困难，伴左足不自主内翻，进行性加重。6岁时握笔姿势出现异常,表现为内旋,尚为工整。一年级时,学习成绩尚可,成绩在90分左右,但说话声音低,写字慢。二年级下半学期(曾留级),出现学习落后,行走姿势异常进一步加重,并觉双膝关节不能前弯。至小学五年级时,出现右足不自主内翻,不能独立行走,行矫正术治疗。当时外院就诊查体:双下肢肌张力增高,剪刀步态,腱反射亢进,踝阵挛(+),双侧Babinski征(+),双上肢轮替差。小学毕业后不能继续学业。16岁不能行走并出现发音困难,饮水呛咳。20岁双手常呈握拳姿势,说话速度明显减慢,困于轮椅。25岁时,患者在午休后出现一侧肢体及口角不自主抽搐,眼球向同侧凝视伴意识丧失,持续约5分钟后好转。后反复出现类似发作,时间多超过30分钟,予以"丙戊酸钠"口服,症状控制不佳。此时,其他症状明显加重,言语逐渐困难,只能讲单字,完全不能行走,保持坐位亦有困难,出现二便失禁。至28岁,患者完全不能言语,仅能以点头示意,后逐渐出现头颈肌无力,头后仰或偏向左侧,只能以眨眼示意。30岁左右时,其反应迟钝,呼唤后回应差。32岁后,抽搐症状逐渐减少,自行停用丙戊酸钠,家属诉患者四肢的僵硬感较前略有好转。

既往史:无殊。

个人史:足月顺产,8月会讲话,13个月会走路,生长发育与同龄人类似。

家族史:父母非近亲。其妹妹(25岁)5岁起出现相同症状,足月顺产,14个月会走路,当时行走无特殊。5岁时出现行走异常,亦表现为足背上抬困难,踝关节僵硬。写字时,握笔姿势正常,但写字速度较同龄儿童明显慢。入学后一年级成绩尚可,在90分左右。三年级时,学习明显跟不上,行走困难逐渐加重。四年级时,行走偶需搀扶,六年级时,需要扶墙行走,说话慢。16岁时,不能行走,需要坐轮椅,说话慢,言语含糊不清,能写字,但非常慢,饮水有呛咳。16~20岁说话逐渐困难,发音费劲。20岁后,出现一侧肢体抽搐伴意识丧失,持续数分钟至数小时不等。22岁时,不能讲话,但是反应尚可。后逐渐出现反应迟钝,呼之常无反应,二便失禁。

入院体检

内科系统体格检查:T 37.1℃,P 68次/分,R 20次/分,BP 116/69 mmHg,心、肺、腹(一)。

神经系统专科检查:神志不清,反应迟钝,言语不能,计算力、定向力差。双瞳等大圆形,直径4 mm,直接和间接对光反应灵敏,双眼各向活动自如,无眼震,两侧额纹对称,双侧鼻唇沟对称,伸舌居中,双侧咽反射灵敏,腭弓上抬可,有饮水呛咳、吞咽困难。四肢肌肉极度萎缩,肌力0级。双上肢关节屈曲挛缩,下肢肌张力不高(图43-1A)。四肢腱反射未引出,双侧病理征未引出。针刺觉正常。共济运动不能完成。卧床,不能行走。脑膜刺激征阴性。

辅助检查

头颅MRI提示脑皮质、胼胝体、小脑萎缩,伴脑白质营养不良及基底节区低信号(图43-1B)。

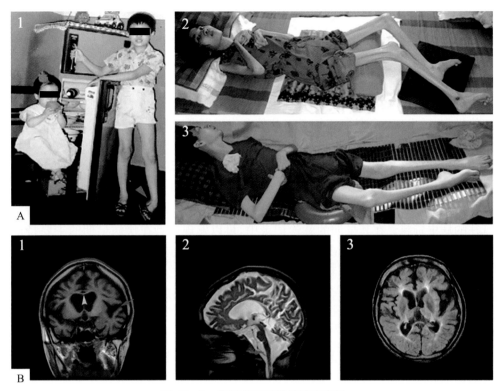

图 43-1　先证者及其妹妹临床资料

A1. 先证者 12 岁出现行走困难,左足痉挛内翻。A2、A3. 先证者(35 岁)及其妹妹(25 岁),四肢肌肉明显萎缩,四肢关节挛缩屈曲,不能言语。B. 先证者头颅 MRI 可见大脑皮质、胼胝体、小脑萎缩,伴脑白质营养不良及基底节区低信号

初步诊断

遗传性痉挛性截瘫。

初步诊疗经过

患者就诊时处于疾病终末期,呈恶病质状态,一般情况差,予留置胃管、鼻饲营养等对症处理,予以抗癫痫药物控制癫痫发作。

病例讨论

住院医师

定位诊断:患者 4 岁时出现行走困难,12 岁时主要体征为双下肢肌张力增高,双下肢腱反射亢进,病理征阳性,定位双侧皮质脊髓束;同时有双上肢轮替动作差,定位小脑;小学后认知功能逐渐减退,25 岁后出现癫痫,定位高级皮质;后期出现不能言语、吞咽困难,定位后组颅神经。故患者病变首先出现在双侧锥体束,后期逐渐出现小脑、后组颅神经、皮质病变。

定性诊断:患者幼年起病,进行性加重,家族中妹妹在相似年龄出现相同症状,定性考虑遗传变性疾病。患者首发症状为进行性行走困难,体征表现为双下肢张力增高,反射亢进及病理征阳性,诊断遗传性痉挛性截瘫。病程中症状进行性加重,同时出现认知功能减退、言

语困难及癫痫。头颅 MRI 显示患者存在脑白质变性,同时大脑皮质、胼胝体、小脑均有明显萎缩,双侧基底节区存在明显异常信号,考虑铁质沉积。结合患者症状及影像学特点,考虑复杂性痉挛性截瘫。

主治医师

本病例中兄妹二人均为患者,二者临床表现基本相同,均表现为幼儿期出现的步态以及下肢姿势异常,后出现进行性行走困难。此外在病程发展中出现了认知功能减退、共济失调以及癫痫。病程后期影像学检查可见广泛白质变性,皮质、胼胝体以及小脑萎缩。因此,结合患者的临床表现以及影像学检查,该两名患者均为神经系统广泛部位受累的疾病。结合兄妹二人高度相似的症状以及病程发展,首先考虑遗传变性疾病。但患者二人就诊时已为恶病质状态,全身肌肉萎缩明显,无法通过可靠查体结果推断患者疾病,因此我们需要参考患者既往的病史资料。在其早期的就诊记录中,可以发现患者在疾病早期的主要特征是锥体束征,当时并无上肢受累的情况。而在后续发展中,逐渐出现上肢受累、认知倒退、言语含糊、吞咽困难以及癫痫的发作。我们可以依此推断患者的首发症状是双下肢锥体束的受累,后续逐渐影响皮质、小脑。故综合判断患者的首发症状以及后续的变化,诊断复杂型痉挛性截瘫是有迹可循的。

主任医师

综合两名患者的发病年龄、起病形式以及疾病发展,参考既往的就诊记录,同意复杂型痉挛性截瘫的诊断。但需注意的是,患者的头颅影像学中存在双侧基底节异常信号,考虑铁沉积。铁沉积症是一组铁在神经系统异常沉积导致的退行性遗传性疾病,包括 10 种类型,临床表现复杂。在脑铁沉积症中,由 *FA2H* 基因突变导致的亚型可表现为痉挛性截瘫,在后期可合并出现认知减退、癫痫发作的症状。该疾病也被归类为复杂型痉挛性截瘫(SPG)35 型。该兄妹虽然尚未完善基因检查,但从症状以及影像学表现来看,均高度符合痉挛性截瘫 35 型/FA2H 相关脑铁沉积症的表现,故基因筛查可优先考虑 *FA2H* 基因。

后续诊疗经过

进一步完善基因检测发现,*FA2H* 基因存在复合杂合变异 c. 688G＞A、c. 968C＞A、c. 976G＞A(图 43-2)。

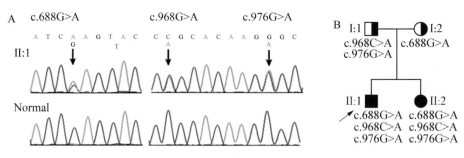

图 43-2 先证者家系图及基因检测

A. 先证者基因检测示 *FA2H* 基因存在突变 c. 688G＞A、c. 968C＞A、c. 976G＞A。B. 先证者家系图,其父母分别为突变 c. 688G＞A 及突变 c. 968C＞A、c. 976G＞A 携带者。先证者妹妹存在与先证者相同的突变

最终诊断

遗传性痉挛性截瘫 35 型（脂肪酸羟化酶相关性神经变性病）。

疾病诊疗过程总结

本例中，兄妹二人临床症状高度相似，均表现为幼年时期的双下肢痉挛步态，合并后期出现的认知减退、吞咽言语障碍以及癫痫发作。影像学可见较为特征性的胼胝体萎缩、白质病变以及铁沉积。临床症状以及后续的基因检测均证实了 SPG35 型的诊断。由于该患者二人就诊时已为终末期，全身状态差，故治疗以生命支持为主。

诊疗启迪

该患者及其妹妹临床特点均表现为幼年起病的进行性步态异常，后期逐渐出现认知功能减退以及癫痫发作。患者就诊时处于恶病质状态，不能言语，全身肌肉极度萎缩，神经查体均不能合作，不能准确地对患者进行定位诊断。但从患者既往的就诊资料中可以发现，患者在其幼儿时期存在左侧足部内翻的肌张力障碍表现，青少年期查体双下肢腱反射亢进，双侧病理征阳性，故患者病程初期曾有双下肢锥体束受累。结合患者及其妹妹均患病，首先考虑遗传性痉挛性截瘫。患者在发病后期，除有双下肢锥体束受损表现外，还出现认知功能减退、癫痫发作等临床症状，头颅影像学发现白质病变、胼胝体萎缩。因此，在临床分型上，诊断为复杂型痉挛性截瘫。在合并有胼胝体萎缩、白质病变、认知功能减退的复杂型痉挛性截瘫中，最常见为 SPG11 型，其次为 SPG35 型以及 SPG48 型，但 SPG11 较少合并有癫痫发生。而 SPG35 型则多有合并癫痫症状。故患者的临床表型以及影像学均较符合 SPG35 型，后续的基因检测也明确了该诊断。

专家点评

1. 行业内知名专家点评（曹立，教授，上海交通大学医学院附属第六人民医院神经内科）

SPG35 型是一种罕见的复杂型遗传性痉挛性截瘫，其遗传方式为常染色体隐性遗传。SPG35 型的临床表现以痉挛性截瘫为特点，伴有构音障碍、与脑白质营养不良相关的中等程度的智能减退，部分患者也可伴有肌张力障碍、视神经萎缩、共济失调和癫痫发作。SPG35 型患者的头颅 MRI 典型特征主要表现为苍白球低信号，白质高信号，胼胝体、脑干及小脑萎缩。SPG35 型一般为儿童期起病，发病年龄在 5.76 ± 3.20 岁，但近年来也有一些晚发病例的报道，且临床表现较不典型。虽然作为一种罕见病，但 SPG35 型的发病率在中国并不低，通过对 31 个隐性遗传痉挛性截瘫家系及 55 个散发痉挛性截瘫患者的基因筛查，SPG35 型被认为是国内发病率第二高的常染色体隐性遗传痉挛性截瘫，仅次于 SPG11 型。SPG35 型的致病基因为 *FA2H* 基因，其产物 FA2H 催化含2-羟基脂肪酸的鞘脂合成，这些化合物参与多个生物过程。FA2H 具有两个高度保守的结构域，一个是位于第 15～85 位氨基酸的细胞色素 b5 样血红蛋白结构域，负责 FA2H 的氧化还原反应；另一个是位于第 210～367 位氨基酸的甾醇去饱和酶结构域。实验结果揭示，FA2H 对维持髓鞘起到重要作用。至今目前全球仅有 56 例报道。其中，无义突变因为可导致蛋白产物的减少或酶活性的严重下降,从而产生的表型较为严重,与之相比,错义突变所造成的表型严重程度则要轻得多。FA2H 基因突变曾被认为与脑白质病变、SPG35 型以及脑组织铁沉积神经变性病相关。由于此 3 种亚型临床表现存在重叠,故被统称为脂肪酸羟化酶相关性神经变性病。

2. 主任点评(陈生弟,教授,上海交通大学医学院附属瑞金医院神经内科)

痉挛性截瘫是脂肪酸羟化酶相关性神经变性病中最常见和最突出的亚型,既往将 FA2H 基因突变导致的痉挛性截瘫定义为 SPG35 型,系复杂型遗传性痉挛性截瘫,常合并肌张力障碍、共济失调、构音障碍、智力减退和癫痫发作等临床症状。随着分子检测技术的普及,已有数项研究报道非典型 SPG35 型或脂肪酸羟化酶相关性神经变性病,其共同点是发病年龄较晚,症状较轻,进展缓慢,影像学无脑白质病变或脑组织铁离子沉积,提示在常染色体隐性遗传性痉挛性截瘫中,FA2H 基因突变导致的 SPG35 型或脂肪酸羟化酶相关性神经变性病并不少见。近期在汉族复杂型常染色体隐性遗传性痉挛性截瘫研究中发现,SPG35 型发病率为 2.32%,仅次于 SPG11 型(11.62%)。另一项针对合并胼胝体萎缩、智力减退或脑白质病变的复杂型常染色体隐性遗传性痉挛性截瘫研究显示,SPG35 型发病率(4.91%)亦低于 SPG11 型(26.22%),但高于 SPG48 型(3.27%)。提示对于复杂型常染色体隐性遗传性痉挛性截瘫患者,应考虑 SPG35 型或脂肪酸羟化酶相关性神经变性病的可能,而不仅局限于合并癫痫发作、认知功能障碍、脑白质病变、脑组织铁离子沉积的遗传性痉挛性截瘫。总结文献报道的 56 例脂肪酸羟化酶相关性神经变性病患者发现,在脂肪酸羟化酶相关性神经变性病中,癫痫发作发生率仅为 29.09%,提示癫痫发作可能是脂肪酸羟化酶相关性神经变性病的特征性表现,但不具有普遍性,而构音障碍、智力减退发生率较高。此外,脂肪酸羟化酶相关性神经变性病的影像学表现为脑白质病变及小脑和脑干萎缩,与临床表现上的构音障碍和智力减退相符,而脑组织铁离子沉积和胼胝体萎缩相对少见。因此,对于存在构音障碍、智力减退同时伴脑白质病变、小脑萎缩的遗传性痉挛性截瘫患者,应考虑脂肪酸羟化酶相关性神经变性病的可能。

综上所述,脂肪酸羟化酶相关性神经变性病表型多样,但痉挛性截瘫是其最主要的临床表现,对于复杂型常染色体隐性遗传性痉挛性截瘫,尤其合并构音障碍、智力减退、脑白质病变和小脑萎缩等临床特征的患者,应考虑 FA2H 基因突变导致的脂肪酸羟化酶相关性神经变性病。

(上海交通大学医学院附属瑞金医院 黄啸君)

参考文献

[1] BLACKSTONE C. Cellular pathways of hereditary spastic paraplegia [J]. Annu Neurosci, 2012, 35:25-47.

[2] DICK KJ, ECKHARDT M, PAISÁN-RUIZ C, et al. Mutation of FA2H underlies a complicated form of hereditary spastic paraplegia (SPG35) [J]. Hum Mutat, 2012,31(4):1251-1260.

[3] KRUER MC, PAISáN-RUIZ C, BODDAERT N, et al. Defective FA2H leads to a novel form of

neurodegeneration with brain iron accumulation（NBIA）［J］．Ann Neurol，2010，68（5）：611 - 618.

［4］ LIAO X，LUO Y，ZHAN Z，et al．Spg35 contributes to the second common subtype of ar-hsp in china：Frequency analysis and functional characterization of FA2H gene mutations ［J］．Clin Genet，2015，87（1）：85 - 89.

［5］ LO GIUDICE T，LOMBARDI F，SANTORELLI FM，et al．Hereditary spastic paraplegia：clinical-genetic characteristics and evolving molecular mechanisms ［J］．Exp Neurol，2014，261：518 - 539.

［6］ PENSATO V，CASTELLOTTI B，GELLERA C，et al．Overlapping phenotypes in complex spastic paraplegias SPG11，SPG15，SPG35 and SPG48［J］．Brain，2014，137（Pt 7）：1907 - 1920.

［7］ TONELLI A，D'ANGELO MG，ARRIGONI F，et al．Atypical adult onset complicated spastic paraparesis with thin corpus callosum in two patients carrying a novel FA2H mutation ［J］．Eur J Neurol，2012，19（11）：e127 - 129.

［8］ AGUIRRE-RODRIGUEZ FJ，LUCENILLA MI，ALVAREZ-CUBERO MJ，et al．Novel FA2H mutation in a girl with familial spastic paraplegia ［J］．J Neurol Sci，2015，357（1 - 2）：332 - 334.

［9］ KRUER MC，PAISÁN-RUIZ C，BODDAERT N，et al．Defective FA2H leads to a novel form of neurodegeneration with brain iron accumulation（NBIA）［J］．Ann Neurol，2010，68（5）：611 - 618.

［10］ LIAO X，LUO Y，ZHAN Z，et al．SPG35 contributes to the second common subtype of AR-HSP in China：frequency analysis and functional characterization of FA2H gene mutations ［J］．Clin Genet，2015，87（1）：85 - 89.

病例44 发作性四肢无力10余年——周期性麻痹？

病史摘要

现病史：患者，男性，15岁，2岁时家属晨起发现患者四肢无力，软瘫在床上，眼球及面部有活动，神志清楚，无大小便失禁，送至当地诊所予以补液治疗，3天后好转，力气恢复正常。此后每年均有2次左右类似发作，春天较多，发作前诱因常为受凉、感冒、腹泻等，四肢无力数小时后达到高峰，发作时双下肢有酸胀感，无明显麻木疼痛。发作时多在当地医院予补钾治疗2～3天后好转。2011年发作3次，2012年3月再次发作，此次发作治疗效果欠佳，治疗后力气有部分恢复。但反复出现缓解—加重，至今自觉右手乏力，可以行走，生活基本自理，休学在家。为求进一步诊治，于2012年3月收治入院。

既往史：患者1岁会走路，自幼身材较同龄人矮小，长跑不能完成，长时间行走后诉脚踝酸痛。

个人史：长期生活于原籍，否认疫水、疫区接触史。

家族史：家族内无类似病史。

入院体检

内科系统体格检查：T 36.7℃，P 80 次/分，R 20 次/分，BP 120/70 mmHg，心、肺、腹（一）。患者眼距稍宽，身材矮小。

神经系统体格检查：神清，精神差，言语清晰，对答切题，查体合作，高级智能未见异常。双瞳孔等大等圆，直径 3 mm，对光反射灵敏，双眼各方向运动正常，眼震（一）。双侧鼻唇沟对称，鼓腮、露齿正常。伸舌居中，无舌肌纤颤、萎缩，双侧咽反射存在。转颈、耸肩正常。四肢肌肉无萎缩、无肥大，肌张力正常。右上肢肌力近端 3 级，远端 4 级，握力 4 级。左上肢肌力近端 4－级，远端 4 级，握力 5 级。双手无名指指间关节僵硬，屈曲困难。左下肢肌力近端 4 级，远端 5－级，右下肢肌力近端 3＋级，远端 5－级。双侧肱二头肌、肱三头肌、桡骨膜反射未引出，双侧膝反射（＋＋）、踝反射（＋），双侧踝阵挛、髌阵挛（一），双侧病理征（一）。四肢远端针刺觉减退。双侧指鼻试验及跟膝胫试验可，双手轮替动作可，Romberg's 征（一）。直线行走尚可，右腿稍拖曳。脑膜刺激征阴性。

辅助检查

无。

初步诊断

周期性麻痹。

初步诊疗经过

患者入院后予以氯化钾缓释片 1 粒 tid、辅酶 Q_{10} 1 粒 tid、维生素 C 1 粒 tid 口服，肌力较前明显恢复。完善各项检查。血常规、电解质正常。性激素全套、生长激素（growth hormone，GH）、胰岛素样生长因子 1（insulin like growth factor 1，IGF1）、胰岛素样生长因子结合蛋白 3（insulin like growth factor binding proteins，IGFBP3）、甲状旁腺激素（PTH）、25 羟维生素 D（25－OH－VitD）、甲状腺功能、血皮质醇昼夜节律（8:00、16:00、24:00）、促肾上腺皮质激素（adrenocorticotropic hormone，ACTH）、24 h 尿皮质醇无异常。肌酸激酶：1 020 IU/L↑，乳酸脱氢酶正常。静息乳酸 1.58 mmol/L，活动后乳酸 5.99 mmol/L↑。头颅 MRI 未见明显异常。骨龄摄片、垂体 MRI 动态增强及睾丸、附睾、精索、前列腺 B 超正常。胸片正位片：两肺纹理增粗紊乱。心脏超声：左心室肥大。心电图：无异常。肌电图：NCV、EMG 检测未见明显异常，长时程运动试验提示 CMAP 波幅未见阳性衰减。右上肢肌肉活检：骨骼肌的主要病理改变为出现个别萎缩肌纤维，以及 Ⅰ 型肌纤维较 Ⅱ 型肌纤维略小，上述病变不具有疾病特异性，可以出现在离子通道病中。没有发现代谢性肌肉病、炎性肌肉病和肌营养不良的典型病理改变特点（图 44－1）。

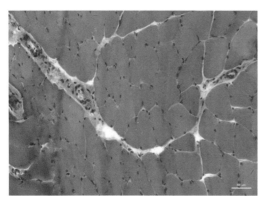
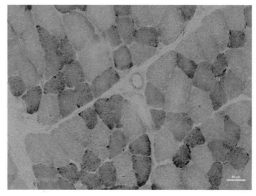

HE 染色可见个别萎缩肌纤维　　　　NADH - TR 染色见 I 型肌纤维直径较 II 肌纤维直径小

图 44 - 1　患者右上肢肌肉病理

病例讨论

住院医师

定位诊断：患者为青少年男性，临床主要症状为发作性四肢无力，神经系统查体肌力减退，近端重于远端，肌张力不高，肱二头肌、肱三头肌、桡骨膜反射未引出，行走时右腿稍拖曳，故定位于肌肉。

定性诊断：患者甲状腺功能正常，血皮质醇等激素水平正常，肌肉活检基本排除了代谢性肌肉病、炎性肌肉病和肌营养不良的诊断，故定性为离子通道疾病。考虑患者临床诊断为周期性麻痹。

主治医师

患者为青少年男性，表现为反复发作性肢体乏力，查体发现肌力减退，反射迟钝，无感觉异常，辅助检查发现肌酶增高，定位于肌肉，患者病程呈现发作性，肌肉病理未发现代谢性肌肉病、炎性肌肉病和肌营养不良征象，定性离子通道性肌肉疾病。鉴别诊断上该患者本次无力主要在上下肢近端(三角肌和髂腰肌受累明显)，肌酸激酶升高，运动后乳酸增高，且患者身材矮小，自小运动能力差，需要考虑代谢性肌病，但肌肉病理无相关发现，不支持。此外，还需与重症肌无力相鉴别，但重症肌无力症状呈波动性，晨轻暮重，病态疲劳，新斯的明试验阳性，血钾正常。该患者临床症状无明显病态疲劳症状，同时肌电图检查也可鉴别。故本患者临床诊断仍考虑周期性麻痹。

主任医师

本患者的临床表现、体格检查以及相关的辅助检查结果均符合周期性麻痹的表现。但本患者除发作性肢体乏力外，还存在身材矮小，生长发育迟缓，心脏超声提示"左心室肥大"，此外，患者入院检查血电解质在正常范围，综合考虑这些因素，是否存在有不典型周期性麻痹或者共病的可能？原发性周期性麻痹多由遗传因素所致，因此建议患者完善相关基因筛查明确病因。

后续诊疗经过

基因检查提示：*SCN4A*、*CACNA1S*、*KCNE3* 基因筛查未见突变，*KCNJ 2* 基因检测

存在 A919G(p.307M>V)杂合突变,患者父母无该突变(图 44 - 2)。

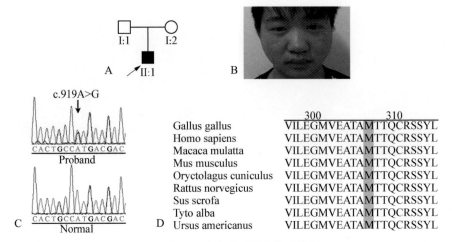

图 44 - 2 患者家系图和临床资料

A. 患者家系图;B. 患者容貌:眼距稍宽;C. 患者 *KCNJ2* 存在 A919G(p.307M>V)杂合突变(新发变异);D. 该变异保守性分析

最终诊断

Andersen-Tawil 综合征(Andersen-Tawil syndrome,ATS)。

疾病诊疗过程总结

患者青年男性,临床表现为发作性肌无力,甲状腺功能正常,血皮质醇等激素水平正常,肌肉活检基本排除了代谢性肌肉病、炎性肌肉病和肌营养不良的诊断,故定性为离子通道疾病。患者身材矮小,生长发育迟缓,心脏超声提示"左心室肥大",血电解质正常,提示患者非典型的周期性麻痹。

ATS 的典型三联征为:周期性麻痹,心律失常,发育异常(眼距过宽、低耳垂、指弯曲、小颌畸形、腭裂、宽额头等)。该患者具有周期性麻痹、生长发育迟缓,虽没有典型的心律失常表现,但是该患者有左心室肥大,考虑到疾病的不典型性,结合 *KCNJ2* 基因检测结果,该患者可确诊为 ATS(LQT7)。

诊疗启迪

临床上,任何周期性瘫痪伴有发育异常或心律失常的患者均应考虑患有 ATS 的可能。典型的三主征:血钾敏感性周期性瘫痪、室性心律失常伴长 QT 间期综合征以及形态异常,可以进行临床诊断,基因检测发现 *KCNJ2* 或 *KCNJ5* 基因突变有助于确诊。

 专家点评

1. 行业内知名专家点评(沈璐,教授,中南大学湘雅医院神经内科)

本例患儿自 2 岁起病,表现为反复发作性四肢无力,发作时血电解质正常,补钾或对症治疗后可部分缓解,符合离子通道病——周期性麻痹的特点。但患儿自幼身材矮小,生长发育迟缓,运动耐力差,实验室检查发现肌酸激酶升高、运动后乳酸增高,心脏彩超发现左室肥大,提示除周期性麻痹外,还存在发育异常、心脏受累、运动不耐受等,应考虑不典型周期性麻痹,需完善基因检测以明确病因。ATS是一种罕见的常染色体显性遗传性疾病,通常在儿童期发病,在临床和遗传学上均有别于其他周期性麻痹,临床特征为周期性瘫痪、室性心律失常和发育异常等,血钾浓度可降低、正常或升高。该患儿临床特征与ATS完全相符,虽无家族史,但其最终的基因检测和家系共分离结果支持为 *KCNJ2* 基因 A919G(p. 307M>V)新发突变所致。由于患者出现了运动不耐受、肌酸激酶升高和运动后乳酸增高,诊疗过程中实施的肌肉活检也非常必要,进一步排除了线粒体肌病、代谢性肌病、炎症性肌病等。如线粒体肌病亦可表现为肌无力、运动不耐受、身材矮小、肌酸激酶及乳酸增高等,但周期性发作、补钾治疗有效及肌肉病理不支持。原发性肉碱缺乏症可表现为幼儿期发病的肌无力、运动耐力差、肌酸激酶增高、心室肥厚、心律失常、肝肿大、肝功能异常等,血浆游离肉碱及各种酰基肉碱降低;但患儿无肝脏受累表现,实验室及肌肉病理无代谢性异常改变可排除。

先天性肌无力综合征好发于青少年、儿童和婴幼儿,主要表现为波动性肌无力、疲劳不耐受,可伴先天发育异常,重复电刺激提示低频刺激波幅递减;该患儿肌电图无特异性改变,单次发作时波动性不明显,可与之鉴别。

本例患者的诊疗过程对于神经科医生的最大启迪在于:不能满足于简单的"周期性麻痹"诊断,应从临床症状和辅助检查中的蛛丝马迹入手,抽丝剥茧,寻找出其背后的病因,做出精准诊断。对于任何周期性瘫痪伴有发育异常或心律失常的患者,均应考虑ATS的可能。由于基因检测已覆盖大多数ATS相关基因变异,对临床拟诊ATS的患者均应进行相关基因筛查。此外,ATS有别于其他周期性麻痹,可在如钾摄入、糖皮质激素及剧烈运动等特殊诱因后诱发,对口服补钾的疗效不确定,且心律失常发生率高,需引起高度重视。

2. 主任点评(陈生弟,教授,上海交通大学医学院附属瑞金医院神经内科)

Andersen 综合征(又称 Andersen-Tawil 综合征,ATS),即长 QT 间期综合征第七型(LQT7),是一种以钾敏感性周期性瘫痪、室性节律障碍以及轻微的面部或骨骼形态异常为特征的常染色体显性遗传性疾病。该病在家族内可有明显的表型变异,有不全外显的特点。

位于染色体 17q23 上的 *KCNJ2* 基因编码内向整流性钾离子通道蛋白(Kir2.1),是首个与 ATS 有关的基因。最新研究发现,部分 ATS 患者存在 *KCNJ5* 基因突变。迄今,有 30 余种 *KCNJ2* 不同的错义突变和小缺失突变已被报道,约 60% 的患者存在 *KCNJ2* 基因突变,其中 30% 的患者为新发突变,40% 的患者未发现基因突变,两组患者之间无表型差异。

ATS 的典型临床表现为三联征:血钾敏感性周期性瘫痪,室性心律失常伴长间期综合征,发育异常。在周期性瘫痪发作时,血清钾可以升高、正常或是降低,患者对口服补钾的反应不确定。周期性瘫痪发作起病年龄为 4~18 岁,肌无力可以持续数小时至数日,64% 的 *KCNJ2* 基因突变携带者存在周期性瘫痪。与经典的原发性周期性麻痹不同,除钾摄入及剧烈运动后休息可以诱发 Andersen 综合征发作外,偶见皮质类固醇激素,一般无其他诱发因素如高碳水化合物饮食等。发作时通常不伴有肌强直,有时可以出现肢体近端或远端的持续性无力。

64％的患者存在室性心律失常,以双向性室性心动过速最常见。67％的患者存在 QT 间期延长,亦有部分患者 QT 间期正常,但是伴有异常的 U 波及长 QU 间期,静态心电图常表现为二联律。患者可因心律失常出现晕厥,甚至猝死。Andelfinger 发现周期性麻痹与心律失常表现具有性别特异性:女性患者(81％)以心律失常多见,男性(40％)则以周期性麻痹多见。形态异常与心律失常及周期性瘫痪的严重程度无关,通常表现轻微,在临床体查时很容易被医生忽略。患者可有身材矮小、低位耳、眼距过宽、牙齿发育异常、下颌过小、第五指先天性侧弯、并指畸形、脊柱侧凸等,罕见的临床表现有高嗓音、共济失调性步态障碍等,还可有心脏形态异常,如半月瓣异常。

Yoon 对一家系内所有成员的认知功能进行研究后发现,虽然患者的 IQ 与未患病家庭成员均在正常范围内,但是患者均有学习困难的主诉,突出表现在执行功能、推理能力、数学及阅读能力等认知功能的下降。Chan 发现存在 KCNJ2 基因突变的患者不仅存在认知功能的下降,头颅 MRI 检查还存在脱髓鞘的证据,表现为脑室周围及皮质下白质损伤,提示 KCNJ2 基因可能在髓鞘形成和神经功能的维持中起一定的作用。

对伴有低钾血症的患者,口服补钾可以中止发作;乙酰唑胺和胺碘酮对心律失常和肌无力症状可有明显的改善,对如何预防恶性心律失常的出现还不确定。虽然很少有证据表明 β 受体阻滞剂能改变心脏频率,但是这类药物仍常用于治疗室性心动过速。植入式心脏复律除颤器对心动过速导致的晕厥有效。2013 年进行的一项动物实验发现,使用河豚毒素(tetrodotoxin, TTX)选择性抑制钠离子通道后,可以缓解钙超负荷引起的心律失常,可能是 ATS 治疗的新方向。

(上海交通大学医学院附属瑞金医院　黄啸君　曹立)

参考文献

[1] ANDELFINGER G, TAPPER AR, WELCH RC et al. KCNJ2 mutation results in Andersen syndrome with sex-specific cardiac and skeletal muscle phenotypes [J]. Am J Hum Genet, 2002, 71(3):663-668.

[2] BENDAHHOU S, FOURNIER E, GALLET S et al. Corticosteroid-exacerbated symptoms in an Andersen's syndrome kindred [J]. Hum Mol Genet, 2007, 16(8):900-906.

[3] CANUN S, PEREZ N, BEIRANA LG. Andersen syndrome autosomal dominant in three generations [J]. Am J Med Genet, 1999, 85(2):147-156.

[4] CHAN HF, CHEN ML, SU JJ et al. A novel neuropsychiatric phenotype of KCNJ2 mutation in one Taiwanese family with Andersen-Tawil syndrome [J]. J Hum Genet, 2010, 55(3):186-188.

[5] DAVIES NP, IMBRICI P, FIALHO D et al. Andersen-Tawil syndrome: new potassium channel mutations and possible phenotypic variation [J]. Neurology, 2005, 65(7):1083-1089.

［6］　HARUNA Y，KOBORI A，MAKIYAMA T et al. Genotype-phenotype correlations of KCNJ2 mutations in Japanese patients with Andersen-Tawil syndrome［J］. Hum Mutat，2007，28（2）：208.

［7］　JUNKER J，HAVERKAMP W，SCHULZE-BAHR E，et al. Amiodarone and acetazolamide for the treatment of genetically confirmed severe Andersen syndrome［J］. Neurology，2002，59（3）：466.

［8］　PLASTER NM，TAWIL R，TRISTANI-FIROUZI M，et al. Mutations in Kir2.1 cause the developmental andepisodic electrical phenotypes of Andersen's syndrome［J］. Cell，2001，105（4）：511－519.

［9］　SANSONE V，GRIGGS RC，MEOLA G，et al. Andersen's syndrome：a distinct periodic paralysis［J］. Ann Neurol，1997，42（3）：305－312.

［10］　TRISTANI-FIROUZI M，JENSEN JL，DONALDSON MR，et al. Functional and clinical characterization of KCNJ2 mutations associated with LQT7（Andersen syndrome）［J］. The J Clin Invest，2002，110（3）：381－388.

病例45　反复四肢抽搐伴反应迟钝进行性加重3个月——自身免疫性脑炎？

病史摘要

现病史：患者，女，25岁，2011年8月28日因"上呼吸道感染"于当地医院补液后自觉不适，当夜11点突然出现四肢抽搐，表现为上肢屈曲，下肢伸直，牙关紧闭，口吐白沫。家属呼之不应，发作持续7分钟后缓解，约3分钟后再次发作，共发作4次。发作时间基本相等，发作间期呼之不应。送至当地医院，给予"安定"等治疗后，患者未再有类似抽搐。但有情绪烦躁，无胡言乱语，无激越、打人等行为。后经治疗后上述症状基本缓解，出院后能正常起居生活。10月9日，家属觉患者晚上祷告时出现反应迟钝，平时能够熟练背诵的祷词出现多处错误，当晚8:30患者再次突发四肢抽搐，症状与前次相似，反复持续发作，半小时以上未缓解，后经地西泮治疗后逐渐缓解。10日下午4:00患者出现躁动，遂至当地医院治疗16天，25日头颅MRI提示"左侧颞叶异常信号"，给予丙戊酸钠控制癫痫，改善循环、营养神经等治疗，未再有抽搐发作，出院时症状较前改善，但仍有反应迟缓。出院后家属觉其反应迟缓无改善，反而缓慢加重，常有对答缓慢、思考费力，经提醒后仍有回忆困难，经常不能记起发生的事情，偶有对答错误，注意力难以集中，沟通及交流能力也较前明显下降，遂于11月12日再次至当地医院就诊，查头颅MRI"左侧额颞叶异常信号，考虑脑炎可能大，较前有进展"，予拉莫三嗪25mg qn，丙戊酸钠0.5 bid，泼尼松20mg，四肢抽搐未再发作，但仍有反应迟钝及记忆力减退。11月20日转入我院，发病以来，神清，胃纳可，二便正常，体重无明显变化。

既往史：否认高血压，糖尿病病史。

个人史：长期居住生活于原籍，否认疫区、疫水接触史，无烟酒等不良嗜好。已婚已育。高中学历。

家族史：无家族相关性疾病。

入院体检

内科系统体格检查:T 36.7℃, P 74 次/分,R 14 次/分,BP 130/80 mmHg,心、肺、腹(一)。

神经系统专科检查:神清,身高 155 cm,查体配合,但注意力欠集中,计算力差,反应迟钝,近记忆力差,时间、空间定向力可,人物定向力可。韦氏智能测定:73 分。双侧瞳孔等大等圆,直径 3.0 mm,对光反射灵敏,双眼球各向活动灵活,无眼震,双侧外展露白 2 mm。双侧鼻唇沟对称,伸舌居中,咽反射正常。四肢肌张力正常,四肢肌力 5 级。双侧肱二头肌、肱三头肌、桡骨膜、膝反射(十),双侧踝反射(一)。病理征阴性。深浅感觉正常。指鼻试验完成可,跟膝胫试验正常。闭目难立征(一),直线行走完成。步态正常。脑膜刺激征阴性。

辅助检查

2011 - 11 - 13(外院):乳酸 3.5 mmol/L;运动后 10.4 mmol/L;运动后 15 分钟 4.0 mmol/L。血氨 42 μmol/L。

初步诊断

自身免疫性脑炎? 代谢性脑病?

初步诊疗经过

患者入院后予甘油果糖脱水降颅内压,辅酶 Q_{10}、维生素 B 营养神经,丙戊酸钠控制癫痫发作。2011 - 11 - 26 血乳酸检测:静息状态下乳酸 10.00 mmol/L↑;10 分钟运动 12.00 mmol/L↑;运动后 10 分钟休息 5.10 mmol/L↑。乳酸脱氢酶 249 IU/L↑,肌酸激酶 26 IU/L, CK - MB 质量 2.6 ng/ml。血沉、凝血功能、血常规正常。肝肾功能、电解质、血糖、血脂、C-反应蛋白正常。丙戊酸 38.3 μg/ml↓。2011 - 11 - 28 自身抗体:p - ANCA、c - ANCA 阴性,抗 RNP/Sm 抗体、抗 Sm 抗体、抗 SSA 抗体、抗 SSB 抗体、抗 SCL - 70 抗体、抗 Jo - 1 抗体均阴性;免疫球蛋白 IgG、IgA、IgE、IgM 正常。2011 - 11 - 28 心电图:T 波改变。2011 - 11 - 30 眼底摄片:视盘边界清晰,C/D 不大,黄斑无渗出、出血。左颞上网膜血管稍迂曲。2011 - 12 - 02 心超:微量心包积液,EF 70%。2011 - 12 - 02 肌电图及神经传导:EMG、NCV 未见明显异常。2011 - 12 - 02 动态脑电图:未见明显异常。2011 - 12 - 06 头颅 MRI:双侧颞叶及左侧额叶异常信号灶伴轻度脑萎缩改变。

病例讨论

住院医师

定位诊断:根据记忆力、理解力、计算力、注意力等高级皮质功能进行性减退及肢体反复发生抽搐、意识丧失等癫痫大发作,定位于大脑皮质。

定性诊断:患者为年轻女性,身材矮小,反复出现癫痫大发作,认知功能进行性减退,双侧颞叶及左侧额叶异常信号灶伴轻度脑萎缩改变。既往曾有"脑炎"病史,但脑脊液常规生化可排除各类感染性脑炎。故自身免疫性脑炎需考虑。但患者血乳酸增高,代谢性脑病亦不能排除。

主治医师

患者青年女性,本次因突发意识障碍伴肢体抽搐入院,结合患者临床症状以及体征定位大脑皮质。患者既往有上呼吸道感染后出现意识丧失伴肢体抽搐症状出现。影像学表现可见皮质异常信号。病变性质上,对于反复出现的肢体抽搐并伴有高级皮质功能障碍的表现,需考虑免疫性、感染性、代谢性、遗传性、肿瘤等病变性质。患者急性-亚急性病程,无确切的脑血管病危险因素,影像学表现病灶不符合血管分布、中毒史,因此变性、血管性以及外伤、中毒因素导致的疾病不予以考虑。此外,患者脑脊液检查不支持颅内感染的诊断,因此在临床诊断上首先考虑自身免疫相关脑炎以及代谢性脑病的可能。

主任医师

患者为青年女性,急性-亚急性起病,临床表现为反复发作的意识丧失伴肢体抽搐,本次入院合并存在认知障碍。影像学检查可发现额颞叶异常信号。综合患者临床表现以及体征,需要考虑脑炎以及脑病的可能,但是患者现有实验室检查并无有力证据支持自身免疫性脑炎的诊断。并且患者既往有类似情况发生,但影像学并未发现明确陈旧性病灶。患者为女性,身材矮小,实验室检查发现存在乳酸水平增高,因此需要考虑代谢性脑病的可能性,在后续的诊疗中,可以进一步完善肌肉病理检查以及线粒体基因的筛查。

后续诊疗经过

予以患者大剂量 B 族维生素联合抗氧化剂改善细胞能量代谢,同时抗癫痫药物对症治疗。患者症状改善。2011-11-29 病理(左肱二头肌):骨骼肌的主要病理改变为出现典型和不典型的破碎红纤维及肌纤维显著异染,符合线粒体病的病理改变特点,同时伴有肌纤维内脂肪滴增多,提示同时伴随脂肪代谢异常(图 45-1)。类似的病理改变可以出现在MELAS 等线粒体脑病或脑肌病。没有发现炎性肌肉病或神经源性骨骼肌损害的病理改变。外周血线粒体基因检查示:mtDNA 存在 A3243G 突变(图 45-1)。

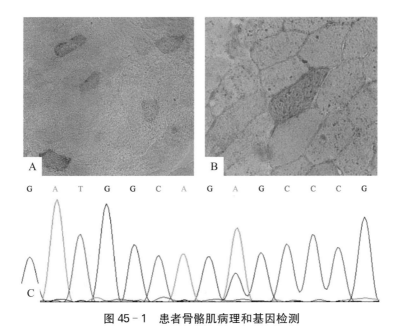

G A T G G C A G A G C C C G

图 45-1 患者骨骼肌病理和基因检测

A. 琥珀酸脱氢酶(SDH)染色可见个别破碎蓝染肌纤维(RBF);B. 油红 O(ORO)染色显示部分肌纤维内脂肪滴轻-中程度增多。C. 外周血线粒体组基因测序发现 mtDNA A3243G 杂合变异

最终诊断

线粒体脑肌病伴高乳酸血症和卒中样发作（MELAS）。

疾病诊疗过程总结

患者经肌肉活检以及线粒体组基因测序，诊断为MELAS，后予以大剂量B族维生素联合抗氧化剂改善细胞能量代谢，以及抗癫痫药物对症治疗，患者临床症状改善。

诊疗启迪

患者既往疑有"脑炎"病史，入院后可进行脑脊液检查排除"病毒性脑炎"的诊断。基因检测前，可进行脑脊液中乳酸水平检查，升高更具有提示意义。线粒体疾病多数有不耐疲劳史，详细地询问病史有利于疾病的全面认识及早期诊断。

专家点评

1. 行业内知名专家点评（曹立，教授，上海交通大学医学院附属第六人民医院神经内科）

80%的MELAS由线粒体基因A3243G突变引起，15%由T3271和A3252G突变引起，还有一些罕见的线粒体基因突变位点。突变多数在外周血中可以检测到，但是排除该病的诊断需要活检肌肉组织基因检测。MELAS患者多于儿童期（2～10岁）起病，临床表现为卒中样发作伴偏瘫、偏盲或皮质盲、偏头痛、恶心呕吐、反复癫痫发作、智力低下、身材矮小、神经性耳聋等。临床表现具有一定的异质性，当MELAS患者肌细胞内的A3243G突变超过90%时，临床上出现卒中样发作、痴呆、癫痫和共济失调等；若A3243G突变小于50%时，则只出现慢性进行性眼外肌瘫痪、肌肉损害和耳聋等。

MELAS的病理特点是骨骼肌活检光镜下发现破碎红纤维，电镜下可见异常线粒体和晶格包涵体；中枢神经系统的改变以出现灶状坏死性病变为特征，并表现为脑组织内的多发软化灶。另一常见的病理学改变是铁质沉积，以基底节尤其是苍白球易发生此改变，其次为丘脑、齿状核和间脑，因此MELAS的CT及MRI常见有基底节钙化。生化检测能发现血清乳酸堆积、脑脊液乳酸水平增高，如果脑脊液蛋白异常增高则应考虑为Kearns-Sayre综合征（KSS）。一旦患者具备线粒体脑肌病的临床表现，如卒中样发作、癫痫、眼外肌麻痹及肌萎缩无力等，基因及生化检测、电生理、影像学检查又具有以上改变时，就应考虑本病的可能，但确诊有赖于骨骼肌活检。这是因为绝大多数基因编码的线粒体蛋白质尚未被探明，单从临床、家族史和发病情况很难确定遗传类型。

目前对线粒体脑肌病尚无有效的治疗方法。常选用的药物有能量合剂如ATP、辅酶A等，作为氧化磷酸化辅助因子的补充，防止氧自由基对线粒体内膜的损害；大剂量B族维生素（B_1、B_2、B_6）和辅酶Q_{10}可降低血乳酸和丙酮酸水平，使患者临床症状有不同程度的改善。在应用抗惊厥药物时，应禁止使用苯巴比妥类药物，防止加重对呼吸链的损害。对症治疗包括加强营养、用药物纠正心律失常和植入起搏器、用癫痫药物控制癫痫和纠正乳酸酸中毒等并发症，可以解决特殊问题和改善患者生活质量。

2. 主任点评(陈生弟,教授,上海交通大学医学院附属瑞金医院神经内科)

线粒体脑肌病(mitochondrial encephalomyopathy)呈母系遗传,是一组由于线粒体结构和功能异常从而累及中枢神经系统和肌肉系统的疾病。神经系统主要表现有卒中样发作、癫痫、肌阵挛、眼外肌麻痹及视神经损害等,肌肉损害主要表现在近端为主的肌萎缩、无力。核基因和(或)线粒体基因异常均可导致线粒体脑肌病的发生,具有明显遗传及临床表现的特异性。

线粒体脑肌病根据临床和病理特点分为许多类型,如坏死性脑脊髓病(Leigh 综合征)、卷发样脑灰质营养不良综合征(Menke 病)和进行性皮质灰质萎缩症(Alpers病)、KSS、MELAS、肌阵挛癫痫并发肌肉破碎红纤维(MERRF)、慢性进行性眼外肌麻痹(CPEO)等,临床上以后四种多见。MERRF 综合征主要是由 A8344G 基因突变引起,KSS 和 CPEO 为 mtDNA 片段的缺失,其发生可能是在卵子或胚胎形成时期。

超过 100 种线粒体基因组的突变点与人类疾病有关,mtDNA 缺陷导致了线粒体蛋白质翻译错误,使氧化磷酸化功能受损,造成线粒体呼吸链缺损,可能代表了线粒体脑肌病的发病机制。突变的 mtDNA 比率决定着表型的表达,这是因为在细胞发展成为某种线粒体呼吸链的生化缺陷之前,其负荷量必须超过临界阈值,不同的突变负荷导致了临床表现的多样性。突变阈值的高低取决于受累组织器官对能量的依赖程度,这与孟德尔遗传方式不同,对能量代谢要求高的器官如脑、骨骼肌、心脏、肾脏等是线粒体疾病的主要累及器官。

另外,相同 mtDNA 突变在不同患者临床表现可能不同,这与 mtDNA 的突变数目有关,突变 mtDNA 数目越多临床症状越重。Chinnery 等研究了超过 150 例存在 A3243G(MELAS)和 A8344G(MERRF)突变的患者,发现他们骨骼肌中突变的 mtDNA 比率与神经系统病变特征的发生频率密切相关。

(上海交通大学医学院附属瑞金医院 黄啸君)

参考文献

［1］张晓云,耿左军.线粒体脑肌病的研究进展[J].临床荟萃,2006,21(12):903 - 904.

［2］GOODFELLOW JA, DANI K, STEWART W, et al. Mitochondrial myopathy, encephalopathy, lactic acidosis and stroke-like episodes: an important cause of stroke in young people [J]. Postgrad Med J, 2012,88(1040):326 - 334.

［3］LONGO N. Mitochondrial encephalopathy [J]. Neurol Clin, 2003,21(4):817 - 831.

［4］PAULI W, ZARZYCKI A, KRZYSZTALOWSKI A, et al. CT and MRI imaging of the brain in MELAS syndrome [J]. Pol J Radiol, 2013,78(3):61 - 65.

［5］TUCKER EJ, COMPTON AG, THORBURN DR. Recent advances in the genetics of mitochondrial encephalopathies [J]. Curr Neurol Neurosci Rep, 2010,10(4):277 - 285.

病例46 体重减轻7个月，口齿不清4个月，反应迟钝2个月——脑白质病？

病史摘要

现病史：患者，男性，37岁，2017年7~9月患者无明显诱因下体重减轻10kg，9月就诊于当地医院，胸部、腹部、盆腔CT提示双肺上叶小结节，边界清楚；胃大弯局部胃壁可疑增厚。神经元烯醇化酶(NSE)60ng/ml。进一步完善胃镜显示慢性浅表性胃炎伴糜烂。头颅MRI意外发现双侧半卵圆中心、胼胝体体部及压部多发异常信号(T1低信号，T2、FLAIR、DWI高信号)，头颅MRA和弓上MRA未见异常，诊断"多发性亚急性脑梗死"，予以抗血小板聚集、改善循环治疗。10月患者逐渐出现口齿不清，偶有饮水呛咳，伴右手活动不灵，表现为右手旋转健身球缓慢、抓握力器笨拙。12月患者逐渐出现反应迟钝、易怒。2018年1月再次就诊于当地医院，完善腰穿。脑脊液：有核细胞数1.00×10^6/L，总蛋白0.48g/L，脑脊液中枢脱髓鞘疾病相关抗体、自身免疫性脑炎抗体、副肿瘤综合征抗体均(－)；血及脑脊液IgG型寡克隆带(－)。诊断为"脑梗死、认知障碍"，予以抗血小板聚集、改善循环、多奈哌齐改善认知治疗，患者症状无明显好转。之后患者口齿不清逐渐加重，2018年2月再次就诊于当地医院，完善头颅MRI增强，颅内多发异常信号较前进展(病灶无强化)。当地医院考虑"多发性硬化"可能，予以甲泼尼龙冲击治疗(500mg×7d→240mg×3d→120mg×3d→60mg×3d)，后改甲泼尼龙48mg qd口服，每周减量4mg，患者症状无明显好转。现为进一步明确诊断，于2018年3月收入我科。起病以来，精神好、睡眠佳、食欲可，便秘1个月，3~4天排便1次，为黄色稀便，小便正常，体重减轻10kg。

既往史：2004年发现梅毒感染，予氨苄西林肌注1周；2015年青霉素静滴2周；2016年青霉素静滴3天；2017年氨苄西林肌注1次/周×3次；2018年1月复查血TPPA(＋)，甲苯胺红不加热血清试验(tolulized red unheated serum test，TRUST)(－)；脑脊液TPPA(－)，TRUST(－)。

个人史：长期生活于原籍，否认疫水、疫区接触史，无吸烟或饮酒嗜好，受教育年限9年(初中)。

家族史：患者的母亲、二哥及三姐均有轻度反应迟钝的表现，但不影响生活，从未就诊。育有1子，体健。

入院体检

内科系统体格检查：T 37.0℃，P 94次/分，R 20次/分，BP 127/81mmHg，心、肺、腹(－)。

神经系统专科检查：神志清，精神好，反应迟钝。定向力可，计算力、记忆力欠佳。双眼各向活动自如，无眼震，双瞳等大等圆，直径3mm，直接和间接对光反应灵敏，双侧额纹对称，鼻唇沟对称，伸舌居中，悬雍垂居中，声音嘶哑、言语含糊，双侧咽反射迟钝，双侧软腭弓上抬差。双手握力Ⅴ－级，余肌力Ⅴ级。眉心征(＋)，颈部肌张力显著增高，右上肢肌张力轻度增高，左上肢及双下肢肌张力正常，右上肢联动少，双侧快复轮替动作迟缓，双上肢姿势性震颤。双侧肱二头肌、肱三头肌反射及桡骨膜反射（＋＋），双侧膝及踝反射（＋＋＋＋），双侧踝阵挛（＋）。浅、深感觉正常。双侧病理征（－）。双侧指鼻试验、跟膝胫试验稳准。闭目难立征（－）。步态正常，脑膜刺激征（－）。

辅助检查

头颅 MRI（外院 2017 - 10）：双侧半卵圆中心、胼胝体体部及压部多发异常信号（T1 低信号，T2、FLAIR、DWI 高信号）（图 46 - 1）。

头颅 MRA 和弓上 MRA（外院 2017 - 10）：未见异常。

脑脊液（外院 2018 - 01）：有核细胞数 1.00×10^6/L，总蛋白 0.48 g/L，脑脊液中枢脱髓鞘疾病相关抗体、自身免疫性脑炎抗体、副肿瘤综合征抗体均（－）；血及脑脊液 IgG 型寡克隆带（－）。

头颅 MRI 增强（我院 2018 - 03）：双侧半卵圆中心、胼胝体体部及压部多发异常信号（T1 低信号，T2、FLAIR、DWI 高信号，较前明显进展），无强化。胼胝体萎缩变细（图 46 - 1）。

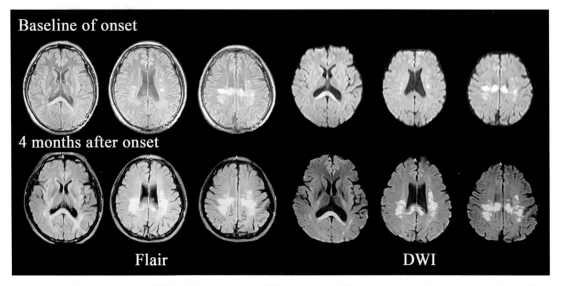

图 46 - 1 头颅 MRI：双侧斑片状脑白质病变，DWI 持续高信号，病灶短时间内进展增多、无强化，胼胝体萎缩变细

初步诊断

脑白质病，梅毒。

初步诊疗经过

入院后给予长春西丁、胞磷胆碱、奥拉西坦、多巴丝肼对症治疗，患者症状无明显好转。完善相关检查。血常规、尿常规、粪常规正常；血糖、血脂、肝功能、肾功能、电解质正常；出凝血指标正常；肿瘤指标正常；血、尿 M 蛋白正常；HIV 抗体阴性。梅毒：血 TPPA（＋）11.87，RPR（－），脑脊液 TPPA（－），TRUST（－），性病研究实验室检查（venereal disease research laboratory test，VDRL）（－）。叶酸、维生素 B_{12} 正常。内分泌指标：甲状腺功能、PTH、

ACTH 正常;血、尿皮质醇正常;肾素-血管紧张素-醛固酮系统正常;性激素正常。脑脊液:压力 130 mmH$_2$O,有核细胞计数 1.00×10^6/L,蛋白定量 581.93 mg/L↑,糖 3.80 mmol/L,氯化物 129.00 mmol/L,三涂一培阴性,流式细胞分型未见异常,脑脊液 IgG 型寡克隆带(-),脑脊液中枢脱髓鞘疾病相关抗体、自身免疫性脑炎抗体、副肿瘤综合征抗体(-)。脑电图:两侧半球轻度慢波活动。肌电图:四肢 NCV、F 波潜伏期、EMG 检测未见异常。肾上腺 CT 增强:左侧肾上腺稍粗。SAS:无焦虑症状。SDS:无抑郁症状。MMSE:18 分(初中组<24 分)。MoCA:15 分。

病例讨论

住院医师

该患者为男性,37 岁,体重减轻 7 个月,口齿不清 4 个月,反应迟钝 2 个月。头颅 MRI:双侧斑片状脑白质病变,DWI 持续高信号,病灶短时间内进展增多、无强化,胼胝体萎缩变细。外院多次按照"脑梗死""多发性硬化"治疗无效。

定位诊断:患者反应迟钝,计算力、记忆力减退,性格改变,定位于高级皮质;动作笨拙、姿势性震颤、肌张力增高,定位于锥体外系;声音嘶哑、饮水呛咳、言语含糊,双侧咽反射迟钝,双侧软腭弓上抬差,提示真性球麻痹,定位在舌咽、迷走神经核团,结合双上肢肌力下降,双下肢腱反射亢进,可见双侧踝阵挛(+),定位于双侧锥体束。综上所述,定位于高级皮质、锥体外系、双侧锥体束。

定性诊断:患者偏亚急性起病,症状进行性加重,表现为认知障碍、帕金森样症状、锥体束症状。头颅 MRI 影像呈现双侧斑片状脑白质病变,逐渐进展融合,且 DWI 持续高信号,这种特征性的影像学改变,要考虑"遗传性弥漫性白质脑病合并轴索球样变(hereditary diffuse leukoencephalopathy with spheroids,HDLS)"。

主治医师

同意住院医师的定位、定性分析。患者属于快速进展的认知障碍疾病,需要考虑以下疾病。

(1)特殊病原体感染:首先,患者既往有梅毒感染病史,需考虑是否为梅毒感染导致血管树胶种样改变致血管狭窄引起的脑梗死。腰穿检查结果显示细胞、蛋白均正常,血清 RPR 阴性,脑脊液 TPPA、TRUST、VDRL 均阴性,无梅毒感染中枢神经系统依据,且头颅 MRA 及弓上 MRA 未见血管狭窄,故予以排除。其次,患者头颅 DWI 像不符合朊蛋白病影像特点。朊蛋白病最常累及部位为皮质、基底节和丘脑,表现为单侧或双侧皮质飘带征或花边征;基底节尾状核、壳核对称或不对称累及;丘脑曲棍征等,故不考虑朊蛋白病。

(2)其他免疫性因素导致的血管炎:未发现免疫指标异常及血管狭窄表现,且激素冲击治疗无效,故不考虑。

(3)多发性硬化(multiple sclerosis,MS):该患者虽然发病年龄、起病形式及影像上显示侧脑室旁脱髓鞘样病灶似乎提示 MS,但 MS 病程多表现为复发-缓解型,仅有少数表现为原发进展型。影像上主要表现为散在分布于脑室周围、胼胝体、脑干与小脑的白质内长 T1、长 T2 异常信号,病灶直径一般为 0.3~1.0 cm,很少融合。该患者病灶进展增多、融合、整个胼胝体累及,不符合 MS 特点,且激素治疗无效,脑脊液未见明显寡克隆带,予以排除。

(4)遗传性脑白质营养不良:如 X-连锁肾上腺脑白质营养不良(X-linked adrenoleukodystrophy，X-ALD)，主要表现为双侧额叶白质先受累,对称性的由前向后进展,呈蝶样分布,病灶周围可呈镶边样强化;球形细胞脑白质营养不良(globoid cell leukodystrophy，GLD),临床主要表现为慢性进行性痉挛性截瘫或行走困难、视觉障碍、顶枕叶长束累及等。该患者影像学表现不符合。该患者的临床特点为:病程快速进展,头颅 MRI 影像呈现双侧斑片状脑白质病变,逐渐进展融合,且 DWI 持续高信号,这种影像学特征符合"遗传性弥漫性白质脑病合并轴索球样变(HDLS)"的表现,进一步确诊需要行基因检测及脑活检。

主任医师

根据该患者的病史、症状、体征及辅助检查,疑似诊断为 HDLS。进一步确诊需对患者进行基因检测和脑活检。另外,患者存在可疑阳性家族史,针对存在轻度反应迟钝的家属,需进一步完善基因检测及头颅 MRI 检查。目前尚无针对 HDLS 的有效治疗方法,通常采取对症支持治疗。多巴胺类药或抗抑郁药对帕金森症、抑郁等症状的有效性尚未证实。随着疾病进展,患者性格、心理和运动功能显著改变,并影响生活质量,应监测患者行为改变并定期进行临床评估,同时辅以适当康复治疗,提高生活质量。有文献报道 1 例经异基因造血干细胞移植治疗的遗传性弥漫性白质脑病合并轴索球样变患者的病情得到有效控制和延缓,但其长期疗效尚待进一步研究。

后续诊疗经过

患者及家属行集落刺激因子 1 受体(colony stimulating factor 1 receptor，CSF1R)基因检测,患者及其母亲、二哥、三姐、儿子均检测出 *CSF1R* 基因 13 号外显子 c.1858+1G>T 位点杂合突变(图 46-2)。患者进一步完善脑活检,病理特征示广泛性髓鞘缺失、轴索破坏;

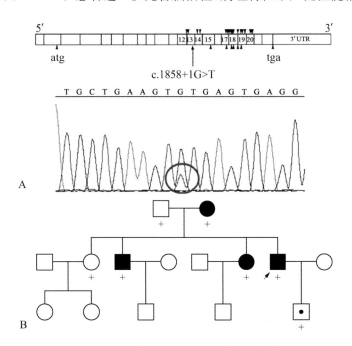

图 46-2 家系图及 *CSF1R* 基因检测结果

A.患者 *CSF1R* 基因 13 号外显子 c.1858+1G>T 位点杂合突变;B.患者母亲、二哥、三姐、儿子均检测出 *CSF1R* 基因相同位点突变,其中儿子尚无临床症状大量轴索球；胶质增生(图 46-3)。患者母亲、二哥、三姐头颅 MRI 均可见双侧脑白质 DWI 高信号(图 46-4)。综上所述，该患者确诊为 HDLS。治疗上继续予以长春西丁、胞磷胆碱、奥拉西坦、多巴丝肼对症治疗。出院时患者症状无明显好转，出院后 1 月随访，患者反应迟钝、饮水呛咳症状较前加重。

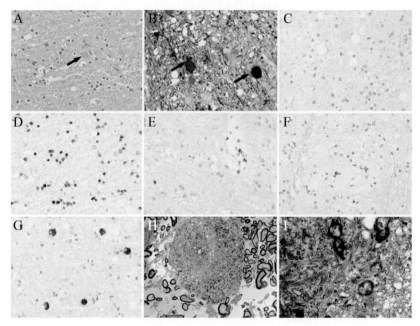

图 46-3 脑活检病理

A. HE 染色-轴索球，胶质细胞轻度增生，个别淋巴细胞浸润，间质水肿变性；B. NF 免疫组化-轴索球，神经纤维；C. Neuron 免疫组化-神经元阴性；D. Olig2 免疫组化-胶质细胞增生；E. CD3 免疫组化-少量 T 淋巴细胞；F. CD20 免疫组化-少量 B 淋巴细胞；G. PGM1-可见巨噬细胞；H. 电镜，轴索肿胀，呈球形体，其髓鞘变薄或未见髓鞘；I. 电镜，轴浆内可见大量神经丝及细胞器

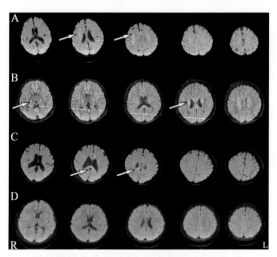

图 46-4 患者亲属头颅 MRI

患者母亲(A)、二哥(B)、三姐(C)头颅 MRI 均可见双侧脑白质 DWI 高信号；患者儿子(D)头颅 MRI 正常

最终诊断

遗传性弥漫性白质脑病合并轴索球样变(HDLS),梅毒。

疾病诊疗过程总结

患者为 37 岁男性,因"体重减轻 7 个月,口齿不清 4 个月,反应迟钝 2 个月"入院。动态复查头颅 MRI 提示:双侧斑片状脑白质病变,DWI 持续高信号,病灶短时间内进展增多、无强化,胼胝体萎缩变细。激素冲击治疗无效。之后追问病史,患者母亲、二哥、三姐均有类似认知障碍表现,完善上述亲属头颅 MRI 均可见双侧脑白质 DWI 高信号。患者及家属行 *CSF1R* 基因检测,患者及其母亲、二哥、三姐、儿子均检测出 *CSF1R* 基因 13 号外显子 c.1858＋1G＞T 位点杂合突变。患者进一步完善脑活检,病理特征示广泛性髓鞘缺失、轴索破坏;大量轴索球;胶质增生。该患者确诊为 HDLS。治疗上继续予以长春西丁、胞磷胆碱、奥拉西坦、多巴丝肼对症治疗。出院时患者症状无明显好转,出院 1 个月后随访,患者反应迟钝、饮水呛咳症状较前加重。

诊疗启迪

认知障碍的疾病谱多样,其中一些罕见病早期极易误诊,明确诊断需要抓住疾病的特征,如核心临床症状、特征性神经影像表现等;病史的全面询问,比如家族史,也至关重要。该病例的快速准确诊断让我们再次认识到:①快速进展型痴呆的鉴别诊断是关键;②特征性的影像学改变为诊断提供了线索;③家族史的询问提供了关键信息。

专家点评

1. 行业内知名专家点评(陈生弟,教授,上海交通大学医学院附属瑞金医院神经内科)

这是一例以认知障碍、帕金森样症状起病的患者,发病后疾病快速进展,影像学表现具有特征性,经过层层分析,最后确诊 HDLS。HDLS 作为临床罕见的遗传性中枢神经系统白质变性病,很多临床医生对其认识不足,容易误诊,该患者早期被误诊为脑梗死、多发性硬化。在病史询问过程中,要注意询问的技巧。该患者入院时否认家族史,待疾病确诊后再去询问,直系家属中是否有动作慢、记忆力减退等病史,家属才告知患者的母亲、二哥及三姐均有轻度反应迟钝的表现,但不影响生活,家属认为是年龄增长的缘故,所以从未就诊。该病例的阳性家族史能够为诊断疾病提供重要线索,所以临床医师在以后的临床工作中应注意询问技巧。

2. 主任点评(谭玉燕,副主任医师,上海交通大学医学院附属瑞金医院神经内科)

HDLS 是临床罕见的遗传性中枢神经系统白质变性病,临床表现多样,主要包括性格改变、精神行为异常、认知功能障碍、帕金森样症状和癫痫发作等。HDLS 的发病年龄平均 35~40 岁,临床首发症状主要是显著的神经精神症状,包括性格和行为改变(如易激惹、攻击行为、缺乏主动性、孤僻、淡漠)、精神症状(如焦虑、抑郁)、进行性认知功能障碍(计算力、定向力、记忆力减退和执行功能障碍);随后或同时出现运动障碍和步态障碍,包括非对称性帕金森综合征(如运动迟缓、姿势性震颤、肌强直)、锥体束征、步态拖曳等;随着病情进展,逐渐出现皮质功能障碍,包括失用症(如失语、偏盲)、癫痫发作、共济失调、构音障碍、吞咽困难等;最终丧失运动功能、缄默、长期卧床,死于各种并发症。

典型 MRI 表现为早期双侧、非对称性、局限性 T2 或 FLAIR 成像高信号和 T1 低信号,以额叶或额顶叶显著,累及深部脑白质和皮质下脑室周围白质纤维束;亦可见皮质脊髓束受累,弥漫性脑萎缩和脑室扩大,伴胼胝体发育不良和异常信号(通常认为是疾病早期影像学特征)。随着病情进展,病灶逐渐融合呈片状,并呈对称性分布。头部 CT 可见多发点状钙化灶,具有一定诊断价值,但与疾病进展无关。DWI 呈小点状高信号,同时伴水分子扩散受限被认为是该病的特征性影像学表现。

HDLS 的临床表现多样,且部分呈非典型,故临床极易误诊。加之临床医师对该病的认识不足,其发病率远被低估。如果出现进行性认知功能下降、记忆力减退和人格障碍,结合可疑阳性家族史和典型脑白质改变,可以考虑 HDLS,应注意与多种其他遗传性脑白质病变或伴脑白质病变的遗传性脑小血管病等相鉴别。2018 年 HDLS 诊断标准如表 46-1 所示。要进一步确诊,需对患者进行基因检测和脑活检。另外,患者存在可疑阳性家族史,针对存在轻度反应迟钝的家属,需进一步完善基因检测及头颅 MRI 检查。

表 46-1　HDLS 的诊断标准

核心症状:
(1) 发病年龄≤60 岁
(2) 两种以上临床症状和体征:
　　a. 认知障碍或精神症状
　　b. 锥体束症状
　　c. 帕金森样症状
　　d. 癫痫
(3) 常染色体显性遗传或散发
(4) 脑 CT/MRI 表现:
　　a. 双侧脑白质病变
　　b. 胼胝体变薄
(5) 排除其他导致白质脑病的原因,包括血管性痴呆、多发性硬化症或脑白质营养不良(如肾上腺脑白质营养不良、Krabbe 病、异染性脑白质营养不良)

排除证据:
(1) 发病年龄≤10 岁
(2) 2 次以上非癫痫引起的卒中样发作
(3) 突出的周围神经病变

支持证据:
(1) 临床表现或认知量表测试提示额叶功能障碍
(2) 快速进展的病程,5 年内卧床不起
(3) 脑 CT 示白质内点状小钙化
(4) 神经病理结果符合 HDLS

（续表）

诊断标准：
确诊：满足核心症状（2）（3）（4）a 及 *CSF1R* 基因突变
很可能：满足核心症状（1）～（5），但未行基因测试
可能：满足核心症状（2）a、（3）、（4）a，但未行基因测试

HDLS 属于罕见病，1984 年首次报道，常染色体显性遗传，也有散发病例报告。致病基因集落刺激因子 1 受体基因（*CSF1R*），定位于 5q32，为Ⅲ型酪氨酸激酶受体，属于血小板衍生生长因子（platelet derived growth factor，PDGF）受体家族，有 22 个外显子。*CSF1R* 基因存在 70 种突变（错义、移码、无义、大片段缺失、复杂重排）。大多数的突变位于酪氨酸激酶结构域（12～22 外显子），外显子 17～20 为突变高发区。*CSF1R* 突变影响酪氨酸激酶结构域是 HDLS 的发病基础。CSF1R 激酶结构域的突变造成二聚体和（或）其细胞表面的表达都可能受到影响，进而引起小胶质细胞增殖分化受阻，最终致脑内小胶质细胞功能损害。

（上海交通大学医学院附属瑞金医院　黄沛　谭玉燕）

参考文献

［1］KONNO T，YOSHIDA K，MIZUTA I，et al. Diagnostic criteria for adult-onset leukoencephalopathy with axonal spheroids and pigmented glia due to CSF1R mutation［J］. Eur J Neurol，2018，25（1）：142-147.

［2］詹飞霞，曹立. 遗传性弥漫性白质脑病合并轴索球样变研究进展［J］. 中国现代神经疾病杂志，2019，19（2）：125-131.

［3］EICHLER FS，LI J，GUO Y，et al. CSF1R mosaicism in a family with hereditary diffuse leukoencephalopathy with spheroids［J］. Brain，2016，139（Pt 6）：1666-1672.

病例 47　发作性四肢抽搐 8 年——进行性肌阵挛性癫痫？

病史摘要

现病史：患者，女，24 岁，8 年前在学校打扫卫生时突然摔倒在地、意识丧失、四肢抽搐、口吐白沫、小便失禁，持续约 10 分钟后恢复正常。发作后有全身乏力感。此后间断性发作，发作形式同前，每年发作次数不等。2004 年在当地医院诊断为"癫痫"，给予托吡酯片（妥泰）1 片 bid，左乙拉西坦片（开浦兰）1 片 bid，服药 3 年病情无明显改善，并且发作次数有所增加，每个月 1～3 次不等。同时会出现四肢突然地、剧烈地不自主抖动样动作，在持物或夹菜时加重，安静状态下略有好转。患者逐渐疏于做家务，人显呆滞，表情淡漠，言语减少及智能下降等。2008年上半年在当地医院及华山医院按"癫痫"治疗后无明显好转，药物改为氯硝西泮（2mg/片）1/3

片 bid,丙戊酸钠缓释片(德巴金)(剂量不详),无明显改善。为求进一步诊治,于 2009 年 7 月 15 日收入我院。自发病来,神志清,表情淡漠,食欲可,大便正常,偶有小便失禁。

既往史:既往体健。

个人史:长期生活于原籍,否认疫水、疫区接触史,无烟酒嗜好。

家族史:否认近亲结婚家族史,父母体健,其妹妹在 17 岁时也出现同样病情。

入院体检

内科系统体格检查:T 38.4℃,P 80 次/分,R 20 次/分,BP 130/85 mmHg,心、肺、腹(一)。

神经系统专科检查:神志清楚,表情淡漠,言语少,反应迟钝,定向力、记忆力、理解力、计算力下降。双侧瞳孔等大等圆,直径 3 mm,对光反射灵敏,眼球活动正常,双侧鼻唇沟对称,伸舌稍右偏。颈软,四肢肌张力略高,肌力查体欠合作。四肢腱反射(+++)。感觉系统查体欠合作。双侧病理征阴性。双侧指鼻试验、轮替动作,跟膝胫试验欠合作。闭目难立征阴性,直线行走欠合作。脑膜刺激征阴性。

辅助检查

无。

初步诊断

进行性肌阵挛性癫痫?

初步诊疗经过

患者因"发作性四肢抽搐 8 年"入院,入院后完善相关辅助检查,血常规、粪常规、肝肾功能、电解质、血脂、红细胞沉降率、甲状腺功能全套无异常。心肌酶谱:谷草转氨酶 31 IU/L,乳酸脱氢酶 154 IU/L,肌酸激酶 362 IU/L↑,C-反应蛋白 0.26 mg/dl。乳酸 3.40 mmol/L↑。头颅 MRI 平扫+弥散成像:未见明显异常。脑电图:高度异常脑电图,弥漫性慢波伴频繁痫样放电(图 47-1)。诱发电位:双侧异常 SEP,BAEP、VEP 正常范围。

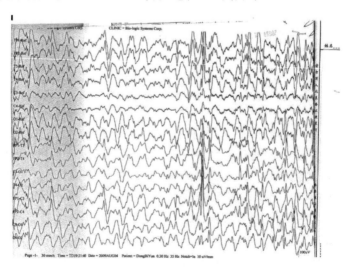

图 47-1　患者异常脑电图

肌电图：SCV 传导偏慢，余未见异常。

因患者存在发作性抽搐等症状，予以氯硝西泮、丙戊酸钠抗癫痫治疗，患者精神可，意识清楚，反应略迟钝，一般情况尚可。

病例讨论

住院医师

该患者为女性，24 岁，发作性四肢抽搐 8 年，伴有认知功能障碍。父母体健，有阳性家族史，其妹妹有类似表现。脑电图检查提示高度异常脑电图，弥漫性慢波伴频繁痫样放电。病程中曾服用托吡酯、左乙拉西坦、氯硝西泮、丙戊酸钠等治疗，症状无明显改善并有加重趋势。

定位诊断：根据反复发作性肢体抽搐，定位于大脑皮质神经元异常放电；反应迟钝，定向力、记忆力、理解力、计算力下降，表现为认知功能下降，定位于高级皮质；四肢不自主抖动，四肢肌张力略高，定位于锥体外系；四肢腱反射（＋＋＋），定位于双侧皮质脊髓束。综上所述，定位于大脑皮质神经元、高级皮质、锥体外系及双侧皮质脊髓束。

定性诊断：患者 16 岁发病，首发全身强直-阵挛性癫痫发作，可见肌阵挛样发作，伴有认知功能下降，症状呈进行性加重，结合父母体健，妹妹有类似表现，定性为隐性遗传的进行性肌阵挛性癫痫（progressive myoclonic epilepsy，PME）。PME 是一组少见的多病因的癫痫综合征，主要表现为以癫痫性肌阵挛为主的多种癫痫发作，以及以认知功能障碍、共济失调为主的进行性恶化的神经系统变性病样改变。目前 PME 的病因诊断主要通过患者的起病年龄、相关的临床表现和体征、病程、种族和遗传方式，以及包括生化、病理和基因在内的特异性检查明确。其中常染色体隐性遗传疾病有 Unverricht-Lundborg 病、Lafora 病、唾液酸沉积症Ⅰ型、神经元蜡样脂褐质沉积症等。

（1）Unverricht-Lundborg 病：相关基因为 *EPM1A/CSTB*、*EPM1B/PRIKCLE1*。发病年龄 6～15 岁，主要的癫痫发作类型为肌阵挛发作和强直阵挛发作，小脑受损体征出现较晚且相对轻微，不伴认知功能障碍或轻度受损，情感易于激惹，眼球活动正常。特征性脑电图表现为全导的多棘波，3～5 Hz 的棘慢波或多棘慢波；正常睡眠结构异常减少。巨大体感诱发电位。该患者疾病早期有明显的认知功能损害，无巨大体感诱发电位，不符合典型 Unverricht-Lundborg 病特征，暂不考虑。

（2）Lafora 病：相关基因为 *EPM2A*、*EPM2B*。青少年发病，主要的癫痫发作类型为光敏感性肌阵挛发作以及强直阵挛发作和枕叶癫痫发作，早期出现小脑受损体征以及显著的认知功能障碍，眼球活动正常。特征性脑电图表现为慢背景下的全导棘慢波和多棘慢波；睡眠期放电减少；频发多灶性放电，以头后部电极为著。本例患者表现为反复的强直-阵挛发作，早期有显著的认知功能障碍，共济失调检查不能合作，临床表型与 Lafora 病较为符合，该病可通过皮肤、肌肉、肝脏、脑等部位的活组织检查以及基因检查而确诊。

（3）唾液酸沉积症Ⅰ型：相关基因为 *NEU1*。发病年龄 10～30 岁，主要的癫痫发作类型为肌阵挛发作和强直阵挛发作，小脑中度受损体征，不伴认知功能障碍或轻度受损，眼底检查可见樱桃红斑。特征性脑电图表现为低电压快活动，慢波睡眠期增强，罕见全导棘慢波。预后不良，通常在发病后 30 年内死亡。

（4）神经元蜡样脂褐质沉积症：常染色体隐性遗传，目前发现 8 种基因型，相关基因为

CLN1 - CLN3、*CLN5 - CLN8*、*CLN10*，电镜下可发现神经元内 3 种类型的相关基因产物的沉积：嗜锇颗粒、曲线样体以及指纹样体。发病年龄不定，多为儿童期起病，主要的癫痫发作类型为光敏感性肌阵挛发作和强直阵挛发作，局灶性癫痫发作较少，小脑受损体征不定，早期出现显著的认知功能障碍，伴明显的视力损害。特征性脑电图表现为慢背景，全导多棘波、棘慢波或多棘慢波。巨大体感诱发电位。晚发婴儿型表现为闪光刺激时的后部 $1 \sim 2$ Hz 的尖波。本例患者青少年时期起病，以全面性癫痫发作和认知功能损害为主要表现，但是不伴有视力损害，与典型的神经元蜡样脂褐质沉积症不符，暂不予考虑。

主治医师

Lafora 病典型的临床特点包括癫痫、肌阵挛和痴呆。患儿多于 $8 \sim 18$ 岁（15 岁多见）隐匿发病，首发症状包括头痛、学习能力下降、肌阵挛、全面性典型癫痫发作，常伴有视幻觉，以强直阵挛发作多见。部分患者婴儿期有孤立性热性惊厥和非热性惊厥史。病程中癫痫发作类型多样，主要的癫痫发作类型为光敏感性肌阵挛发作以及强直阵挛发作和枕叶癫痫发作。后期癫痫常难以控制，可以出现癫痫持续状态。肌阵挛在病程初期不严重，随疾病进展而加重，晚期可有持续性肌阵挛失神发作，同时伴有精神异常和快速进行性的认知功能下降。其他症状包括构音困难、共济失调、肌张力障碍及痉挛状态等。病情进展迅速，多于发病 10 年后死亡。不典型的 Lafora 病于儿童期起病，患儿表现为学习困难，至 $8 \sim 13$ 岁时逐渐出现癫痫和肌阵挛发作，并逐渐进展至痴呆，伴有缄默症、呼吸困难和吞咽困难。研究提示，*EPM2A* 基因 4 号外显子突变与经典型 Lafora 病相关，1 号外显子的突变与不典型 Lafora 病相关。

Lafora 病的特征性病理表现为 Lafora 小体，为一种细胞内葡聚糖包涵体，呈圆形或椭圆形，直径 $8 \sim 15$ nm，HE 染色呈淡红色，PAS 染色强阳性。在脑、肝、脉络丛、脊神经、视网膜、横纹肌、皮肤中的大/小汗腺等多种组织细胞中都有发现。电镜下 Lafora 小体表现为球状包涵体，由紧紧缠绕的 10 nm 左右的细丝组成，不具备包膜，皮肤活检见 Lafora 小体可作为诊断依据。Lafora 病患者中 Lafora 小体的阳性率达 $80\% \sim 100\%$，皮肤活检有一定的假阴性率和假阳性率。特征性脑电图表现为慢背景下的全导棘慢波和多棘慢波；睡眠期放电减少；频发多灶性放电，以头后部电极为著。近年来的分子遗传学进展使 Lafora 病的诊断日趋明了，基因检测已经成功用于临床诊断。进一步行皮肤活检以及基因检测有助于明确诊断。

主任医师

Lafora 病是进行性肌阵挛性癫痫的一种，最早由 Lafora 和 Gluelkin（1911 年）描述，Ortiz Hidalgo 用显微镜观察到神经细胞内的小体而命名。Lafora 型进行性肌阵挛性癫痫属常染色体隐性遗传疾病，相关基因为 *EPM2A*、*EPM2B（NHLRC1）*，基因产物为 Laforin 以及 Malin。约 70.1% 的患者存在 *EPM2A* 基因突变，突变类型多种多样，包括无义、错义、移码、缺失和插入突变，突变遍及整个基因，27% 的患者存在 *NHLRC1* 基因突变，2.6% 的患者为新发基因突变。研究提示，与 *EPM2A* 基因突变相比，*NHLRC1* 基因突变的患者疾病进展相对缓慢，病程较长，二者需要呼吸机辅助呼吸分别是起病后的 20 年（*NHLRC1*）和 6.5 年（*EPM2A*）。

根据该患者的病史、症状、体征及辅助检查，疑似诊断为 Lafora 病。进一步确诊需对患者进行基因检测和皮肤活检。目前针对 Lafora 病的治疗主要是对症治疗，缓解癫痫和肌阵挛。首选丙戊酸类药物，尽量避免应用加重肌阵挛的药物如苯妥英钠、卡马西平。若效果欠佳者可选用氯硝西泮。目前认为拉莫三嗪可能会加重肌阵挛，也可能没有影响，因此也避免应用该药，同时注意避免高热、头部外伤等诱发因素。

后续诊疗经过

对该患者行肌肉和腋窝皮肤活检，HE 染色细胞形态及组织结构无异常。PAS 染色在汗腺细胞中发现 PAS 阳性的 Lafora 小体（图 47 - 2）。电镜观察发现皮肤组织细胞内散在的糖类沉积物。运用 Sanger 测序法对患者的 *EPM2A*、*EPM2B* 外显子区进行测序，并与数据库标准序列进行比对，未发现致病变异。进而运用荧光半定量 PCR 对患者 *EPM2A* 基因进一步行基因检测，提示患者及其妹妹均存在 *EPM2A* 基因 2 号外显子纯合缺失突变，其父母为杂合缺失突变（图 47 - 3、图 47 - 4）。

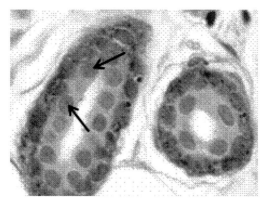

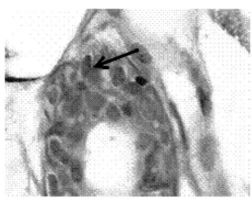

图 47 - 2　腋窝皮肤 PAS 染色阳性的 Lafora 小体。图中黑色粗箭头所指为 Lafora 小体。放大倍数：1 000 倍

图 47 - 3　患者家系图

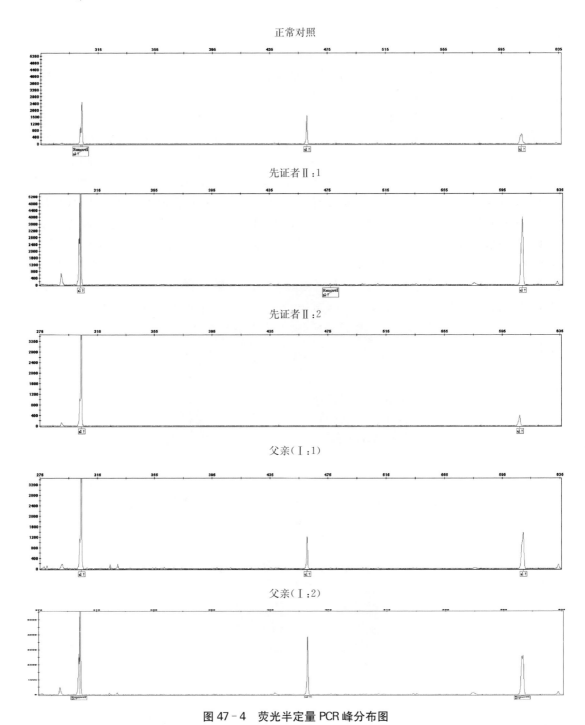

图 47-4　荧光半定量 PCR 峰分布图

横轴为荧光亮度,纵轴为片段大小。从左至右 3 个峰的位置分别为 304 bp、461 bp 和 600 bp。从上至下分别为正常对照、先证者(Ⅱ:1)、妹妹(Ⅱ:2)、父(Ⅰ:1)、母(Ⅰ:2)的荧光半定量 PCR 产物毛细管电泳后峰分布图

最终诊断》》》》

进行性肌阵挛癫痫:Lafora 病。

疾病诊疗过程总结

患者因"发作性四肢抽搐8年"入院,入院后完善相关辅助检查,并行脑电图检查及腋窝皮肤活检、EPM2A基因检测,诊断为"进行性肌阵挛性癫痫:Lafora病",因患者存在发作性抽搐等症状,予以氯硝西泮、丙戊酸钠抗癫痫治疗,现患者精神可,意识清楚,反应略迟钝,一般情况尚可,予以出院。

诊疗启迪

青少年起病的反复发作性肌阵挛、癫痫,伴有精神异常及认知功能下降,应首先考虑到Lafora病的可能。Lafora病患者中Lafora小体的阳性率达80%～100%,皮肤活检有一定的假阴性率和假阳性率,基因检查能够进一步明确诊断。随着高通量测序技术的发展以及检测成本的限制,二代测序技术在临床诊断用应用广泛,但是鉴于二代测序检测方法的限制,针对大片段甚至是外显子的缺失,需要用荧光半定量PCR的方法证实或是行相应基因的MLPA检测予以明确诊断。本例患者如行高通量测序,不论是全外显子组测序或是针对癫痫的靶向测序,均易造成漏诊。因此,临床上考虑Lafora病的患者,如果高通量测序检测阴性,应考虑有大片段缺失的可能,需要进一步采用针对大片段缺失的检测方法来证实。

专家点评

1. 行业内知名专家点评(洪桢,教授,四川大学华西医院神经内科)

本例患者是一个临床表现典型,结合基因及皮肤活检明确诊断的"进行性肌阵挛性癫痫:Lafora病"的病例。该病例临床少见,容易漏诊,诊疗过程规范合理,值得临床医生学习借鉴。通常进行性肌阵挛基因突变为常染色体隐性遗传,但并非均如此,也并非都能找到遗传学证据。本例后续基因结果提示,患者存在EPM2A基因2号外显子纯合缺失突变,其父母为杂合缺失突变,皮肤活检见Lafora小体,临床表现符合文献报道,最终确诊。

进行性肌阵挛性癫痫是一组临床少见且存在基因异质性的疾病,目前已经发现了十余种与基因突变相关的亚型。进行性肌阵挛性癫痫在临床中容易漏诊,需要注意的是:①患者并非全是幼儿期起病,起病年龄可跨度较大,甚至成年期起病。②肌阵挛的表现并非一定是患者首发的临床表现,患者可先表现为全面性发作,并且可控制良好,但随着疾病的进展,一般发作会越来越频繁并耐药,也会伴发其他进行性的神经系统症状,就如同本例患者一样。③进行性肌阵挛性癫痫临床表现常呈进展性变化。随着年龄的增长,逐渐出现其他表现,如共济失调、智力倒退等,这些认知和神经系统查体的阳性发现是进行性肌阵挛性癫痫的重要提示;这种情况下,应及早进行更细致的检查,尤其需要完善基因筛查,为明确诊断及后续治疗提供更多的证据。

治疗方面,进行性肌阵挛性癫痫患者的抗癫痫发作类药物的选择需要避免可能加重肌阵挛发作的药物,如卡马西平、奥卡西平、苯妥英钠等,这些钠通道阻滞剂一般会加重肌阵挛发作。后续治疗目前仍是以随访和对症支持为主。

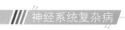

2. 主任点评(曹立,教授,上海交通大学附属第六人民医院神经内科)

Lafora 病的进行性肌阵挛性癫痫是一种以反复发作和认知缺陷为特征的神经退行性疾病。典型发病于儿童晚期或青春期早期,患者表现出疾病症状进行性恶化,常于发病后 10 年死亡。它是一种常染色体隐性遗传病,典型的病理特征是在神经元和其他组织中存在异常分支的水不溶性糖原包涵体,称为 Lafora 小体。对于 Lafora 病所致癫痫,予以氯硝西泮、丙戊酸钠抗癫痫治疗,同时避免应用卡马西平、苯妥英钠等可能加重该病的药物。抗癫痫药物在疾病的早期阶段是有帮助的,并且可能在后期阶段维持生命并延长。近年来,基因治疗方法的进展可能使基因替代成为这种神经退行性疾病的有力选择。目前最令人兴奋的治疗方法来自 Lafora 病小鼠模型的结果。研究表明,大脑中糖原合成酶活性仅减少 50% 就会显著降低到几乎完全消除 Lafora 小体,同时这些小鼠中不存在神经异常和神经变性。多个实验室正在积极开展工作,以确定 mRNA 和蛋白质水平的糖原合成酶抑制剂。

(上海市奉贤区中心医院　刘晓黎　汤荟冬)

参考文献

[1] ACHARYA JN, SATISHCHANDRA P, SHANKAR SK. Familial progressive myoclonus epilepsy: clinical and electrophysiologic observations [J]. Epilepsia, 1995,36(5):429 – 434.

[2] GAYATRI NA, LIVINGSTON JH. Aggravation of epilepsy by anti-epileptic drugs [J]. Dev Med Child Neurol, 2006,48(5):394 – 398.

[3] GANESH S, DELGADO-ESCUETA AV, SUZUKI T, et al. Genotype-phenotype correlations for EPM2A mutations in Lafora's progressive myoclonus epilepsy: exon 1 mutations associate with an early-onset cognitive deficit subphenotype [J]. Hum Mol Genet, 2002,11(11):1263 – 1271.

[4] GOMEZ-ABAD C, GOMEZ-GARRE P, GUTIERREZ-DELICADO E, et al. Lafora disease due to EPM2B mutations: a clinical and genetic study [J]. Neurology, 2005,64(6):982 – 986.

[5] NORIO R, KOSKINIEMI M. Progressive myoclonus epilepsy: genetic and nosological aspects with special reference to 107 Finnish patients [J]. Clin Genet, 1979,15(5):382 – 398.

[6] RAMACHANDRAN N, GIRARD JM, TURNBULL J, et al. The autosomal recessively inherited progressive myoclonus epilepsies and their genes [J]. Epilepsia, 2009,50 Suppl 5:29 – 36.

[7] SINGH S, SETHI I, FRANCHESCHETTI S, et al. Novel NHLRC1 mutations and genotype-phenotype correlations in patients with Lafora's progressive myoclonic epilepsy [J]. J Med Genet, 2006,43(9):e48.

[8] PARIHAR R, RAI A, GANESH S. Lafora disease: from genotype to phenotype [J]. J Genet, 2018,97(3):611 – 624.

病例48　进行性四肢无力5年——痉挛性截瘫？

病史摘要

现病史：患者，男性，34岁，5年前（2015年冬天）因电动车车祸致右侧面部外伤出血，否认其他外伤，至滨海县人民医院行清创缝合术，术后恢复良好。1个月后患者自觉双脚无力伴发抖，但行走无明显受限，遂停工回家休养。休养期间患者双脚无力轻度加重，未予重视。后双下肢无力、行走困难进一步加重，出现进食、饮水呛咳，大小便时间延长，于2017年3月10日至滨海县人民医院神经内科就诊。查体：神清，舌肌颤动明显，颈软，双上肢肌力5-级，左下肢肌力4+级，右下肢肌力4级，四肢肌张力正常，双侧膝腱反射（＋＋＋），踝阵挛（＋），腹壁反射及提睾反射存在，皮肤划痕试验阳性，余无殊。头颅＋颈椎MRI示颅脑平扫未见明显异常，鼻窦炎，颈椎轻度病变。胸椎MRI示脊髓动脉流空影。脊髓血管造影示未见明显异常。诊断"痉挛性截瘫"，予营养神经及对症支持治疗后，症状减轻出院。后因症状仍持续存在，于2017年4月29日自服甲硫灵＋氧化乐果，表现为头晕、恶心、呕吐，急送至当地医院抢救，病情稳定后出院。后双下肢无力症状加剧，以辅具支撑仍可行走。患者于7月自服剃须刀刀片，急送至当地医院行胃内容物取出术，20天后再次服刀片，卧床5天后随粪便排出。患者出院后继续回家休养，症状仍未缓解，且进行性加重，2018年年中进展至不能行走，2018年底进展至发音困难、言语不能。其间患者因家庭条件原因未继续就诊，后于2019年12月17日至上海华山医院行影像学检查，头颅MRI平扫示双侧脑室旁白质区、桥脑、中脑、延髓及双侧小脑白质多发异常信号，结合既往病史，符合中毒后改变；双侧额顶叶多发缺血灶；脑萎缩。颈椎＋胸椎＋腰椎MRI增强示$C_5 \sim C_6$椎间盘突出，颈椎和胸椎退行性改变，胸髓周边少许血管影；腰椎退行性病变。2020年1月15日患者在当地医院上厕所时突发抽搐，体温升高至40℃，持续约2小时，对症治疗（具体不详）后症状好转，至今未再发。现患者为求进一步治疗，转至我院。起病以来，患者神清，精神可，进食减少，睡眠尚可，排便困难，近期体重无明显变化。

既往史：否认高血压、糖尿病、冠心病等慢性病史；否认传染病史；否认结核病史；胆囊息肉胆囊切除术史十余年，双眼白内障晶状体置换术后12年，否认其他手术及重大外伤史；无烟酒嗜好；无药物、食物过敏史。

家族史：父亲肾炎病史十余年；妹妹白内障史，因车祸去世。

入院体检

内科系统体格检查：T 36.8℃，P 69次/分，R 20次/分，BP 115/70 mmHg，心、肺、腹（－）。

神经系统专科检查：神清，精神可，构音困难，可吐单字，查体合作。双侧瞳孔等大等圆，直径3 mm，直接间接对光反射灵敏，眼球活动可，未及眼震。双侧额纹、鼻唇沟对称，右侧眼裂较左侧小，伸舌偏右，咽反射消失。转颈有力。双足部跟腱肿胀，扪及硬质肿块，边界清，无压痛，无活动感。左上肢肌力5级，右上肢肌力4级，双下肢肌力0～1级，四肢肌张力增高,双上肢腱反射(＋＋＋),双下肢腱反射(＋＋＋＋),双侧踝阵挛(＋),腹壁反射减弱,提睾反射消失。左侧上下肢较右侧针刺觉略减退。双侧 Chaddock 征(＋),Babinski 征(＋),Gordon 征(－),Oppenheim 征(－),脑膜刺激征(－),双侧掌颌反射(－),双侧 Hoffmann 征(＋)。双侧指鼻试验欠稳准,轮替试验差,其余查体不配合。MoCA 评分 14 分,MMSE 评分 20 分(患者受教育年限 9 年)。

辅助检查

2017－03 外院头颅 MRI:颅脑平扫未见明显异常,鼻窦炎。

2017－03 外院颈椎 MRI:颈椎轻度退行病变。

2017－03 外院胸椎 MRI:脊髓动脉流空影。

2017－03 外院脊髓血管造影:未见明显异常。

2019－12－17 外院头颅 MRI 平扫:双侧脑室旁白质区、桥脑、中脑、延髓及双侧小脑白质多发异常信号,结合既往病史,符合中毒后改变;双侧额顶叶多发缺血灶;脑萎缩。

2019－12－17 外院颈椎 MRI 增强:C_5～C_6 椎间盘突出,颈椎退行病变。

2019－12－17 外院胸椎 MRI 增强:胸椎退行性改变,胸髓周边少许血管影。

2019－12－17 外院腰椎 MRI 增强:腰椎退行性病变。

初步诊断

痉挛性截瘫可能。

初步诊疗经过

患者入院后完善相关检查。查血常规、生化、DIC、尿常规、粪常规未见明显异常。复查头 MRI 平扫提示双侧小脑半球、桥脑、中脑、延髓、内囊后肢、双侧脑室白质区(锥体束走行区)对称性异常信号(图 48－1)。查足 MRI 提示双侧跟腱局部增粗伴信号异常、右侧腓骨长

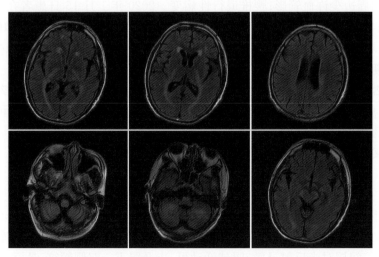

图 48－1　头颅 MRI 平扫

双侧小脑半球、桥脑、中脑、延髓、内囊后肢、双侧脑室白质区见对称性条片状异常
信号,T1WI 呈等或稍低信号,T2WI 及 FLAIR 呈高信号

肌腱梭形增粗并信号异常；双足小关节腔积液(图 48－2)。查双下肢超声提示双侧下肢临床所指处皮下软组织内实质性团块。

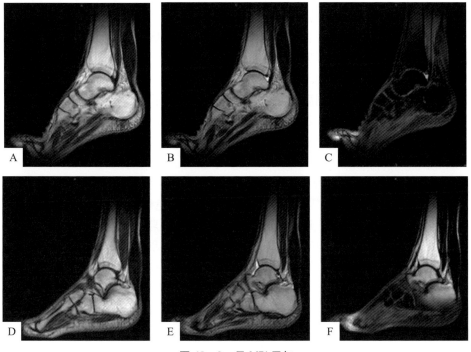

图 48－2　足 MRI 平扫

A～C. 右跟腱、右侧腓骨长肌腱均可见局部增粗，呈梭形。A. T1WI 上为低信号；B. T2WI 上为低信号；C. 压脂 fsPD 上为条片状高信号。D～F 左侧跟腱局部呈梭形增粗。D. T1WI 上为低信号；E. T2WI 上为低信号；F. fsPD 压脂序列影像欠佳

病例讨论

住院医师

患者为青年男性，慢性病程，进行性加重，起初表现为双下肢无力，逐渐出现双上肢乏力、饮水进食费力。

定位诊断：患者存在进食困难，查体可见构音障碍、吞咽费力、咽反射消失，为真性球麻痹症状，可定位于延髓。患者四肢肌力下降、腱反射亢进、肌张力增高、髌阵挛及踝阵挛(＋)、病理征阳性，定位双侧锥体束。双侧轮替试验、指鼻差，存在共济失调，定位于小脑。患者 MoCA 评分 14 分，MMSE 评分 20 分，存在认知功能减退，定位于皮质。

定性诊断：患者曾服用甲硫灵＋氧化乐果，颅脑 MRI 提示多发白质病变，中毒性脑病可能；患者双足跟腱可扪及质硬肿块，双足 MRI 提示双侧跟腱增粗伴信号异常，脑腱黄瘤病不能排除。

主治医师

基本同意住院医师对该病例特点的归纳和病变定位的分析。患者存在有机磷中毒史，影像学提示双侧脑室旁白质区、桥脑、中脑、延髓及双侧小脑白质多发异常信号，符合中毒后改变，定性诊断考虑脑白质病变。但是考虑到患者服用有机磷农药前开始起病，其

年少时以及妹妹有白内障史,体检发现双侧跟腱硬质肿块,且双足 MRI 提示跟腱增粗伴信号异常。因而基于该患者早期白内障(且有家族史)、双侧跟腱黄色瘤以及神经系统的症状和体征,结合典型影像学表现多发脑白质病变累及锥体束、小脑、高级皮质等,考虑脑腱黄瘤病可能性大。脑腱黄瘤病确诊需要基因检测(CYP27A1)或神经肌肉活检。活检可见肌腱大量固醇结晶沉积,巨噬细胞、泡沫细胞和黄色瘤样细胞浸润,组织间隙见散在分布的胆固醇结晶;周围神经可见洋葱皮样结构,存在有髓和无髓神经纤维的不同程度缺失、轴索变性及髓鞘脱失后再生。磁共振检查可见弥漫性对称分布的 T2 Flair 信号异常,常见受累部位包括基底节区、侧脑室旁、小脑齿状核,同时伴不同程度脑萎缩;MRS 可及小脑 La 峰、N-乙酰基天门冬氨酸(NAA)/肌酸(Cr)下降、肌醇(mI)/Cr 升高、胆碱(Cho)/Cr 降低;SPECT 可见壳核和尾状核突触前的多巴胺再摄取减低,各脑叶皮质的血流代谢下降。

本病例中,我们通过体格检查发现的一个关键特征是跟腱黄色瘤,但跟腱黄色瘤不是脑腱黄瘤病的特异性表现,因而还需要与其他可引起跟腱黄色瘤的疾病鉴别。

(1)家族性高胆固醇血症:LDL 受体活性缺失或减弱,脂蛋白清除能力下降,血浆 LDL 水平升高,可出现结节性跟腱黄色瘤,一般无神经系统症状和腹泻。

(2)谷胆固醇血症:ABCG 基因突变所致,血浆植物甾醇水平升高,胆固醇正常,可出现多发性结节性脂贮积、跟腱黄色瘤,无神经系统症状和腹泻等。

综上,该患者考虑脑腱黄瘤病,需进一步完善基因检测或活检明确诊断。

主任医师

同意以上两位医师对该病例的特点以及定位、定性诊断的分析。结合患者现病史、既往史、家族史以及查体,其年少时及妹妹有白内障史,体检双侧跟腱发现硬质肿块,影像学提示双侧脑室旁白质区、桥脑、中脑、延髓及双侧小脑白质多发异常信号,高度提示遗传性脑白质变性病变,优先考虑脑腱黄瘤病。但仍需与下列可出现痉挛性截瘫样表现的脑白质营养不良疾病鉴别。

(1)成人 Krabbe 病:额顶叶开始起病,累及锥体束上段,半乳糖脑苷脂酶活性显著下降具有诊断意义,GALC 基因突变检测是确诊的重要手段。

(2)亚历山大病:可有脑白质异常信号以及小脑中脚信号异常。但延髓及上段颈髓萎缩呈"蝌蚪状"是成人亚历山大病的特征性改变。受累区域可片状强化。

(3)X-连锁肾上腺脑白质营养不良:多累及顶枕叶白质、胼胝体压部、皮质脊髓束等。T1 增强可见受累白质边缘蝶形强化。

该患者均不符合。

该患者有服用有机磷毒物病史,急性有机磷中毒 MRI 影像学表现为双侧对称性或弥漫性脑白质(可为血管源性水肿)、基底节、齿状核受累,部分可累及小脑白质和脑干。但患者急性期未进行头颅影像学检查,而是时隔两年半后才行影像学检查。该患者影像主要累及锥体束走行区及小脑,也不太符合有机磷中毒慢性期脑萎缩、局灶受累部位如丘脑、基底节等 T2 高信号的特点。更主要的因素是患者在有机磷中毒前已经出现构音障碍及下肢无力的特点。

综上,基本可以诊断脑腱黄瘤病。

嘱患者改善饮食结构,予鹅去氧胆酸治疗原发病,同时予舍曲林控制患者抑郁症状,并建议门诊随访,定期复查相关指标,调整药物。进一步基因检测提示 *CYP27A1* 基因复合杂合突变(图48-3),脑腱黄瘤病诊断明确。

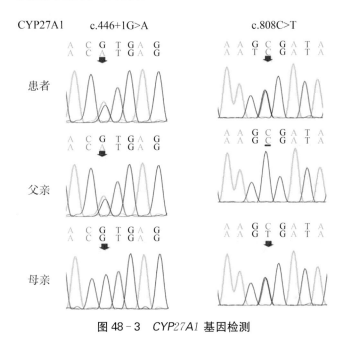

图48-3 *CYP27A1* 基因检测

箭头为复合杂合突变,c.446+1G>A(来自父亲)和c.808C>T(来自母亲)。

最终诊断

脑腱黄瘤病。

疾病诊疗过程总结

患者为青年男性,首发表现为双下肢无力,逐渐出现双上肢乏力,饮水、进食困难,伴有认知功能障碍、抑郁表现。体格检查阳性体征与颅内脑白质病变符合,累及双侧小脑半球、桥脑、中脑、延髓、内囊后肢、双侧脑室白质区,影像学特点、跟腱黄瘤加上患者本人及妹妹白内障病史,强烈提示脑腱黄瘤病可能。*CYP27A1* 基因检测进一步明确诊断,脑腱黄瘤病为常染色体隐性遗传病,该患者为复合杂合突变,来自父亲的 c.446+1G>A 突变和来自母亲的 c.808C>T 突变。

诊疗启迪

对于症状体征多样慢性进展性疾病,详尽的病史采集和体格检查至关重要。该例患者虽曾口服有机磷农药,但双下肢乏力的症状先于抑郁出现;以中毒性脑病难以解释全部病程。患者妹妹的白内障病史亦是诊断该病的关键点之一,考虑到患者妹妹的年龄,这一线索

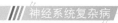

的重要性更加凸显。体格检查中,除中枢神经系统外,肌肉及皮肤改变也是复杂疾病的查体重点,往往会给疾病的诊断提供重要方向和关键思路。

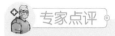专家点评

1. 行业内知名专家点评(陈生弟,教授,上海交通大学医学院附属瑞金医院神经内科)

该病例以双下肢乏力起病,缓慢进展,逐渐发展至四肢乏力、饮水呛咳、二便障碍,患者多年间辗转多家医院,均未能明确诊断,病情复杂,极易误诊为痉挛性截瘫或脊髓小脑共济失调等。从患者的主要症状和体征来看,颅神经、脊髓、小脑、高级皮质功能均有受累,加上患者后期出现自杀倾向等心理及精神行为异常,曾口服农药,使病情更加复杂。该病例确诊的突破口在于细致的体格检查,巧合的是,Schaeffer 征是神经科查体中少有的能触及跟腱的检查,通过所能扣及的跟腱肿块,同时结合患者脑病及脊髓病变的表现,加上患者家族史中其妹妹有早发白内障病史,该患者需重点排除遗传相关疾病;因而脑腱黄瘤病首先考虑。可见,详细的病史询问、全面的体格检查是诊断疑难病的基础和关键。

2. 主任点评(谭玉燕,副主任医师,上海交通大学医学院附属瑞金医院神经内科)

脑腱黄瘤病由 CYP27A1 基因突变引起。CYP27A1 定位于 2 号染色体,共有 9 个外显子,目前已有超过 50 种突变位点被报道,约 50% 的突变位于 6~8 号外显子。CYP27A1 基因突变导致固醇 27-羟化酶缺陷,固醇 27-羟化酶是一种线粒体酶,该缺陷使胆汁酸和鹅去氧胆酸(chenodeoxycholic acid,CDCA)的转化通路受损,导致胆汁酸和 CDCA 生成减少,继而对胆固醇 7α-羟化酶的负反馈作用减弱,从而使胆甾烷醇及胆汁醇生成增加,并异常堆积在脑、晶状体和肌腱等组织中,出现相应的临床症状(图 48-4)。

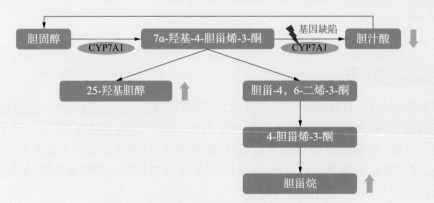

图 48-4　脑腱黄瘤病的发病机制及代谢途径

脑腱黄瘤病儿童期的主要症状为慢性腹泻,可并发胆汁郁积性黄疸;儿童期的中枢神经系统症状常见神经精神运动发育迟滞、小脑共济失调、锥体束征和癫痫,也可出现锥体外系症状及周围神经病。成年期的主要表现为:白内障、跟腱黄色瘤、非神经系统合并症及神经系统症状。75% 的成年脑腱黄瘤病患者均合并白内障,可见 10 岁的早发

病例,也可出现40岁的晚发病例报道;脑腱黄瘤病患者多在20岁左右时出现双侧跟腱或其他部位肌腱的黄色瘤。成年脑腱黄瘤病患者常见的非神经系统合并症包括:早期动脉粥样硬化、骨质疏松、呼吸功能不全、肾结石、心血管疾病、内分泌和肝脏异常等;上述临床症状均与胆固醇代谢异常及胆甾烷醇沉积有关。成年脑腱黄瘤病患者的神经系统症状可以精神及行为异常起病,表现为激惹、抑郁、自杀倾向等,该病例存在典型的自杀倾向;而额叶痴呆也可为成年脑腱黄瘤病患者的早期神经系统表现。同时,成年脑腱黄瘤病患者常合并锥体束征和小脑征,但锥体外系体征相对较少。此外,周围神经损伤也常见于脑腱黄瘤病患者,但其出现时间相对较晚,神经电生理和病理形态学检查可以辅助诊断。

脑腱黄瘤病的治疗分为病因治疗和对症支持治疗。针对脑腱黄瘤病的病因治疗为无胆固醇饮食、CDCA或熊去氧胆酸(ursodeoxycholic acid,UDCA)及HMGCoA还原酶抑制剂等。CDCA可使胆汁酸代谢正常化,降低脑脊液和血浆胆甾烷醇水平,改善受损的神经功能和非神经系统症状体征;UDCA疗效不如CDCA,无法获得CDCA者可以应用。他汀类药物单独或者联合CDCA治疗均能一定程度降低胆甾烷醇水平并改善临床症状。对症支持治疗主要针对脑腱黄瘤病患者的其他合并症状,如白内障、痴呆、精神行为异常、肌张力障碍、周围神经病等,通过采用白内障手术治疗、抗痴呆药物、抗精神病药物、多巴胺制剂、营养神经药物等改善相应症状和体征。

(上海交通大学医学院附属瑞金医院　金巍　谭玉燕)

📖 参考文献

[1] YUNISOVA G, TUFEKCIOGLU Z, DOGU O, et al. Patients with lately diagnosed cerebrotendinous xanthomatosis [J]. Neurodegener Dis, 2019,19(5-6):218-224.

[2] STELTEN BML, VAN DE WARRENBURG BPC, WEVERS RA, et al. Movement disorders in cerebrotendinous xanthomatosis [J]. Parkinsonism Relat Disord, 2019,58:12-16.

[3] WONG JC, WALSH K, HAYDEN D, et al. Natural history of neurological abnormalities in cerebrotendinous xanthomatosis [J]. J Inherit Metab Dis, 2018,41(4):647-656.

[4] SALEN G, STEINER RD. Epidemiology, diagnosis, and treatment of cerebrotendinous xanthomatosis (CTX) [J]. J Inherit Metab Dis, 2017,40(6):771-781.

第七章

中枢神经系统感染

病例49 头晕伴复视、言语含糊 1 个月余——转移瘤?

病史摘要

现病史:患者,男性,57 岁,于 2008 年 6 月 24 日清晨突发头晕,伴视物旋转、恶心呕吐、行走不稳,经治疗后略好转,能独立行走,但仍感觉持续头晕。7 月 2 日出现复视,左侧颜面麻木,次日又出现口齿不清和头胀,无抽搐发作。当地医院行头颅 CT(7 月 8 日)未见异常,MRI 示右侧小脑、中脑异常信号影,考虑出血,头颅 MRA 示两侧颞叶、左侧枕叶小细条状紊乱血管影。予以止血,对症治疗 20 余天,复查头颅 MRI 平扫+增强(7 月 24 日)示颅内多发病灶伴周边强化,考虑寄生虫感染可能,转移性肿瘤待排。2008 年 7 月 28 日收入我院。病程中患者曾有发热,轻度饮水呛咳,偶有自发言语,家人诉患者 7 月 15 日后有记忆减退。

既往史:否认高血压、糖尿病、冠心病史,否认肝炎、结核等传染性疾病史,否认重大手术、外伤史,否认输血史,预防接种史不详。

个人史:长期生活于原籍,有喜好生吃醉蟹和虾等习惯。无抽烟、饮酒嗜好。否认疫区、疫水接触史,否认近亲结婚史及冶游史。无特殊药物、毒物接触史。

家族史:已婚,有一女,家人体健。否认家族遗传病史。

入院体检

内科系统体格检查:T 37.2℃,P 72 次/分,R 19 次/分,BP 125/78mmHg,心、肺、腹(一)。

神经系统专科检查:神清,言语含糊,定向力正常,计算和记忆功能粗测减退。双瞳孔等大等圆,直径 3 mm,直接和间接对光反应灵敏,右眼外展露白 2 mm,左眼外展露白 1.5 mm,上视幅度减小,有复视;无眼震,左侧颜面针刺觉稍减退。两侧额纹对称,双侧鼻唇沟对称,伸舌居中,悬雍垂居中,双侧咽反射灵敏,腭弓上抬正常。四肢肌张力正常,四肢肌力 5 级。双侧肱二头肌反射(++),双侧肱三头肌反射(++)、双侧桡骨膜反射(+),双侧膝反射(++),双侧踝反射(+)。感觉系统:深浅感觉正常。病理反射右侧 Babinski 征(+),余未引出。指鼻、跟膝胫试验欠稳准,直线行走完成略差,Romberg 征阳性。脑膜刺激征阴性。

辅助检查

血常规:白细胞计数 6.9×10^9/L,嗜酸性粒细胞计数 0.84×10^9/L,血细胞比容

43.00%。空腹血糖 4.10 mmol/L,电解质基本正常,尿常规和粪常规正常。肿瘤标志物:CA125、CA199、AFP、CEA、PSA、f-PSA 正常。血沉 18.0 mm/h,CRP 0.67 mg/dl。脑脊液:压力 230 mmH$_2$O,有核细胞计数 32×10^6/L,多核细胞 35%,单个核细胞 70%,蛋白定量 665 mg/L↑,糖 2.68 mmol/L,氯 128.9 mmol/L。胸部 CT 增强:左肺内前基底段见斑点状结节状病灶。诱发电位:SEP 潜伏期偏长,BAEP 正常,VEP 形态正常。眼底检查:未见明显视盘水肿。头颅 MRI 平扫(2008-08-01)(图 49-1):右侧出现环形、囊变病灶,感染?肿瘤? 建议增强 MRI。头颅 MRI 增强(2008-08-01)(图 49-2):颅内多发异常信号病灶,考虑寄生虫感染。

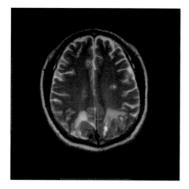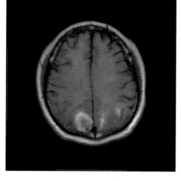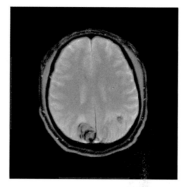

图 49-1 头颅 MRI 平扫

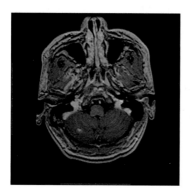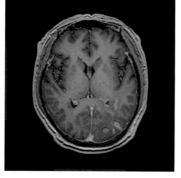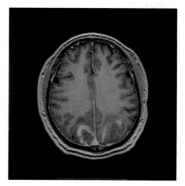

图 49-2 头颅 MRI 增强

初步诊断

寄生虫感染可能,转移性肿瘤待排?

初步诊疗经过

入院后给予完善头颅 MRS:双侧顶叶病变区 NAA、Cho 减低,mI 增高,醋酸盐及琥珀酸盐峰显示,结合常规 MRI 形态学改变及临床病史考虑为寄生虫感染可能。寄生虫抗体:肺吸虫抗体阳性。酶联免疫吸附试验(ELISA)检测并殖吸虫循环抗体阳性。治疗给予吡喹酮驱虫,甘露醇、甲泼尼龙脱水减轻水肿等治疗。

病例讨论

住院医师

患者为男性,57 岁,因头晕伴复视、言语含糊 1 个月余入院。

定位诊断:①左侧面部发麻,定位在大脑皮质相应的感觉区(右顶叶),虽无脑膜刺激征,但是有头痛,腰穿压力升高达 215 mmH$_2$O,并伴有蛋白升高,提示有颅内压增高和脑实质受累;②双上肢快复轮替动作欠灵活,指鼻和跟膝胫试验完成欠稳准,提示小脑也受累;③双侧外展露白,复视提示外展神经受累;④患者计算力和记忆力均变差,提示皮质受累。综合归纳患者存在脑皮质、小脑、颅神经等多部位受累,与磁共振显示的多发病灶一致。

定性诊断:患者急性起病,外院 MRI 提示出血可能,对症处理后并未好转,疾病逐渐迁延,患者虽然否认疫区接触史,但追问病史有喜好生吃醉蟹习惯。虽然没有典型的癫痫发作,但有颅内多个部位受损的功能缺失症状。综合个人史、临床表现、影像学表现,以及嗜酸性粒细胞计数增多,需要首先考虑寄生虫感染,需要进一步检查寄生虫抗体。患者胸部 CT 未见明显肿瘤依据,故暂时不考虑神经系统转移瘤,但是仍需鉴别其他颅内感染等疾病。

主治医师

患者最初考虑"脑出血",给予止血、降颅压等治疗。24 日复查头 MRI 平扫+增强示颅内多发病灶伴周边强化,考虑"寄生虫感染可能,转移性肿瘤待排",建议复查头颅 MRI 示右侧也出现环形、囊变病灶,原小脑病灶明显好转,考虑寄生虫游走。结合患者喜好生吃醉蟹习惯,外周血提示嗜酸粒细胞增多,考虑寄生虫感染可能性大。需要进一步完善 MRS、寄生虫抗体检测等,但是仍然需要与颅内转移瘤、淋巴瘤、颅内感染进一步鉴别。颅内转移瘤多有原发肿瘤,起病较快,病程短,多有局限病灶的损伤表现,颅内高压症状明显且出现早。肿瘤多位于灰白交界区,CT 呈低或者等密度占位影,增强明显,脑白质水肿明显。本例患者不符合转移瘤的依据是无原发病表现,无逐渐加重过程,有的病变位于脑膜处(不是转移瘤的好发部位)。MRI 的环形强化,CT 见到钙化影,治疗后病灶消失也不支持转移瘤的诊断。另外需要鉴别的是结核性脑膜炎,它是结核杆菌引起的非化脓性炎症,主要病理改变为脑膜广泛性慢性炎症。起病隐袭,多继发于身体其他部位的结核,表现为结核中毒症状,继而出现头痛、呕吐、颈项强直等颅内压升高和脑膜刺激征。腰穿脑脊液压力增高;无色透明或者毛玻璃样变;白细胞增多,以单核细胞为主;蛋白含量中度增高;糖和氯化物含量降低。该患者的脑脊液改变类似结核,影像学上也应与结核相鉴别。但该患者结核瘤不符合的依据是无原发结核病灶,症状在短时间内达到高峰后呈现持续无进展过程,与结核病不符合。

主任医师

该患者入院后出现左侧枕颞叶和双侧顶叶病变,而之前原小脑处病灶范围缩小,符合寄生虫游走的特性。由于虫体造成的多部位、多形式的损害,临床表现复杂多样,缺乏特异性表现。本例患者对应其脑内病灶部位及其游走.从开始的头晕、颜面麻木、复视,到入院后记忆力、计算力减退,主要表现为小脑平衡功能、第Ⅵ颅神经麻痹及皮质精神认知障碍等症状。患者无明显疫区接触史,易被误诊、漏诊。我们追问病史了解到患者有生食醉蟹史,为诊断提供了重要线索,结合影像学,因此需要进一步完善抗体检测、MRS 等检查。一旦明确寄生虫感染,吡喹酮对中国两个虫种均有良好的作用,剂量为 25 mg/kg, tid,连用 2~3 天,1 周后重复 1 个疗程。不良反应轻微,以头昏、恶心、呕吐、胸闷多见,一般不影响治疗。也可使用阿苯达唑治疗,其剂量为 400 mg/d,连服 7 天。给予抗寄生虫药物治疗而非抗结核药物治疗后,病情好转,病灶减少,可以排除结核病。

后续诊疗经过

头颅 MRS:双侧顶叶病变区 NAA、Cho 减低,mI 增高,醋酸盐及琥珀酸盐峰显示,结合常规 MRI 形态学改变及临床病史考虑为寄生虫感染可能。遂用 ELISA 法检测特异性循环抗体,对多种较常见的侵袭颅脑的寄生虫(猪囊尾蚴、并殖吸虫、曼氏裂头蚴及血吸虫等)进行排查,结果提示并殖吸虫循环抗体阳性。复查头颅 MRI 示右侧也出现环形、囊变病灶,原小脑病灶明显好转,考虑寄生虫游走。给予吡喹酮驱虫治疗,给予甘露醇、甲泼尼龙脱水减轻水肿,加用奥拉西坦改善认知功能,患者的症状明显改善。

最终诊断

脑型肺吸虫病。

疾病诊疗过程总结

患者为 57 岁男性,因"头晕伴复视、言语含糊 1 个月余"入院。头颅 MRI 平扫＋增强:右侧出现环形、囊变病灶,颅内多发异常信号病灶,考虑寄生虫感染？ 进一步完善头颅 MRS:双侧顶叶病变区 NAA、Cho 减低,mI 增高,醋酸盐及琥珀酸盐峰显示,结合患者喜好生吃醉蟹的习惯,考虑为寄生虫感染可能。寄生虫抗体:肺吸虫抗体阳性。酶联免疫吸附试验(ELISA)检测并殖吸虫循环抗体阳性。治疗给予吡喹酮驱虫,甘露醇、甲泼尼龙脱水减轻水肿,奥拉西坦改善认知功能,患者的症状明显改善。

诊疗启迪

散发性非疫区的脑型并殖吸虫易被误诊、漏诊。临床医师对该病应加以关注。注意了解有无生食或半生食溪蟹、蝲蛄及饮用过生溪水的病史。免疫学检查常用的有皮内试验、酶联免疫吸附试验(ELISA)、斑点法酶联免疫吸附试验、补体结合试验等,其阳性率均可达 98％ 左右,亦有相当的特异性,对血吸虫、华支睾吸虫、姜片虫等其他寄生虫病有不同程度的交叉反应。脑脊液的补体结合试验对脑型肺吸虫病有较特异的诊断价值。

头颅摄片、头颅 CT、脑血管及脊髓造影可发现病变和阻塞部位。CT 平扫图像在急性期表现为脑水肿,脑实质可见大小不一、程度不等的低密度水肿区,脑室狭小,造影后不增强;在囊肿期则出现高密度的占位病变表现,但边界不清,增强扫描病灶有强化;纤维瘢痕期则表现为钙化灶。在 MRI 影像中 T1 加权表现为中央高信号或等信号、外周低信号的病灶,T2 加权则表现为中央高信号、周边低信号的病灶。国外有人报道 MRI 较 CT 更易发现大脑半球沟回处的病灶。本病例提示:①询问病史,应重视流行病学资料,包括是否到过流行区及食生或半生淡水虾、蟹及蝲蛄等;②有不明原因中枢神经系统损害症状,以及合并外周和骨髓血象嗜酸性粒细胞增高,应重视感染寄生虫病的可能;③头颅影像学出现特征性改变时,血清免疫学检测具有病因学诊断的意义,检测特异性循环抗体有助于临床诊断;④之前抗生素治疗无效,而后吡喹酮治疗有效,有助于诊断。

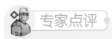 专家点评

1. 行业内知名专家点评（龚启明，教授，上海交通大学医学院附属瑞金医院感染科）

脑型肺吸虫病，作为一个病原体明确的寄生虫感染性疾病，一定有生食河鲜或饮生水的饮食史，尤其是在流行区，这一点至关重要。所以，第一点，问诊的时候不要遗漏。第二点，肺吸虫感染，大多数会引起外周血嗜酸性粒细胞比例和绝对数升高，这也是临床上要想到吸虫类感染的一个重要指标。但也有少数患者嗜酸性粒细胞不升高，因此，要牢记不能因为不升高就排除吸虫感染。第三点，头颅和脊髓影像学检查，往往是多发病灶，容易与转移性肿瘤，或其他结核分枝杆菌、真菌感染混淆，需要结合病原学检查来排除。第四点，病原学检查，可以通过外周血抗体检测来做出判断。如果出现假阴性结果，就必须从脑脊液或胸腔积液等体液中，采用二代测序等高通量分子检测手段来做出判断。再进一步，则需要考虑做脑组织活检，通过病理或活检组织的二代测序来明确诊断。第五点，肺吸虫可侵犯眼部，虫体寄生于眼睑、眼眶内、前房、虹膜、视网膜等部位。侵入眼球内的患者，需经手术取出虫体，不能直接用药物杀虫。寄生于眼球外部位者，有报道用硫双二氯酚 50 mg/(kg·d)，分 3 次口服，10～15 天为一疗程，对疾病治疗有帮助

2. 主任点评（刘建荣，主任医师，上海交通大学医学院附属瑞金医院神经内科）

肺吸虫病主要流行于日本、中国、朝鲜半岛及菲律宾，非洲和美洲的一些地方也有报道。中国已查明有 23 个省、市、自治区有肺吸虫病。

脑型肺吸虫病的中枢神经系统损害主要是成虫或童虫移行所致，严重感染者虫体可循纵隔而上，由颈动脉上升，经破裂孔进入颅内，虫体多自颞叶或枕叶底部侵入大脑，以后也可侵犯白质，累及内囊、基底节、侧脑室，偶尔侵犯小脑。病变多见于右侧半球，但也可经脑室或胼胝体向对侧移行。

感染肺吸虫后最早出现的临床表现是腹部症状，如腹痛、腹泻等；然后是肺部症状，持续最久，有咳嗽、咯铁锈样痰、胸痛等，在 2～72 个月后才发生脑部病变，其症状很凶险，需要及时处理。一般可分为脑型和脊髓型两种：

（1）脑型：其临床表现有以下几方面。①颅内压增高症状，如头痛、呕吐、视力减退、视盘水肿等，多见于早期患者；②炎症性症状，如畏寒、发热、头痛、脑膜刺激征等，亦多见于早期；③大脑皮质刺激性症状，如癫痫、头痛、视幻觉、肢体异常感觉等，多因病变接近皮质所致；④脑组织破坏症状，如瘫痪、感觉缺失、失语、偏盲、共济失调等。实验室检查可见脑脊液呈炎性变化，嗜酸性粒细胞大量增多，多见于病变早期。头颅 MRI 可见窟穴状和隧道状损害，伴周边组织出血、水肿。这些患者难以从痰、粪及胃液中找到虫卵，但免疫学检查仍呈阳性反应。

（2）脊髓型：较少见，主要由于虫体进入椎管侵犯硬膜形成硬膜外或硬膜下囊肿样病变所致。病变多在第 10 胸椎上下，临床上主要表现为脊髓受压部位以下的感觉运动障碍，如下肢无力、行动困难、感觉缺损（如下肢麻木感或马鞍区麻木感）等，也有腰痛、坐骨神经痛和大小便失禁等横贯性脊髓炎症状，且多逐渐加重，最后发生截瘫。

对脑型肺吸虫病的治疗主要包括病原治疗和手术治疗。病原治疗方面,吡喹酮对中国两个虫种均有良好的作用,剂量为 25 mg/kg,tid,连用 2~3 天,1 周后重复 1 个疗程。不良反应轻微,以头昏、恶心、呕吐、胸闷多见。阿苯达唑治疗肺虫病疗效确切,剂量为 400 mg/d,连服 7 天,对斯氏肺吸虫效果更为明显。硫氯酚(别丁)也有一定疗效,但作用较吡喹酮弱,且不良反应较多,已有被取代的趋势。如果脑型肺吸虫病产生明显压迫症状,则需采用手术治疗。手术可采用减压术。当病灶局限、形成脓肿或囊肿时,也可切除病灶,术中应尽量去除成虫,阻止更多的神经组织受损。药物研究的进展促进了脑型肺吸虫病临床治疗的发展,大多数患者通过及时治疗可得到治愈。这类疾病重要的是加强宣教,促使群众不饮生溪水,不食生或半生的溪蟹和蝲蛄。

(上海交通大学医学院附属瑞金医院 潘静 刘建荣)

参考文献

[1] 侯春阳,李梅.脑型肺吸虫病 38 例临床分析[J].第三军医大学学报,2011,33(2):214-215.

[2] XIA Y, JU Y, CHEN J, et al. Hemorrhagic stroke and cerebral paragonimiasis [J]. Stroke, 2014,45(11):3420-3422.

[3] JANI RB, WOLFE GI. Cerebral paragonimiasis: an unusual manifestation of a rare parasitic infection [J]. Pediatr Neurol, 2015,52(3):366-369.

[4] WANG H, SHAO B. Imaging manifestations and diagnosis of a case of adult cerebral paragonimiasis with the initial symptom of hemorrhagic stroke [J]. Int J Clin Exp Med, 2015,8(6):9368-9373.

[5] XIA Y, CHEN J, JU Y, et al. Characteristic CT and MR imaging findings of cerebral paragonimiasis [J]. J Neuroradiol, 2016,43(3):200-206.

病例50 右侧肢体无力 3 天——脑梗死?

病史摘要

现病史:患者,男性,32 岁,2 周前无明显诱因下出现头痛,位于前额部,疼痛性质描述不清,呈持续性,尚可耐受。无恶心、呕吐,无畏光、畏声,无言语不清,无肢体无力等其余伴随症状。自觉精神状态欠佳,就近就诊,给予口服止痛药物对症治疗(具体不详),头痛症状未有明显缓解。1 周前出现头晕,伴有恶心欲吐。就诊于我院急诊科,查颅脑 MRI 平扫未见明显异常,建议留观治疗,患者自行离院。3 天前(2020-11-14)起床时自觉右侧肢体抬举费力,尚可独立行走,无言语不清,无意识障碍。再次就诊于我院急诊科,查颅脑 CT 未见明显异常,考虑"急性脑梗死",给予抗栓、促脑代谢、改善循环等治疗。急诊留观治疗第 2 天,患者病情出现加重,右侧肢体肌力降至 0 级。请我科会诊后给予"巴曲酶"降纤治疗,患者右侧肢体肌力短时间内恢复至 4+级。为求进一步系统治疗,拟"脑梗死"收入我病区。自发病以来,患者神清,精神一般,食欲、夜眠差,二便无殊,体重无明显变化。

既往史:有"周围性面瘫"病史,遗留轻度右侧面瘫。否认"高血压、糖尿病"等慢性病史。

个人史:生于长于原籍,无疫水、疫区接触史,无烟酒嗜好。

入院体检

内科系统体格检查:T 36.6℃,BP 133/92 mmHg,R 20 次/分,P 95 次/分,身高 173 cm,体重 53 kg,BMI 17.71 kg/m²;心、肺、腹(一)。

神经系统专科检查:神志清,精神一般,烦躁多动,查体基本配合。言语清晰,对答切题,粗测理解力、定向力、计算力正常。双侧瞳孔等大等圆,直径约 2.5 mm,直接/间接对光反射正常。左眼外展不全,露白约 3 mm。右侧周围性面瘫。间断有不自主咀嚼动作,左眼睑、口角可见短暂抽动。伸舌稍偏右。咽反射正常。耸肩、转颈、抬头肌力 5 级。右侧肢体轻瘫试验(+),左侧肢体肌力 5 级。四肢肌张力正常。右侧面部及肢体针刺觉减退。双侧腱反射(++)。右侧 Babinski 征(+),右侧 Chaddock 征(+)。左侧病理征未引出。双侧指鼻试验、跟膝胫试验完成尚可。颈软,脑膜刺激征(一)。

辅助检查

2020-11-14 颅脑 CT:未见明显异常。2020-11-14 肺部 CT:右肺上叶磨玻璃小结节,右肺多发实性小结节,两肺下叶少许炎性灶可能,纵隔及两腋窝多发小淋巴结显示。

初步诊断

脑梗死;肺部结节(多发)。

初步诊疗经过

患者入院后完善血化验:血糖、血脂、同型半胱氨酸、凝血指标、易栓系列、ANCA、免疫系列、肿瘤标记物、甲状腺功能均未见明显异常。心电图、心脏超声未见明显异常。继续给予抗血小板聚集、调脂、促脑代谢、改善循环等治疗。根据患者急诊肺 CT 结果,请呼吸内科会诊,建议 3 个月后复查,暂无呼吸科特殊处理。继续完善相关辅助检查,评估患者颅内外血管情况。

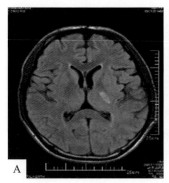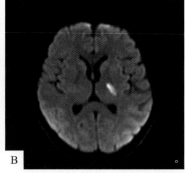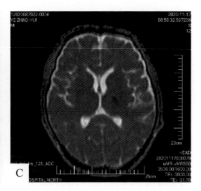

图 50-1 头颅 MRI 影像提示急性脑梗死

A. T2 FLAIR 左侧内囊后肢(posterior limb of internal capsule)高信号;B. DWI 左侧内囊后肢高信号;C. ADC 左侧内囊后肢低信号

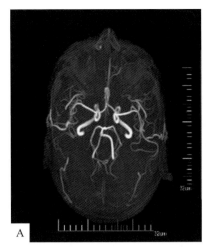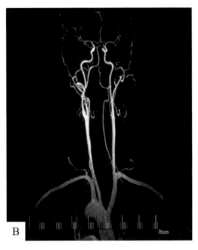

图 50 - 2 血管评估

A. 头颅 MRA 未见明显异常;B. 弓上 MRA 未见明显异常

病例讨论

住院医师

该患者为男性,32 岁,主因"右侧肢体无力 3 天"入院。入院前有头痛、头晕、精神不振等非特异性症状。1 周前因头晕于我院行颅脑 MRI 平扫,未见明显异常。入院前 3 天突发右侧肢体无力。

定位诊断:右侧周围性面瘫,定位面神经核或核下周围神经,考虑为患者既往周围性面神经麻痹后遗症,尚不能完全除外此次合并中枢性面瘫可能;右侧肢体肌力减低,右侧病理征阳性,定位皮质脊髓束;面部不自主动作,定位锥体外系可能。

定性诊断:患者为青年男性,急性起病,急诊颅脑 CT 排除出血性卒中可能,考虑"急性脑梗死"。入科后再次行颅脑 MRI 检查示左侧基底节区(图 50 - 1),诊断脑梗死较明确。留观治疗期间出现神经功能缺损症状加重,经积极抗栓、降纤、改善循环等治疗后,患者症状较快好转。但该患者需要进一步完善脑血管疾病风险因素筛查,明确病因。

主治医师

该患者急性起病,存在明确神经功能缺损症状和体征,头颅 MRI 明确为急性脑梗死,但该患者缺乏高血压、糖尿病、高血脂、肥胖等脑血管疾病风险因素。需进一步筛查脑血管意外的危险因素,如:心源性栓塞、颈动脉夹层、恶性肿瘤、特殊感染(如梅毒、HIV、钩端螺旋体等感染引起血管壁炎症、坏死等导致的梗死)、血管畸形(如脑底异常血管网病、动静脉畸形等引起的血管闭塞)、遗传性血栓形成因素(如因子 Leiden 突变、G20210A 基因突变、蛋白质 C 和蛋白 S 缺乏、抗凝血酶缺乏等)、获得性血栓前或高凝状态(如抗磷脂综合征、系统性红斑狼疮、高同型半胱氨酸血症等)等。入院后完善血化验,血糖、血脂、同型半胱氨酸、凝血指标、易栓系列、ANCA、免疫系列、肿瘤标记物、甲状腺功能均未见明显异常。心电图、心脏超声未见明显异常。完善弓上+颅脑 MRA 检查亦未见颅内外大血管病变。病毒系列结果回报提示:抗梅毒螺旋体抗体 1.74(+)↑;HIV 抗体复核(滴度 900 以上)。结合患者颅脑 MR 梗死部位及形态特点,考虑为 HIV 介导的小血管炎性病变导致的脑梗死。

主任医师

根据该患者的病史、症状、体征及辅助检查,诊断脑梗死较明确,关键是定性诊断,即何因导致其脑梗死? 患者 HIV 抗体阳性(复核滴度 900 以上),追问病史,患者存在隐瞒病史情况。TPPA(＋)、RPR(－),表明患者既往梅毒感染并经过治疗可能性大,早期感染不能完全除外。患者有烦躁不安、轻微性格改变临床征象,此次脑梗为 HIV 介导血管炎所致,或是神经梅毒,尚不可一概而论。目前认为,神经梅毒可发生于梅毒感染的任一阶段,而非传统意义上的三期梅毒。结合患者间断有不自主咀嚼动作,左眼睑、口角可见短暂抽动等表现提示"糖果征",该体征是神经梅毒的表现之一。若患者同意,可行脑电图检查及脑脊液检查以进一步证实,视结果决定是否启动驱梅治疗。患者 AIDS 诊断较明确,需给予抗反转录病毒药物治疗。

后续诊疗经过

继续抗栓、脑保护治疗。患者拒绝行脑电图、脑脊液检查,后转疾控中心行 AIDS 抗反转录病毒药物治疗。电话随访患者,神经功能缺损症状基本恢复。

最终诊断

①脑梗死;②AIDS;③神经梅毒? ④肺部结节(多发)。

疾病诊疗过程总结

该病例为头痛、头晕起病,后急性右侧肢体瘫痪的青年男性患者,症状及体征提示左侧锥体束受累,影像学提示急性脑梗死。该患者无常见脑血管病危险因素;因此,在治疗急性期脑梗死的同时,寻找致病因素为关键。患者左侧面部的不自主咀嚼和抽动动作提供了查找病因的线索,最终明确为特殊感染导致的脑梗死。

诊疗启迪

(1)青年型卒中危险因素及病因筛查是诊疗的关键。临床上对于青年卒中,缺乏脑血管病危险因素,尤其反复出现感染/合并认知功能障碍甚至痴呆、有明确输血史、冶游史、吸毒者,应尽早行 HIV 抗体检测,以期早发现、早治疗。

(2)在临床实践中,注重观察细节,尤其在病史询问和体格检查中,本例中发现"糖果征"给病因筛查提供了重要线索。神经梅毒病变部位广泛,临床表现复杂多样,难以识别,误诊率较高,长期以来被称为"超级模仿师"。神经梅毒可以运动障碍为首要表现,有时以糖果征即面部肌张力障碍为主要表现。从现有的文献来看,面部肌张力障碍在不同人种的神经梅毒中具有一致性,预示面部肌张力障碍有可能是神经梅毒的又一特异性临床症候。而HIV 感染者合并梅毒感染概率较高,临床上遇到有"糖果征"的患者需引起大家重视。

专家点评

1. 行业内知名专家点评(陈先文,教授,安徽医科大学第一附属医院神经内科)

该病例为头痛、头晕起病,合并右侧肢体瘫痪的青年男性患者,症状及体征提示左侧锥体束受累,影像学提示急性脑梗死。该患者无常见脑血管病危险因素,因此,在治疗急性期脑梗死的同时,寻找致病因素为关键。从病理生理角度而言,脑梗死的致病因素主要可分为血管结构、血液有形成分和血流动力学;对于青年卒中而言,心源性(包括房间隔缺损、卵圆孔未闭、瓣膜病变、心房黏液瘤)、结缔组织病(红斑狼疮、干燥综合征、白塞综合征)、药物(大麻、阿片、避孕药)、遗传性血管病等,也包括特殊类型感染,尤其对于有冶游史的患者,需要仔细筛查梅毒、HIV 等。对于本例患者,在体格检查中,我们发现患者有面部不自主的咀嚼及抽动动作,与患者的梗死部位内囊后肢导致的常见临床表现不符,提示我们思考这种不自主动作的原因。NMDA 自身免疫性脑炎可以有口面部肌张力障碍,患者出现不自主噘嘴、咀嚼动作,但是还有一种高度提示梅毒感染的"糖果征"也可表现为嘴唇及下颌运动障碍,为缓慢、连续、刻板的持续性肌肉收缩,可伴构音障碍,似吮吸糖果。考虑到患者可能存在隐瞒病史的可能性,经筛查抗体,确诊 HIV 和梅毒感染。2013 年,Martinelli 首先提出糖果征可作为诊断神经梅毒的症候;2017 年,Marto 在 *Neurology* 上报道了以糖果征诊断神经梅毒的病例。可能的发病机制包括:①小动脉炎血管闭塞导致基底节区缺血性坏死,引起纹状体神经元减少;②皮质-基底节区通路的递质传递或代谢障碍。

HIV 累及 CNS 病变多样化,缺乏特异性,包括脑弓形体病、原发性中枢神经系统淋巴瘤、进行性多灶性脑白质病、隐球菌性脑膜炎、结核性脑膜炎、病毒性脑炎、各种细菌性脑脓肿、转移瘤等,临床上极易忽视和漏诊。单纯青年 HIV 患者合并卒中者少见,偶见病例报道。HIV 导致卒中发病的机制不清,可能原因为 HIV 病毒具有嗜神经活性,能感染血管内皮细胞,导致血管内皮细胞产生炎症反应,出现功能损害,从而导致血脑屏障完整性破坏,多种毒性因子对神经细胞产生损伤作用,进而引起一系列自身免疫反应。就本例患者而言,与其合并梅毒感染不无关系。

2. 主任点评(陈生弟,教授,上海交通大学医学院附属瑞金医院神经内科)

青年卒中需要筛查的危险因素和病因包括以下几个方面。

(1)血管性危险因素:可改变的危险因素在年轻人中很普遍,包括高血压、高胆固醇血症、糖尿病、吸烟、饮酒、低体力活动和肥胖等。这些传统危险因素加起来几乎占年轻人所有缺血性卒中的 80%。

(2)心源性栓塞:房间隔缺损、卵圆孔未闭、瓣膜病变、心房黏液瘤、房颤、扩张型心肌病等与卒中风险之间具有相关性。可以通过经胸或经食管超声心动图筛查是否存在心源性栓子、卵圆孔未闭以及感染性赘生物等。

(3)颈动脉夹层:约 20% 的青年卒中是由颈动脉夹层引起,平均发病年龄为 44 岁。

(4)结缔组织病:红斑狼疮、干燥综合征、白塞综合征等引起的血管炎或高凝状态等导致的青年卒中。

(5)妊娠期及产褥期:妊娠期和产褥期,尤其是妊娠晚期至产后 6 周,与缺血性卒中风险增加相关,发生率约 12.2/10 万。尽管怀孕相关卒中的绝对风险很低,而且世界范围内也各不相同。妊娠期发生卒中的原因包括围生期心肌病、产后脑血管病、羊水栓塞或妊娠高血压(如子痫)。卒中发生的原因可能与妊娠晚期生理高凝状态有关。

(6)恶性肿瘤:恶性肿瘤越来越多地被认为是青年脑卒中的一个危险因素。一项大型青少年癌症幸存者研究显示,发生恶性肿瘤后,缺血性卒中的发病率比预期的高出50%。这一结果可能是由于化疗和放射治疗的毒性作用造成的。目前暂无有关癌症后卒中预防的建议。

(7)特殊感染:如梅毒、HIV、钩端螺旋体等感染引起血管壁炎症、坏死等导致的梗死。

(8)血管畸形:如脑底异常血管网病(moyamoya)、动静脉畸形等引起的血管闭塞。

(9)偏头痛:偏头痛对脑卒中的影响仍有争议。有荟萃分析显示,有先兆偏头痛患者的缺血性卒中风险增加。然而,也有研究报道,偏头痛患者的缺血性卒中风险并未增加。

(10)可逆性脑血管收缩综合征(reversible cerebral vasoconstriction syndrome,RCVS):RCVS的峰值年龄为42岁,已知可引起不到5%的缺血性卒中,被认为是与青年卒中相关的疾病。RCVS由于其可逆性仍未得到充分诊断,但在脑卒中症状为急性、雷击样头痛(类似于动脉瘤性蛛网膜下腔出血)时,应进行鉴别诊断。

(11)非法和娱乐性药物的使用:在过去10年中,非法和娱乐性药物的使用率急剧上升。据估计,15～64岁的人中,有5%每年至少使用一次娱乐性药物。证据表明,以往认为在心血管疾病风险方面无害的药物,如大麻、阿片类药物、所谓的特制药物(如摇头丸和麦角酸二乙胺),现在更多地与卒中有关,尽管发病率低于可卡因。

(12)遗传:单基因(孟德尔氏)疾病导致的卒中占所有青年卒中的7%。大部分已知的单基因卒中是由脑小血管疾病介导的,如CADASIL、Fabry病、家族性Sneddon综合征等。

(13)不明原因栓塞性卒中:据估计,约9%～25%的患者符合隐源性卒中的标准。在临床实践中应注意这一概念,隐源性卒中仍然包括大量潜在的栓塞来源。

本例患者是少见的特殊病因所致青年卒中。临床特点是青年男性,急性起病,前驱期有头痛、头晕、精神不振等非特异性症状,临床主要表现为右侧偏瘫和口面不自主运动。住院期间进行了较系统的脑血管病病因筛查,未发现其他青年卒中病因。外周血抗梅毒螺旋体抗体(＋),TPPA(＋),RPR(－),HIV抗体(＋)。根据急性起病、HIV抗体(＋),考虑HIV感染相关血管炎所致脑梗死可能大。该患者神经梅毒诊断是否成立待商榷,从已有证据看可考虑神经梅毒可能,因未能行脑脊液检查,无法获得神经梅毒确诊证据。临床有"糖果征",提示神经梅毒。外周血清学检查TPPA(＋)、RPR(－)提示有过梅毒感染,但目前外周感染不处于活动期。患者口面不自主运动,符合文献报道与神经梅毒相关的"糖果征",是本例临床表现较特殊的体征,值得关注。需要强调的是,尽管有文献报道该体征与神经梅毒关系密切,认为具有诊断意义,但该体征罕见,目前积累数据有限,是否真正是神经梅毒特异性体征以及其发生机制需要进一步研究。就本例患者而言,左侧内囊后肢病灶有可能同时累及邻近基底节或丘脑腹外侧核,引起不自主运动。治疗上感染相关血管炎重点还是病因治疗,征得患者同意后可加用青霉素行驱梅治疗。

(山东省立第三医院　张军;上海交通大学医学院附属瑞金医院　金巍　谭玉燕)

参考文献

[1] Ekker MS, Boot EM, Singhal AB, et al. Epidemiology, aetiology, and management of ischaemic stroke in young adults [J]. Lancet Neurol, 2018, 17(9): 790-801.

[2] George MG. Risk factors for ischemic stroke in younger adults: A focused update [J]. Stroke, 2020, 51(3): 729-735.

[3] Marto JP. Teaching Video NeuroImages: Candy sign: The clue to the diagnosis of neurosyphilis [J]. Neurology, 2017, 88(4): e35.

[4] Martinelli P, Rizzo G. Neurosyphilis orofacial dyskinesia: the candy sign [J]. Mov Disord, 2013, 28(2): 246-247.

病例 51　发作性头晕伴左侧肢体无力 1 年——特殊类型脑卒中？

病史摘要

现病史：患者，男性，47 岁。1 年前出海打鱼时突然出现头晕，无视物旋转，伴左侧肢体无力，不伴恶心、呕吐、肢体麻木抽搐、大小便失禁，大约 5 分钟后自行缓解，头晕和肢体完全恢复正常。当时前往舟山医院求治，摄头颅 MRI 未见异常，考虑短暂性脑缺血发作（TIA），给予口服阿司匹林、辛伐他汀等药物，症状无复发。2 个月前患者出海打鱼时再次出现类似症状，间断发作 3 次，曾在宁波市人民医院求治，摄椎动脉 MRA 未见异常，给予口服拜阿司匹林及辛伐他汀药物，现患者为求进一步诊治来我院门诊求治，拟诊"TIA"收入我科。

既往史：既往体健，否认高血压、糖尿病史。5 年前有一次冶游史。

个人史：生于长于原籍，否认疫水、疫区接触史。

家族史：否认家族遗传病史。

入院体检

内科系统体格检查：T 37.1℃，P 79 次/分，RR 16 次/分，BP 135/85 mmHg，心、肺、腹（－）。

神经系统专科检查：神清，言语稍含糊，双侧瞳孔等大、等圆，直径 3 mm，对光反射灵敏，无眼震，双眼球活动自如。双侧鼻唇沟对称，伸舌居中，颈软。四肢肌张力正常，肌力 5 级。腱反射（＋＋），双侧巴氏征（＋）。双侧感觉检查对称，运动位置觉正常。指鼻试验、跟-膝-胫试验完成可，左侧轮替试验较右侧差，闭目难立征（－），直线行走完成可。

辅助检查

血脂：高密度脂蛋白 2.00 mmol/L↑，低密度脂蛋白 3.31 mmol/L，载脂蛋白 A 2.06 g/L↑，胆固醇 5.53 mmol/L，低密度脂蛋白 3.31 mmol/L。弥散性血管内凝血（DIC）：纤维蛋白降解产物 22.2 μg/ml↑，D-二聚体定量 6.24 mg/L↑。肝肾功能电解质、血尿粪常规正常。

脑脊液常规＋生化：脑脊液蛋白定量 834.00 mg/L↑，脑脊液氯化物 121.00 mmol/L，脑脊液糖 3.00 mmol/L,无色,清亮,无凝固物,红细胞(镜检)(—),有核细胞计数 $10.00\times 10^6/L$,潘氏试验(+)。抗梅毒螺旋体抗体 49.43,梅毒螺旋体 RPR 阴性,HIV 抗体阴性。脑脊液性病研究实验室检查(VDRL)提示梅毒螺旋体抗体阳性。

头颅 MRA:右侧大脑前动脉起始段略纤细。颈椎 MRI 平扫:颈椎退行性改变,$C_3\sim C_4$ 椎间盘膨出。头颅 MRI 平扫(图 51-1):双侧侧脑室体旁及额顶叶多发腔梗灶及小缺血灶,请随访。双侧上颌窦、筛窦炎症。头颅 MRI 增强扫描:双侧侧脑室体旁及额顶叶多发腔梗灶、小缺血灶;双侧上颌窦轻度炎症改变。下肢动脉、椎动脉、颈动脉彩超:双侧下肢动脉点状斑块形成,双侧颈动脉、椎动脉血流参数未见明显异常。脑电图无特异性表现。

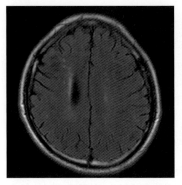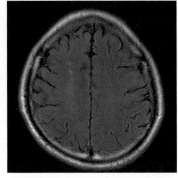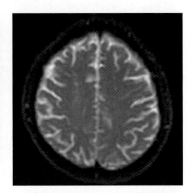

图 51-1　头颅 MRI;T2 FLAIR 示:双侧侧脑室体旁及额顶叶多发高信号;T2 示:双侧半卵圆中心多发高信号

初步诊断

特殊类型脑卒中?

初步诊疗经过

2012 年 12 月 13 日行腰穿提示蛋白偏高,IgG 指数+OB 阳性,抗梅毒螺旋体抗体 49.43,梅毒螺旋体 RPR 阴性(—),脑脊液 VDRL 阳性,诊断为神经梅毒,建议当地医院足量、足疗程驱梅治疗。

病例讨论

住院医师

患者为中年男性,有多次的发作性头晕和肢体无力病史。

定位诊断:①反复发作性左侧肢体无力,5 分钟左右可缓解;②查体发现双侧巴氏征(+),四肢肌张力正常,肌力 5 级;③头颅 MRI 平扫+增强提示双侧侧脑室体旁及额顶叶多发腔梗灶及小缺血灶,故定位在右颈内动脉系统。

定性诊断:①患者为中年男性,每次发作均比较突然;②给予抗血小板药物和他汀类药物有一定效果,故定性为脑动脉病变。抗血小板和他汀类药物有效,故诊断脑梗死。由于目前还有发作,可以更换抗血小板药物。

主治医师

该患者表面上看确实像一般的脑血管疾病,但是患者有冶游史,梅毒抗体有异常,而且患者没有常见的高血压、糖尿病等高危因素,抗血小板等药物效果并不很明显,所以需要考虑梅毒所引起的血管病变。

主任医师

该患者的临床表现确实需要考虑到脑血管病变,但是抗血小板等药物效果并不理想,临床体征显示双侧巴氏征阳性,不好单纯用单侧病变解释,结合患者有一次冶游史及脑脊液VDRL 提示梅毒螺旋体抗体阳性,故同意主治医师的梅毒导致血管病变的诊断。

梅毒是由梅毒螺旋体引起的一种慢性性传播疾病,可侵犯皮肤、黏膜、小血管及神经系统等重要器官、系统。根据传染方式不同,临床上分为先天性梅毒(胎传)和后天性梅毒(获得性)。后天性梅毒多由不洁性生活直接传染,也可由输血或污染物等间接感染。而神经梅毒归于Ⅲ期梅毒感染,但梅毒的中枢神经系统损害可出现在梅毒感染的全过程中。神经梅毒一般按损害侵犯部位分为脑膜血管性神经梅毒、脑实质性梅毒。后者病变在脊髓者为脊髓痨,病变在脑部者为麻痹性痴呆。

(1)脑膜血管性神经梅毒:其病变主要发生在脑膜及血管,以软脑膜及蛛网膜多见。其症状分:①脑底脑膜炎。常发于视神经交叉,故第二颅神经麻痹、萎缩,有视野缺损,第八颅神经麻痹也较多见,其余如第三、四、六、七等颅神经也可受累,当侵及下视丘时,可产生尿崩症、糖尿病与肥胖症等。②脑膜炎。有精神变化、智力降低、神经错乱、癫痫样发作、昏睡、失语、头痛、恶心、呕吐等,有时也可有颅神经及肢体麻痹现象。③颅压增高。以头痛为主,常在晚间加剧,伴有恶心、呕吐、视神经乳头凸起等。④脊髓症状少见,但可有风湿样疼痛及括约肌紊乱。

(2)脊髓痨:初为脊髓神经根及脊髓膜出现轻度炎症,然后其后根及脊髓索逐渐发生变性,且第二、三对颅神经常受累,由于脊神经后根及后根节受累,症状有:①疼痛,发生较早,经常为阵发性,有闪痛、刺痛及神经痛等,部位即神经根支配区。②危象,即内脏疼痛,由于交感神经纤维受累所致,常突然发作,忽然停止,最常见为胃危象。③触觉及痛觉减退,部位常在支配区,如部位较低则患者常自觉如走在棉花上。④神经反射,一般膝反射及踝反射消失等。

(3)麻痹性痴呆:脑部病变可分脑膜及大脑皮质出现弥漫性损害,大脑皮质见萎缩、坏死。播散性损害除炎性反应外,尚有神经组织继发性软化。脑神经可发生变性,多见于视神经区、脊髓外侧索及后侧索发生变性。症状依病损部位及性质而异,大脑皮质的弥漫性病变可为精神症状;播散性局部病变可出现刺激及麻痹症状。精神方面的症状,初起为神经衰弱现象如头痛、头胀、情绪改变、兴奋、注意力不集中、喜怒无常等,其后症状逐渐明显,记忆力减退、健忘,人格改变,判断力、审美观均改变。典型的症状在临床可分:①夸大型。夸大妄想,对人对己有粗暴行为,对物有破坏行为。②躁狂型。可骤然发生躁狂。③抑郁型。运动缓慢,有虚无妄想,可有自杀行为。④痴呆型。病情急速进行,理智、兴趣消失,完全痴呆,卧床不起,大小便失禁,最后由于全身麻痹而死亡。

临床分型:神经梅毒分为无症状型神经梅毒、梅毒性脑膜炎、血管型梅毒、脊髓痨和麻痹性痴呆 5 种类型。各型之间常常是连续并部分重叠,以精神症状、抽搐发作、记忆力减退、肢体无力、双下肢疼痛症状为主。

诊断要点:目前神经梅毒的诊断尚无金标准,神经梅毒的诊断应将患者的病史、临床表现及医技检查等综合考虑。美国疾病控制中心关于神经梅毒的诊断标准如下:

（1）有梅毒螺旋体引起中枢神经系统感染的证据。

（2）一项 RPR 试验阳性和 CSF - VDRL 试验阳性。

（3）可能的病例：任何阶段的梅毒，CSF 中 VDRL 试验阴性，并且有下列 2 条——无其他已知原因引起的 CSF 蛋白和白细胞升高，无其他已知原因所致的符合神经梅毒的临床症状和体征。

（4）确诊病例：任何阶段的梅毒，符合神经梅毒的实验室诊断标准。

神经梅毒的影像学表现多种多样，缺乏特异性。脑膜血管梅毒患者 MRI 表现为 DWI 高信号、ADC 低信号，提示急性缺血性梗死，DSA 显示血管狭窄或闭塞。脑膜神经梅毒患者 MRI 平扫可见脑膜增厚，增强扫描后脑膜呈脑回样强化。麻痹性痴呆患者 MRI 常表现为位于额颞叶特别是颞叶内侧岛叶的 T2WI 和 FLAIR 相高信号，易误诊为病毒性脑炎。

神经梅毒诊断时，需要与以下几种疾病相鉴别：

（1）TIA：可以突然发生的中枢神经系统功能障碍，通常在 1 小时内完全恢复，同时患者有高血压、糖尿病等高危因素，通常需要给予阿司匹林等抗血小板药物治疗。

（2）癫痫：也可以有类似反复发作的情况，但不会留下阳性神经系统体征，脑电图可以见到痫样放电，抗癫痫治疗大多数有效，有一部分为继发性，治疗原发病为首选。

后续诊疗经过

患者于当地医院就诊住院期间（2012 - 12 - 28）出现四肢抽搐，诊断为癫痫大发作，给予丙戊酸钠治疗，至今未有类似发作。同时给予青霉素抗梅毒治疗。以后患者头晕、肢体乏力明显好转，目前无特殊不适。

最终诊断

血管性神经梅毒。

疾病诊疗过程总结

患者为 47 岁男性，因"发作性头晕伴左侧肢体无力 1 年"入院。头颅 MRI 平扫：双侧侧脑室体旁及额顶叶多发腔梗灶及小缺血灶。头颅 MRA：右侧大脑前动脉起始段略纤细。脑脊液 VDRL 提示梅毒螺旋体抗体阳性，诊断为神经梅毒，当地医院足量、足疗程驱梅治疗。患者于当地医院住院期间出现四肢抽搐，诊断为癫痫大发作，给予丙戊酸钠治疗的同时给予青霉素抗梅毒治疗。

诊疗启迪

本病的确诊依赖于血清和脑脊液的梅毒免疫学检查。因此对青壮年不明原因的脑梗死，临床症状与血管解剖不相符者，以及青壮年初发癫痫、智力障碍者，在寻找病因时除考虑常见病因外，应仔细追问有无性乱史，尽早做血及脑脊液 RPR 和梅毒螺旋体血凝试验（treponema pallidum hemagglutination assay，TPHA）检测。对确诊患者，抗梅治疗必须按规定足量、足疗程并随访。

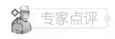 专家点评

1. 行业内知名专家点评(丁素菊,教授,海军军医大学附属长海医院神经内科)

2008 年有报道,在中国每 10 万人中有 22 例神经梅毒患者。神经梅毒的诊断主要依靠临床表现和脑脊液检验。文献报道,腰穿脑脊液细胞计数似乎与疾病活动相关,通常是治疗后改善的第一个参数。梅毒螺旋体侵入人体后可刺激机体产生两类抗体:一类是抗密螺旋体的特异性抗体,在梅毒的潜伏期即可产生(约感染后 2 天),常用的是 TPPA、TPHA、荧光密螺旋体抗体吸收试验(fluorescent treponemal antibody-absorbed,FTA-ABS),常用作梅毒螺旋体感染的确诊试验;另一类抗体是非特异性抗体,是针对梅毒螺旋体损害患者组织后释放出的物质(类脂质)而产生的抗体,相应的检测试验称为非特异性试验,常用的有 RPR、甲苯胺红不加热血清试验(TRUST)、VDRL。脑脊液 VDRL 抗体特异性很高而敏感性低,所以脑脊液 VDRL 阳性代表感染过已治疗好,或正在感染。而外周血 RPR 的滴度和脑脊液 VDRL 的滴度很重要,通常大于 1:4 的滴度才有意义,否则不能排除治疗好后出现的血清凝固。同时要排除血液污染后,即可以考虑诊断神经梅毒(即使无神经系统症状或体征)。神经梅毒分为:①无症状型;②间质性梅毒(脑膜血管型梅毒);③脑实质型梅毒(麻痹性痴呆脊髓痨);④树胶样肿型梅毒。脑膜血管性梅毒是一种脑膜炎,累及中枢神经系统中小动脉血管炎;它会导致卒中和许多类型的脊髓病。脑膜血管性梅毒通常临时发生在早期和晚期神经梅毒之间,通常发生在初次感染后 1~10 年。治疗方面需经过正规的驱梅治疗。

2. 主任点评(傅毅,教授,上海交通大学医学院附属瑞金医院神经内科)

临床分型神经梅毒分为无症状型神经梅毒、梅毒性脑膜炎、血管型梅毒、脊髓痨和麻痹性痴呆 5 种类型。各型之间常常是连续并部分重叠,以精神症状、抽搐发作、记忆力减退、肢体无力、双下肢疼痛症状为主。神经梅毒的影像学表现多种多样,缺乏特异性。脑膜血管梅毒患者 MRI 表现为 DWI 高信号、ADC 低信号,提示急性缺血性梗死,DSA 显示血管狭窄或闭塞。脑膜神经梅毒患者 MRI 平扫可见脑膜增厚,增强扫描后脑膜呈脑回样强化。麻痹性痴呆患者 MRI 常表现为位于额颞叶特别是颞叶内侧岛叶的 T2WI 和 FLAIR 相高信号,易误诊为病毒性脑炎。根据本病 47 岁发生不明原因的左侧肢体反复无力,影像提示与临床发病特征不相符的多部位脑梗死,需要考虑到非常见的血管病变,应仔细追问不洁性生活史,确诊依赖于血清和脑脊液的梅毒免疫学检查。对确诊患者,抗梅治疗必须按规定足剂量、足疗程并随访。

(上海交通大学医学院附属瑞金医院 郭正良 傅毅)

📑 参考文献

[1] YU Y, WEI M, HUANG Y, et al. Clinical presentation and imaging of general paresis due to neurosyphilis in patients negative for human immunodeficiency virus[J]. J Clin Neurosci, 2010, 17(3):308-310.

[2] MARANO E, BRIGANTI F, TORTORA F, et al. Neurosyphilis with complex partial status

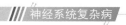
epilepticus and mesiotemporal MRI abnormalities mimicking herpes simplex encephalitis [J]. J Neurol Neurosurg Psychiatry，2004，75(6)：833.

［3］VIEIRA SA，MATIAS S，SARAIVA P，et al. Differential diagnosis of mesiotemporal lesions：ease report of neurosyphilis [J]. Neuroradiology，2005，48(7)：664－667.

［4］JEONG YM，HWANG HY，KIM HS. MRI of neurosyphilis presenting as mesiotemporal abnormalities：a case report [J]. Korean J Radiol，2009，10(3)：310－312.

［5］CASTRO K，PRICTO ES，AGUAS MJ，et al. Evaluation of the Treponema pallidum particle agglutination technique (TPHA) in the diagnosis of neurosyphilis [J]. Clin Lab Anal，2006，20(6)：233－238.

病例52　突发头痛、发热、呕吐 4 天——化脓性脑膜炎？

病史摘要

现病史：患者，女性，22 岁。患者于 2017 年 1 月 24 日起无明显诱因下突发头痛，枕部明显，呈持续性胀痛，伴有呕吐，呕吐物为胃内容物，呕吐频繁。同时伴发热，最高体温 39.1℃，有四肢乏力，无寒战、抽搐，无意识障碍。在外院行抗生素治疗，症状逐渐加重，说话无力，但意识清醒。1 月 28 日在急诊行腰穿，脑脊液异常（见辅助检查，表 52－1），拟诊"中枢神经系统感染"收治入院。

既往史：2012 年 2 月开学后从楼梯上滚下，未受伤。2009 年声带息肉，未手术。否认糖尿病、高血压等疾病。

个人史：出生并生长于原籍，无烟酒嗜好。

家族史：无遗传疾病史，家族中无类似病史。

入院体检

内科系统体格检查：T 38.5℃，R 20 次/分，BP 135/85 mmHg，心、肺、腹（－）。浅表淋巴结未触及，双肺呼吸音清，未闻及干、湿啰音。HR 62 次/分，律齐，各瓣膜区未闻及杂音。腹软无压痛和反跳痛，肝脾肋下未及。双下肢无水肿。

神经系统专科检查：神清，精神萎，查体合作，对答差。颈软、无抵抗，脑膜刺激征阴性，四肢肌力 5 度，肌张力正常，病理征未引出。

辅助检查

1 月 26 日白细胞计数 10.53×10⁹/L，N％ 92.1％。1 月 28 日本院急诊脑脊液：细胞数 99×10⁶/L，多核细胞 30％，单核细胞 70％，潘氏试验（＋＋＋），蛋白 2 129 mg/L，氯化物 105 mmol/L，糖 4 mmol/L。血糖 5.47 mmol/L。1 月 26 日外院头颅 CT 未见异常。上腹部 CT 见结肠多发积气，肠系膜浑浊，腹膜后、肠系膜多发小淋巴结影，右侧附件饱满，左侧附件区囊性灶。

初步诊断

细菌性脑膜脑炎可能;不能完全排除病毒性脑炎。

初步诊疗经过

1月28日开始予以青霉素2500万U,q12 h,头孢吡肟1 g q12 h,利巴韦林注射液0.6 qd,静脉点滴;辅以地塞米松5 mg qd,静推,甘露醇降颅压。3天后无明显好转,于1月31日再次行脑脊液检查,细胞数260×10^6/L:多核细胞60%,单核细胞计数40%,潘氏试验(+++),蛋白2 293 mg/L,氯化物105 mmol/L,糖4 mmol/L,腺苷脱氨酶(adenosine deaminase,ADA)4 U/L,隐球菌乳胶凝集试验(一),细菌、真菌、结核菌涂片(一),T-SPOT正常。于1月31日开始停抗生素,改抗结核治疗,予以异烟肼0.9 g qd 静滴,左氧氟沙星0.5 g qd 静滴,利福平0.45 g qd po,乙胺丁醇0.45 g qd po,吡嗪酰胺0.5 g tid po。

2月3日复查脑脊液,细胞数198×10^6/L,多核细胞10%,单核细胞计数90%,潘氏试验(++),蛋白1 478 mg/L,氯化物104 mmol/L,糖3 mmol/L,脑脊液改变似乎略有好转。体温无明显降低,头痛无好转。同时再次测1,3-葡聚糖正常,糖耐量试验正常,外周血白细胞15.11×10^9/L,N% 88.5%。继续抗结核治疗,同时加美罗培南0.5 g q8h,替考拉宁0.2 g qd 静滴。2月6日改替考拉宁为利奈唑胺0.6 g q12 h 静滴。2月7日复查脑脊液,细胞数200×10^6/L,多核细胞20%,单核细胞计数80%,潘氏试验(++),蛋白1 539 mg/L,氯化物111 mmol/L,糖3 mmol/L。继续上述抗结核与抗菌治疗,患者体温不降,头痛加剧,并出现幻觉、胡言乱语等症状。复查T-SPOT、G试验、GM试验等均正常。颈椎、胸椎、腰椎MRI均无脊髓感染征象。

病例讨论

住院医师

该患者急性起病,表现为发热、头痛、呕吐,无意识障碍。查体对答切题,颈软无抵抗,病理征阴性。外院有抗生素治疗史,但未携带门诊病史,具体用药不详。治疗后症状加重,于1月28日来我院急诊,外周血白细胞高,为10.53×10^9/L,N% 92.1%。行脑脊液检查,细胞数99×10^6/L,多核细胞30%,单核细胞70%,潘氏试验(+++),蛋白2 129 mg/L,氯化物105 mmol/L,糖4 mmol/L,同步血糖5.47 mmol/L。

定性分析:病毒性脑炎的脑脊液一般细胞数不会太高,分类以单核为主。糖、氯化物正常范围;细菌性脑膜炎的脑脊液细胞数较高,分类以多核为主,糖、氯化物低;结核性脑膜炎和真菌性的脑脊液细胞数都不会太高,分类以单核为主,糖氯化物偏低。入院后按照细菌性脑膜炎治疗,用大剂量青霉素和头孢吡肟静滴,辅以利巴韦林、地塞米松、甘露醇等,治疗无效,复查脑脊液细胞数呈上升趋势,单核为主,脑脊液培养阴性,隐球菌乳胶凝集试验阴性,故不能排除结核性脑膜脑炎可能性。4天后改为抗结核治疗,治疗10天后症状反而加重,并出现意识障碍。目前病毒性脑炎基本排除,结核性脑膜炎的治疗也没有取得应有的效果,隐球菌乳胶凝集试验也阴性,所以需进一步讨论明确诊断。

主治医师

患者为年轻女性,症状为典型的急性中枢感染表现。外周血白细胞高,分类以中性粒细胞为主。脑脊液细胞数不到 100,分类虽然不是多核细胞为主,但起病急骤,又在外院用过抗生素,应该考虑部分治疗性化脑可能大。抗生素选择大剂量青霉素和头孢吡肟,涵盖了大部分 G⁺ 和 G⁻ 细菌,如果是细菌感染,应该在治疗 3 天后观察到疗效,实际上没有效果。同样,抗结核治疗时间也超过 1 周,到了 10 天,但体温不降,而且头痛和意识等症状都出现了加重趋势。虽然脑脊液隐球菌乳胶凝集试验阴性,但不能排除隐球菌以外的其他真菌感染可能。

主任医师

对中枢神经系统感染,我们多采用诊断性治疗:根据临床表现和脑脊液特点,得出一个初步的判断,来制定治疗方案。在无法判断的时候,建议先按照细菌性脑膜炎,采用抗生素治疗,因为细菌对抗生素较敏感,一般 3 天左右能看到明显效果;如果抗生素无效,应该选择抗结核治疗,一是结核性脑膜炎的概率高于真菌性脑膜炎,二是抗结核药物的价格和不良反应小于抗真菌常用的两性霉素 B;三是两性霉素 B 有剂量递增过程,不能立竿见影。对于本例患者予抗生素治疗 3 天,体温和症状都未得到改善,所以改为抗结核治疗。治疗 10 天左右,仍然没有好转,反而出现意识障碍,说明结核性脑膜炎也不能确定。针对真菌感染,包括脑脊液的隐球菌乳胶凝集试验、外周血 G 试验和 GM 试验,全部阴性,提示隐球菌、曲霉菌和一般真菌感染都缺乏证据。但是鉴于针对细菌、结核菌感染治疗都治疗无效,针对真菌治疗还没有尝试,所以开始采用伏立康唑静滴诊断性治疗。

后续诊疗经过

于 2 月 11 日起加用伏立康唑,首剂 300 mg q12h,第 2 天开始 200 mg q12h,静滴。治疗两天后体温开始下降,头痛缓解。故 2 月 12 日起停用抗结核与抗生素药物,单用抗真菌治疗,之后恢复顺利,体温正常,头痛消失。2 月 16 日复查脑脊液:细胞数 50×10⁶/L,多核细胞 20%,单核细胞计数 80%,潘氏试验(一),蛋白 457 mg/L,氯化物 116 mmol/L,糖 4 mmol/L。2 月 23 日复查脑脊液:细胞数 1×10⁶/L,潘氏试验(一),蛋白 291 mg/L,氯化物 118 mmol/L,糖 4 mmol/L。临床诊断真菌性脑炎出院,口服伏立康唑巩固治疗。3 月 17 日和 4 月 28 日两次再入院复查脑脊液均正常。停药随访未复发。

表 52-1　脑脊液变化总结表

日期	01-28	01-31	02-03	02-07	02-16	02-23
压力(mmH₂O)		390	390	220	320	260
细胞数(×10⁶/L)	99	260	198	200	50	1
单核(%)	70	40	90	80	80	
蛋白(mg/L)	2 129	2 293	1 478	1 539	457	291
氯化物(mmol/L)	105	105	104	111	116	118
糖(mmol/L)	4	4	3	3	4	4
血糖(mmol/L)	5.47		7.27			

最终诊断

真菌性脑炎。

疾病诊疗过程总结

患者为 22 岁女性,因"突发头痛、发热、呕吐 4 天"入院。1 月 28 日本院急诊脑脊液:细胞数 99×10⁶/L,多核细胞 30%,单核细胞 70%,潘氏试验(＋＋＋),蛋白 2 129 mg/L,氯化物 105 mmol/L,糖 4 mmol/L。隐球菌乳胶凝集试验(一),细菌、真菌、结核菌涂片(一),T-SPOT 正常。予以抗生素及抗结核治疗后效果不佳,之后予以抗真菌药物诊断性治疗,患者症状好转,复查脑脊液好转。

诊疗启迪

中枢神经系统感染的病原学诊断大部分靠临床经验。因为以前检测手段较少,病原体二代测序方法也刚刚出现,还没有在临床上普及。除了有较少机会涂片能发现细菌、抗酸染色能发现结核杆菌、墨汁负染能发现真菌以外,培养需要较长时间获得阳性结果,甚至大多数得不到阳性结果。协和医院 2012 年的一篇综述提到,真菌性脑膜炎中脑脊液的糖、氯化物可以表现为正常,不具有特异性,甚至有时曲霉菌感染患者的脑脊液检查可以正常。

本例患者起病急,一般考虑细菌性或病毒性,早期没有病毒性脑炎常见的意识障碍,所以偏向于细菌性治疗。真菌感染常依赖于乳胶凝集试验、G 试验和 GM 试验,此例患者同样毫无依据。在排除了病毒、细菌、结核感染的前提下,诊断真菌性感染就是水到渠成了。考虑到患者病情危重,故使用了见效更快的伏立康唑,而不是临床常用的两性霉素 B,因为后者要达到有效血药物浓度需要 3～6 天的剂量递增过程。快速见效也证明了真菌性脑膜炎的诊断可以确立。

专家点评

1. 行业内知名专家点评(张文宏,教授,复旦大学附属华山医院感染科)

临床比较常见的真菌性脑膜炎是隐球菌性脑膜炎。隐球菌性脑膜炎因为有乳胶凝集试验来检测予以确诊,误诊的病例已经不多了。但是其他类型的真菌性脑膜炎,由于缺乏血清学的检测方法,二代测序等高通量分子检测技术未有效普及,以及培养阳性率低,则往往被误诊。

真菌性脑膜炎的临床表现与细菌性脑膜炎最为接近,主要是体现脑脊液的多核细胞数增多。本病例的脑脊液糖不低,其实并非均如此,也有不少病例表现为脑脊液糖水平降低的。但是对于一个亚急性或者慢性的脑膜炎,抗菌治疗和抗结核治疗无效的时候一定要想到真菌性脑膜炎。

本病例是通过经验性治疗获得真菌性脑膜炎的诊断,在临床上当然是可以的,但是最好应该获得病原学的依据,而不是一次次用各种经验性抗微生物治疗去套用。

今后,在临床上诊断真菌性脑膜炎,除了常规的血清学试验如乳胶凝集试验、G 试验、GM 试验之外,还有二代测序等分子检测方法,但是最不应该忘记的是真菌培养。

真菌培养的阳性率和脑脊液的培养技术有关,要求床旁接种,脑脊液的量要多,才能提高培养的阳性率。

总之,本病例是一个认识真菌性脑膜炎的很好的病例,但是在病原学诊断方面也提示要更上一层楼。

2. 主任点评(张欣欣,教授,上海交通大学医学院附属瑞金医院感染科)

中枢神经系统真菌感染可有多种临床表现,主要是脑膜炎、脑炎、脑积水、脑脓肿。常见有酵母菌(新型隐球菌、念珠菌、毛孢子菌)、丝状菌(曲霉菌、镰刀菌)、毛霉科真菌(毛霉、根霉)、双相型真菌(皮炎芽孢菌、球孢子菌、荚膜组织胞质菌)和暗壳真菌(斑替支孢瓶霉)。其常见的传播途径是吸入、创伤或手术接种,随后通过血行或邻近传播。

由于中枢神经系统真菌感染的表现往往是非特异性的,诊断非常困难。快速识别神经感染的病因和应用适当的治疗,对于预防致命的结局至关重要。有效药物的选择取决于其穿透中枢神经系统的程度和活性谱。两性霉素 B 在脑脊液中的分布相对有限;然而,它们在中枢神经系统中可检测到的治疗浓度使它们成为治疗隐球菌脑膜炎(两性霉素 B 联合氟胞嘧啶)、中枢神经系统念珠菌病(单用两性霉素 B)和毛霉菌病(单用两性霉素 B)的推荐药物。伏立康唑是一种中等亲脂性分子,具有良好的中枢神经系统穿透力,推荐作为中枢神经系统曲霉病的一线治疗药物。其他三唑类药物,如泊沙康唑和伊曲康唑,在脑脊液中的浓度可以忽略不计,不被认为是治疗中枢神经系统真菌性神经感染的有效药物。相反,临床数据显示,一种新型三唑类艾沙康唑,在治疗一些真菌神经感染方面取得了相当的疗效。棘白菌素在脑脊液中浓度较低或检测不到的情况下,对中枢神经系统真菌感染的治疗没有意义。

(上海交通大学医学院附属瑞金医院　龚启明)

参考文献

[1] MCCARTHY M, ROSENGART A, SCHUETZ AN, et al. Mold infections of the central nervous system [J]. N Engl J Med, 2014,371(2):150-160.

[2] SCHWARTZ S, KONTOYIANNIS DP, HARRISON T, et al. Advances in the diagnosis and treatment of fungal infections of the CNS [J]. Lancet Neurol, 2018,17(4):362-372.

[3] 程卫,魏俊吉,王任直,等. 中枢神经系统真菌感染诊断治疗进展[J].基础医学与临床,2012,32(3):358-361.

[4] STOTT KE, HOPE W. Pharmacokinetics-pharmacodynamics of antifungal agents in the central nervous system [J]. Expert Opin Drug Metab Toxicol, 2018,14(8):803-815.

[5] GÓRALSKA K, BLASZKOWSKA J, DZIKOWIEC M. Neuroinfections caused by fungi [J]. Infection, 2018,46(4):443-459.

病例53　发热、腹泻3周，伴全身淋巴结肿大1周——菌血症？

病史摘要

现病史：患者，男性，23岁，于2017年8月17日出现发热38℃，未特殊处理自行消退，无寒战、头痛。次日起腹泻水样便十余次，伴阵发性腹痛，当地医院查血常规WBC $10.54\times10^9/L$，N% 68.5%。予以左氧氟沙星治疗，腹泻仍然持续，加头孢唑肟钠，仍然发热，再加地塞米松后热退。8月21日查验血常规WBC $6.2\times10^9/L$，N% 62.9%，腹泻缓解，继而出现双侧颈部淋巴结肿痛，右侧为甚，触痛明显，体温升高至39.8℃，无咽痛、咳嗽、盗汗。8月23日当地住院予以头孢地嗪4天，加左氧氟沙星2天，仍然反复发热，B超示全身多处淋巴结肿大，9月5日来我院，拟诊"发热待查、淋巴结炎"收住入院。

既往史：因长期开车，有前列腺炎。12岁时因阑尾炎行阑尾切除术。

个人史：生长于原籍，否认疫水、疫区接触史，吸烟5年，10支/天，否认酗酒史。

家族史：否认遗传性疾病，否认家族成员类似病史。

入院体检

内科系统体格检查：T 39.6℃，HR 122次/分，律齐，各瓣膜区未闻及杂音。浅表淋巴结肿大，双肺呼吸音清，未闻及干、湿啰音。腹软无压痛及反跳痛，肝脾肋下未及。

神经系统专科检查：神清，查体合作，对答切题。颈软、无抵抗，脑膜刺激征阴性，四肢肌力肌张力可，病理征未引出。双下肢无水肿。

辅助检查

9月7日血常规WBC $4.13\times10^9/L$，N% 50.9%，L% 40.9%，CRP 21 mg/L，血沉19 mm/h，PCT 0.05 ng/ml。心超正常。

初步诊断

考虑到发热伴淋巴结肿大，菌血症与血液系统疾病需要考虑。

初步诊疗经过

9月8日至19日予左氧氟沙星＋复方氨基比林＋新癀片，体温波动于36.6～38.3℃。胸部CT未见活动性改变。9月9日晨起抽搐二次，第一次5分钟，第二次1分钟，请神经内科急会诊，诊断"继发性癫痫"，予以丙戊酸＋苯巴比妥抗癫痫。急诊头颅CT平扫见双侧海马区、额、颞叶及双侧基底节区前部略肿胀，伴异常信号灶，感染性病变可能。9月11日行脑脊液检查，细胞数 $8\times10^6/L$，潘氏试验（＋），蛋白1 641 mg/L，氯化物118 mmol/L，糖3.34 mmol/L。T - SPOT阴性，血尿培养阴性。同期血糖4.81 mmol/L。加阿昔洛韦静滴。9月12日头颅MRI增强提示自身免疫性脑炎可能。之后查自身免疫性脑炎特异性指标阴性。9 月 14 日 PET/CT 提示双侧颈部、锁骨区、腋窝、肝门部多发稍大淋巴结,代谢增高,考虑炎性淋巴结炎。淋巴结穿刺诊断组织细胞坏死性淋巴结炎。B 淋巴瘤克隆性基因重排检测结果阴性,T 淋巴瘤克隆性基因重排检测结果阴性。9 月 19 日复查脑脊液细胞数 4×10^6/L,潘氏试验(-),蛋白 371.9 mg/L,氯化物 119 mmol/L,糖 3.77 mmol/L,当天血糖 5.88 mmol/L。虽然脑脊液恢复正常,但体温仍然高达 40℃。9 月 20 日血常规 WBC 5.11×10^9/L,N% 85.8%,换头孢吡肟治疗。9 月 21 日加甲泼尼龙 40 mg qd,地塞米松 5 mg qd,体温仍然不降。请风湿免疫科会诊,排除结缔组织病可能。9 月 22 日复查脑脊液细胞数 40×10^6/L,多核 30%,单核 70%,潘氏试验(+++),蛋白 5 349.8 mg/L,氯化物 118 mmol/L,糖 4.55 mmol/L。脑脊液呼吸道合胞病毒 B 可疑阳性,脑脊液 β-1,3 葡聚糖阳性。神志欠清,大叫,呼之不应,双侧瞳孔直径 0.4 cm,光反应存在,颈稍强直,四肢不自主抖动。9 月 22 日骨髓见造血细胞粒系增生活跃,伴见个别幼稚细胞,少数小淋巴细胞,未见淋巴瘤骨髓侵犯。血液科、神经内科会诊认为自身免疫性脑炎依据不足,脑淋巴瘤不能完全排除,建议联系神经外科评估风险后定向穿刺活检。并随访脑脊液,排除真菌感染后,甲泼尼龙 500 mg 冲击。9 月 23 日至 10 月 1 日加美罗培南和替考拉宁,依旧无效。其间地塞米松 10 mg bid,甲泼尼龙 40 mg qd,并静滴丙种球蛋白。9 月 26 日复查脑脊液细胞数 1.0×10^6/L,潘氏试验(++),蛋白 1294 mg/L,氯化物 125 mmol/L,糖 3.53 mmol/L。9 月 30 日复查脑脊液细胞数 1.0×10^6/L,潘氏试验(++),蛋白 1 268.6 mg/L,氯化物 122 mmol/L,糖 3.06 mmol/L。10 月 30 日起抗生素改为美罗培南+去甲万古霉素+氟康唑+地塞米松。体温不降,头痛加剧,精神异常。10 月 4 日起开始诊断性抗结核治疗,予以异烟肼、吡嗪酰胺、乙胺丁醇、左氧氟沙星、利奈唑胺。10 月 7 日起体温恢复正常,头痛明显减轻至逐渐消失。10 月 12 日复查脑脊液,细胞数 1.0×10^6/L,潘氏试验(±),蛋白 507.63 mg/L,氯化物 129 mmol/L,糖 2.70 mmol/L。考虑到抗结核治疗后症状好转太快,不符合结核性脑膜炎治疗后表现,10 月 19 日停止所有治疗,地塞米松减至 5 mg qd,观察期间始终无发热、头痛等症状。10 月 23 日复查脑脊液,细胞数 1.0×10^6/L,潘氏试验(-),蛋白 299.7 mg/L,氯化物 130 mmol/L,糖 2.90 mmol/L。继续观察无发热头痛,至 11 月 15 日出院,诊断病毒性脑炎。

病例讨论

住院医师

患者为男性,23 岁,发热伴腹泻、全身淋巴结肿大 2 周余入院。左氧氟沙星治疗后 5 天出现癫痫样抽搐发作,急诊头颅 CT 提示感染性改变,查脑脊液细胞数正常,蛋白明显增高,糖、氯化物正常。加阿昔洛韦静滴治疗,同时复查头颅磁共振,提示自身免疫性脑炎可能,再查相关抗体阴性。同时淋巴结穿刺活检病理检查和基因重排都排除淋巴瘤诊断。更换抗生素后体温仍然不降,风湿免疫科排除结缔组织病。再次复查脑脊液,细胞数反而升高,NGS 见呼吸道合胞病毒可疑阳性,但抗病毒与激素、脱水剂对症处理均无效。入院 1 个月后改抗结核治疗,暂时考虑结核性脑膜炎可能。

主治医师

该患者经过多次大会诊,排除血液系统疾病、自身免疫性脑炎、结缔组织病等。抗生素治疗后,脑脊液细胞数仅一次升高,其他几次都正常,蛋白降低-升高反复多变,影响疗效判断。总结见表 53-1。考虑到抗生素无效,脑脊液细胞数不高,糖、氯化物基本在正常范围,且 NGS 发现呼吸道合胞病毒可疑阳性,病毒性脑炎不能除外。

表 53－1　脑脊液检测数值

日期	09－11	09－19	09－22	09－26	10－03	10－12	10－23
压力(mmH$_2$O)	120	100	400	135			
细胞数(×10^6/L)	8	4	40	1	1	1	1
单核细胞(%)			70				
蛋白(mg/L)	1 641	371.9	5 349.8	1 249	1 268	507.63	299.7
氯化物(mmol/L)	118	119	118	125	122	129	130
糖(mmol/L)	3.34	3.77	4.55	3.53	3.06	2.7	2.9
血糖(mmol/L)	4.81	5.88	4.41	4.36	4.47	4.22	4.43

主任医师

从脑脊液的变化可以看出,该患者治疗反应不典型。9 月 11 日第一次脑脊液到 9 月 19 日第二次脑脊液,是应用抗生素后明显好转,会产生对抗生素有效的错觉,但临床表现却反而加重。9 月 22 日脑脊液细胞数升高,蛋白也明显升高,只能升级抗生素,并在排除血液系统疾病、结缔组织病和自身免疫性脑炎基础上,开始加用激素治疗。但 9 月 30 日蛋白不降反升,因此加用了抗结核治疗方案,其中包括激素治疗。之后疗效显著,脑脊液蛋白明显下降,临床症状也明显好转。然而,抗结核治疗必须多药联合和长疗程。文献中对治疗的症状好转判断时间至少需要 2 周,脑脊液恢复正常至少需要 2 个月。因此,判断疗效需要较长的用药时间。换言之,短时间明显好转者,需排除结核感染的可能性。再结合 9 月 22 日脑脊液二代测序找到呼吸道合胞病毒(respiratory syncytial virus,RSV)B 可疑阳性,判断病毒性脑炎可能性最大,所以停用除激素以外的所有抗结核和抗生素等药物,复查脑脊液完全恢复正常。最后确诊为病毒性脑炎。病毒性脑炎是否应该使用激素治疗,一直有争议。国内外多项临床研究中,有的认为激素治疗能控制炎症活动,缩短病程,有的认为没有明显疗效。

后续诊疗经过

出院 1 个月后电话随访一切正常,无明显后遗症。

最终诊断

病毒性脑炎。

疾病诊疗过程总结

患者为 23 岁男性,因"发热、腹泻 3 周,伴全身淋巴结肿大 1 周"入院。之后出现继发性癫痫,头颅 CT 平扫见双侧海马区、额、颞叶及双侧基底节区前部略肿胀,伴异常信号灶,感染性病变可能。脑脊液检查提示,细胞数轻度增高,蛋白增高,糖及氯化物无明显降低。T－SPOT 阴性。使用抗生素、激素、抗结核治疗未见明显好转,再结合 9 月 22 日脑脊液 NGS

找到呼吸道合胞病毒 B 可疑阳性,判断病毒性脑炎可能性最大,之后停用除激素以外的所有抗结核药和抗生素等药物,复查脑脊液完全恢复正常。最后确诊为病毒性脑炎。

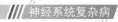 诊疗启迪

本例有几个不同寻常的特点:一是以发热和全身淋巴结肿大起病,没有典型的病毒性脑炎的发热、头痛起病的特点,使得临床诊断思路偏向于血液疾病;二是脑脊液细胞数大多数在正常范围,与大多数中枢神经系统感染应有的脑脊液细胞数升高不同,临床在考虑中枢神经系统感染的同时,也不能除外其他可能性;三是氯化物没有明显降低,糖在下限边缘波动,也无法完全除外细菌、结核或真菌感染的可能性;四是脑脊液蛋白的变化较特别,第二次脑脊液蛋白完全正常,会误以为抗生素治疗有效;五是激素应用后,没有在 1 周内出现明显的好转迹象。很有启迪价值的是脑脊液氯化物和蛋白始终没有明显的降低,这是病毒性脑炎的最大特征。

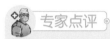 专家点评

1. 行业内知名专家点评(张文宏,教授,复旦大学附属华山医院感染科)

该病例起病急,最终是通过糖皮质激素短程治疗获得缓解。目前诊断病毒性脑炎是有临床依据的。因为典型意义上的自身免疫性脑炎不可能通过激素的短程治疗获得彻底缓解。再回顾该病例,可以发现该病例和病毒性脑炎常见特征有些许不符合的是脑脊液蛋白水平比较高。这一点恰恰也是在重症脑炎,特别是病毒血症诱发持续免疫反应的病例中多见。针对这一点,可以发现该病例从起病到 9 月 22 日开始加用激素治疗,虽然最后获得了很好的结果,但是就病毒性脑炎对中枢神经系统损害的病理生理过程来讲,治疗时机还可以再提早一些,也许可以获得更好的治疗效果。

然而,及早开始抗炎症治疗,取决于排除结核性脑膜炎、真菌性脑膜炎、血液肿瘤性疾病等,提示在排除诊断方面要进一步加大对于病原学诊断的快速性与精准性。特别是结核性脑膜炎的排除,仅仅依靠诊断性治疗是不可靠的,若能迅速开展快速敏感的分子诊断与免疫学诊断,则对于排除结核病有很大帮助。而在病毒性脑炎的分子诊断方面,NGS 会有较大帮助,但也只是在早期的脑脊液检测中阳性率较高。该病例最终系病毒感染诱发的中枢神经系统免疫性损伤,需要与自身免疫性脑炎的急性发作相鉴别,若能进一步做更完整的脑脊液自身免疫性脑炎抗体谱检测,则可以帮助排除自身免疫性脑炎的诊断。

总之,中枢神经系统的免疫性损伤是临床诊断的一个难点,精准诊断技术的提升将有助于该类疾病的早期诊断。

2. 主任点评(张欣欣,教授,上海交通大学医学院附属瑞金医院感染科)

病毒性脑炎通常继发于病毒血症。常见的病毒有 HSV-1、HSV-2、肠道病毒、虫媒病毒(包括乙脑病毒、登革热病毒、寨卡病毒、基孔肯雅病毒)、季节性流感病毒、巨细胞病毒、EB 病毒、HHV-6 等。有些病毒的致死率极高,如狂犬病毒。对于由病毒感染或自身免疫引起的脑实质炎症导致的神经功能障碍,在典型的中枢神经系统感染症状

出现后,脑脊液常规和生化检查可以作为初步的判断依据。常见病毒的病原学检测在目前大多数三甲医院已经能够开展,应该作为临床必查项目对待。在一些症状不典型的脑炎患者中,早期的病原学诊断尤其重要,可以避免治疗上的误区。检测对象可以不限于脑脊液,譬如在伴有呼吸道症状患者中增加痰或肺泡灌洗液检测,在伴有腹泻症状患者中增加粪便的检测。近年来开展的高通量核酸检测方法也是值得推荐的。

另外,关于 toll 样受体(toll-like receptors,TLR)在调节星形胶质细胞对中枢感染的免疫损伤方面的影响,也有了明确的证据。这对临床治疗有一定的影响,需要重视。将来临床上应该有相应的指标检测,来确定激素应用的剂量和疗程。

(上海交通大学医学院附属瑞金医院 龚启明)

参考文献

[1]陈道锋,刘沁,杨筠,等.左氧氟沙星辅助抗结核治疗重症结核性脑膜炎临床疗效及对脑脊液指标的影响[J].实用医院临床杂志,2019,16(4):83-86.

[2]王郁.结核性脑膜炎临床诊断与治疗分析——附48例报道[J].中国医药指南,2011,9(26):64-65.

[3]TYLER KL. Acute Viral Encephalitis [J]. N Engl J Med, 2018,379(6):557-566.

[4]RAMOS-ESTEBANEZ C, LIZARRAGA KJ, MERENDA A. A systematic review on the role of adjunctive corticosteroids in herpes simplex virus encephalitis: is timing critical for safety and efficacy [J]? Antivir Ther, 2014,19(2):133-139.

[5]STEINER I, BUDKA H, CHAUDHURI A, et al. Viral meningoencephalitis: a review of diagnostic methods and guidelines for management [J]. Eur J Neurol, 2010,17(8):999-1009.

病例54 发热伴双眼视力下降1个月——葡萄膜炎?

病史摘要

现病史:患者,男性,62岁。26天前受凉后发热,自测体温38.2℃,自服"感冒药"后体温恢复正常。23天前晨起突发双眼视力下降,以为天尚未亮(其实时间已是早上近8:00),需要摸索前进。无头痛、头晕,无发热,无言语不利及吞咽困难,无肢体无力及抽搐发作。随即到当地医院就诊,查双眼验光:R无光感,L光感。具体诊治不详。后患者逐渐出现言语、行为幼稚、执拗、淡漠、不关心周围的人和事物,对家人认识度下降,言语减少,内容重复,不能深入交流。有睡眠颠倒,经常抓握物品,并习惯性放入口中,劝说后可正常饮食。16天前至我院眼科就诊。门诊查体:双眼角膜后弹力层皱褶,KP(+),房闪(+),右眼玻璃体高度浑浊,眼底窥入欠佳,双眼视盘边界不清,盘周大量出血,视网膜弥漫性水肿。诊断:"双眼视网膜中央动脉阻塞(继发性?)、双葡萄膜炎"。给予"醋酸泼尼松龙滴眼液"治疗。完善头颅MRI 示右枕叶、左岛叶、颞叶多发异常信号。近 1 周认知功能下降逐渐加重,转诊神经内科门诊,收入院治疗。

既往史:3 年前被木棒意外击打头部,半年后出现头痛、头晕,当地诊为"颅内血肿",给予双侧脑室"引流",症状逐渐好转。高脂血症 4~5 年。

个人史:生于贵州遵义市,长期居住此地。否认疫区、疫情及疫水接触史。已戒酒 20 余年。吸烟 40 余年,自制烟草,每日 6~7 支。

家族史:否认家族遗传性疾病史。

入院体检

内科系统体格检查:T 36.8℃, BP 108/79 mmHg, R 14 次/分,P 77 次/分。心、肺、腹(一)。

神经系统专科检查:轻度嗜睡。可简单对答。理解力稍差,自我认知正确。时间、空间定向力、计算力均差。MMSE 10 分。查体欠配合。双眼无光感。双结膜红,眼底未窥入。双瞳孔光反射消失。右瞳孔 6 mm,左瞳孔 4.5 mm,形状欠规则。双眼球各方向活动可,未及眼震。面纹对称,伸舌居中。四肢肌力 V 级,腱反射对称存在。双掌颌反射阳性。双侧 Hoffmann 征、Babinski 征均阴性。双手轮替动作可,跟膝胫完成欠配合。针刺觉正常对称,脑膜刺激征阴性。

辅助检查

血常规:WBC 5.9×10^9/L, N% 78.1%(50%~70%)↑,L% 14.10%(20%~40%)↓,HGB 143 g/L, PLT 364×10^9/L(100×10^9/L~300×10^9/L)↑。肝肾常规:血糖5.02 mmol/L(3.9~6.1 mmol/L),白蛋白 30.2 g/L(35~52 g/L)↓,总胆汁酸 17.0 μmol/L(0~10 μmol/L)↑。二便常规正常。

代谢相关:TG 2.24 mmol/L(0.56~1.7 mmol/L)↑,LDL 3.06 mmol/L(<3.37 mmol/L),HDL 0.69 mmol/L(1.04~1.6 mmol/L)↓。甲状腺功能 5 项正常。炎症指标:ESR60 mm/h↑;CRP 0.90 mg/L(0~8 mg/L)。免疫相关:ANA、抗 ENA 多肽谱、抗 dsDNA、ANCA、抗心磷脂抗体等均阴性。自身免疫性脑炎抗体阴性。肿瘤及副肿瘤相关:AFP、CEA、CA199、CA125、游离 PSA/PSA 均正常。副肿瘤抗体阴性。感染相关(血 TORCH):巨细胞病毒抗体 IgM 12.5 AU/ml(0~18 U/ml),巨细胞病毒抗体 IgG 157.00 AU/ml(0~12 U/ml)↑,风疹病毒抗体 IgM<10.0 U/ml(0~25 U/ml),风疹病毒抗体 IgG12.5 U/ml(0~10 U/ml)↑,抗单纯疱疹病毒(HSV)(1+2)抗体 IgM<0.5 U/ml(0~1.1 U/ml),抗HSV(1+2)抗体 IgG2.78 U/ml(0~1.1 U/ml)↑,弓形虫抗体 IgM、IgG 均阴性。囊虫 IgG抗体阴性。莱姆病 IgG 抗体阴性。布氏杆菌虎红试验阴性。HBeAb(+)、HBcAb(+)。梅毒特异性抗体、HIV 抗原/抗体、HCV 抗体均阴性。

头 MRI:右枕叶、左岛叶、颞叶及双侧丘脑 T1 FLAIR(图 54-1A、B)及 T2 加权像(图 54-1C、D)可见明显高信号,累及外侧膝状体及右侧视辐射,增强后未见明显强化,相应软脑膜略强化(图 54-1E、F);双侧视神经、视交叉、视束增粗,冠状 T2 压脂可见明显高信号(图 54-1G),增强扫描病变轻度强化(图 55-1H);左侧眼球筋膜囊增厚、强化。眼 B超(图 54-2):双眼玻璃体内可见异常条状回声,与视盘/球壁相连。右眼(图 54-2 上)玻璃体混浊机化,玻璃体后脱离(posterior vitreous detachment,PVD);视盘颞侧周边部牵拉性视网膜脱离可能性大;左眼(图54-2下)玻璃体混浊机化,PVD;视盘下方局部前视网膜脱离(retinal detachment,RD)可能性大。眼底照相(图54-3):双眼前房玻璃体浑浊,隐约可见左侧视盘水肿,右视盘基本无法显现。OCT:可见范围内双玻璃体混浊,机化,牵拉视网膜。

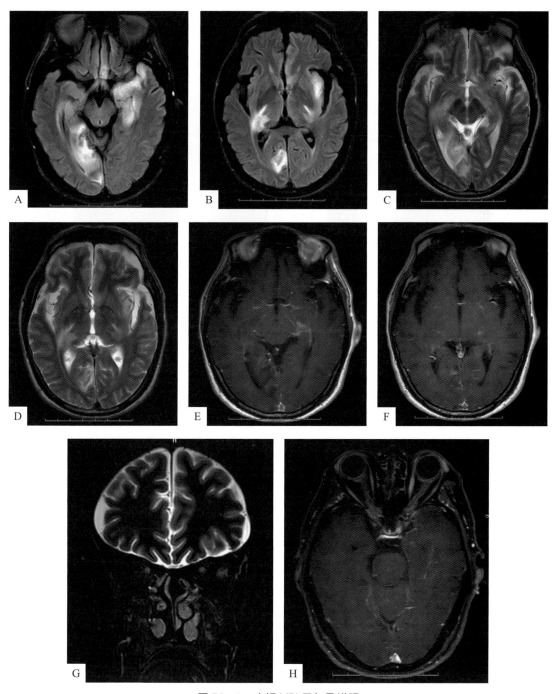

图 54-1 头颅 MRI 平扫及增强

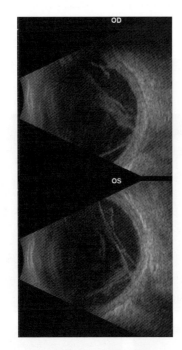

图54-2 眼B超

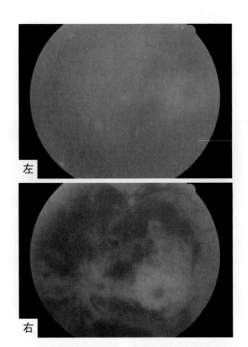

图54-3 眼底照相

◆ 初步诊断 ≫≫

认知功能障碍,病毒性脑炎可能性大;双葡萄膜炎。

◆ 初步诊疗经过 ≫≫

入院后评估患者状况后,完善脑脊液检查。具体主要结果如下:压力 130 mmH₂O。常规:WBC $36 \times 10^6/L$↑,多核 $4 \times 10^6/L$,单核 $32 \times 10^6/L$↑。细胞学:未见异常。生化:蛋白 86.4 mg/dl↑, Cl⁻ 121.2 mmol/L,葡萄糖 3.68 mmol/L。免疫相关:IgG 合成率 93.6 mg/d↑(−30~0.7 mg/d),髓鞘碱性蛋白(MBP)0.01 nmol/L, OB(+)。巨细胞病毒、EB 病毒、风疹病毒、弓形虫、抗 HSV(1+2)抗体 IgM 均阴性。副肿瘤抗体阴性。二代测序未检测出致病菌。由于患者眼部症状较明显,请眼科会诊后,完善眼房水检测。具体主要结果如下:血管内皮生长因子(vascular endothelial growth factor, VEGF)898.1 pg/ml↑(0~40.0 pg/ml),转化生长因子(transforming growth factor, TGF)<1.0 pg/ml;IL-6 79 226.6 pg/ml↑(1.0~50.0 pg/ml);IL-10 32.5 pg/ml↑(0~5.0 pg/ml);血管细胞黏附分子(vascular cell adhesion molecule, VCAM)8 090.2 pg/ml↑(200~1 000 pg/ml);IL-8 9902.7 pg/ml↑(0~20.0 pg/ml)。病毒 PCR 检测:巨细胞病毒<1×10^3, HSV 1.7×10^5↑(<1×10^3),水痘-带状疱疹病毒(varicella-zoster virus, VZV)<5×10^2, EB 病毒<5×10^2。结合影像学及脑脊液、眼房水病原学检测,考虑为单纯疱疹病毒性脑炎(HSE)、葡萄膜炎。给予阿昔洛韦 0.75 g q8 h 静滴。患者病情未再进一步加重,病情稳定。

病例讨论

住院医师

该患者为男性,62 岁。发热后双眼视力下降 23 天,逐渐出现认知功能障碍、行为异常。眼科检查考虑"继发性视网膜中央动脉阻塞,双葡萄膜炎"。完善头颅 MRI 后入我院神经内科。入院完善常规检查后,进行脑脊液常规、感染、免疫、病原学检查。眼部房水病原学检测。综合考虑为 HSE、双葡萄膜炎。给予抗病毒治疗后,症状稳定。

主治医师

该患者诊断为 HSE 的诊断依据有:①患者病初有明显发热症状,考虑为前驱感染表现;②最初出现视力下降,根据表观征象、眼房水检查,证实为单纯疱疹病毒性葡萄膜炎;③神经系统症状以认知功能障碍为主,脑脊液白细胞数轻度升高,蛋白升高。结合影像学头部 MRI 提示右枕叶、左岛叶、颞叶及双侧丘脑多发异常信号,累及外侧膝状体及右侧视辐射,即脑实质明显受损表现,支持病毒性脑炎诊断。虽然脑脊液 TORCH 及二代测序均阴性,但结合眼房水病原学及患者神经系统表现,均支持考虑 HSE 诊断。需继续抗病毒及对症治疗。

主任医师

(1) 眼科主任医师:因患者以眼部症状为首发表现,以葡萄膜炎为主要表现,眼内液 VEGF 值显著提高,提示眼内新生血管倾向明显;TGF 值不高,提示眼内活动性纤维增生倾向不明显;IL-6 显著升高,提示活动性炎症明显;IL-10/IL-6＜1,不支持 B 细胞来源淋巴瘤或已经临床治疗过;VCAM 显著升高,提示眼内组织水肿明显。眼内液 HSV 检测强阳性,支持活动性视网膜坏死、疱疹病毒性葡萄膜炎诊断。

(2) 神经内科主任医师:根据该患者的病史、症状、体征及辅助检查,可诊断为 HSE、双葡萄膜炎。予以阿昔洛韦抗病毒治疗,提示患者症状稳定,治疗效果可。病毒可能经视网膜神经纤维进入颅内,造成明显中枢神经系统感染表现。目前本患者治疗方案为:①抗病毒足量、足疗程一线治疗,目前已应用阿昔洛韦治疗,症状稳定。如患者症状仍有进展,可考虑更换为更昔洛韦治疗。②目前认为病毒感染所致脑组织损害的机制中,部分是免疫病理反应损害的结果,故应注意病情变化,必要时可应用激素等免疫治疗。③密切观察病情变化,注意有无癫痫发作、意识障碍等病毒性脑炎其他表现。尽早积极处置。

后续诊疗经过

患者经阿昔洛韦 0.75 g q8 h 治疗 2 周后,视力无改善,仍双眼无光感。双结膜红已消失。认知功能略有改善,MMSE 12 分。复查血沉 44 mm/h。腰穿:压力 135 mmH$_2$O,WBC 10×10^6/L,蛋白 63.2 mg/dl。复查头颅 MRI:右枕叶、左岛叶、颞叶及双丘脑 T2 加权像可见高信号(图 54-4A,图 54-4B),左颞叶柔脑膜增厚强化(图 54-4C,图 54-4D),较前范围有所缩小。后患者继续阿昔洛韦抗病毒治疗 7 天,改为 0.5 g,每日 5 次口服,病情稳定后出院。

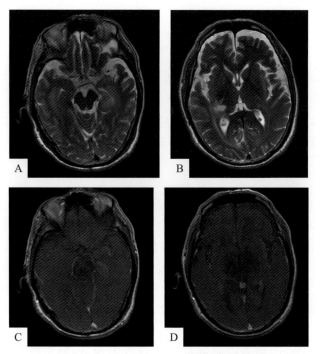

图 54 - 4　头颅 MRI 平扫及增强复查

最终诊断

①单纯疱疹病毒性脑炎;②双眼葡萄膜炎。

疾病诊疗过程总结

患者 62 岁男性,因"发热伴双眼视力下降 1 个月"入院。头颅 MRI 示右枕叶、左岛叶、颞叶及双侧丘脑多发异常信号,累及外侧膝状体及右侧视辐射,即脑实质明显受损表现,结合脑脊液检查结果,支持病毒性脑炎诊断。因患者为眼部症状为首发表现,以葡萄膜炎为主要表现。眼内液 HSV 检测强阳性,提示活动性视网膜坏死、疱疹病毒性葡萄膜炎。经过抗病毒足量、足疗程一线治疗后患者病情稳定。

诊疗启迪

(1) HSV 可造成急性后葡萄膜炎,视功能损伤急、重。

(2) HSV 可通过葡萄膜感染后入侵颅内,造成明显的神经系统损伤。

(3) 眼房水病毒检测对确定中枢神经系统感染病原学有一定的意义。

专家点评

1. 行业内知名专家点评(江汉秋,教授,首都医科大学附属北京同仁医院神经内科)

HSV 感染所致中枢神经系统感染并不少见。部分患者可有口唇疱疹病史。本例患者首发症状为视力下降,经详细的眼科检查,眼部疾患诊断为葡萄膜炎继发急性视网膜坏死。患者在眼部症状出现之后出现认知功能障碍,影像学提示明显的中枢神经系统受累。通过多科室协作,结合患者脑脊液、眼房水检测,明确病原体为 HSV。积极开展抗病毒治疗。后续患者虽视功能未恢复,但迅速诊断及治疗也及时阻止了患者出现更重的颅脑损伤。后葡萄膜炎继发神经神系统感染并不常见,且本例患者通过眼房水检测到了致病病原菌,为今后神经系统合并眼部症状的患者在病原学诊断方面提供了一个新的思路。多科室协作诊治是本病的亮点及关键。此外,眼房水检测并没有区分是哪种类型的 HSV 感染。有报道称 HSV 后葡萄膜炎继发病毒性脑炎 HSV-2 型更为常见,这需要在今后的工作中需进一步完善。

2. 主任点评(王佳伟,教授,首都医科大学附属北京同仁医院神经内科)

HSE 是一种较为常见的中枢神经系统感染。一般前驱感染主要表现为上呼吸道感染,随后出现神经系统受损表现。本例患者最早出现的是眼部症状,即双葡萄膜炎的急性视网膜坏死表现,认知功能损害等随之出现。临床表现、影像学及脑脊液常规生化等虽提示病毒性脑炎可能性大,但病原学并无直接提示。最终患者通过房水检测到 HSV 病毒,为 HSE 诊断提供了确凿证据。

后葡萄膜炎是影响眼睛后部的炎症。它会影响脉络膜、视盘或视网膜。自身免疫性疾病包括白塞综合征和类风湿关节炎与葡萄膜炎有关。虽然感染是葡萄膜炎的罕见原因,但包括细菌、真菌和病毒在内的各种感染都可能导致葡萄膜炎。HSV 是感染性葡萄膜炎最常见的原因之一,其引起的后葡萄膜炎可能是其他地方(皮肤、大脑和眼前段)HSV 疾病的一部分。HSV 可引起眼部炎症、葡萄膜炎和急性视网膜坏死,主要为 HSV-1 及 HSV-2 型感染。病毒可通过动脉途径进行脑-眼传播,也有病例是 HSV 引起的脑炎和后葡萄膜炎同时发生。积极抗病毒治疗,可以有效控制疾病进一步进展,并发视网膜病变患者,视功能恢复均较差。此外,对本例患者,我们仍需要进一步明确 HSV 感染脑炎和葡萄膜炎的关系,从发病机制角度提升对疾病的认识。

(首都医科大学附属北京同仁医院　江汉秋　王佳伟)

参考文献

[1] PIRET J, BOIVIN G. Immunomodulatory strategies in herpes simplex virus encephalitis [J]. Clin Microbiol Rev, 2020,33(2):e00105-19.

[2] GNANN J, WHITLEY R. Herpes simplex encephalitis: an update [J]. Curr Infect Dis Rep, 2017,19(3):13.

[3] NAKAJIMA H, TANI H, KOBAYASHI T, et al. Chronic herpes simplex virus type 2 encephalitis associated with posterior uveitis [J]. BMJ Case Rep, 2014,2014:bcr2013201586.

病例 55 记忆减退 3 个月，言语减少 1 个月，加重半个月——痴呆？

病史摘要

现病史：女，60 岁，主因"记忆减退 3 个月，言语减少 1 个月，加重半个月"住院。住院前 3 个月家人发现患者转述他人言语时出现错误，表现为时间、地点、人物混乱，偶有不能辨认亲近的家人，但并不影响日常生活，可以打理家务、管理钱财。1 个月前家人发现患者言语减少，睡眠增多，目光呆滞，不能做家务，记忆明显减退，不能回忆来看望的亲戚以及进食情况，出现肢体僵硬，行动迟缓，但能独立行走，仅有一次向后跌倒，无明显外伤，无头痛和呕吐。发病以来无幻觉和妄想，睡眠安宁，无肢体不自主抖动，无尿便失禁，无肢体抽搐。近半个月上述症状进一步加重，问之不答话，仅发出啊的声音，喂食不知咀嚼，无法独立行走。

既往史：6 年前发现腔隙性脑梗死，规律服用阿司匹林及他汀类药物，已停用半年。阑尾炎术后 6 年，腰椎管狭窄术后 3 年，曾有输血史。病前 1 年有跌倒史，左侧头部着地，可见局部隆起，未就诊。病前无感冒及腹泻病史，住院前 3 天曾有咽部不适，发热 38℃，对症处理后症状好转。否认结核病、肝炎等传染病病史。否认糖尿病、高血压病史，否认食物、药物过敏史。

个人史：生于长于原籍，否认疫水、疫区接触史，无吸烟、饮酒等不良嗜好史。

家族史：无家族遗传性疾病病史，家族成员中无类似疾病患者。

入院体检

内科系统体格检查：发育正常，营养一般，身材瘦小。T 37.0℃，P 60 次/分，R 20 次/分，BP 120/80 mmHg。心、肺、腹查体大致正常。

神经系统专科检查：神志清楚，但不能交流。瞳孔等大、等圆，直径 2.5 mm，光反应灵敏，余颅神经查体不配合。右下肢肌肉萎缩，四肢肌力 V－，搀扶下可以行走，步幅小，行动缓慢，身体后倾。无肌阵挛。四肢肌张力增高，双上肢呈铅管样肌张力增高，共济及感觉查体不能配合。双上肢腱反射对称引出，双下肢腱反射减退，左侧巴氏征阳性，右侧巴氏征可疑阳性，颈软无抵抗。

辅助检查

血、尿、便常规检查均在正常范围。炎性指标：血沉升高（23 mm/第 1 小时末）。类风湿因子、抗 O、超敏 CRP 等正常。代谢指标：血铁蛋白（354 ng/ml）和维生素 B_{12}（1 715 pg/ml）水平升高，叶酸（5.97 ng/ml）正常。甲状腺功能：TSH 0.23 μIU/ml，TT_4 13.0 μg/dl，TGAb 391.21 IU/ml，超敏 TSH 降低（0.318 μIU/ml），甲状腺球蛋白抗体升高（94.37 IU/ml）；半月后复查甲状腺球蛋白抗体升高（73.84 IU/ml），但较前略有降低，余均在正常范围。血天门冬氨酸氨基转移酶 42.4 U/L，血糖 6.59 mmol/L，血氨升高 10 μmol/L。糖化血红蛋白及凝血功能正常。肿瘤标记物未见明显异常。脑脊液常规、生化正常。

住院前 1 个月头颅 MRI 示双侧脑室旁多发腔梗，DWI 两侧大脑半球皮质高信号（图 55-1）。住院后 1 周头颅 MRI 示 DWI 像显示沿双侧枕顶额叶皮质高信号，较 1 个月前病灶增多。提示脑内多发缺血、梗死及脱髓鞘病变。脑萎缩。右侧顶叶少量陈旧性出血灶。MRA 未见明显异常血管影，各大血管分布及形态正常。

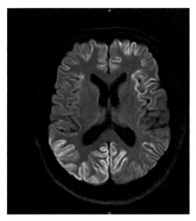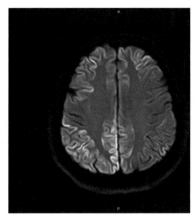

图 55-1　头颅 MRI DWI 序列可见双侧额叶、顶叶、枕叶、左侧颞叶、皮质高信号

初步诊断

快速进展性痴呆，克雅氏病（CJD）可能性大。

初步诊疗经过

患者快速进展性痴呆，血生化大致正常，甲状腺功能及甲状腺抗体检测轻度异常，桥本脑病依据欠充分。患者脑血管检查大致正常，临床表现不符合缺血缺氧性脑病的可能。HIV、梅毒等感染指标正常，脑脊液常规生化大致正常，不支持常见中枢神经系统感染性疾病。

快速进展性痴呆，需除外自身免疫性脑炎和副肿瘤综合征的可能。患者血清及脑脊液自身免疫性脑炎和副肿瘤综合征抗体谱（NMDAR、AMPAR、GABABR、LGI1、VGKC、DPPX、CASPR2、两性蛋白、Ma2、GAD65、Ri、Hu、Yo）均阴性，不支持自身免疫性脑炎或副肿瘤综合征的诊断。

两次脑电图检查示广泛重度异常（左额、颞尖慢波），未见周期性三相波。患者快速进展性痴呆，结合头颅核磁及脑电图检查结果，CJD 可能性大。间断予氯硝西泮口服控制肌阵挛。送检脑脊液 14-3-3 蛋白及血液全外显子基因检测以进一步明确诊断。

病例讨论

住院医师

患者为女性，60 岁，亚急性起病。

定位诊断：①记忆力减退、高级皮质功能明显减退，定位于大脑广泛皮质；②神经系统查体示四肢肌张力增高，双上肢呈铅管样肌张力增高，定位于锥体外系；③双侧巴氏征阳性,定位于双侧皮质脊髓束。结合头颅MRI,综合定位双侧广泛皮质及锥体外系结构。

定性诊断:该患者的头颅影像皮质缎带征给诊断提供了思路,代谢性脑病、缺血缺氧性脑病、CJD、线粒体脑肌病等均可出现类似的影像,需要进一步排查。

主治医师

患者以快速进展性痴呆为主要临床表现,较短时间内出现锥体外系和锥体束征,结合头颅MRI双侧额叶、颞叶、枕叶皮质高信号(缎带征),首先考虑CJD的可能。CJD的核心症状是快速进展性痴呆,可伴有肌阵挛、视觉或小脑功能障碍、锥体/锥体外系功能异常,疾病终末期多表现为无动性缄默。需要与多种以快速进展性痴呆为主要表现的疾病鉴别,特别是自身免疫性脑炎等原因所致快速进展性痴呆。

主任医师

该患者头颅MRI的DWI序列多表现为皮质高信号,也叫做皮质缎带征,也可以合并基底节区高信号,对CJD的诊断价值很高,但皮质高信号也可见于线粒体脑肌病、缺氧、癫痫等疾病,也有报道VGKC脑炎也有皮质缎带征的表现。脑脊液14-3-3蛋白和脑电图三相波可见于多种重症中枢神经系统疾病,故诊断CJD时需除外其他痴呆相关性疾病。建议应用快速进展性痴呆相关疾病谱(VITAMINS)以便记忆。

V:vascular(血管性疾病,如关键部位脑梗死、皮质静脉血栓等);

I:infection(中枢神经系统感染:病毒性脑炎、神经梅毒、HIV感染等);

T:toxic-metabolic(中毒和代谢性疾病,如汞中毒,线粒体脑肌病,桥本脑病等);

A:autoimmune(自身免疫性脑炎,如抗NMDAR抗体脑炎等);

M:metastases/neoplasm(中枢神经系统肿瘤、转移瘤等);

I:iatrogenic(特发性);

N:neurodegenerative(神经变性病,如Alzheimer病、额颞叶痴呆);

S:system(系统性疾病,如肝性脑病、肺性脑病、甲状腺功能减退等)。

近年来,脑脊液、皮肤等组织的实时震荡诱导转化(RT-QuIC)检测致病型朊蛋白(scrapie prion protein,PrP^{Sc})诊断特异性可达100%。

后续诊疗经过

鉴于高度怀疑患者罹患克-雅病,遂行血液标本人类朊蛋白基因(PRNP)序列分析检测。通过PRNP PCR扩增和PRNP全序列测定发现,129位氨基酸多态性为M/M型;219位氨基酸多态性为E/E型。脑脊液14-3-3蛋白阳性。脑脊液RT-QuIC检查PrPSc阳性。完善^{18}F-FDG-PET(图55-2)显示双侧顶叶、枕叶低代谢,右侧为著,双侧额叶皮质轻度低代谢。

血清及脑脊液自身免疫性脑炎和副肿瘤综合征抗体谱(NMDAR、AMPAR、GABABR、LGI1、VGKC、DPPX、CASPR2、两性蛋白、Ma2、GAD65、Ri、Hu、Yo)均阴性,基本除外自身免疫性脑炎或副肿瘤综合征的可能。两次脑电图检查示广泛重度异常(左额、颞尖慢波),未见周期性三相波。

住院后,与家属充分沟通,家属要求试用IVIg静滴5天,0.4/(kg·d),病情无明显变化。1个月后,患者逐渐出现四肢肌阵挛,发作频繁,每小时十余次,每次1~3分钟,间断出现癫痫大发作,与安定类药物对症治疗效果不佳,与外界无明显交流。因合并感染,于住院45天后死亡。

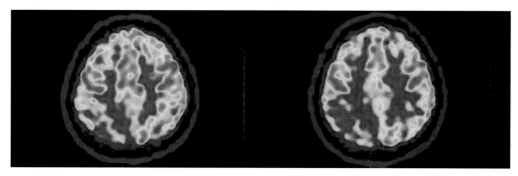

图55-2　¹⁸F-FDG-PET 显示双侧顶叶、枕叶低代谢,右侧为著,双侧额叶皮质轻度低代谢

最终诊断

散发性克雅氏病,症状性癫痫,肺部感染。

疾病诊疗过程总结

患者为60岁女性,因"记忆减退3个月,言语减少1个月,加重半个月"住院,伴有锥体外系症状、肌阵挛。入院前1个月头颅 MRI 示 DWI 两侧大脑半球皮质高信号,入院后头颅 MRI 示 DWI 像显示沿双侧枕顶额叶皮质高信号,较一个月前病灶增多。两次脑电图检查示广泛重度异常(左额、颞尖慢波),未见周期性三相波。患者快速进展性痴呆,结合头颅核磁及脑电图检查结果,克雅氏病可能性大。送检脑脊液14-3-3蛋白阳性,人类朊蛋白基因(*PRNP*)129位氨基酸多态性为 M/M 型,219位氨基酸多态性为 E/E 型。129位氨基酸多态性为 M/M 型;219位氨基酸多态性为 E/E 型。间断予氯硝西泮口服控制肌阵挛。与家属充分沟通,家属要求试用 IVIg 静滴5天,0.4/(kg·d),病情无明显变化。1个月后,患者逐渐出现四肢肌阵挛,发作频繁,每小时十余次,每次1~3分钟,间断出现癫痫大发作,与安定类药物对症治疗效果不佳,与外界无明显交流。因合并感染,于住院45天后死亡。

诊疗启迪

快速进展性痴呆患者,头颅 MRI DWI 出现皮质缎带征和(或)基底节区高信号,应考虑克雅氏病的可能,但应注意按照 VITAMINS 原则除外其他可治性快速进展性痴呆。脑脊液或皮肤 RT-QuIC 方法检测到 PrP^{Sc} 扩增,可以明确诊断。

专家点评

1. 行业内知名专家点评(陈生弟,教授,上海交通大学医学院附属瑞金医院神经内科)

本文描述了1例比较经典的 CJD 病例的临床表现、实验室检查和临床随访过程。

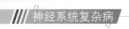

患者以快速进展性痴呆为主要临床表现，较短时间内出现锥体外系和锥体束征，结合头颅MRI双侧额叶、颞叶、枕叶皮质高信号(缎带征)，首先考虑CJD的可能。CJD的核心症状是快速进展性痴呆，可伴有肌阵挛、视觉或小脑功能障碍、锥体/锥体外系功能异常，疾病终末期多表现为无动性缄默。需要与多种以快速进展性痴呆为主要表现的疾病鉴别，特别是自身免疫性脑炎等原因所致快速进展性痴呆。皮质缎带征、脑脊液14-3-3蛋白和脑电图三相波等亦可见于其他多种重症中枢神经系统疾病，故诊断CJD时需除外其他痴呆相关性疾病。

本文提出的快速进展性痴呆相关疾病谱(VITAMINS)不仅指出了需要鉴别的疾病，而且与临床发病率、发病速度相关，更有利于年轻医生建立良好的临床诊疗思维。

2. 主任点评(王佳伟，教授，首都医科大学附属北京同仁医院神经内科)

CJD是一种罕见的、可传播的致死性中枢神经系统退行性疾病。编码PRNP基因的体细胞突变或内源性起源的正常细胞型朊蛋白(cellular prion protein，PrP^C)自发地错误折叠成PrP^{Sc}并在脑组织积聚，导致神经元死亡、神经毡形成大量海绵状空泡及胶质细胞增生。CJD多呈亚急性起病，疾病快速进展。其起病形式多样，一般无明显诱发因素，其典型临床症状为快速进展性痴呆，同时伴有共济失调、锥体系及锥体外系受累症状、肌阵挛、视觉障碍等一系列症状群。该疾病不可治，患者常在数月内死亡。

大脑皮质缎带征结合临床有助于临床诊断，但需要与其他快速进展性痴呆及皮质高信号的疾病如线粒体脑肌病、自身免疫性脑炎、缺氧性脑病等鉴别。目前发现FDG-PET对大脑皮质和基底节区病变有更高的敏感性，有助于临床诊断及显示病变范围和进展。

目前CJD诊断重要进展是RT-QuIC的应用。RT-QuIC是一种基于实验室、具有朊蛋白特异性且无需脑组织的临床检查。脑脊液、皮肤RT-QuIC阳性对CJD的诊断和鉴别诊断具有十分重要的意义。RT-QuIC近年来逐步纳入多国家CJD诊断标准，在CJD诊断中，其敏感性和特异性分别为73%～96%和99%～100%。对于伴有进展性神经精神症状的患者，若RT-QuIC阳性，则可诊断为很可能CJD。我国疾病预防控制中心建议，皮肤活检术应由有经验的临床医师进行，皮肤活检部位可选择耳后、手臂内侧、大腿内侧、下背部或腹部皮肤，操作过程中尽量使用一次性器械和用品。

(首都医科大学附属北京同仁医院　郭燕军　王佳伟)

参考文献

[1] PUOTI G, BIZZI A, FOLONI G, et al. Sporadic human prion diseases：molecular insights and diagnosis [J]. Lancet Neurol，2012,11(7):618-628.

[2] XIAO K, YANG XH, ZHOU W, et al. Skin RT-QuIC assays are more sensitive than CSF RT-

QuIC in prion detection for chinese probable sporadic Creutzfeldt-Jakob disease. 19 October 2020，PREPRINT（Version 1）available at Research Square［https：//doi. org/10.21203/rs. 3. rs-92251/v1］.

病例56 发热伴头痛、恶心呕吐 10 天——病毒性脑炎？

病史摘要

现病史：患者，男，33 岁，因"发热伴头痛、恶心、呕吐 10 天"，于 2011 - 02 - 16 收入院。患者 10 天前熬夜受凉后出现头痛，次日发热，体温 39.0℃，伴畏寒、寒战、轻咳。8 天前就诊于当地医院，查血常规：WBC 11.3×10^9/L，N 65.3%，Ly 27.1%，Hb 160 g/L，PLT 208×10^9/L，胸片、头颅 CT 均未见明显异常，诊断"气管炎"，先后给予头孢克肟、依替米星、阿奇霉素、米诺环素等抗感染治疗后症状无好转，并出现视物模糊、关节酸痛，予甲强龙静点体温可短暂下降但又迅速升高至 40.0℃。4 天前转至我院急诊，神经内科会诊建议行头颅 MRI 示双侧胼胝体压部异常信号，性质待定，炎症不除外（2011 - 02 - 18）。完善腰穿，脑脊液测压 220 mmH$_2$O，脑脊液常规：腹水外观无色，微浑浊，无凝块，潘式试验（＋），脑脊液白细胞 80×10^6/L（单个核细胞 60%，多核细胞 40%）。脑脊液生化：总蛋白 105 mg/dl，氯 103 mmol/L，二氧化碳 18.30 mmol/L，葡萄糖 2.43（2.24～3.92）mmol/L。脑脊液涂片找细菌、脑膜炎双球菌、隐球菌、结核菌、脑脊液 IgG/IgM/IgA 抗体均正常，脑脊液病毒 9 项 EB 病毒 IgM 抗体阳性。

既往史：20 年前曾患支气管炎，已治愈。否认乙肝、结核等传染病史。否认高血压、糖尿病、冠心病病史。对利复星、止痛片过敏。

个人史：生于长于原籍，否认疫水、疫区接触史，无烟酒不良嗜好。

家族史：否认家族遗传性疾病史。

入院体检

内科系统体格检查：T 39.0℃，P 88 次/分，R 20 次/分，BP 130/80 mmHg。双侧颈后、腋窝及腹股沟可触及数个大小不等淋巴结，最大约 1.0 cm×2.0 cm，质软、活动度可，左侧腹股沟淋巴结有压痛。心、肺、腹（一）。

神经系统专科检查：嗜睡，精神差，高级皮质功能大致正常，双瞳孔等大正圆，d＝3 mm，对光反射灵敏，双眼动充分，无眼震及复视，四肢肌张力高，四肢肌力 V 级，四肢腱反射对称适中，双侧指鼻、跟膝胫试验稳准，双侧 Babinski 征（一），Pussep 征（一）。颈项强直，颏胸距 4 横指，Kernig 征（＋），布氏征（一）。

辅助检查

血常规：WBC 8.89×10^9/L，N% 57.4%，L% 36.1%，CRP＜1 mg/L，Hb 125 g/L，PLT 182×10^9/L。血钠 128.2 mmol/L，氯 91.8 mmol/L，IgG 532.00 mg/dl，IgM 35.50 mg/dl，

甲状腺摄取率 45.20%，FT$_3$ 132.20 ng/ml，FT$_4$ 1.62 ng/dl，TSH 0.00 μIU/ml，TSH 受体抗体 16.90 U/L，甲状腺过氧化物酶抗体 89.80 U/ml。皮质醇皮质醇 8AM:17.50 μg/dl，皮质醇 4PM:9.12(4～11)μg/dl，0AM:14.73 μg/dl。血清 HIV、梅毒、乙肝＋丙肝、抗结核抗体、结核明确实验、肺炎支原体、衣原体试验、流行性出血热 IgG＋IgM 大致正常。支原体、肥达试验均阴性，尿便常规大致正常。胸部 CT：双肺上叶陈旧病变可能；肺气肿。腹部 B 超大致正常。淋巴结针吸活检未见特异性病变。

初步诊断

病毒性脑膜脑炎，淋巴结非特异性炎症。

初步诊疗经过

完善头颅 MRI 检查(图 56-1)示胼胝体压部 DWI 明显高信号，T2 及 FLAIR 也见高信号。转入我科后考虑病毒性脑炎，给予"阿昔洛韦"抗病毒 0.75 q8h 静滴 3 周，甘露醇脱水治疗。7 天后患者体温正常，10 天后神志清楚，头痛、呕吐症状消失，2 周后脑膜刺激征逐渐转为阴性。患者一直存在低钠血症(125～128 mmol/L)，给予静脉及口服补钠治疗，效果不明显，尿钠增高，考虑低钠与脑膜炎导致抗利尿激素分泌不当有关，限制患者水入量，每天少于 1L，并给予皮质醇(氢化可的松 100 mg/d，静脉 2 小时泵入)治疗 7 天，血钠升至 135 mmol/L，补钠速度 24 小时不超过 7 mmol/L。

病例讨论

住院医师

患者，男性，33 岁，急性起病。

定位诊断：患者高热、头痛、精神萎靡，脑膜刺激征(＋)，结合头颅 MRI，定位于脑膜和胼胝体。

定性诊断：脑脊液白细胞 80×10^6/L，单个核细胞 60%，多核细胞 40%。总蛋白 105 mg/dl，氯 103 mmol/L，葡萄糖 2.43(2.24～3.92)mmol/L。脑脊液涂片找细菌、脑膜炎双球菌、隐球菌、结核菌均正常，提示病毒性脑膜脑炎。脑脊液病毒 9 项 EB 病毒 IgM 抗体阳性，定性诊断 EB 病毒脑膜脑炎可能性大。

主治医师

患者为青年男性，病毒性脑膜脑炎伴有顽固的低钠血症，静脉补钠不能纠正，考虑中枢神经系统病毒感染所致抗利尿激素分泌不当综合征。需限水、糖皮质激素治疗。糖皮质激素都具有排钾保钠、抑制炎症的作用，但地塞米松、甲泼尼龙、氢化可的松等糖皮质激素的起效时间，以及抑制炎症、排钾保钠的作用效果，有一定差别。纠正低钠选用氢化可的松为好。

主任医师

伴有胼胝体压部可逆性病灶的临床症状轻微的脑炎/脑病(clinically mild encephalitis/encephalopathy with a reversible splenial lesion，MERS)是由日本学者于 2004 年提出的一种新的临床、影像综合征，其特点是脑炎或脑病患者头颅 MRI 上发现胼胝体压部可逆性的、弥散性降低的病灶，可同时伴有大脑或小脑双侧对称性可逆性白质病变，临床症状多在 1 周内消失,1个月后痊愈,预后良好。胼胝体可逆性病灶多见于中枢神经系统炎症和(或)全身系统性感染,其他尚可见于伴有视觉先兆的偏头痛、药物中毒、服用经典抗癫痫药物、低血糖和子痫等。

MERS病例胼胝体压部及大脑半球深部白质出现可逆性弥散下降病灶的原因尚不清楚。虽然文献报道本病与多种病原体感染相关,但尚缺乏病原体直接感染导致胼胝体出现可逆性病灶的证据。发病机制推测如下。

(1)髓鞘内及髓鞘间隙水肿:胼胝体病灶的可逆性提示血管源性水肿可能性大,髓鞘内水肿导致髓鞘的各层分离,影像学上出现病灶。

(2)短暂的炎症反应:炎症细胞的浸润导致胼胝体及深部白质出现细胞毒性水肿导致病灶的出现,炎症消退后病灶消失。日本学者发现MERS患者脑脊液炎性细胞因子IL-6、IL-10等升高。

(3)水电解质失平衡学说,MERS患者合并低钠血症是一个比较普遍的现象,可能与脑炎所致的抗利尿激素分泌不当有关,使脑血容量和水平衡系统发生了改变而出现胼胝体和大脑半球散在白质病灶。但低钠导致的脑水肿多局限于胼胝体压部的原因尚不清楚。

Takanashi等发现30例儿童MERS病例中25例出现低钠血症,平均血钠水平为(131.8 ± 4.1)mmol/L(范围121～140 mmol/L),明显低于同期上呼吸道感染、其他脑病和热性惊厥的患者的血钠水平,各组血钠平均水平为136～138 mmol/L(范围132～144 mmol/L)。故推测血钠降低可能与脑炎的抗利尿激素分泌不当有关,并在MERS的发病机制中有重要作用。

后续诊疗经过

患者入院期间,请协和医院内分泌专家会诊,考虑甲状腺功能异常与EB病毒感染有关;请结核病院会诊除外结核性脑膜炎。于2011-03-01再次复查腰穿,压力110 mmH$_2$O,脑脊液白细胞100.0×10^6/L,单个核细胞70%,总蛋白123.00 mg/dl,葡萄糖2.16(2.24～3.92)mmol/L,氯117.00(120～132)mmol/L,脑脊液二氧化碳18.60(20～29)mmol/L,脑脊液TB-PCR、ADA及血淋巴细胞、干扰素测定均阴性。2011-03-16复查腰穿,压力90 mmH$_2$O。脑脊液白细胞30.0×10^6/L,总蛋白84.00 mg/dl,葡萄糖2.08 mmol/L。脑脊液氯113.00 mmol/L,脑脊液涂片找细菌、隐球菌、结核菌未见异常。脑脊液IgG 8.04 mg/dl。血IgG 717.00 mg/dl,IgM 46.20 mg/dl,复查血沉正常。EB病毒检测:2011-02-16脑脊液EB病毒IgM滴度1∶5,2011-03-01脑脊液EB病毒抗体IgG滴度1∶10,IgM滴度1∶10。2011-03-01血EB病毒抗体:IgA滴度1∶10,IgG滴度1∶20。2011-03-16病毒所血EBV抗体IgA滴度1∶5,IgG滴度1∶20,脑脊液IgG滴度1∶10,IgM滴度1∶5。

2011-03-14复查头颅MRI对比2011-02-17片(图56-1),胼胝体压部病灶在T2WI上信号强度减低,DWI上高信号消失;脑膜异常强化减轻;双侧基底节、丘脑病灶新出现对称性无强化异常信号。患者临床症状好转,脑膜刺激征阴性,全身浅表淋巴结无明显肿大。出院休养。发病3.5个月后复查头颅MRI大致正常。

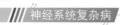
入院时

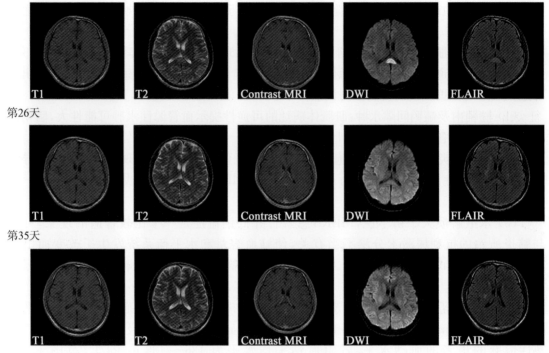

第26天

第35天

图 56-1　头颅 MRI 入院及治疗后复查变化

最终诊断

EB 病毒脑膜脑炎，可逆性胼胝体压部伴深部白质病变。

疾病诊疗过程总结

患者为 33 岁男性，因"发热伴头痛、恶心呕吐 10 天"入院。查体示脑膜刺激征（＋），头颅 MRI 示双侧胼胝体压部异常信号，脑脊液白细胞 80×10^6/L，单个核细胞 60%，多核细胞 40%。总蛋白 105 mg/dl，氯 103 mmol/L，葡萄糖 2.43（2.24～3.92）mmol/L。脑脊液涂片找细菌、脑膜炎双球菌、隐球菌、结核菌均正常，提示病毒性脑膜炎。脑脊液病毒 9 项 EB病毒 IgM 抗体阳性，定性诊断 EB 病毒脑膜脑炎可能性大。予以抗病毒治疗，过程中出现顽固性低钠血症，予以限水、补钠治疗，治疗 26 天后胼胝体压部病灶消失，大脑深部白质出现异常信号。患者临床症状好转，脑膜刺激征阴性，全身浅表淋巴结无明显肿大。出院休养。发病 3.5 个月后复查头颅 MRI 大致正常。

诊疗启迪

目前认为 MERS 是一组临床影像疾病谱，其影像学上发现胼胝体压部可逆性的病灶是本病较为特征性的改变。仅累及胼胝体的孤立病灶，称之为 MERS 1 型；累及部分或全部胼胝体和双侧大脑半球的对称性白质病灶，称之为 MERS 2 型。本病例先出现了胼胝体压部病灶，治疗 26 天后复查，胼胝体压部病灶基本消失；脑膜异常强化减轻；但同时发现双侧基底节、丘脑病灶新出现对称性无强化异常信号,约发病 3.5 个月后复查头颅 MRI 大致正常。本病例显示了 MERS 1 型转化为 MERS 2 型病灶的变化过程,相关文献报道较少。

本例高热、头痛,意识状态改变特别是淡漠、精神萎靡等症状十分突出,脑膜刺激征明显,持续而顽固的低钠血症,无癫痫发作,临床症状恢复相对较慢,发病 10～14 天达高峰,20 天左右(抗病毒治疗 1 周)临床症状开始好转,1 个月左右恢复正常,EB 病毒检测阳性。本病例与我院经治的非单纯疱疹病毒、非 EB 病毒性脑膜炎患者相比,意识改变明显,脑膜刺激征突出;与国外文献报道的儿童 MERS 相比,临床症状更重、持续时间更长。本病例初始表现为病灶局限于胼胝体压部的 MERS 1 型;治疗 26 天后胼胝体压部病灶消失,大脑深部白质出现异常信号,转化为 MERS 2 型。MERS 亚型转化的相关文献报道较少,机制尚不明确。

专家点评

1. 行业内知名专家点评(刘建国,教授,解放军总医院神经内科医学部)

该例患者着凉后以发热起病,出现脑膜炎及脑炎特点,影像学主要表现为胼胝体压部 T2WI 及 DWI 特征性高信号,治疗后症状及影像很快恢复,诊断 MERS 不难,特点是:在临床症状好转及影像学胼胝体病灶好转时,双侧基底节区可见新发 FLAIR 异常信号,临床较为少见。另外,关于 MERS 合并低钠血症及脑脊液 WBC 与蛋白可轻到中度升高,也是该病特点,该综合征多数认为与病毒感染相关,国内外已有报道,如:呼吸道合胞病毒、流感病毒、腺病毒、腮腺炎病毒,少见的还有登革热病毒以及 EB 病毒,因此,针对类似病例,脑脊液的病毒学检测至关重要。另外,国内也有报道认为部分病例机制可能与急性播散性脑脊髓炎有交叉或重叠,其中部分病例可合并脊髓病灶,单纯激素治疗后快速好转,也支持免疫介导机制,临床应予以甄别。关于 MERS 的影像学基础机制,文中提到可能为血管源性水肿或细胞毒性水肿,近年来,有研究表明,DTI 有助于鉴别,Choong Yi Fong 于 2017 年报道了登革热感染相关的 MERS,通过 DTI 检查,证实 MERS 的胼胝体压部病灶并无纤维束损害,仅为间质水肿,值得临床借鉴。

2. 主任点评(王佳伟,教授,首都医科大学附属北京同仁医院神经内科)

本文介绍了一例 EB 病毒所致的脑膜脑炎伴可逆性胼胝体压部病灶的病例。MERS 是由日本学者于 2004 年提出的一种临床、影像综合征,其特点是脑炎或脑病患者头颅 MRI 上发现胼胝体压部可逆性的弥散性降低的病灶。仅累及胼胝体的孤立病灶,称之为 MERS 1 型;累及部分或全部胼胝体和双侧大脑半球的对称性白质病灶,称之为 MERS 2 型。本病例先出现了胼胝体压部病灶,治疗 26 天后复查,胼胝体压部病灶基本消失;脑膜异常强化减轻;但同时发现双侧基底节、丘脑病灶新出现对称性无强化异常信号,约发病 3.5 个月后复查头颅 MRI 大致正常。本病例显示了 MERS 1 型转化为 MERS 2 型病灶的变化过程,相关文献报道较少。本例高热、头痛,意识状态改变特别是淡漠、精神萎靡等症状十分突出,脑膜刺激征明显,持续而顽固的低钠血症,无癫痫发作,临床症状恢复相对较慢,而经典文献中多报道儿童多见,脑炎症状轻微,恢复较快。本文较早(2011 年)地证实了 EBV 感染的血清学证据。在现在的条件下,进一步进行二代测序可能会使诊断更为精准。

(首都医科大学附属北京同仁医院 郭燕军 王佳伟)

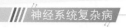
参考文献

［1］刘建国,乔文颖,董秦雯,等. 累及胼胝体的急性播散性脑脊髓炎临床及影像特点[J]. 中华医学杂志,2012,92(43):3036-3041.

［2］LIN FT, FENG XJ, LI Z, et al. REPORT-Mild encephalitis/encephalopathy with a reversible splenial lesion associated with mumps infection: A case report [J]. Pak J Pharm Sci, 2021,34(5):1809-1812.

［3］FONG CY, KHINE MMK, PETER AB, et al. Mild encephalitis/encephalopathy with reversible splenial lesion (MERS) due to dengue virus [J]. J Clin Neurosci,2017,36:73-75.

［4］TAKANASHI J, IMAMURA A, HAYAKAWA F, et al. Differences in the time course of splenial and white matter lesions in clinically mild encephalitis/encephalopathy with a reversible splenial lesion (MERS) [J]. J Neurol Sci, 2010,292(1-2):24-27.

［5］GUO YJ, WANG SH, JIANG B, et al. Encephalitis with reversible splenial and deep cerebral white matter lesions associated with Epstein-Barr virus infection in adults [J]. Neuropsychiatr Dis Treat,2017,13:2085-2092.

第八章

发作性疾病

病例57 反复左侧肢体抽搐10天余——DWI阴性的卒中？

病史摘要

现病史：患者，男性，70岁。10月20日在家卧床休息时，家属发现患者出现口齿不清，当时尚能表达，继而出现神志不清，双眼向上凝视，无面色青紫及口唇发绀，无肢体抽搐、牙关紧闭、口吐白沫、舌咬伤、大小便失禁等，上述症状约1分钟左右缓解。遂至外院就诊，当时测血压为190/126mmHg，行颅脑CT平扫未见异常，给予口服降压药及输液治疗。10月22日患者卧床休息时自觉左脚麻木，随之家属发现其双眼向左凝视，左侧肢体抽搐，不伴意识丧失，症状持续1分钟左右缓解。发作后患者诉头部昏沉不适，全身乏力，欲解小便，嗜睡，无恶心、呕吐，言语及肢体活动如常，未予治疗，症状反复发作，用力后易发，每天发作约1~2次。29日起发作增频达7~8次/天，每次发作不超过1分钟，发作后想解小便。30日患者卧床时间较长后突然肢体抽搐，发作形式同前，发作时间不超过1分钟，但发作频率明显高于之前，约半小时发作一次。31日夜间来我院就诊，考虑"癫痫"，给予"苯巴比妥"肌注治疗，第一次肌注后疗效能维持7~8小时，第二次肌注后仅能维持4~5小时，抽搐症状改善不明显，于11月1日收治入院。患者自发病以来，每次发作时均意识清晰，能自行描述发作过程及发作形式。

既往史：有类风湿关节炎病史10年，双手关节畸形，一直口服中药偏方治疗（内含激素成分），无明显关节疼痛。高血压病史8年，口服"奥美沙坦酯、氨氯地平"治疗，血压控制于(150~160)/(90~100)mmHg。发现右肾萎缩病史2年，口服中药治疗，平素尿素、肌酐增高。3个月前外伤骨折病史（欠详），未予治疗，自行卧床休息及偏方治疗，近期可下床活动。否认冠心病病史。

个人史：生于长于原籍，否认疫水、疫区接触史，无烟酒不良嗜好。

家族史：否认家族遗传性疾病史。

入院体检

内科系统体格检查：T 37.1℃，P 80次/分，R 21次/分，BP 150/90mmHg，心、肺、腹（一）。

神经系统专科检查:神志清楚,对答切题,计算力、定向力正常。双眼各向活动自如,无眼震,双瞳等大圆形,直径 3 mm,直接和间接对光反应灵敏,两侧额纹对称,双侧鼻唇沟对称,伸舌居中,悬雍垂居中,双侧咽反射稍迟钝,腭弓上抬可,无饮水呛咳、吞咽困难。颈软,无抵抗。四肢肌张力正常,四肢肌力 5 级。双侧肱二头肌反射(＋＋＋),双侧肱三头肌反射(＋＋),桡骨膜反射(＋),双侧膝反射(＋＋),双侧踝反射(＋)。双侧肢体针刺觉对称正常。病理征未引出。指鼻、跟膝胫试验稳准,Romberg 征阴性。步态正常。

辅助检查

血常规:正常。尿常规:蛋白质阳性(＋＋),葡萄糖阳性(＋＋＋＋)。红细胞沉降率:26 mm/h↑。入院后监测血糖如表 57－1 所示。脑电图:轻至中度慢波活动,右半球明显。头颅 MRI 平扫:脑干、双侧基底节区、侧脑室体旁及额顶叶白质多发腔隙性脑梗死,老年性脑改变,部分空蝶鞍。心脏超声:左房增大,左室肥厚,升主动脉近端增宽。胸片正位片:气管右偏,纵隔增宽,主动脉迂曲;两肺纹理略多,左下肺纹理模糊;右侧水平裂增厚。腹部 B 超:脂肪肝,肝内囊性灶,考虑肝囊肿,胆囊壁胆固醇结晶,右肾萎缩伴弥漫性改变,左肾囊性灶,考虑肾囊肿,脾和前列腺未见明显异常,双侧输尿管未见明显扩张。

表 57－1　血糖监测情况

日期	血糖(mmol/L)
11－02	30
11－03	21.32
11－04	14.9(空腹),29(餐后 2 小时)
11－09	7.8(空腹),16.7(餐后 2 小时)

初步诊断

脑梗死,癫痫频繁发作(局灶性)。

初步诊疗经过

患者高龄,突发左侧肢体麻木抽搐,有一次意识障碍伴抽搐发作,考虑缺血性脑血管病可能大,予抗血小板、降脂、活血等治疗。入院后评估头颅 MRI、颅内脑血管等。头颅 MRI 未见 DWI 高信号,头颅 MRA 及颈动脉椎动脉超声提示颅内颈动脉斑块。患者入院后应用苯巴比妥控制癫痫,效果欠理想,加大苯巴比妥剂量后,患者仍频繁发作左侧肢体抽搐。在发现患者血糖异常增高并予胰岛素泵持续给药后,随着血糖逐渐下降,患者癫痫样发作明显减少。后患者改用胰岛素皮下注射及口服降糖药后,随着血糖的控制,肢体抽搐未再发作。

病例讨论

住院医师

该患者为男性,70 岁,急性起病,安静状态突发口齿不清伴意识障碍肢体抽搐发作,后又多次肢体麻木抽搐发作,既往有高血压病史,考虑脑血管病导致的局灶性癫痫发作,此次入院后 MRI 未见 DWI 高信号,考虑 DWI 阴性的脑梗死可能,予以阿司匹林及他汀类药物治疗,仍有左侧肢体麻木及抽搐发作,每次持续数分钟,考虑局灶性症状性癫痫,苯巴比妥治疗效果欠佳。

主治医师

该患者高龄,急性起病,根据反复发作左侧肢体抽搐,不伴意识障碍的临床表现,定位在右侧大脑皮质运动区。临床特点为反复发作的左侧肢体抽搐,具有发作性、重复性、刻板性,且有逐渐加重的趋势,符合癫痫发作性疾病的特征。使用苯巴比妥治疗效果欠佳,常规脑电图未见典型癫痫样放电;治疗中发现血糖异常增高,随着血糖的控制,肢体抽搐逐渐减少至消失。根据上述特点诊断考虑为"非酮症高血糖性癫痫"。

主任医师

患者为老年男性,既往无癫痫病史,此次发病以急性起病、反复发作的左侧肢体抽搐,每次持续 1 分钟左右,进行性加重,抗癫痫治疗无效,经控制高血糖后症状缓解,诊断继发性癫痫(局灶性发作),非酮症高血糖性癫痫。虽然此次发病前无糖尿病病史,但患者有长期服用类风湿关节炎药物(内含激素成分)病史,仍首先考虑非酮症高血糖性癫痫。

由于患者为老年男性,既往有高血压病史,头颅 MRI 平扫提示脑干、双侧基底节区、侧脑室体旁及额顶叶白质多发腔隙性脑梗死,很容易想到的是脑卒中后癫痫。脑卒中是中老年人癫痫的最常见病因之一,脑卒中患者中 3%～5% 会发生癫痫发作,尤其是年龄＞65 岁以上的新发癫痫患者。一般脑电图检测到的痫性放电与脑卒中部位有一致性。脑卒中后癫痫临床可见任何类型的发作,其中以部分性发作最为多见。通过抗癫痫药物治疗,绝大多数癫痫发作能得到理想控制,预后较好。癫痫发作可以作为卒中的首发症状,也可以是卒中的并发症,但仍需排除脑部和其他代谢性病变。

癫痫的病因诊断与治疗方案的制定密切相关。糖尿病性症状性癫痫可分为高血糖性与低血糖性。其中低血糖性癫痫较常见,多见于饥饿或酒后发生;可表现为肢体抽搐,伴或不伴意识模糊、口吐白沫,并常伴有低血糖的其他症状,如心慌、出汗、无力、饥饿、头晕、血压升高等,不易被误诊。高血糖性癫痫又因高血糖不同类型分为酮症酸中毒性、非酮症高渗性糖尿病性癫痫。此外,血糖在中等度升高、血浆渗透压不高的情况下,有 1/4 的病例可出现癫痫发作,称为非酮症糖尿病性癫痫。1965 年,Maccario 等首先报道了非酮症高血糖性癫痫病例,其临床表现与普通癫痫相似,可以表现为全面性发作,也可以表现为部分性发作或精神运动性发作,但其中以部分性发作最常见,而全面性发作及癫痫持续状态则多见于糖尿病非酮症高渗性昏迷或酮症酸中毒。积极地控制血糖对于该类症状性癫痫的治疗是关键。

后续诊疗经过

患者发现高血糖后胰岛素泵持续给药,随着血糖逐渐下降,患者癫痫样发作明显减少。改用胰岛素皮下注射及口服降糖药后,患者出院后在苯巴比妥减量及停用后未再发作肢体抽搐。随访 1 年余,现口服降糖药。

最终诊断

继发性癫痫(局灶性发作),非酮症高血糖性癫痫;陈旧性腔隙性脑梗死;高血压;类风湿关节炎。

疾病诊疗过程总结

患者为 70 岁男性，因"反复左侧肢体抽搐 10 天余"入院。发现血糖显著升高 30 mmol/L，尿常规：蛋白质阳性（＋＋），葡萄糖阳性（＋＋＋＋）。患者高龄，突发左侧肢体麻木抽搐，有一次意识障碍伴抽搐发作，考虑缺血性脑血管病可能大，予抗血小板、降脂、活血等治疗。进一步完善头颅 MRI，未见 DWI 高信号，予以对症降糖、抗癫痫治疗，患者随着血糖得到控制，肢体抽搐未再发作。

诊疗启迪

（1）老年患者首次癫痫发作，在积极控制症状的同时需要寻找可能的原因，除考虑神经系统常见疾病外继发性因素仍需要仔细排查。

（2）糖尿病性癫痫是糖尿病神经系统的并发症之一，常发生于低血糖、非酮症高渗性脱水、糖尿病酮症酸中毒、严重电解质紊乱等情况下。临床中糖尿病非酮症非高渗状态，仅单纯高血糖亦可引起抽搐发作，称为非酮症高血糖（nonketotic hyperglycemia，NKH）性癫痫，临床较少见，在发作前可无糖尿病病史及糖尿病症状，以癫痫为首发症状首诊于神经科，容易误诊误治。

 专家点评

1. 行业内知名专家点评（肖波，教授，中南大学湘雅医院神经内科）

该病例的诊断并不难，定性方面患者的发作符合癫痫诊断中反复、刻板、短暂的特点；根据症状发作时伴有左侧肢体运动障碍及言语障碍，定位诊断在右侧大脑皮质额顶区。然而对于该患者，关键是病因的探寻，如果错判病因，就有可能无法及时控制癫痫发作。由于患者高龄、急性起病，容易考虑为脑血管疾病所导致的癫痫发作，针对脑梗死治疗后，发作并未停止，且 MRI 未发现责任病灶。所以在此病例中，考验的是临床医师对于疾病的全局考虑，在密切观察中发现存在持续的血糖偏高，结合既往患者长期服用糖皮质激素治疗的病史，正确诊断为高血糖相关的症状性癫痫发作，给予针对性的降糖治疗后，癫痫得到了有效的控制。提示对病例进行全面准确的观察分析十分重要。

2. 主任点评（邓钰蕾，主任医师，上海交通大学医学院附属瑞金医院神经内科）

2017 国际抗癫痫联盟（International League Against Epilepsy，ILAE）意见书中除了将癫痫分类进一步根据症状学细化外，特别将癫痫的病因进行了更符合临床操作的概括，提出了六大病因：遗传性、结构性、感染性、代谢性、免疫性及未知病因。自此，进一步重视病因学的探寻，将癫痫的治疗提升到病因治疗的高度。

代谢因素致病在癫痫人群中占有一定的比例，特别在老年人群中，也是常常被忽视的可治性癫痫。癫痫非酮症高血糖导致症状性癫痫的病例近期在国内外均有报道，常见于中老年糖尿病患者，青少年少见。目前研究认为发病机制可能与迅速出现的高血糖和高渗状态有关，后者使细胞内外渗透压梯度显著增大，导致细胞内脱水，酶活性改变，细胞内外间隙电解质失衡和糖代谢中间产物积聚，严重影响细胞功能，激发皮质功能不良区的癫痫放电。高血糖使颅内无氧代谢增加,乳酸聚集,细胞内酸化而三磷酸腺苷产生减少,脑细胞处于易损伤的不利状态,而生化的改变可引起脑内兴奋与抑制的关系失调,脑内乙酰胆碱的含量增加,多巴胺含量减少,二者失衡,即兴奋性神经递质的增加及抑制性神经递质减少,均可导致癫痫发作。糖尿病性癫痫在形式上主要以局灶性运动性发作为主。脑电图检查多数无明显的癫痫波,少数可见局灶性的癫痫波,以往研究显示CT、MRI无法发现相对应的局灶性病变,近年来有个例报道提示功能MRI及发作间期的SPECT有助于致痫病灶的检出。

非酮症高血糖性癫痫是临床少见疾病,在发作前可无糖尿病病史及糖尿病症状,以癫痫为首发症状首诊于神经科,容易误诊误治。但近年来神经专科医生对本病的认识有了长足的进展,在临床上,对于不明原因癫痫发作者尤其常规抗癫痫药物治疗效果不佳时,均应完善血糖等代谢方面的检测,排除代谢性癫痫可能,有条件的可以进行功能MRI或SPECT检查进一步协助明确颅内致痫病灶,对高血糖性癫痫确诊者应及早采用胰岛素等降糖治疗。

(上海交通大学医学院附属瑞金医院　邓钰蕾)

参考文献

[1] KIM R,CHO HJ,LEE HW,et al. Combined hemichorea and seizures in a patient with nonketotic hyperglycemia [J]. Mov Disord,2020,13(1):72-73.

[2] LIN HP,DEJESUS RO,BRUZZONE MJ. Teaching NeuroImages:MRI abnormalities in frontal lobe seizures due to nonketotic hyperglycemia [J]. Neurology,2020,95(7):e941-e942.

[3] KANG KW,KIM SH,KIM JM,et al. Ictal SPECT in diagnosis of non-ketotic hyperglycemia-related seizure manifesting as speech arrest [J]. J Clin Neurol,2019,15(2):253-255.

病例58　发作性肢体抽搐一个半月——继发性癫痫?

病史摘要

现病史:患者,男性,42岁,2018年6月19日18时无明显诱因出现四肢抽搐,呼之不应,持续约40分钟,至当地医院就诊。头颅CT示:颅内多发性钙化灶。予控制抽搐等对症治疗后缓解。2018年6月20日凌晨2时四肢抽搐再次发作,伴意识不清、口吐少量白沫,持续15分钟,血钙1.62 mmol/L,对症治疗后缓解,但症状反复发作。2018年6月21日转至市医院ICU住院治疗,甲状腺及颈部淋巴结超声未见明显异常。甲状旁腺床旁超声示:双侧甲状旁腺区未见明显包块图像。入院当天即出现昏迷,呼吸不稳,指脉氧及血压下降,予气管插管、呼吸机辅助通气、维持生命体征等对症治疗(具体诊治不详)。经治疗后患者生命体征转稳定,但仍意识不清、反复抽搐。于2018年6月25日转入省医院进一步诊治,头颅

CT 示：多发钙化影，代谢性脑病？大脑镰钙化。头颅 MRI＋增强示：多发异常信号，考虑代谢性脑病可能。普通脑电图未见痫样放电。血钙 1.92 mmol/L。甲状旁腺激素 0 pg/ml。脑脊液常规示：白细胞计数 12 个/μl。脑脊液生化示：糖 2.95 mmol/L，氯化物 111.3 mmol/L，蛋白定量 0.74 g/L。主要给予泼尼松龙、葡萄糖酸钙及骨化三醇胶丸(罗盖全)补钙、苯巴比妥控制抽搐等对症支持治疗，疗效欠佳，仍神志不清，间断抽搐，为求进一步诊治，于 2018 年 8 月 1 日拟"代谢性脑病"转入我院住院治疗。

既往史：有口腔真菌感染史，无颈部手术史。平时体质较差，容易感冒，经常有疲倦乏力症状。

个人史：否认疫水、疫区接触史，育有 1 子 1 女。

家族史：否认家族性遗传病史。

入院体检

内科系统体格检查：T 37.0℃，P 114 次/分，R 28 次/分，BP 140/80 mmHg，体形消瘦，双肺呼吸音粗，可闻及干、湿性啰音，HR 114 次/分，律齐，未闻及杂音。

神经系统专科检查：昏迷状态，查体不合作，双侧瞳孔等大等圆，直径约 3.5 mm，对光反射存在，双侧鼻唇沟对称，张口伸舌不合作，双足可见斑秃样皮肤改变、灰指甲，四肢肌张力增高，四肢腱反射(＋)，双侧病理征(－)，脑膜刺激征(－)。

辅助检查

头颅 CT：两侧额颞枕叶皮髓质交界区、基底节区、侧脑室旁及两侧小脑可见多发钙化影，代谢性脑病？大脑镰钙化。头颅 MRI 平扫＋增强：两侧额顶叶、侧脑室旁、基底节区、小脑齿状核多发异常信号，考虑代谢性脑病可能。脑电图未见痫样放电。

初步诊断

继发性癫痫、低钙血症。

初步诊疗经过

入院后完善甲状旁腺功能检查，PTH 显著降低，为 0.1 pg/ml↓，钠 133 mmol/L↓，钾 3.68 mmol/L，氯 94 mmol/L↓，钙 1.41 mmol/L↓，磷 2.49 mmol/L↑，血清镁 0.80 mmol/L。骨钙素(OC)8.4 ng/ml。降钙素(calcitonin, CT)0.42 pg/ml。25 羟基维生素 D(25－OH－VitD)115.00 nmol/L。

评估垂体肾上腺轴，ACTH 904.01 pg/ml↑。血皮质醇 1.91 μg/dl↓。游离尿皮质醇(free urinary cortisol)超线性(参考范围 21～111 μg/24 h 尿)，24 小时尿量 2 500 ml。显示肾上腺功能减退。评估甲状腺功能显示：T_3 1.00 nmol/L，T_4 42.13 nmol/L↓，FT_3 2.83 pmol/L，FT_4 8.34 pmol/L↓，TSH 3.940 0 μIU/ml，TGAb 13.92 IU/ml↑，rT_3 58.95 ng/dl，甲状腺球蛋白 8.870 ng/ml，TPOAb 63.06 IU/ml↑。提示甲状腺功能减退。

评估垂体性腺轴正常。性激素：LH 5.70 mIU/ml，FSH 4.04 mIU/ml，PRL 1.87 ng/ml，雌二醇(E2)30.00 pg/ml，孕酮(P)＜0.1 ng/ml，睾酮(T)0.39 ng/ml↓。

免疫球蛋白：IgG 1 140 mg/dl，IgA 153 mg/dl，IgM 67 mg/dl，IgE 34.6 IU/ml。24 小

时尿电解质：24 h 尿钠 226.8 mmol/24 h，24 h 尿钾 34.02 mmol/24 h↓，24 h 尿氯 217.8 mmol/24 h，24 h 尿钙 2.99 mmol/24 h，24 h 尿磷 7.31 mmol/24 h↓，24 h 尿量 1800 ml。

此外，患者还有反复的低血糖（2.47 mmol/L↓）以及低血压。入院后当日即出现顽固性低血压，最低至 60/30 mmHg。入院后主要予氢化可的松 50 mg bid 替代治疗、葡萄糖酸钙、骨化三醇及碳酸钙 D3 片补钙、丙戊酸钠及左乙拉西坦控制抽搐、多巴胺及间羟胺升血压、抗感染、纠正低蛋白血症等对症支持治疗。

病例讨论

住院医师

该患者男性，42 岁，反复抽搐伴意识丧失 1 个半月。定位诊断：患者有反复抽搐伴意识丧失，定位于大脑广泛性皮质。定性诊断：患者有顽固的低钙血症，头颅 CT 显示多发钙化灶。PTH 显著降低，为 0.1↓ pg/ml。考虑为甲状旁腺功能减退所导致的继发性癫痫。

主治医师

患者 42 岁男性患者，反复抽搐伴意识丧失。虽然外院的普通脑电图未见痫样放电。但患者在我院急诊就诊时表现为反复抽搐，且两次发作之间意识不恢复，应为癫痫持续状态。经癫痫持续状态的治疗后好转。但患者有顽固性的低钙，甲状旁腺功能减退。此外，患者还有肾上腺皮质功能减退的表现。皮肤色素沉着。低血糖、低血压、低血皮质醇、低血钠、高 ACTH，提示存在原发性肾上腺皮质功能减退症（Addison 病）。患者存在甲状腺功能减退，睾酮水平低下，提示存在性腺功能减退；既往有口腔真菌感染史，双足可见斑秃样皮肤改变、灰指甲，提示存在自身免疫性皮肤黏膜改变。结合上述临床特征，考虑诊断：自身免疫性多内分泌腺病综合征（PAS）Ⅰ型。

主任医师

根据患者的病史、症状、体征、定位定性诊断，需要考虑 PAS 的可能性。PAS 分为两型。Ⅰ型典型病变为下述四联，即常先以慢性黏膜皮肤念珠菌病变为先发病（1/3 病例），继之伴以甲状旁腺机能减低（>70%），再出现原发性肾上腺皮质功能减退症（40%～70%）与性腺机能减退（40%）。Ⅱ型常为以下病变组合：原发性肾上腺皮质功能减退症，自身免疫性甲状腺病，1 型糖尿病，性腺机能减退。其中只有甲状腺病变（主要）与 1 型糖尿病（次要）者为Ⅱb 型，是一种罕见的常染色体隐性遗传病，女性患病率稍高于男性，是由 AIRE 基因（自身免疫调节基因）突变导致的，该基因对于自身反应性 T 淋巴细胞的清除很重要。PASⅠ型在儿童期或青春期早期发病，临床表现为原发性肾上腺皮质功能减退症（Addison 病）、慢性皮肤黏膜念珠菌病和甲状旁腺功能减退，三者中存在二者即可诊断。PASⅠ型最早出现的临床表现通常为甲状旁腺功能减退症或慢性皮肤黏膜念珠菌病，特征性地出现于儿童期或青春期早期，总是不超过 25 岁。念珠菌病几乎总会累及口腔，但可能仅累及甲床或更广泛。肾上腺皮质功能减退症常较晚发生，在 10～15 岁发病。大约 60% 的患者会发生原发性性腺功能减退症。该患者虽然甲状腺球蛋白抗体（TGAb）稍高一点，但是够不上自身免疫性甲状腺病的诊断，也没有糖尿病，所以首先考虑是Ⅰ型。但Ⅰ型较为罕见，且该患者 40 岁以后发病，出生后、幼年期及青春期无明显的多腺体功能不全的临床表现，与本病诊断略有不符。需进一步完善基因检测。PASⅠ型的基因位于染色体 21q22.3，该基因被称为 AIRE（自身免疫调节因子），其编码一种可能为转录因子的蛋白。PASⅠ型是自身免疫调节因子

(AIRE)基因突变的结果。

后续诊疗经过

全外显子检测报告示:基因 AIRE 纯合突变,PAS Ⅰ 型。患者最终因病情危重,家属放弃治疗出院后过世。

最终诊断

自身免疫性多内分泌腺病综合征 Ⅰ 型(PAS Ⅰ 型)。

疾病诊疗过程总结

男性,42 岁,反复抽搐伴意识丧失 1 个半月。实验室检查显示低钙高磷,PTH 显著降低为 0.1 pg/ml↓。出现反复的低血糖葡萄糖 2.47 mmol/L↓,以及顽固性低血压。影像学显示全脑广泛多发钙化灶,全外显子检测报告示:基因 AIRE 纯合突变,PAS Ⅰ 型。给予氢化可的松 50 mg bid 替代治疗、葡萄糖酸钙、骨化三醇及碳酸钙 D3 片补钙、丙戊酸钠及左乙拉西坦控制抽搐、多巴胺及间羟胺升血压、抗感染、纠正低蛋白血症等对症支持治疗。

诊疗启迪

(1) 对于多发颅内钙化灶,需警惕甲状旁腺功能减退的可能性。

(2) 肾上腺皮质功能减退症在症状充分表现时的诊断通常是明显的。然而,该病通常是隐匿起病,症状逐渐出现,且主诉症状和体征多数为非特异性的。因此,疾病早期可能很难诊断,会导致诊断长时间延迟。

专家点评

1. 行业内知名专家点评(王丽华,教授,哈尔滨医科大学第二附属医院神经内科)

癫痫是反复癫痫发作的慢性脑部疾病,是神经系统第二常见疾病。癫痫的病因很多,很复杂。2017 年 ILAE 推荐的"癫痫发作及癫痫分类指南"中强调了在癫痫的诊断过程中要尽可能明确癫痫病因。并把病因分类为遗传性、结构性、感染性、免疫性、代谢性以及未知病因六大类,替换既往的特发性、症状性及隐源性癫痫病因分类。强调要积极控制病因。在本病例中,对于病因的分析,由颅内多发钙沉积,到低钙血症,到甲状旁腺功能减退,最后发现是罕见的晚发型 PAS Ⅰ 型。一步步抽丝剥茧,最终明确疾病发展的来龙去脉。由此病例,我们不难发现,对于很多难治性继发性癫痫患者,如果能够明确癫痫病因,进行精准治疗,将大大提高难治性癫痫的治疗效果。

2. 主任点评(陈生弟,教授,上海交通大学医学院附属瑞金医院神经内科)

APS Ⅰ 型是一种罕见的常染色体隐性遗传病,目前被认为是唯一与 HLA 无关的自身免疫性疾病,典型临床表现为慢性皮肤黏膜念珠菌病、甲状旁腺功能减退和原发性肾上腺皮质功能减退,其他表现可有慢性腹泻、脱发、白癜风、自身免疫性肝炎、角膜炎、胰岛素依赖型糖尿病、原发性性腺功能减退症等。APS I 型是基因遗传性疾病,暂时无法根治。目前的治疗措施:一方面,可使用激素替代治疗肾上腺皮质功能减退症,注意有无明显皮质功能危象表现,每日监测血糖、电解质。另一方面,对症治疗甲状旁腺功能减退症,由于其治疗目标是控制症状,血钙维持于正常低限范围(2.0~2.1 mmol/L)即可,以避免医源性肾结石形成。达到更高的浓度没有必要,并且也常受到出现高钙尿症的限制,其是由于 PTH 对肾脏重吸收钙的作用丧失。如有低钙抽搐,出现气道痉挛,立即予缓慢静推葡萄糖酸钙注射液以控制症状。APS I 型预后差,多数死于 30 岁之前,以后存活率增加。然而,该病临床表现存在复杂的表型和显著的个体差异,个别病例存在非典型表现,即发病年偏晚,起病隐匿,或早期单一内分泌腺体受累,而无其他腺体受累的征象或异常的检测指血标,容易漏诊或误诊。APS I 型均为临床少见病,临床易误诊、漏诊。临床上建议对于以精神症状、癫痫样发作起病,经抗精神病药及癫痫药物治疗效果不佳的患者,尤其是并发多器官系统病变、多个内分泌腺体病变、自身抗体阳性的儿童及青少年患者,及时详细询问病史进行有关检查,使患者得到及时、准确的治疗,尽早消除低血钙所造成的神经精神症状,防治各种并发症,提高患者生存质量及生存率。在临床实践中,基因检测可以预测 APS 患者亲属的疾病风险,而检测自身抗体有助于诊断 APS,如果发现自身抗体阳性,应进行相关的功能检查以早期治疗。

(上海交通大学医学院附属仁济医院　刘晓英)

参考文献

[1] SPINNER MW, BLIZZARD RM, CHILDS B. Clinical and genetic heterogeneity in idiopathic Addison's disease and hypoparathyroidism [J]. J Clin Endocrinol Metab, 1968,28(6):795.

[2] NAGAMINE K, PETERSON P, SCOTT HS, et al. Positional cloning of the APECED gene [J]. Nat Genet, 1997,17(4):393.

[3] Finnish-German APECED Consortium. An autoimmune disease, APECED, caused by mutations in a novel gene featuring two PHD-type zinc-finger domains [J]. Nat Genet, 1997, 17 (4):399.

[4] KANIS JA, RUSSELL RG. Rate of reversal of hypercalcaemia and hypercalciuria induced by vitamin D and its 1alpha-hydroxylated derivatives [J]. Br Med J, 1977,1(6053):78-81.

病例59　精神行为异常伴抽搐 1 个月——精神分裂症?

病史摘要

现病史:患者,女性,25 岁。1 个月前与男友分手后逐渐变得沉默寡言,闷闷不乐,工作时偶尔会弄错订单,常和客户发生冲突,甚至把客户的合同撕毁,家属问其原因,解释为听到客户诅咒她,甚至觉得母亲图谋她的财产也要害她。于当地医院就诊,诊断为"精神分裂",予以口服奥氮平 2.5 mg bid 治疗,患者仍有冲动行为、被害妄想、幻听幻视等,生活自理能力逐渐下降,出现反应迟钝、自言自语等,2 天前患者在家中突然倒地、呼之不应,伴口吐白沫、口唇发紫、四肢抽搐、大小便失禁。持续 1 分钟左右患者意识恢复,醒后患者不能回忆发作过程。1 天前患者再次出现上述发作,抽搐发作时间持续 5 分钟以上,停止后又反复发作,发作间期意识未完全恢复。家属立即送往急诊科,急诊科医生给予了"地西泮 10 mg 静注"后,患者抽搐停止,但仍然意识模糊。遂转入我科,急诊以"癫痫"收住我科。患病以来食欲正常,睡眠差,二便正常,体重无明显变化。

既往史:否认高热惊厥史,否认出生缺氧史、头颅外伤史等,否认精神病病史。个人史:生于长于原籍,否认疫水、疫区接触史,无烟酒嗜好。

家族史:否认类似遗传病史。

入院体检

内科系统体格检查:T 37.5℃,BP 118 mmHg/78 mmHg,R 14 次/分,P 77 次/分,身高 158 cm,体重 50 kg;内科查体无特殊。

神经系统专科检查:意识模糊,高级神经系统查体示理解力、定向力、计算力均明显下降,瞳孔等大、等圆,对光反射灵敏,眼球各向运动到位,示齿口角无歪斜,四肢肌张力正常,可见自主活动,肌力查体欠配合,指鼻及跟膝胫实验欠配合,双侧痛刺激有回避动作,四肢腱反射对称引出,病理征阴性。

辅助检查

血常规正常,急诊血气正常,生化正常。头颅 CT:无明显异常。腰椎穿刺:脑脊液压力 280 mmH$_2$O,白细胞 53×10^6/L,糖、氯化物、蛋白均正常。胸部 CT:未见异常。腹部彩超:未见明显异常。

初步诊断

精神行为异常伴癫痫发作(查因),癫痫持续状态。

初步诊疗经过

患者入院后查血常规、生化、糖化血红蛋白、血气、免疫全套、TORCH 未见明显异常,尿液毒物筛查未见明显异常,乙型脑炎抗体阴性。行头颅 MRI 检查,未见明显异常。脑电图提示弥漫性慢波,异常 δ 刷(图 59 - 1)。复查腰穿,脑脊液压力 200 mmH$_2$O,白细胞 20×10^6/L,糖、氯化物、蛋白均正常,予以自身免疫性脑炎相关抗体检查,脑脊液抗 NMDAR 抗体阳性,抗体滴度为 1∶32;血清抗 NMDAR 抗体阳性,抗体滴度为 1∶64。妇科彩超提示附件囊性占位,余肿瘤筛查均为阴性。予以丙种球蛋白冲击及激素冲击治疗,观察 2 周后患者症状改善不明显,精神症状严重,存在癫痫持续状态,地西泮静脉注射后不能终止癫痫持续状态,予以丙泊酚及咪达唑仑静脉泵入后终止癫痫持续状态。

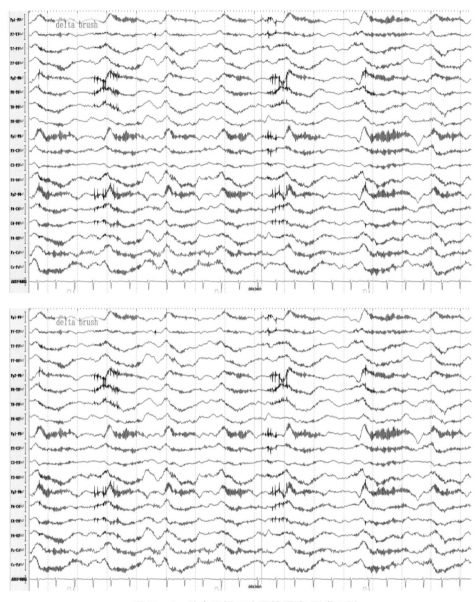

图 59‑1　脑电图提示弥漫性慢波,异常 δ 刷

病例讨论

住院医师

该患者为年轻女性,25 岁,1 个月前与男友分手后逐渐出现性格改变、行为异常、幻觉、被害妄想,并有癫痫发作。①亚急性起病(3 个月内快速进展);②核心症状包括精神行为异常、认知功能障碍、意识障碍、癫痫发作及癫痫持续状态;③辅助检查中,脑电图异常包括弥漫性慢波、异常 δ 刷,异常 δ 刷对 NMDAR 脑炎有一定特异性,目前认为在重症 NMDAR 脑炎中更多见;④脑脊液抗 NMDAR 抗体阳性。脑脊液抗 NMDAR 抗体阳性对该病有确诊意义。

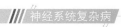

定位诊断:大脑皮质。

定性诊断:自身免疫性。

诊断:抗 NMDAR 脑炎,癫痫发作,难治性癫痫持续状态,卵巢囊性占位;畸胎瘤?

主治医师

同意住院医师的定位、定性分析。该患者入院时需要考虑的鉴别诊断包括:中毒代谢性脑病、病毒性脑炎、乙型脑炎等其他类型脑炎、慢性癫痫、精神分裂等,经入院后进一步检查,上述鉴别诊断已排除,目前抗 NMDAR 脑炎诊断明确。NMDAR 是一种离子型谷氨酸受体,分布于海马、前额皮质,与学习、记忆和精神行为密切相关。抗-NMDAR 自身免疫性脑炎的发病年龄跨度很大,从儿童至中老年,青壮年为最多见,国外 80% 以上患者为女性,我国男女比例相当。患者最常见的并发症有卵巢畸胎瘤,其次为肺部和乳腺肿瘤。此外,既往有过 HSV 型脑炎病史的患者,罹患此病的风险增加。抗-NMDAR 自身免疫性脑炎属于全脑炎,病情危重,可引起精神行为异常或认知障碍、言语障碍、癫痫发作、运动障碍/不自主运动、意识水平下降,自主神经功能障碍或中枢性低通气等。50% 的患者存在癫痫持续状态,25% 左右的患者存在难治性癫痫持续状态甚至超级难治性癫痫持续状态,ICU 入住率高。经积极治疗,80% 的患者以上远期疗效好,仅轻微神经功能残留甚至能完全恢复。

主任医师

根据该患者的病史、症状、体征及辅助检查,可确诊为抗 NMDAR 脑炎。抗-NMDAR 自身免疫性脑炎的诊断基于临床症状,同时辅以辅助检查:①脑脊液检查腰穿压力正常或者升高。脑脊液白细胞数轻度升高或者正常,少数超过 $100 \times 10^6 / L$,脑脊液细胞学呈淋巴细胞性炎症,可见浆细胞。脑脊液蛋白轻度升高,脑脊液寡克隆区带可呈阳性。②血清以及脑脊液抗-NMDAR 抗体的检测,但有 15% 的患者血清中抗-NMDAR 抗体为阴性。脑脊液抗 NMDAR 抗体阳性对该病有确诊意义,单纯血清抗体阳性而脑脊液阴性则缺少确诊意义。③影像学上,多数患者头部 MRI 无明显异常,或者仅有散在的皮质、皮质下点片状 FLAIR 高信号;部分患者可见边缘系统 FLAIR 和 T2 高信号,病灶分布可超出边缘系统的范围。头部 PET 可见双侧枕叶代谢明显减低,伴额叶与基底节代谢升高。④脑电图:多呈弥漫或者多灶的慢波,偶尔可见癫痫波,异常 δ 刷是该病较特异性的脑电图改变,多见于重症患者。⑤卵巢畸胎瘤在青年女性患者中较常见,卵巢超声和盆腔 CT 有助于发现卵巢畸胎瘤,卵巢微小畸胎瘤的影像学检查可以为阴性。男性患者合并肿瘤者罕见。

治疗抗 NMDAR 脑炎主要依靠免疫治疗及针对促发因素的治疗,目前公认的促发因素包括病毒感染及畸胎瘤,因此应积极寻找相关因素。治疗措施包括尽早接受免疫治疗、肿瘤切除、控制癫痫及精神症状等对症支持治疗、重症监护、康复锻炼、物理治疗以及预防继发性感染并对症治疗。免疫治疗包括一线的激素冲击、丙种球蛋白冲击、血浆置换治疗,观察 2~4 周如无效,可考虑二线治疗,包括环磷酰胺、利妥昔单抗等免疫抑制剂治疗。免疫抑制剂的使用目前仍属于超说明书用药,建议与患者家属充分沟通告知后方可使用。抗 NMDAR 脑炎患者一经发现卵巢畸胎瘤或其他肿瘤,应尽快予以切除;一般而言,神经科重症不是手术的禁忌证。对于未发现肿瘤且年龄 ≥12 岁的女性患者,建议病后 4 年内每 6~12 个月需进行一次盆腔超声检查排查畸胎瘤。就目前该患者情况,建议:①请妇科会诊进一步明确卵巢囊性病变性质,排查畸胎瘤;②目前一线免疫治疗效果不佳,建议可考虑使用二线免疫治疗。

对本例患者,抗 NMDAR 脑炎治疗中尤其需要重视癫痫持续状态的处理。2015 年国际抗癫痫联盟《癫痫持续状态的新定义和分类》对癫痫持续状态进行了新定义和分类,将导致持续发作的时间定义为 T1,将导致神经元不可逆损伤的时间定义为 T2。基于不同发作类型的 T1 和 T2 时间如表 59‑1 所示。在临床操作过程中,应将 T1 视为临床干预的时间点。

表 59‑1 2015 年国际抗癫痫联盟癫痫持续状态时间节点的界定

发作类型	T1	T2
强直阵挛发作	5 min	30 min
伴意识障碍的局灶性发作	10 min	>60 min
失神癫痫持续状态		失神癫痫持续状态

在 T1 干预点应快速终止癫痫持续状态发作,减少发作对脑部神经元的损害。患者癫痫持续状态时应尽快给予地西泮 10 mg 静注,已观察 10 min 仍未终止,可再次给予地西泮 10 mg 静注(2~5 mg/min),观察 10 min,若仍不能终止发作则尽快联合其他药物,包括丙戊酸 1 000 mg(患者体重 50 kg×20 mg/kg)静脉注射(>10 min),后维持 2 mg/(kg·h)静脉泵注,观察患者药物反应。难治性癫痫持续状态(refractory status epilepticus, RSE)定义为当足够剂量的一线抗癫痫药物,如苯二氮䓬类药物后续另一种抗癫痫药物(AEDs)治疗,仍无法终止惊厥发作和脑电图痫性放电。总体策略是使用后续控制期药物的重复静脉注射或者麻醉药物。

后续诊疗经过

经妇科会诊,复查盆腔专科彩超,确诊卵巢畸胎瘤。患者接受腹腔镜肿瘤切除术,组织病理学检查显示成熟畸胎瘤含有神经组织。之后患者接受利妥昔单抗按 375 mg/m² 体表面积静脉滴注,每周 1 次,根据外周血 CD20 阳性的 B 细胞水平,共给药 3~4 次,此后症状逐渐恢复,6 个月后重返工作岗位。

最终诊断

抗‑NMDAR 自身免疫性脑炎;癫痫发作,难治性癫痫持续状态;卵巢畸胎瘤。

疾病诊疗过程总结

患者为青年女性,亚急性起病,病程短以精神行为异常伴癫痫发作及癫痫持续状态为主要表现,入院后查脑电图提示弥漫性慢波,异常 δ 刷。脑脊液抗 NMDAR 抗体阳性,抗体滴度为 1:32;血清抗 NMDAR 抗体阳性,抗体滴度为 1:64;卵巢占位经妇科会诊,复查盆腔专科彩超,确诊卵巢畸胎瘤。经一线丙种球蛋白冲击及激素冲击治疗,观察 2 周后患者症状改善不明显。后患者接受腹腔镜肿瘤切除术,组织病理学检查显示成熟畸胎瘤含有神经组织。之后予二线药物利妥昔单抗治疗,患者症状逐渐恢复并重返工作岗位。

诊疗启迪

（1）手术切除畸胎瘤是治疗此病的最有效方法，此外还要结合糖皮质激素、丙种球蛋白、血浆置换、抗癫痫药物等治疗，环磷酰胺和利妥昔单抗在一线治疗效果不好的病例中需要应用。

（2）免疫疗法不能代替肿瘤切除术，特别是年轻女性。应积极进行肿瘤的搜索，对于未发现肿瘤且年龄≥12岁的女性患者，建议病后4年内每6～12个月进行一次盆腔超声检查。

（3）尽管抗NMDAR滴度对NMDAR脑炎的诊断至关重要，但其监控肿瘤增长、症状复发和预后等方面的作用还不确定。

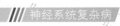 **专家点评**

1. 行业内知名专家点评（陈阳美，教授，重庆医科大学附属第二医院神经内科）

抗NMDAR脑炎是由抗NMDAR抗体介导的自身免疫性脑炎，是抗神经元表面蛋白抗体相关自免脑炎中最主要的类型。抗NMDAR抗体与脑内神经元的NMDAR结合，NMDAR被交联、内化，神经元表面的NMDAR密度降低导致可逆性的神经元功能障碍。前驱感染事件可能是主要的诱因之一，部分女性患者合并卵巢畸胎瘤。多数患者经切除肿瘤和免疫治疗可以痊愈。多数急性起病，多在2周至数周内达高峰，少数为亚急性起病。可有发热和头痛等前驱症状。主要临床表现包括以下几个方面。

（1）精神行为异常与认知障碍：多数患者出现精神行为异常，表现多样，例如兴奋、激越、狂暴、紧张症、性格改变等，一些患者以单一的精神症状起病，并在起病数周甚至数月之后才进展出现其他症状。

（2）癫痫发作：约80%的患者有癫痫发作，贯穿于各期，多在疾病早期发生。抗NMDAR脑炎是引起癫痫持续状态特别是难治性癫痫持续状态的常见原因。

（3）言语障碍/缄默：患者可出现言语不利、语速减慢、找词困难、少语，甚至缄默状态。

（4）运动障碍与自主运动：不自主运动在抗NMDAR脑炎中比较常见。抗NMDAR脑炎的治疗包括免疫治疗、对癫痫发作和精神症状的症状治疗、支持治疗、康复治疗。

女性抗NMDAR脑炎患者一经发现卵巢畸胎瘤，应尽快予以切除。未发现肿瘤的女性患者也应长期随访，发现合并肿瘤者应尽快请相关科室评估与处置。

2. 主任点评（周东，教授，四川大学华西医院神经内科）

脑炎特别是自身免疫性脑炎是引起癫痫持续状态最常见的原因，在病程早期即表现为癫痫持续状态，以及癫痫发作合并认知障碍、精神症状等的患者，需把脑炎作为首个病因的筛查。抗NMDAR脑炎诊断标准建议参考中国自身免疫性脑炎诊治专家共识（中华医学会神经病学分会，2017年）。

确诊的抗NMDAR脑炎需要符合以下3项。

A. 6项主要症状中的1项或者多项：①精神行为异常或认知障碍；②言语障碍；

③癫痫发作;④运动障碍/不自主运动;⑤意识水平下降;⑥自主神经功能障碍或中枢性低通气。

　　B. 抗 NMDAR 抗体阳性:建议以脑脊液 CBA 法抗体阳性为准。

　　C. 合理地排除其他疾病病因。

　　免疫治疗方案分为一线免疫治疗、二线免疫治疗和长程免疫治疗。一线免疫治疗包括糖皮质激素、IVIg 和血浆置换。二线免疫药物主要为利妥昔单抗,静脉环磷酰胺也偶有采用,二线治疗主要用于一线治疗效果不佳的患者。长程免疫治疗药物包括吗替麦考酚酯等,主要用于复发病例,也可以用于一线免疫治疗效果不佳的重症抗NMDAR 脑炎患者。NMDAR 脑炎总体预后良好,80% 左右的患者可恢复至正常或者轻度神经功能障碍的水平,少数患者的康复需要 2 年以上。死亡率在 2.9%～9.5%。复发率为 12%～31.4%,肿瘤阴性、未应用二线和长程免疫治疗的患者复发率偏高。

（四川大学华西医院　刘文钰　洪桢）

参考文献

[1] GRAUS F, DELATTRE JY, ANTOINE JC, et al. Recommended diagnostic criteria for paraneoplasticneurological syndromes [J]. J Neurol Neurosurg Psychiatry, 2004,75(8):1135 - 1140.

[2] DALMAU J, TUZUN E, WU HY, et al. Paraneoplastic anti-N-methyl-D-aspartate receptor encephalitis associated with ovarian teratoma [J]. Ann Neurol, 2007,61(1):25 - 36.

[3] TITULAER MJ, MCCRACKEN L, GABILONDO I, et al. Treatment and prognostic factors for long-term outcome in patients with anti-NMDA receptor encephalitis: an observational cohort study [J]. Lancet Neurol, 2013,12(2):157 - 165.

[4] GONG X, CHEN C, LIU X, et al. Long-term functional outcomes and relapse of anti-nmda receptor encephalitis [J]. Neurol Neuroimmunol Neuroinflamm, 2021,8(2):e958.

[5] 关鸿志,王佳伟. 中国自身免疫性脑炎诊治专家共识[J]. 中华神经科杂志,2017,50(2):91 - 98.

病例60　发作性睡眠中抽搐 7 年——癫痫?

病史摘要

　　现病史:患者,女,9 岁。7 年前无明显诱因下出现睡眠中意识丧失伴大叫、眨眼、头向左侧或右侧偏转、四肢抽搐,持续 2～3 分钟。半年内发作 2 次,外院门诊诊断为"癫痫",给予左乙拉西坦 250 mg,口服,一天两次,未再发作。2 年前,患者再次出现上述睡眠中发作,外院门诊调整药物至左乙拉西坦 500 mg 口服,一天两次,并加用托吡酯,仍未能控制发作,发作频率2～4次/年。近1年，患者出现明显运动能力下降，行走不稳且逐渐加重；主要表现为频繁出现晨起时明显的四肢不自主抖动，无法站稳及行走。此外，持物时双手抖动，不伴持物掉落等其他症状。外院调整药物至奥卡西平600 mg，口服，一天两次；托吡酯87.5 mg，口服，一天两次；左乙拉西坦500 mg，口服，一天两次；苯海索2 mg，口服，一天两次。上述症状均未明显改善。入院前近1个月，患者睡眠中发作较前明显频繁，几乎每日均有，且晨起行走不稳症状明显。现患者为求进一步诊治，完善视频脑电图监测后经门诊收入我科。患者神清，精神可，饮食、睡眠尚可，体重无异常增加或减少。

既往史：否认高热惊厥史、脑膜脑炎史、手术史及头部外伤史。

个人史：患者系足月顺产，否认出生缺氧史。之前生长发育较同龄人无明显异常，近2年逐渐出现智力发育较同龄人落后，言语减少。

家族史：否认类似疾病家族史。

入院体检

内科系统体格检查：T 36.5℃，BP 106/62 mmHg，R 20次/分，P 93次/分，身高110 cm，体重40 kg。

神经系统专科检查：表情淡漠，言语少，查体合作。双侧上下肢肌张力、肌力、深浅感觉、反射均正常，病理征阴性。Romberg征阳性，指鼻试验、轮替试验及跟膝胫试验均为阴性。

辅助检查

外院1年前完善间期脑电图示脑电背景以5～6 Hz慢波为主，间期偶见各导高幅3～5 Hz左右慢波节律夹杂尖波，此外，左侧额区颞区频发尖波及尖慢波，右侧散在尖波。外院2个月前已完善头颅核磁，阅片未见明显异常。

初步诊断

进行性肌阵挛癫痫可能。

初步诊疗经过

患者入院后即停用奥卡西平及苯海索，加用氯硝西泮2 mg，口服，每晚一次。住院期间完善以下检查。

（1）24小时视频脑电监测（图60－1）：提示各导联频繁阵发2～5 Hz不对称慢波活动夹杂尖波、尖慢波、棘波、棘慢波、多棘慢波，双侧顶枕后颞区显著；监测到患者睡眠中出现2次头反复回缩，双上肢轻微抖动数秒，四肢大幅度抖动十数秒后继发双侧强直阵挛发作，同步脑电见各导联肌电稍增多，数秒后→各导联慢波频率减慢、波幅增高演变为1～2 Hz慢波活动夹杂大量肌电；十数秒后，→各导联逐渐变快，演变为7～9 Hz脑电活动夹杂大量肌电；数秒后，→各导联演变为多棘慢波夹杂大量肌电。

（2）标准瑞文推理测验：结果示患者位于4%，提示智力缺陷。

（3）尿液查卟啉等代谢产物阴性。

（4）外显子基因检测＋PCR－STR（脊髓小脑共济失调10项），结果尚未返回。

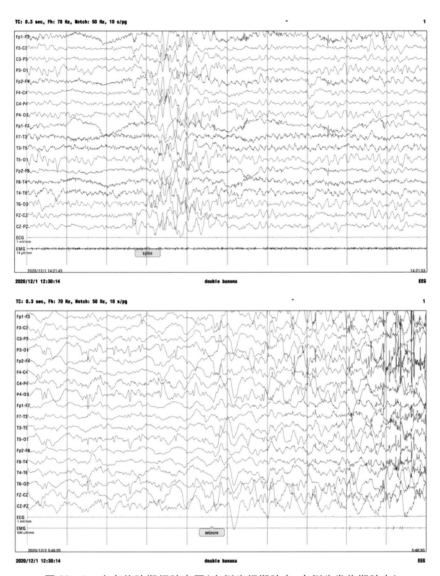

图 60-1 患者住院期间脑电图(左侧为间期脑电,右侧为发作期脑电)

病例讨论

住院医师

该患者为女性,9岁。外院诊断为癫痫,发作表现为意识丧失伴大叫、眨眼、头向左侧或右侧偏转、四肢抽搐,一般持续2~3分钟。入院前3种抗癫痫药物联用仍无法明显改善发作,符合耐药性癫痫定义。并且患者近1年逐渐出现晨起时明显的四肢不自主抖动,无法站稳及行走,需旁人搀扶;半小时左右逐渐好转,之后行走仍有摇晃,但不需旁人搀扶,可缓慢行走。此外,还有双上肢持物时震颤。于我院就诊期间调整药物,停用奥卡西平及苯海索,并加用氯硝西泮2mg,口服,每晚一次,现患者已3天未夜间发作,晨起因四肢不自主抖动而导致的行走不稳症状得到减轻,可自行行走,但仍有摇晃。我院已完善视频脑电监测并记录到发作,完善瑞文推理测验。目前考虑患者的诊断为进行性肌阵挛癫痫,基因结果未回,原因不明。

主治医师

该患者考虑诊断为进行性肌阵挛癫痫,依据有以下几点。

(1)发作表现支持:主要支持症状为晨起肢体的不自主抖动,并且进行性肌阵挛可除肌阵挛发作外呈现全面强直阵挛发作,且一般耐药。

(2)脑电支持:监测中间期频繁见各导联放电,发作期起源不明,倾向于全面起源。

(3)停用奥卡西平、加用氯硝西泮后发作症状好转,支持患者的发作类型与肌阵挛相关。

(4)其他症状支持:进行性肌阵挛癫痫的突出症状除肌阵挛发作和全面性发作外,还可伴痴呆、智力倒退和共济失调等其他症状。该患者家属诉患者近2年出现智力水平较同龄人明显下降,且瑞文推理测试示患者为智力缺陷。此外患者在无肌阵挛发作时仍存在行走不稳、共济失调症状,也符合进行性肌阵挛的诊断,但具体亚型还需基因检测进一步确定。

主任医师

进展性肌阵挛癫痫是一组临床少见且存在基因异质性的疾病,通常基因突变为常染色体隐性遗传;但也有例外,目前已经发现了十余种与基因突变相关的亚型,但是也有很多临床症状怀疑,未找到具体支持证据的例子。需要注意的是:①患者并非全是幼儿期起病,起病年龄可跨度较大,甚至可成年期起病;②肌阵挛并非是患者首要的临床表现,患者可先表现为全面性发作,并且可控制良好,但随着疾病的进展,一般发作会越来越频繁并耐药,也会伴发其他进行性的神经系统症状,就如同这例患者一样。目前该患者调药后临床症状相对稳定,可等待基因结果以判定是否有针对性的治疗方案,再行具体调整。

2019年发表于 *Seizure* 杂志的一篇针对进行性肌阵挛癫痫的综述总结了目前有基因证据且可以进行性肌阵挛癫痫为表现的疾病,共有13种。其中,较常见、证据较为充分的5种疾病的临床表现如表60-1所示。

表60-1 常见与进行性肌阵挛癫痫相关的5种疾病的临床表现

疾病	起病年龄（岁）	发作表现	小脑表现	痴呆	眼底表现	脑电特征	诊断依据	神经影像
ULD	6～15	肌阵挛	轻/晚	轻/晚 或缺失;精神症状	正常	弥漫癫痫样波	*CSTB* 基因突变	一般正常
Lafora病	12～17	肌阵挛和枕叶相关表现	早	早/重	正常	弥漫6～12 Hz棘慢波	皮肤活检见 Lafora 小体或者 *EPM2A* 突变	在早期可能有大脑后部低代谢
MERRF	多变	肌阵挛	多变	多变	视网膜营养不良和色素性视网膜炎,视神经萎缩	局灶性放电以及爆发全面性2～5 Hz棘慢波	肌肉活检见断裂肌红纤维或者 *MTTK* 突变	正常或者进行性的大脑萎缩

（续表）

疾病	起病年龄（岁）	发作表现	小脑表现	痴呆	眼底表现	脑电特征	诊断依据	神经影像
NCL	多变	多变	多变	快速进展	除 Kuf's 病外，均可有黄斑变性	局灶性和全面性放电	典型的包涵体或者 *TPP1*、*CLN3* 和 *CLN5* 突变	大脑和小脑萎缩
唾液酸沉积症	多变	肌阵挛	进行性	学习障碍	樱桃红斑	一系列相关正向棘波	成纤维细胞或白细胞中神经氨酸酶缺乏	小脑、脑桥和大脑萎缩（晚期）

注：ULD(Unverricht-Lundborg disease)，Unverricht-Lundborg 病；MERRF(myoclonic epilepsy with ragged red fibers)，肌阵挛癫痫伴肌红纤维断裂；NCL(neuronal ceroid lipofuscinosis)，神经元类脂褐质病

目前，关于进行性肌阵挛癫痫的治疗仍然是以对症、缓解症状为主，虽然目前最好的疗法对症状的调节仍非常有限。抗癫痫药物是控制癫痫发作的唯一选择。最常用的是丙戊酸钠，它通常可控制大多数全面强直阵挛发作、与光敏性有关的症状以及某些肌阵挛发作。其他可使用的药物有：苯巴比妥、扑米酮、左乙拉西坦、托吡酯和唑尼沙胺。乙琥胺、非氨酯和苯二氮䓬类药物可以暂时缓解病情。此外，有病例报道吡仑帕奈可能有益。在药物控制不佳的患者中，还可考虑使用神经调控的方法降低患者的发作负担，比如迷走神经刺激和深部脑刺激术。需要注意的是，没有证据表明卡马西平、奥卡西平、苯妥英钠、加巴喷丁、普瑞巴林或拉考沙胺具有任何益处，并且可能会导致病情恶化。对于部分与基因突变相关的疾病，已有报道可以采用反义寡核苷酸等进行基因治疗，但是目前还未应用于临床。进行性肌阵挛癫痫具体的预后应在明确病因的基础上进一步确定。

后续诊疗经过

患者基因检测结果回示：患者存在 *KCNC1* 基因突变（c.959G＞A；p.Arg320His），为新生杂合突变。对应文献报道资料，此类患者一般起病年龄为 3～15 岁，可表现为全面强直阵挛性发作、共济失调和肌阵挛（步态不稳和协调运动障碍），也可有震颤、发育迟缓等其他表现。与患者的临床表现对应，因此可认为是致病性突变。

该基因突变及其表现最早在 2015 年被确证，目前尚无文献报道有效药物及治疗方法。患者近期发作控制良好，步态不稳的表现有所改善，考虑暂时维持当前治疗方案，门诊随访。若后续药物控制不佳，可考虑行神经调控治疗；并且可以儿童神经康复就诊，行运动及言语康复训练，有必要时可行心理支持等辅助治疗。

最终诊断

进行性肌阵挛癫痫；钾离子通道突变所致的肌阵挛癫痫和共济失调（myoclonic epilepsy and ataxia due to potassium channel mutation，MEAK）。

疾病诊疗过程总结

该患者以发作性睡眠中四肢抽搐 7 年为主诉，病程中症状加重且逐渐出现晨起四肢不

受控制抖动伴行走不稳,以及双上肢震颤。外院尝试多种抗发作药物及其组合均无明显疗效。既往辅助检查结果未能提示病因。入院后完善视频脑电图监测发现患者频繁出现全面性放电,发作时亦倾向考虑为全面起源。瑞文推理测试显示患者智力缺陷。最为关键的为全外显子基因检测发现致病性突变,并且能够对应该患者的临床表现。根据目前文献报道的治疗方案,该患者考虑继续药物治疗(避免使用卡马西平、奥卡西平、苯妥英钠、加巴喷丁、普瑞巴林或拉考沙胺等药物),必要时辅以其他治疗手段。

诊疗启迪

(1)癫痫发作伴其他神经系统症状或发育障碍多要考虑癫痫综合征的可能性,并积极查找相关病因。

(2)肌阵挛癫痫及进行性肌阵挛应避免使用苯妥英钠、卡马西平及奥卡西平等作用于钠离子通道、治疗局灶性癫痫的药物。

(3)在相关病因的支持下,应积极找寻相关资料指导治疗及预后,从多方面考虑患者的需求以及可能需要的支持。

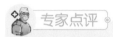 专家点评

1. 行业内知名专家点评(肖波,教授,中南大学湘雅医院神经内科)

进行性肌阵挛在临床中诊断较为困难,因其临床表现常呈进展性变化。进行性肌阵挛早期的表现和一般的癫痫表现差异不大,对药物反应较为良好:就如本例患者,早期主要表现为睡眠中发作,并无典型的肌阵挛发作,并且对左乙拉西坦的治疗反应良好,数年未发作。随着年龄的增长,在既往发作表现重现的基础上,再次出现了其他不典型的表现:如晨起的四肢不自主抖动、行走不稳、智力倒退等,这些认知和神经系统查体的阳性发现就提示患者并非单纯的癫痫,有可能存在潜在的病因;因此,应及早进行更细致的检查,尤其需要完善基因筛查,为明确诊断及后续治疗提供更多的证据。

值得注意的是,在基因结果尚未返回时,我们仍可根据临床表现就患者目前的药物先做一些合理调整。一旦怀疑患者的发作有肌阵挛发作的成分,可首先尝试调整患者目前药物方案中的卡马西平、奥卡西平、苯妥英钠等药物,这些钠通道阻滞剂一般会加重肌阵挛发作。本例患者在停用奥卡西平后,发作症状较前减轻。若本例患儿为男性,还可尝试添加/换用丙戊酸钠进行治疗。丙戊酸钠理论上为最适合肌阵挛发作的药物。但是,本例患儿为女性,考虑到丙戊酸钠对女性生殖内分泌的影响,应慎用。

通常进行性肌阵挛基因突变为常染色体隐性遗传,但并非均如此,也并非都能找到遗传学证据。本例后续基因结果回示,患者存在 KCNC1 基因新生杂合突变(c.959G>A;p.Arg320His),也符合文献报道的临床症状,但尚无有效的治疗方案。因此,后续治疗目前仍是以随访和对症支持为主。

2. 主任点评(周东,教授,四川大学华西医院神经内科)

上述已就进展性肌阵挛的临床症状、关键检查和后续治疗做了详细探讨。作为基因相关疾病,临床中可能会遇到家属咨询后续子代的再发病风险问题。本例患者是新发突变,之前普遍认为若证实患者为新发突变,则其父母再生后代患病的风险很小。但

是 2018 年发表在新英格兰杂志的一项研究打破了这个观念。该研究纳入了 120 个育有一个由"新发致病突变"引起的癫痫脑病子代的家庭,评估其再生育后代发生癫痫性脑病的风险。遗传学家通过理论计算该风险约为 1%,但该研究结果显示实际风险高达 50%。通过单分子分子反转探针技术,研究者在 120 个受试家庭的 10 对父母中发现了嵌合突变(即部分携带其后代的致病突变),这 10 个家庭中的 4 个家庭生育了另一个携带相同突变的患儿。因此,这项研究表明"新发"癫痫性脑病的遗传性之前被低估了。对已生育由"新发致病突变"造成的癫痫性脑病子代的家庭,高覆盖的基因检测可提供更准确的再发风险评估,从而为遗传咨询提供帮助。因此,对于新发突变我们也要格外小心。现在已有技术可以筛查父母的嵌合状况,有条件时应推荐患者父母去完成特定筛查,评估再次生育的风险。

(四川大学华西医院　高慧　洪桢)

参考文献

[1] MUONA M, BERKOVIC SF, DIBBENS LM, et al. A recurrent de novo mutation in KCNC1 causes progressive myoclonus epilepsy [J]. Nat Genet, 2015,47(1):39 – 46.

[2] ORSINI A, VALETTO A, BERTINI V, et al. The best evidence for progressive myoclonic epilepsy: A pathway to precision therapy [J]. Seizure, 2019,71:247 – 257.

[3] MYERS CT, HOLLINGSWORTH G, MUIR AM, et al. Parental mosaicism in "de novo" epileptic encephalopathies [J]. N Engl J Med, 2018,378(17):1646 – 1648.

病例 61　发作性行为异常 5 年——颞叶癫痫?

病史摘要

现病史:患者,男,22 岁,右利手,于 5 年前开始反复出现清醒及睡眠中行为异常,表现为突然坐起或站起、双手摸索动作、拉扯被子或衣物、刻板言语、烦躁、双上肢前后摆动,来回走动、呼之不应,不伴有倒地、肢体强直抽搐、二便失禁等,无明显发热、昏迷,持续 10 余秒至 1 分钟不等,清醒后不能回忆发病过程,发作前无明显先兆,每月发作 0~2 次,疲劳或睡眠剥夺时常诱发,入当地医院就诊,行头部 CT、脑电图等检查后考虑诊断"癫痫",予以卡马西平 100 mg、1 天 3 次口服治疗,仍每月发作,逐渐调整用药为卡马西平 100 mg、1 天 3 次,丙戊酸钠片 200 mg、1 天 3 次口服,发作控制不佳,开始改用中药治疗,具体中药类别不详。2 年多前起发作频率逐渐增加,至多可每天发作 2~6 次。1 年前开始口服左乙拉西坦 500 mg、1 天 2 次,丙戊酸钠缓释片 500 mg、1 天 2 次,仍频繁发作。4 个多月前开始服用奥卡西平 450 mg,一天两次,托吡酯早 75 mg,晚 100 mg,丙戊酸钠缓释片 500 mg,一天两次,临床发作仍控制不佳,每周发作 3~10 次不等。现患者为行癫痫术前评估来我科。患者自患病以来

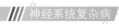

精神、饮食、睡眠、二便可,体重无明显变化。

既往史: 一般情况良好,否认肝炎、结核或其他传染病史。否认高热惊厥、颅内感染及脑部外伤史。否认过敏史,否认外伤、手术、输血史。

个人史: 足月顺产,否认出生缺氧史,生长发育过程无特殊。

家族史: 否认类似家族病史。

入院体检

内科系统体格检查:T 36.6℃,P 60 次/分,R 20 次/分,BP 109/68 mmHg,HR 60 次/分,身高 165 cm,体重 50 kg。皮肤黏膜未见异常色素沉着或脱失斑。

神经系统专科检查:神清语晰,高级神经功能查体未见异常,颅神经未见异常,四肢肌力Ⅴ级,肌张力正常,四肢深浅感觉未见异常,腱反射对称引出,双侧病理征阴性,脑膜刺激征阴性。

辅助检查

外院头部 CT 未见明显异常;普通脑电图示发作间期双侧额、中央、颞区阵发性棘慢复合波。外院头部 MRI 未见明显异常。

初步诊断

颞叶癫痫。

初步诊疗经过

患者入院后完善长程视频脑电检查,结果显示:发作间期见睡眠期大量左额(F3)、右额(F4)、双额(F3/F4)棘波单个或成串发放。发作期脑电图大量肌电伪迹干扰,未见明确偏侧起始,有时可见发作期双侧额区或全脑各导联弥漫性慢波活动。复查头部轴冠矢状位 MRI 检查结果未回。完善头部 PET/CT 检查,结果未回。进行难治性癫痫多学科综合评估。

病例讨论

住院医师

患者,男,22 岁,发作性行为异常 5 年,外院诊断"癫痫",多种抗癫痫药物治疗方案无效,为行手术评估入院。患者临床症状具有反复性、发作性、短暂性以及刻板性几个特点,发作为自动症表现,即伴有意识障碍,看似有目的、实则无目的异常行为,觉醒后不能回忆发病过程,且发作间期脑电图见大量棘慢复合波阵发,发作期虽被肌电伪迹干扰,但仍可见慢波活动,因此定性诊断为痫性发作。并且患者以自言自语、上肢摸索等自动症为主要表现,根据症状学考虑定位为优势半球颞叶,患者右利手,故考虑定位为左侧颞叶。综上,该患者考虑诊断为颞叶癫痫。

主治医师

患者规范使用两种以上抗癫痫药物治疗,足量、足疗程仍未能有效控制发作,已达到难治性癫痫诊断标准。患者以自动症为主要表现,发作时间短、发作频率高,也不能完全排除额叶癫痫发作。

神经内科主任医师

患者难治性癫痫诊断明确,视频脑电图监测期间观察到患者临床核心症状主要为:发作前清醒→发作时坐起,心率增快→头及身体转向右侧(非扭转)→站起,快速大踏步,双上肢大幅度前后摆动,夹杂重复言语及秽语→坐下(共1分钟)。发作类型为局灶起源知觉障碍伴过度运动性发作。发作症状提示累及额叶内侧、扣带回、额极、眶额、边缘系统,且大量秽语、重复语言,提示为非优势半球。发作间期脑电图以额区显著,左、右、双侧皆有,棘波出现在双侧额(F3/F4)占比约80%,左侧(F3)占比10%,右侧(F4)占比10%。发作期脑电图各导联波幅压低,持续7秒后出现双额区慢波,夹杂大量肌电伪迹,难以分辨起始。结合症状学及脑电图结果,考虑痫灶位于右侧额叶可能性大。

放射科主任医师

患者头部MRI检查经会诊读片,见右侧额上沟沟底灰白质交界欠清,T2及T2 FLAIR序列高信号影,冠状位明显。考虑右侧额叶局灶性皮质发育不良待排。头部PET/CT检查读片示右侧额上沟,额上回,额中回,局灶低代谢区。上述辅助检查提示右侧额上回沟底病变,局灶性皮质发育不良(focal cortical dysplasia,FCD)可能性大,尚需进一步明确痫灶的范围(图61-1)。

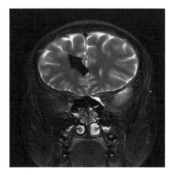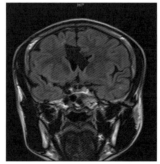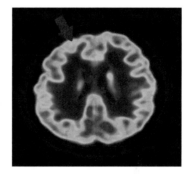

图61-1 头颅MRI及头部PET/CT影像

神经外科主任医师

FCD是由脑皮质神经元移行障碍或细胞增殖障碍所导致的一种疾病,皮质发育畸形是儿童和成人耐药性局灶性癫痫中常见的组织病理学病变。随着MRI磁场强度的增强以及影像后处理技术的应用,FCD亚型的临床诊断得到了进一步的促进。其中位于脑沟沟底的FCD Ⅱ型病变越来越受到人们的重视,一方面是因为沟底FCD在临床症状、影像学改变以及神经电生理方面呈多样性,其识别具有一定的难度,另一方面在于该类病变所致的难治性癫痫,实施针对性切除手术后87%～94%可以达到发作完全控制。因此,加强沟底FCD的识别在难治性癫痫患者的诊治过程中十分重要。根据患者目前的相关资料,有开展切除性手术的可能性,鉴于头皮脑电图能提供的定位信息有限,为明确痫灶与病灶的相关性,并探明癫痫起始与传播途径,可考虑进一步完善侵入性检查,如皮质脑电图或立体定向脑电图检查,以精准定位致痫灶,提高手术成功率,降低术后并发症。

深部脑电记录是颅内脑电记录的一种,是对头皮脑电和皮质脑电的进一步补充,真正实现了对大脑放电来源的空间三维研究,促进了人类对癫痫和脑网络的认识,具有重要的临床和科研价值。同时,深部脑电借助立体定向这一微创手段,实现具有手术创伤小、术后恢复快、术中出血少、感染风险低等优势。但另一方面,"解剖-电-临床"的分析逻辑是将患者的深部脑电结果与电极在颅内的位置、临床症状演化过程相结合,相互印证分析发作起源,由于绝大多数临床症状都不具备唯一确定的解剖定位性、脑"功能哑区"的存在、空间采样率的有限性等原因,导致在某些具体病例的立体定向深部脑电图中存在误读或过度读解的情况。

后续诊疗经过

MDT 团队针对患者现有资料制定了立体定向脑电图电极植入方案,立体定向脑电图(stereo-electroencephalography,SEEG)发作期脑电图提示痫灶起源于右侧额上沟病变周围。患者进行了右侧额叶癫痫病灶切除术,术后病理见局灶皮质结构层次不清,可见畸形神经元及气球样细胞,畸形神经元 NeuN(+)、SMI32(+),气球样细胞 GFAP(+)、Nestin(+)。脑组织内胶质细胞增生,病变符合 FCD Ⅱb 型。术后维持原有药物治疗方案,截至目前,已有 1 年多无发作。

最终诊断

难治性症状性局灶性癫痫不伴有癫痫持续状态;右侧额上沟沟底局灶性皮质发育不良(Ⅱ型)。

疾病诊疗过程总结

该患者以发作性行为异常 5 年为主诉,外院诊断为"癫痫",反复使用多种抗癫痫药物治疗方案无效,为行进一步诊治,考虑术前评估入我院。入院后完善发作期视频脑电监测提示额区来源;头部轴冠矢状位 MRI 扫描读片见右侧额上沟沟底异常信号,局灶性皮质发育不良待排;PET/CT 见右侧额叶、顶叶局部代谢降低;考虑进一步完善 SEEG,见发作期放电起源于右额上沟,全麻下行右侧额叶癫痫病灶切除术,术后病理提示 FCD Ⅱ 型,术后至今 1 年多无发作。

诊疗启迪

(1)癫痫发作的症状学、发作间期脑电图、发作期脑电图有十分重要的提示意义:注意详细分析发作期症状学,考虑症状学可能涉及的脑网络区域,进而划定症状学起源的范围;结合脑电图,在间期与发作期进行脑电图 mapping,进一步确定电起源的区域;根据患者脑电图和症状学所提供的线索,结合患者 MRI 及 PET 结果,寻找可能的病灶。根据病灶所显示的病变,进一步考虑癫痫产生区的位置,提出假设,必要时使用颅内电极进行假设的验证。

(2)MDT 有助于提高难治性癫痫患者治疗成功率,能有效提升难治性癫痫患者临床管理的质量。

(3)脑沟沟底 FCD Ⅱ 型临床表现多变,影像学及神经电生理定位较难,识别有一定的难度,但手术预后较好,临床诊疗时应引起重视。

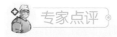

专家点评

1. 行业内知名专家点评（丁美萍，教授，浙江大学附属第二医院神经内科）

这是一个非常有意思的病例，患者以发作性行为异常为主要表现，明显的手部自动症易被误诊为颞叶癫痫，但详细分析其临床症状：大幅度的刻板运动、情绪变化、重复言语、秽语均提示额叶癫痫可能；发作期视频脑电监测提示额区来源，但无法定侧；影像学技术发现右侧额上沟沟底的细小病灶；PET/CT 查见右侧额叶、顶叶局部代谢降低，进一步辅助定位；最后 SEEG 确定发作期放电起源于右额上沟。诊断思路清晰，层层递进，帮助药物难治性癫痫患者实现了病灶的精准定位，并最终完成了手术治疗，实现了术后至今 1 年多无发作的良好预后。

2. 主任点评（周东，教授，四川大学华西医院神经内科）

沟底发育不良（bottom-of-sulcus dysplasia，BOSD）是一种高度局限性的 FCD Ⅱ型，通常其电生理、MRI、病理改变都局限于单一脑沟底部，与雷帕霉素相关基因突变有关。BOSD 常表现为耐药性局灶性癫痫电临床综合征，可伴有爆发性发作和复发-缓解过程，通过皮质脑电图和颅内脑电监测可以看到非常局限的发作间期放电和发作起始放电。切除 BOSD 可获得很高的癫痫无发作率，但它的电临床特征通常不具有定位性，而且神经影像学特征十分不易被察觉，常常需要进一步行颅内脑电监测。

（四川大学华西医院　郝南亚　洪桢）

参考文献

［1］李勇杰.功能神经外科学［M］.北京：人民卫生出版社，2018，437－661.

［2］YING Z，WANG I，BLÜMCKE I，et al. A comprehensive clinico-pathological and genetic evaluation of bottom-of-sulcus focal cortical dysplasia in patients with difficult-to-localize focal epilepsy［J］. epileptic disorder，2019，21(1)：65－77.

［3］MACDONALD-LAURS E，MAIXNER WJ，BAILEY CA，et al. One-stage，limited-resection epilepsy surgery for bottom-of-sulcus dysplasia［J］. Neurology，2021，97(2)：e178－e190.

病例62　头伤半年后发作性肢体麻木——继发性癫痫？

病史摘要

现病史：患者，女性，24 岁。于 2009 年 6 月在骑摩托车返家途中不慎被汽车撞伤头部，当时跌倒在地，呼之不应。被路人送到当地医院诊治，体检发现左枕部有 2 cm×3 cm 大小的局部血肿，颅神经和四肢神经系统体格检查无明显异常，头颅 CT 扫描未发现颅骨骨折和颅内血肿，住院治疗 22 天后，好转出院。以后常觉头昏、头痛。半年后患者出现发作性左手麻木,持续 10 分钟左右,可以自行好转,无意识丧失。反复多次发作,症状相似,持续时间从 2～30 分钟不等,到当地医院再次就诊,考虑头伤后癫痫,用卡马西平治疗,仍有发作,家属述曾有 3 次患者发作时出现呼之不应,伴呼吸困难,二次伴有四肢抽动。因诊断不清,转到我院门诊就医。

既往史:无热性惊厥史,无脑炎、脑膜炎病史,无精神疾病史。

个人史:足月顺产、新法接生,幼年发育正常,未到过内蒙古、云南等脑囊虫流行病区,无食生蟹史。

家族史:无家族遗传病史。

入院体检

内科系统体格检查:T 36.5℃,P 78 次/分,心律齐,心脏各瓣膜听诊区无杂音,R 16 次/分,肺部听诊无异常。

神经系统专科检查:神清合作,颅神经检查无异常发现,四肢肌力、肌张力正常、病理反射阴性,共济运动正常,左枕部有一肉眼可见的 1 cm×1 cm 大小的瘢痕,皮下无结节,皮肤未见色素沉着。

辅助检查

血液、大小便常规及脑电图检查均无异常发现,头颅 MRI 无异常。

初步诊断

头伤后继发癫痫发作。

初步诊疗经过

继续在门诊用卡马西平治疗,发作次数减少,但没有完全停止。2010 年 7 月,因患者出现四肢抽动,频繁发作,到当地医院急诊,查体发现患者呼之不应,呼吸浅快,双侧病理反射阳性,拟诊癫痫、癫痫持续状态,静注地西泮 20 mg 后发作停止,血常规检查发现白细胞 8.2×10^9/L,电解质正常,二氧化碳分压 37 mmHg(正常 35～45 mmHg),脑电图各导联有阵发性慢波(脑电图检查中有一次类似发作),头颅 MRI 没有异常发现,住院 6 天无发作,复查血常规正常,二氧化碳分压 42 mmHg,好转出院,按嘱服用卡马西平 0.1 g tid。出院后偶有发作,将卡马西平改为 0.1 g 早,0.2 g 中、晚。1 年后发作逐渐停止。但家属发现患者常有发作性"反应迟钝",不明原因地突然"发呆",有时伴有左侧口角轻微抽动,发作时呼之不应,事后不能回忆,反复多次发作,症状相似,每次发作持续时间都非常短暂,一般不超过 1 分钟,1 次/3 个月左右.嘱将卡马西平改为 0.2 g tid。

2013 年 9 月,因腹痛住进当地医院普外科,常规检查发现患者 WBC 1.2×10^9/L,抗核抗体阳性,狼疮细胞阳性,常规头皮脑电图检查无异常,急请神内科会诊。考虑系统性红斑狼疮所致癫痫发作,建议用激素治疗。次日开始用甲泼尼龙 1 000 mg 静脉滴注,4 天后癫痫频繁发作,转到 ICU 用地西泮 20 mg 静注无效;10 分钟后重复一次,仍无效;改用丙戊酸钠治疗,仍无效。入院第 9 天,开始用异丙酚 200 mg 静脉持续泵入,发作更为频繁。入院第 10 天,患者死亡,引发纠纷,随后医管部门组织了死亡讨论。

病例讨论

住院医师

患者病前有头伤病史,随后出现发作性肢体麻木,以后出现发作性四肢抽动,伴有意识障碍,具备癫痫的发作性、短暂性、重复性、刻板的共性。同时,患者发作时有意识丧失和肢体强直后的阵挛活动,符合癫痫全面强直阵挛性发作的"个性",诊断癫痫应该没有问题,随后出现癫痫的频繁发作,两次发作之间意识不清楚,可考虑为癫痫持续状态,最后患者系难治性癫痫持续状态所致死亡。

主治医师

同意癫痫的诊断,但其病因需要注意。患者头伤后半年出现发作性左侧肢体麻木,随后有四肢抽动,符合部分性继发全面性癫痫发作的可能性,这是头伤后癫痫最常见的临床表现,支持头伤性癫痫的诊断。但患者为青年女性,反复癫痫发作后发现抗核抗体阳性,并查找到狼疮细胞,需要考虑合并系统性红斑性狼疮(systemic lupus erythematosus, SLE)的可能性,以后病情的发展提示患者出现了癫痫持续状态,其死亡的原因系超级难治性癫痫持续状态。

主任医师

同意大家有关癫痫的诊断,但癫痫的病因则要仔细考虑。患者有头伤史,也有头伤后的遗忘,在头伤后半年内出现发作性的肢体麻木,随后有全面性发作,是头伤后癫痫最为常见的表现,但患者当时的头伤并不重,头颅 CT 扫描没有发现颅内血肿,也没有颅骨的骨折,因而头伤后癫痫发作的可能性小。同时,该患者有多种发作类型,如部分性发作、全面性发作、失神发作、部分性发作继发全面性发作、癫痫持续状态,更符合 SLE 脑病继发癫痫的特点,患者入院检查时发现有狼疮细胞,抗核抗体阳性支持诊断,因而癫痫及癫痫持续状态的病因更可能是 SLE。先有癫痫发作,后发现狼疮,不能否定 SLE 的存在,因为 SLE 引起的癫痫发作可出现在狼疮发现前数年,因而患者死亡的原因需要进行尸体解剖才能明确。

后续诊疗经过

因患者死亡引起了医疗纠纷,医患双方同意进行了尸体解剖。脑细胞排列整齐,广泛水肿,细胞数稍减少,胶质细胞增生,桥脑细胞少许坏死,海马 CA3 区细胞银染无明显苔藓纤维芽生,未见出血;肾细胞水肿,炎症细胞浸润,有少量出血,坏死性血管炎不明显,未见到小动脉周围向心性纤维组织增生,免疫荧光检测亦未见狼疮免疫球蛋白沉积;心肌细胞肿胀,排列整齐,少许炎症细胞浸润,未见疣状赘生物;各器官组织均未见到纤维蛋白样变性和苏木紫小体。病理检查未见到系统性红斑狼疮的特征性表现。

最终诊断

头伤后非痫性发作;过度换气综合征;抗癫痫药物引起的中枢损伤。

疾病诊疗过程总结

患者头伤后出现头痛、发作性肢体麻木系头伤后综合征或称头伤性非痫性发作,由于误诊使长期的药物治疗无效,诱发患者的心理障碍,导致患者出现了过度换气综合征,持续长

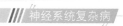

时间的过度换气出现呼吸性碱中毒,因而患者出现了中枢损伤,长期使用卡马西平诱导了失神发作和药源性SLE。药源性癫痫出现后使用低剂量的异丙酚出现了癫痫持续状态,最后因颅内并发症导致患者死亡。

诊疗启迪

(1)患者头伤后出现的发作性症状与癫痫相似,但患者系轻度头伤,没有形成癫痫的解剖学基础,同时头伤后综合征的发生比头伤后癫痫要多很多,因而不应该首先考虑头伤后癫痫的诊断。

(2)头伤后的非痫性发作应用抗癫痫发作的药物治疗是没有效果的,长期治疗无效可能诱发患者的心理障碍,出现过度换气综合征。过度换气综合征是一种心因性疾病,一般不会出现局灶性神经系统损伤的症状和体征,但长时间的过度换气可诱发呼吸性碱中毒,此时出现病理反射阳性和肢体抽搐不能否定过度换气综合征的存在,镇静剂对过度换气综合征有效,也不能根据药物反应来支持癫痫持续状态的存在,注意发作前后血气的变化可能帮助诊断。

(3)卡马西平是常用的抗癫痫发作药物,但也可引起癫痫失神发作和SLE,所以在使用卡马西平的过程中出现短暂性失神时要注意排除药源性癫痫发作的存在,一旦出现应该减量或换药,由于对抗癫痫药物引起的癫痫发作注意度不够,没有想到这种可能性,导致进一步加大剂量,从而使病情加重。同时芳香族的抗癫痫药物都会引起药源性SLE,减量就好转,不宜用大剂量激素治疗。

(4)异丙酚是一种麻醉剂,小剂量异丙酚可引起癫痫持续状态,而大剂量异丙酚则可治疗癫痫持续状态,因而在使用异丙酚治疗癫痫持续状态时一定首选静脉注射。

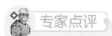专家点评

1.行业内知名专家点评(陈阳美,教授,重庆医科大学附属第二医院神经内科)

这是一个很好的病例,给人以启发。纵观患者就医的全过程,每一步都符合"情理",处理过程也在临床工作的正常"逻辑"之中,但结果却出乎意料,从而提出了一些我们需要思考的问题。患者头伤后出现了发作性手麻木,虽然持续时间较长,但也符合国际抗癫痫联盟部分性癫痫发作允许的时间范围,具有部分性癫痫发作的共性和个性,考虑头伤后癫痫的存在不是完全无依据,但明显地没有考虑到头伤后癫痫形成的关键因素,即轻度头伤后出现癫痫发作的可能性是非常小的,忽略了症状性癫痫诊断的要素。在患者出现惊厥发作时,也没有注意到发作的细节。临床上表现为惊厥的疾病至少有11种,癫痫仅是其中之一。癫痫性惊厥时,由于膈肌和呼吸机的强直,患者的呼吸通常是停止的,这与过度换气综合征出现呼吸频率和深度改变明显不同,结合血气分析,应该能够得出一个正确的结论,但结果超出预期,表明还需要加强对癫痫鉴别诊断的注意。在治疗中,我们还需要对药物的疗效和不良反应有更多的了解。卡马西平、异丙酚、甲泼尼龙都是临床上常用的药物,在这个患者中,很明显,医务人员可能忽视了抗癫痫药物的不良反应,如卡马西平和低剂量的异丙酚有可能诱发某些类型癫痫,卡马西平的使用可能导致SLE相关抗体阳性等,这些都是我们在今后的工作中需要关注的。

2. 主任点评(王学峰,教授,重庆医科大学附属第一医院神经内科)

尸检结果有些出乎意料,既没有发现狼疮性脑损伤,狼疮易损的其他器官也没有发现有狼疮存在,因而需要对死者的病情重新进行评估,而评估的目的是为了更好地认识这种疾病现象。由于患者已经死亡,所以,现有的思考都是来自病历资料的复习,提示认识疾病的一种新的可能性。

(1)患者可能不存在头伤性癫痫:头伤是癫痫最常见的原因之一,流行病学调查发现,重症头伤后癫痫的发生率为25%~30%,如为开放性颅脑损伤,则癫痫的发生率将更高。本例患者有头伤病史,需要考虑头伤后癫痫。但是,判断一种病因与癫痫的关系,需要从发病率、伴随因素、头伤后癫痫出现的时间、发作类型及治疗效果多个方面来判断。头伤后的癫痫发作有两个时间,即头伤后的两周内和两年内,前者称为头伤后早发癫痫,这种癫痫发作在急性期后一般不会反复发作,也不需要长期治疗,因而临床上一般不将其当作癫痫的存在。后者称为头伤后的迟发性或晚发性癫痫,这种癫痫是真正的癫痫,不管治疗与否,其病程一般会超过10年以上,而且很难治疗。本例患者病前有头伤的病史,头伤后半年出现发作性手足麻木,随后有惊厥表现,药物治疗效果不理想,支持头伤性癫痫,但该患者缺乏头伤后癫痫的病理基础。头伤后癫痫发作一般出现在重症头伤患者,这些患者多数有颅骨骨折、脑挫裂伤或颅内血肿,头伤后的遗忘大于24小时。四个因素都有的,癫痫的发生率超过90%;一个因素都没有的患者,几乎不产生头伤后癫痫发作。本例患者尽管有头伤,但缺乏这四个因素,因此缺乏癫痫产生的病理基础,即使患者有癫痫发作,这种癫痫发作也与头伤关系不大。

头伤后会出现一些发作性症状,如肢体抽动、发作性呼之不应、发作性精神行为异常等,这些表现称为头伤后的假性发作,也称为头伤后综合征,以前认为是头伤后的心理障碍,但现在认为其产生可能与头伤后网络重组有关。它的发病率远远超过头伤性癫痫的发病率。本例患者没有头伤后癫痫发作的病理基础,头伤后的发作性表现应该考虑假性发作的可能性。

(2)头伤后再次住院需考虑过度换气综合征:过度换气综合征是临床上"奇异发作"最常见的原因,其成因复杂,与精神创伤、心理因素、焦虑、抑郁、劳累等都有关,也是许多疾病最常见的伴随症状。美国哈佛大学的教授曾经进行过一个著名的试验,他让100名医学生一起进行过度换气,然后让每一个学生记录下自身的感受,并用录像的方法记录下过度换气后学生的表现,随后他总结了过度换气综合征的3个特点:①临床表现多样,可有器质性损伤的表现;②大多数有症状的患者血气分析显示二氧化碳分压在正常的低限,也有低于正常者;③临床表现可以复制,即再次过度换气后会产生类似症状。癫痫性惊厥时,由于膈肌和呼吸肌强直性收缩,患者的呼吸是停止的,由于缺氧可出现发绀,而本例患者发作前有呼吸困难,与癫痫性惊厥的呼吸停止完全不同。需要注意,临床上有11种疾病可出现惊厥,除癫痫外,过度换气综合征是其常见病因之一,怀疑过度换气综合征时,可在发作时和发作后4小时查二氧化碳分压,如发作时二氧化碳分压低于正常或在正常的低限支持存在过度换气综合征。本例患者发作时二氧化碳分压为37mmHg,发作间期为42mmHg,支持过度换气综合征。如仍不能肯定诊断,可在脑电图监测下进行过度换气,当脑电图出现过度换气的慢波时,患者出现与临床发作类似表现则支持诊断。

患者发作后期出现的癫痫持续状态是呼吸性碱中毒所致,这种类型的癫痫持续状态是良性的癫痫持续状态,用一般的苯二氮䓬类药物都很容易控制。

(3) 患者反复的"发呆"可能系药物的不良反应:癫痫发作有刻板性,尽管癫痫发作类型很多,临床表现复杂,但对同一患者而言,每次发作的表现几乎是一样的,如果患者没有任何诱因地出现频繁的发作或出现新的发作类型,往往是药物引起的不良反应。本例患者最初的发作表现类似部分性发作,以后出现惊厥,符合头伤后"癫痫"的特征。但在服用卡马西平后出现了发作性"失神",表现为突然发生、很快终止的意识丧失,符合失神发作的临床表现,但失神发作不出现在头伤后癫痫中,应该是卡马西平的不良反应。很多抗癫痫药物会引起癫痫发作,其中最常见的表现就是失神发作和肌阵挛。卡马西平是引起癫痫失神发作最为常见的原因之一。在使用卡马西平的过程中,如果出现了失神发作,需要考虑是药物的不良反应,换药是正确的选择。

(4) SLE 和抗核抗体阳性可能系卡马西平的不良反应:芳香族抗癫痫药都可引起 SLE。2002 年,Ross 等人报道了一例由苯妥英钠引起的亚急性皮肤性红斑狼疮的病例;2009 年,Kacalak-Rzepka 等人报道了一例诊断为 SLE 的 51 岁患者,作者认为其狼疮可能是由于丙戊酸引起的。卡马西平诱导的 SLE 最早由 Almeyda 于 1972 年报道。1992 年,Kanno 等人报道了一例 14 岁女性在服用卡马西平治疗良性中央回癫痫两周后出现了全身性 SLE 样症状(皮疹,发烧,白细胞减少症和抗核抗体阳性),停用卡马西平和给予泼尼松龙 40 mg 后,临床症状和白细胞减少都恢复正常。1996 年,Ghorayeb 等人也报道了卡马西平引起的 SLE 病例。

(5) SLE 可引起癫痫发作,并可作为其早期表现,而且在相当长一段时间内往往为唯一的表现。癫痫患者就诊时,由于没有狼疮的其他表现,此时进行抗核抗体的测定也不一定有阳性结果,因而医生可能选用抗癫痫药物治疗,特别是用卡马西平,经过一段时间的治疗后,患者出现 SLE 的表现或在检测中发现有抗核抗体阳性和狼疮细胞,此时,鉴别是 SLE 引起的癫痫发作还是药物所致就比较困难,但确实非常重要。如系前者,当发作控制不理想时,往往需要加大卡马西平的剂量;如系后者,则需要减量,以减少狼疮的损伤。通常情况下,临床上可从以下几方面进行鉴别:①狼疮出现的时间。卡马西平引起的 SLE 多数在用药数年后出现,较少在几周后出现。Toepfer M 等人报道一名 34 岁复杂部分性癫痫发作患者,接受卡马西平治疗 8 年后才出现 SLE 的症状,停用卡马西平后,症状迅速改善,抗核抗体消失;Lorenzo Pelizza 等人报道卡马西平诱发的 SLE 的患者是在每日使用卡马西平治疗 7 年后才发生。②Ana María Molina-Ruiz 等人在总结药物或"经典"SLE 的临床表现时发现,药源性红斑狼疮通常症状较轻,其抗核抗体的量也比"经典"性狼疮低;Bonifacio Álvarez-Lario 等人对卡马西平诱导的 26 例 SLE 病例进行文献复习,发现这类患者的好发年龄为 50~70 岁,儿童时期不常见。潜伏期不定,通常可持续数年,且与卡马西平剂量无关。最常见的临床表现是关节痛/关节炎,皮肤黏膜损伤,以及胸膜炎或心包炎,尚未报道肾脏受累。与"经典"系统性红斑性相比,观察到的抗组蛋白抗体的频率较低,而观察到的抗 dsDNA 抗体的频率更高。撤药后的随访中,超过 60% 的病例抗核抗体仍呈阳性,作者认为据此可将药源性和经典型 SLE 区别开来。③药源性 SLE 通常预后较好,停用相关药物后数周或数月内即可消退。C M De Giorgio 等人报道了一名 20 岁女性用卡马西平治疗后不久出现 SLE 的临床表现和抗核抗体阳性,停药后症状和血清学都很快恢复正常;Jain 等人的研究也发现卡马西平治疗后出现的 SLE 症状通常在停药后消退,认为症状持久性存在支持特发性 SLE 的诊断。

本例患者在使用卡马西平一年后出现了 SLE 的表现,尽管不是其经典表现,仍要考虑到药源性 SLE 的可能,尽早停药或换用其他药物有可能减少药源性 SLE 的发生。

(6)小剂量异丙酚可诱发癫痫持续状态:异丙酚能引起癫痫持续状态已在其药品说明书中明确标注。Kumar 等人最近再次报道一例手术患者在使用异丙酚时出现了癫痫持续状态,停用异丙酚后癫痫持续状态消失,强调使用异丙酚治疗癫痫持续状态时需要谨慎。但对于难治性癫痫持续状态,异丙酚又是治疗药物。一般情况下,小剂量的异丙酚会引起癫痫持续状态,大剂量的异丙酚则可治疗癫痫持续状态。因此,临床上治疗难治性癫痫持续状态时主张大剂量静脉推注,成人首剂一般需要 50～100 mg,有效后才能改成小剂量维持,小剂量泵入有可能诱发癫痫持续状态而不是治疗癫痫持续状态。本病患者在出现难治性癫痫持续状态后考虑选用异丙酚是有指征的,但使用的剂量和方法似有不妥,在静脉泵入异丙酚后出现频繁发作,没有考虑到药物可能的异丙酚,不能说是一个合理的方案。

(重庆医科大学附属第一医院　王学峰)

参考文献

［1］王学峰,肖波.难治性癫痫[M].上海:上海科技出版社,2002.
ROSS S, ORMEROD AD, ROBERTS C, et al. Subacute cutaneous lupus erythematosus associated with phenytoin [J]. Clin Exp Dermatol, 2002,27(6):474 - 476.

［2］KACALAK-RZEPKA A, KIEDROWICZ M, BIELECKA-GRZELA S, et al. Rowell's syndrome in the course of treatment with sodium valproate: a case report and review of the literature data [J]. Clin Exp Dermatol, 2009,34(6):702 - 704.

［3］PELIZZA L, LUCA PD, PESA ML, et al. Drug-induced systemic lupus erythematosus after 7 years of treatment with carbamazepine [J]. Acta Biomed, 2006,77(1):17 - 19.

［4］KUMAR A, KUMAR A, KUMAR N, et al. Intraoperative refractory status epilepticus caused by propofol [J]. Korean J Anesthesiol, 2021,74(1):70 - 72.

病例63 发作性肢体不自主扭动 23 年——癫痫?

病史摘要

现病史:患者,女性,25 岁,2 岁时无明显诱因出现四肢不自主扭动,发作期间无意识丧失,持续时间小于1分钟,可自行缓解。此后上述症状反复出现,幼时无明显诱因。自11岁后,上述症状多在突然站立、起跑2～3步后或情绪紧张时发作,发作前有肌肉僵硬发紧感,减慢动作偶可控制发作。发作表现为肢体不自主扭动,多累及左侧肢体,偶可左右两侧交替,伴躯干受累,无面部受累,发作持续小于30秒,发作频率2～3次/天至1次/数月,13～14岁时发作频繁,约10次/天左右,发作时意识清楚。8岁时被诊断为"舞蹈多动症",予以药物治疗(具体不详),因服用后出现口角歪斜遂停用,后口角歪斜症状好转。至今未进行药物治疗。

既往史:7月龄时有"良性婴儿惊厥"史,12岁及14岁时有"发作性小脑性共济失调"史(持续约1周后自行缓解)。

个人史:无殊。

家族史:否认家族遗传病史。

入院体检

内科系统体格检查:T 37.0℃,P 70次/分,R 20次/分,BP 110/74 mmHg,心、肺、腹(—)。

神经系统专科检查:神清,言语清晰,对答切题,计算力、定向力正常。双瞳等大等圆,直径3 mm,双眼各方向运动正常,无眼震,双侧鼻唇沟对称,伸舌居中,双侧咽反射灵敏。四肢肌张力正常,四肢肌力5级。双侧肱二头肌、肱三头肌、桡骨膜、膝反射、踝反射(＋＋),病理征阴性。深、浅感觉及复合感觉无异常。指鼻、跟膝胫试验稳准,Romberg征阴性。步态无异常。脑膜刺激征:阴性。

辅助检查

血常规、肝肾功能、血电解质、血糖、甲状腺功能、钙磷代谢检测:均在正常范围。头颅MRI、脑电图:未见明显异常。

初步诊断

发作性运动障碍。

初步诊疗经过

暂未予以治疗。

病例讨论

住院医师

定位诊断:患者为青年女性,表现为反复出现的肢体不自主运动,主要以舞蹈样动作为主,头颅MRI、脑电图以及血液生化等未发现明显异常。发作间期查体无神经系统定位体征。依据患者的临床表现,定位基底节,结合患者出现症状呈现发作性,因此首先考虑发作性运动障碍。

定性诊断:患者慢性病程,无外伤、中毒、头颅影像学发现的器质性病灶,故首先考虑遗传变性相关性疾病。

主治医师

患者的临床症状主要表现为发作性的不自主运动。已经完善的相关检查未发现明确的继发性因素,包括外伤、中毒、血管性病变、免疫性病变等。因此,首先考虑原发性发作性运动障碍。由于患者的临床发作多由突然动作所诱发,故目前考虑的诊断为发作性动作诱发性运动障碍。

主任医师

结合患者不自主动作出现的诱因以及表现形式,首先考虑发作性运动障碍这一范畴。发作性运动障碍的病因有原发性以及继发性两类,本患者在前期以及本次的就诊过程中,已经完善相关的检查,排除了继发性的因素。因此,诊断考虑原发性发作性运动障碍范畴。发作性运动障碍根据发作诱因分为动作诱发性、非动作诱发性、过度运动诱发性。该患者发作均在突然动作后诱发,主要考虑发作性动作诱发性运动障碍。根据发作性动作诱发性运动障碍的临床诊断标准,患者发作有突然动作诱因,发作时意识清晰,发作持续时间少于 1 分钟,发病年龄小于 20 岁,未发现其他继发病因。诊断发作性动作诱发性运动障碍明确。在临床分型上,患者合并有热性惊厥、发作性共济失调,故归于复杂型发作性运动诱发性运动障碍(paroxysmal kinesigenic dyskinesia,PKD)。

后续诊疗经过

在临床诊断基础上,充分与患者沟通后,进行了 *PRRT2* 基因检测,结果提示患者存在 c.931C>T 纯合突变,其母亲为野生型,父亲为杂合携带者。在确认了亲缘关系后,考虑出现该结果有两种可能,一是来源母亲的单倍体缺失,二是来源父亲的单亲二倍体。为明确上述两种可能性,进一步完善了 SNP Array 检测(全基因组 SNP 微阵列芯片),结果证实造成该纯合变异的原因是父源的单亲二倍体(图 63 - 1)。

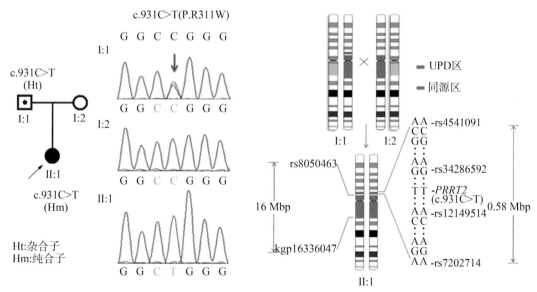

图 63 - 1　患者 *PRRT2* 基因存在 c.931C>T 纯合突变,进一步 SNP Array 证实该纯合突变由父源单亲二倍体所致

最终诊断

发作性动作诱发性运动障碍(复杂型)。

疾病诊疗过程总结

患者在完善 $HLA-B*15:02$ 等位基因检测结果阴性后,予以卡马西平 100 mg 每日 1 次口服,症状得到完全控制,无临床发作。此后患者因备孕停用药物,发作出现。怀孕期间,患者发作频率有明显降低。此后患者发作频率逐渐减少,目前患者 32 岁,临床发作已自愈。

诊疗启迪

由于 PKD 是可自愈的良性疾病,是否需要药物治疗需要结合患者的意愿、对控制症状的要求等因素综合考虑。该患者每次发作程度较为严重,有两侧肢体同时受累的情况,可造成不稳摔倒,且发作对患者心理造成极大的负担。因此,在与患者充分沟通后,予以卡马西平治疗。但患者为育龄期女性,有生育意愿,考虑卡马西平潜在的致畸可能,告知患者备孕前可考虑停用卡马西平。

专家点评

1. 行业内知名专家点评(陈生弟,教授,上海交通大学医学院附属瑞金医院神经内科)

PKD 是发作性运动障碍中最常见的一种类型,是一组由突然运动所诱发的非随意运动障碍性疾病,发作时以异常运动或姿势为特征,如肌张力障碍、舞蹈样动作、投掷样动作或以上非随意运动形式的任意组合,肌张力障碍是最常见的发作形式。

发作性动作诱发性运动障碍由 Kertesz 于 1967 年首先报道,2004 年 Bruno 等提出其诊断标准:由突然动作诱发;发作持续时间短暂(<1 分钟);发作期间意识清晰;发病年龄 1~20 岁,如有家族史,发病年龄可适当放宽;抗癫痫药物能有效控制发作;神经系统检查和神经电生理学检查正常,且排除其他疾病。运动障碍一般于儿童期或青少年早期起病,在青春期达到发作高峰,至成年期发作频率逐渐减少甚至不再发作。男女发病比例为(4~8):1,尤其以散发病例更为明显。典型的发作性动作诱发性运动障碍大多由突然运动诱发,例如起跑、起立开门或接电话等,而运动形式、速度、幅度的改变,意图动作、疲劳、情绪紧张等亦可诱发。不自主运动多累及一侧肢体,亦可两侧肢体同时受累或伴躯干受累。约 24.1% 的患者发作时可累及面部肌肉,出现面部异常动作、言语障碍等。约 78.10% 的患者可有发作前兆症状,大多表现为受累肢体肌肉发紧或无力感,部分患者可以在先兆症状出现时通过减慢或停止动作来缓解发作。绝大多数患者(约 95.28% 的患者)对抗癫痫药敏感,尤其是卡马西平或奥卡西平治疗效果显著,小剂量(卡马西平 50~100 mg/d,奥卡西平 75 mg~150 mg/d)可有效控制发作,但应该根据患者的发作频率、对日常生活的影响及职业的不同需求等制定个体化治疗方案。

原发性发作性动作诱发性运动障碍主要由遗传因素导致,遗传方式呈常染色体显性遗传。2011 年,来自中国的研究小组证实了 *PRRT2*(proline-rich transmembrane protein 2)基因为家族性发作性动作诱发性运动障碍的致病基因。目前共有 81 种 *PRRT2* 突变被报道,其中 c.649dupC(p. R217PfsX8)为 *PRRT2* 的突变热点。*PRRT2* 基因突变约占所有原发性 PKD 的 1/3,说明除 *PRRT2* 基因以外,还存在其他的致病基因。此外,在发作性非运动源性运动障碍、发作性过度运动诱发性运动障碍、良性家族性婴儿惊厥、偏瘫型偏头痛、阵发性斜颈、发作性共济失调、儿童失神发作及热性惊厥患者中,也存在 *PRRT2* 基因突变,因此"*PRRT2* 相关性疾病(*PRRT2*-related disorders, PRD)"这一概念被提出。*PRRT2* 基因编码一含有 340 个氨基酸的跨膜蛋白,包含两个胞外区、1 个胞质区及 2 个跨膜区。PRRT2 蛋白被证实与突触相关蛋白 25 存在相互作用,而突触相关蛋白 25 与囊泡组装、转运及递质释放有关,提示突触功能及递质释放异常为其发病机制,有待于进一步明确。

需要指出的是,其他神经系统或全身疾患可继发 PKD 的临床表现,病因包括多发性硬化、脑血管病、脑白质病、钙磷代谢异常、甲状腺功能异常、脑外伤等。故在临床诊断时需细致全面评估,完善相关辅助检查(如头颅影像学、脑电图等),以明确诊断。

2. 主任点评(黄啸君,副主任医师,上海交通大学医学院附属瑞金医院神经内科)

该患者的主要临床特点为发作性肢体舞蹈样动作,发作时意识保持清晰,故在诊断上考虑发作性运动障碍范畴。发作性运动障碍主要包括发作性动作诱发性运动障碍、发作性非动作诱发性运动障碍以及发作性过度运动诱发性运动障碍。三者在诱发因素、发作持续时间、致病基因以及治疗药物上均有不同。

本患者的临床发作有明显的动作诱发特点,符合发作性动作诱发性运动障碍的核心特点(动作诱发以及发作时意识清晰)。此外,患者发病年龄小于 20 岁,每次发作持续时间小于 1 分钟,均符合发作性动作诱发性运动障碍的诊断标准。而本患者在婴儿期有"良性惊厥"病史,青少年时期有发作性共济失调史,故在 PKD 的临床分型中,考虑复杂型 PKD。在 PKD 的诊断时,首先需排除各类继发性 PKD 的因素,例如脑血管病、多发性硬化、代谢性疾病(甲状腺功能亢进、钙磷代谢异常、颅内钙化)、外伤等。因此,全面的体格检查以及相关辅助检查,例如影像学检查、脑电图、钙磷代谢、甲状腺功能筛查等均是必要的。在排除继发性因素后,针对患者不同的发作诱因可做出相应诊断。而在 PKD 治疗方面,提倡个体化治疗,在药物应用前,应告知患者该疾病具有自愈性,药物治疗的目的在于控制临床发作。患者可根据自身对发作控制的要求选择是否应用药物以及用药剂量。一般建议在完善 *HLA* − *B* ＊ *15*：*02* 等位基因检测结果阴性后予以卡马西平 50 mg 或奥卡西平 75 mg 作为起始剂量,根据发作控制情况调整用量。若 *HLA* − *B* ＊ *15*：*02* 等位基因检测结果阳性,可选择其他钠离子通道阻滞剂,例如拉莫三嗪、托吡酯等。

(上海交通大学医学院附属瑞金医院　黄啸君)

参考文献

[1] CHEN WJ，LIN Y，XIONG ZQ，et al. Exome sequencing identifies truncating mutations in

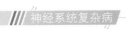

PRRT2 that cause paroxysmal kinesigenic dyskinesia [J]. Nat Genet，2011,43（12）:1252 - 1255.

[2] ERRO R，SHEERIN UM，BHATIA KP. Paroxysmal dyskinesias revisited: a review of 500 genetically proven cases and a new classification [J]. Mov Disord，2014,29(9):1108 - 1116.

[3] KERTESZ A. Paroxysmal kinesigenic choreoathetosis: an entity within the paroxysmal choreoathetosis syndrome. Description of 10 cases，including 1 autopsied [J]. Neurology，1967，17(7):680 - 690.

[4] WANG JL，CAO L，LI XH，et al. Identification of PRRT2 as the causative gene of paroxysmal kinesigenic dyskinesias [J]. Brain，2011,134(Pt 12):3493 - 3501.

[5] HUANG XJ，WANG T，WANG JL，et al. Paroxysmal kinesigenic dyskinesia: Clinical and genetic analyses of 110 patients [J]. Neurology，2015,85(18):1546 - 1553.

索引